中华传世藏书

【图文珍藏版】

本草纲目

李时珍⊙著

闫松⊙主编

线装书局

本草纲目草部第十二卷

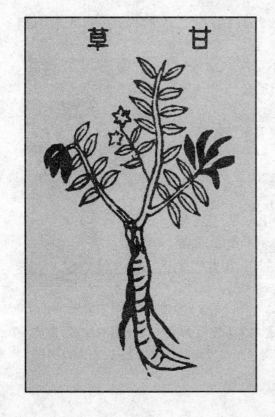

甘草

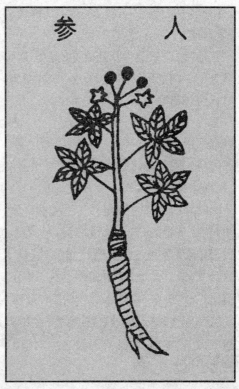

人参

本草纲目草部第十二卷

甘草（《本经》上品）

【释名】蜜甘（《别录》）、蜜草（《别录》）、美草（《别录》）、蕗草（《别录》）、灵通（《记事珠》）、国老（《别录》）。

弘景曰：此草最为众药之主，经方少有不用者，犹如香中有沉香也。国老即帝师之称，虽非君而为君所宗，是以能安和草石而解诸毒也。

甄权曰：诸药中甘草为君，治七十二种乳石毒，解一千二百般草木毒，调和众药有功故有国老之号。

【集解】《别录》曰：甘草生河西川谷积沙山及上郡。二月、八月除日采根，曝干，十日成。

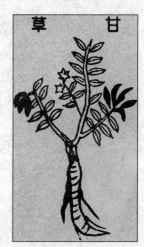

李时珍曰：按沈括《笔谈》云：《本草注》引《尔雅》蘦大苦之注，为甘草者，非矣。郭璞之注，乃黄药也，其味极苦，故谓之大苦，非甘草也。甘草枝叶悉如槐，高五、六尺，但叶端微尖而糙涩，似有白毛，结角如相思角，作一本生，至熟时角拆，子扁如小豆，极坚，齿啮不破，今出河东西界。寇氏《衍义》亦取此说，而不言大苦非甘草也。以理度之，郭说形状殊不相类，沈说近之。今人惟以大径寸而结紧断纹者，为佳，谓之粉草；其轻虚细小者，皆不及。刘绩《霏雪录》，言安南甘草大者如柱，土人以架屋，不识果然否也？

根

【修治】雷敩曰：凡使须去头尾尖处，其头、尾吐人。每用切长三寸，擘作六七片，入瓷器中盛，用酒浸蒸，从巳至午，取出曝干，锉细用。一法：每斤用酥七两涂炙，酥尽为度。又法：先炮令内外赤黄用。

时珍曰：方书炙甘草皆用长流水蘸湿炙之，至熟刮去赤皮，或用浆水炙熟，未有酥炙、酒蒸者。大抵补中宜炙用；泻火宜生用。

【气味】甘，平，无毒。

寇宗奭曰：生则微凉，味不佳；炙则温。

王好古曰：气薄味厚，升而浮，阳也。入足太阴厥阴经。

时珍曰：通入手足十二经。

徐之才曰：术、苦参、干漆为之使，恶远志，反大戟、芫花、甘遂、海藻。

权曰：忌猪肉。

时珍曰：甘草与藻、戟、遂、芫四物相反，而胡洽居士治痰澼，以十枣汤加甘草、大黄，乃是痰在膈上，欲令通泄，以拔去病根也。东垣李杲治项下结核，消肿溃坚汤加海藻。丹溪朱震亨治劳瘵，莲心饮用芫花。二方俱有甘草，皆本胡居士之意也。故陶弘景言古方亦有相恶相反者，乃不为害。非妙达精微者，不知此理。

【主治】五脏六腑寒热邪气，坚筋骨，长肌肉，倍气力，金疮𰵾，解毒。久服轻身延年（《本经》）。𰵾，音时勇切，肿也）。温中下气，烦满短气，伤脏咳嗽，止渴，通经脉，利血气，解百药毒，为九土之精，安和七十二种石，一千二百种草（《别录》）。主腹中冷痛，治惊痫，除腹胀满，补益五脏，养肾气内伤，令人阴不痿，主妇人血沥腰痛，凡虚而多热者，加用之（甄权）。安魂定魄，补五劳七伤，一切虚损，惊悸烦闷健忘，通九窍，利百脉，益精养气，壮筋骨（大明）。生用泻火热；熟用散表寒，去咽痛，除邪热，缓正气，养阴血，补脾胃，润肺（李杲）。吐肺痿之脓血，消五发之疮疽（好古）。解小儿胎毒惊痫，降火止痛（时珍）。

稍

【主治】生用治胸中积热，去茎中痛，加酒煮玄胡索、苦楝子尤妙（元素）。

头

【主治】生用能行足厥阴、阳明二经污浊之血，消肿导毒（震亨）。主痈肿，宜入吐药（时珍）。

【附方】旧十五，新二十二。伤寒心悸，脉结代者：甘草二两，水三升，煮一半，服七合，日一服。（《伤寒类要》）伤寒咽痛：少阴症，甘草汤主之。用甘草二两（蜜水炙），水二升，煮一升半，服五合，日二服。（张仲景《伤寒论》）肺热喉痛有痰热者：甘草（炒）二两，桔梗（米泔浸一夜）一两。每服五钱，水一盏半，入阿胶半片，煎服。（钱乙《直诀》）肺痿多涎：肺痿吐涎沫，头眩，小便数而不咳者，肺中冷也，甘草干姜汤温之。甘草（炙）四两，干姜（炮）二两，水三升，煮一升五合，分服。（张仲景《金匮要略》）肺痿久嗽涕唾多，骨节烦闷，寒热：以甘草三两（炙），捣为末。每日取小便三合，调甘草末一钱，服之。（《广利方》）小儿热嗽：甘草二两，猪胆汁浸五宿，炙，研末，蜜丸绿豆大。食后薄荷汤下十丸。名凉膈丸。（《圣惠方》）初生解毒：小儿初生，未可便与朱砂、蜜。只以甘草一指节长，炙碎，以水二合，煮取一合，以绵染点儿口中，可为一蚬壳，当吐出胸中恶汁。此后待儿饥渴，更与之。令儿智慧，无病，出痘稀少。（王璆《选方》）初生便闭：甘草、枳壳（煨）各一钱。水半盏，煎服。（《全幼心鉴》）小儿撮口发噤：用生甘草二钱半，水一盏，煎六分，温服。令吐痰涎，后以乳汁点儿口中。(《金匮玉函》)婴儿目涩：月内目闭不开，或肿羞明，或出血者，名慢肝风。用甘草一截，以猪胆汁炙，为末。每用米泔调少许，灌之。(《幼幼新书》)小儿遗尿：大甘草头，煎汤，夜夜服之。(危氏《得效方》)小儿尿血：甘草一两二钱，水六合，煎二合，一岁儿一日服尽。(姚和众《至宝方》)小儿羸瘦：甘草三两，炙焦为末，蜜丸绿豆大。每温水下五丸，日二服。(《金匮玉函》)大人羸瘦：甘草三两(炙)。每旦以小便煮三四沸，顿服之，良。(《外台秘要》)赤白痢下：崔宣州衍所传方：用甘草一尺，炙，劈破，以淡浆水蘸，三二度，又以慢火炙之，后用生姜去皮半两，二味以浆水一升半，煎取八合，服之立效。《梅师方》：用甘草一两。(炙)，肉豆蔻七个(煨)剉。以水三升，煎一升，分服。舌肿塞口，不治杀人：甘草，煎浓汤，热漱频吐。(《圣济总录》)太阴口疮：甘草二寸，白矾一粟大，同嚼，咽汁。(《保命集》)发背痈疽：崔元亮《海上集验方》云：李北海言，此方乃神授，极奇秘。用甘草三大两(生捣筛末)，大麦面九两，和匀，取好酥少许入内，下沸水搜如饼状，方圆大于疮一分，热敷肿上，以绸片及故纸隔，令通风，冷则换之。已成者脓水自出；未成者肿便内消，仍当吃黄芪粥为妙。又一法：甘草一大两，水炙，捣碎，水一大升浸之，器上横一小刀子，露一宿，平明以物搅，令沫出，去沫服之。但是疮肿发背，皆甚效。(苏颂《图经》)诸般痈疽：甘草三两，微炙，切，以酒一斗，同浸瓶中，用黑铅一片溶成汁，投酒中取出，如此九度。令病者饮酒至醉，寝后即愈也。(《经验方》)一切痈疽诸发：预期服之，能消肿逐毒，使毒不内攻，功效不可具述。用大横纹粉草二斤捶碎，河水浸一宿，揉取浓汁，再以密绢过，银石器内慢火熬成膏，以瓷罐收之。每服一二匙，无灰酒或白汤下。曾服丹药者，亦解之，或微利无妨，名国老膏。(《外科精要方》)

黄耆(《本经》上品)

【释名】黄芪(《纲目》)、戴糁(《本经》)、戴椹(《别录》，又名独椹)、芰草(《别录》，又名蜀脂)、百本(《别录》)，王孙(《药性论》)。

时珍曰：耆，长也。黄耆色黄，为补药之长，故名。今俗通作黄芪。或作著者，非矣。著，乃蓍龟之蓍，音尸。王孙与牡蒙同名异物。

【集解】好古曰：绵上，即出西沁州；白水，在陕西同州。黄芪味甘，柔软如绵，能令人肥；首蓿根，味苦而坚脆，俗呼为土黄芪，能令人瘦。用者宜审。

嘉谟曰：绵上，沁州乡名，今有巡检司；白水、赤水二乡，俱属陇西。

时珍曰：黄芪，叶似槐叶而微尖小，又似蒺藜叶而微阔大，青白色。开黄紫花，大如槐花。结小尖角，长寸许。根长二三尺，以紧实如箭竿者为良。嫩苗亦可煤淘茹食。其子收之，十月下种，如种菜法亦可。

【修治】敩曰：凡使勿用木芪草，真相似，只是生时叶短并根横也。须去头上皱皮，蒸半日，擘细，于槐砧上剉用。

时珍曰：今人但捶扁，以蜜水涂炙数次，以熟为度。亦有以盐汤润透，器盛，于汤瓶蒸熟切用者。

根

【气味】甘，微温，无毒（《本经》）。白水者冷，补（《别录》）。

元素曰：味甘，气温、平。气薄味厚，可升可降，阴中阳也。入手足太阴气分，又入手少阳、足少阴命门。

之才曰：茯苓为之使，恶龟甲、白藓皮。

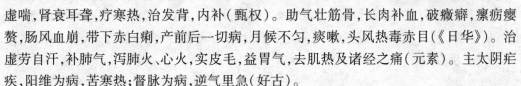

【主治】痈疽久败疮，排脓止痛，大风癞疾，五痔鼠瘘，补虚，小儿百病（《本经》）。妇人子脏风邪气，逐五脏间恶血，补丈夫虚损，五劳羸瘦，止渴，腹痛泄痢，益气，利阴气（《别录》）。主虚喘，肾衰耳聋，疗寒热，治发背，内补（甄权）。助气壮筋骨，长肉补血，破癥癖，瘰疬瘿赘，肠风血崩，带下赤白痢，产前后一切病，月候不匀，痰嗽，头风热毒赤目（《日华》）。治虚劳自汗，补肺气，泻肺火、心火，实皮毛，益胃气，去肌热及诸经之痛（元素）。主太阴疟疾，阳维为病，苦寒热；督脉为病，逆气里急（好古）。

【发明】弘景曰：出陇西者，温补；出白水者，冷补。又有赤色者，可作膏，用消痈肿。

机曰：萧山魏直著《博爱心鉴》三卷，言小儿痘疮，惟有顺、逆、险三症。顺者为吉，不用药。逆者为凶，不必用药。惟险乃悔吝之象，当以药转危为安，宜用保元汤加减主之。此方原出东垣，治慢惊土衰火旺之法。今借而治痘，以其内固营血，外护卫气，滋助阴阳，作为脓血，其症虽异，其理则同。去白芍药，加生姜，改名曰保元汤。炙黄芪三钱，人参二钱，炙甘草一钱，生姜一片，水煎服之。险症者，初出圆晕干红少润也；浆长光泽，顶陷不起也；既出虽起惨色不明也，浆行色灰不荣也，浆定光润不消也，浆老湿润不敛也，结痂而胃弱内虚也，痂落而口渴不食也，痂后生痈肿也，痈肿溃而敛迟也。凡有诸癥，并宜此汤。或加芎劳，加官桂，加糯米以助之，详见本书。

嘉谟曰：人参补中，黄芪实表。凡内伤脾胃，发热恶寒，吐泄怠卧，胀满痞塞，神短脉微者，当以人参为君，黄芪为臣；若表虚自汗亡阳，溃疡痘疹阴疮者，当以黄芪为君，人参为臣，不可执一也。

【附方】旧五，新九。小便不通：绵黄芪二钱，水二盏，煎一盏，温服。小儿减半。（《总微论》）酒疸黄疾：心下懊痛，足胫满，小便黄，饮酒发赤黑黄斑，由大醉当风，入水所致。黄芪二两，木兰一两，为末。酒服方寸匕，日三服。（《肘后方》）气虚白浊：黄芪（盐炒）半两，茯苓一两，为末。每服一钱，白汤下。（《经验良方》）治渴补虚：男子妇人诸虚不足，烦悸焦渴，面色萎黄，不能饮食，或先渴而后发疮疖，或先痈疽而后发渴，并宜常服此药，平补气血，安和脏腑，终身可免痈疽之疾。用绵黄芪（箭杆者，去芦）六两（一半生焙，一半以盐水润湿，饭上蒸三次，焙，剉），粉甘草一两（一半生用，一半炙黄为末）。每服二钱，白汤点服，早晨、日午各一服，亦可煎服，名黄芪六一汤。（《外科精要》）老人秘塞：绵黄芪、陈皮(去白)各半两,为末。每服三钱,用大麻子一合,研烂,以水滤浆,煎至乳起,入白蜜一匙,再煎沸,调药空心服,甚者不过二服.此药不冷不热,常服无秘塞之患,其效如神。(《和剂局方》)肠风泻血:黄芪、黄连等分,为末。面糊丸绿豆大。每服三十丸,米饮下。(孙用和《秘宝方》)尿血沙淋,痛不可忍:黄芪、人参等分,为末,以大萝卜一个,切一指厚大,四五片,蜜二两,淹炙令尽,不令焦,点末,食无时,以盐汤下。(《永类方》)吐血不止:黄芪二钱半,紫背浮萍五钱,为末。每服一钱,姜、蜜水下。(《圣济总录》)咳嗽脓血咽干,乃虚中有热,不可服凉药:以好黄芪四两,甘草一两,为末。每服二钱,点汤服。(席延赏方)肺痈得吐:黄芪二两,为末。每服二钱,水一中盏,煎至六分,温服,日三、四服。(《圣惠方》)甲疽疮脓:生足趾甲边,赤肉突出,时常举发者。黄芪二两,茴茹一两。醋浸一宿,以猪脂五合,微火上煎取二合,绞去滓,以封疮口上,日三度,其肉自消。(《外台秘要》)胎动不安腹痛下黄汁:黄芪、川芎劳各一两,糯米一合。水一升,煎半升,分服。(《妇人良方》)阴汗湿痒:绵黄芪,酒炒为末,以熟猪心点吃妙。(赵真人《济急方》)痈疽内固:黄芪、人参各一两。为末,入真龙脑一钱,用生藕汁和丸绿豆大。每服二十丸,温水下,日三服。(《本事方》)

茎叶

【主治】疗渴及筋挛,痈肿疽疮(《别录》)。

人参(《本经》上品)

【释名】人薓(音参。或省作薓)、黄参(《吴普》)、血参(《别录》)、人衔(《本经》)、鬼盖(《本经》)、神草(《别录》)、土精(《别录》)、地精(《广雅》)、海腴、皱面还丹(《广雅》)。

时珍曰:人薓年深,浸渐长成者,根如人形,有神,故谓之人薓、神草。薓字,从薓,亦浸渐之义。薓,即浸字,后世因字文繁,遂以参星之字代之,从简便尔。然承误日久,亦不能变矣,惟张仲景(伤寒论)尚作薓字。《别录》一名人衔,衔乃薓字之讹也。其成有阶级,故曰人衔。其草背阳向阴,故曰鬼盖。其在五参,色黄属土,而补脾胃,生阴血,故有黄参、血参之名。得地之精灵,故有土精、地精之名。(广五行记)云:隋文帝时,上党有人宅后每夜闻人呼声,求之不得。去宅一里许,见人参枝叶异常,掘之入地五尺,得人参,一如人体,四肢毕备,呼声遂绝。观此,则土精之名,尤可证也。《礼斗威仪》云:下有人参,上有紫气。《春秋运斗枢》云:摇光星散而为人参。人君废山渎之利,则摇光不明,人参不生。观此,则神草之名,又可证矣。

【集解】《别录》曰:人参生上党山谷及辽东,二月、四月、八月上旬采根,竹刀刮,曝干,无令见风。根如人形者,有神。

宗奭曰:上党者,根颇纤长,根下垂,有及一尺余者,或十歧者,其价与银等,稍为难得。土人得一窠,则置板上,以新彩绒饰之。

嘉谟曰：紫团参，紫大稍扁；百济参，白坚且圆，名白条参，俗名羊角参；辽东参，黄润纤长有须，俗名黄参，独胜；高丽参，近紫体虚；新罗参，亚黄味薄。肖人形者神；其类鸡腿者，力洪。

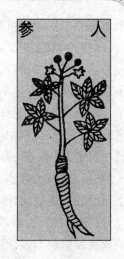

时珍曰：上党，今潞州也。民以人参为地方害，不复采取。今所用者皆是辽参。其高丽、百济、新罗三国，今皆属于朝鲜矣。其参犹来中国互市。亦可收子，于十月下种，如种菜法。秋冬采者，坚实；春夏采者，虚软，非地产有虚实也。辽参，连皮者，黄润色如防风；去皮者，坚白如粉；伪者，皆以沙参、荠苨、桔梗采根造作乱之。沙参，体虚无心而味淡；荠苨，体虚无心；桔梗，体坚有心而味苦；人参，体实有心而味甘，微带苦，自有余味，俗名金井玉阑也。其似人形者，谓之孩儿参，尤多赝伪。宋苏颂《图经本草》所绘潞州者，三桠五叶，真人参也；其滁州者，乃沙参之苗叶；沁州、兖州者，皆荠苨之苗叶。其所云江淮土人参者，亦荠苨也。并失之详审。今潞州者尚不可得，则他处者尤不足信矣。近又有薄夫以人参先浸取汁自啜，乃晒干复售，谓之汤参，全不任用，不可不察。考月池翁讳言闻，字子郁，衔太医吏目。尝著《人参传》上、下卷甚详，不能备录，亦略节要语于下条云耳。

【修治】弘景曰：人参易蛀蚛，唯纳新器中密封，可经年不坏。

炳曰：人参颇见风日则易蛀，惟用盛过麻油瓦罐，泡净焙干。入华阴细辛与参相间收之，密封，可留经年。一法：用淋过灶灰，晒干罐收亦可。

李言闻曰：人参生时背阳，故不喜见风日。凡生用宜㕮咀；熟用，宜隔纸焙之，或醇酒润透㕮咀、焙熟用，并忌铁器。

根

【气味】甘，微寒，无毒。

《别录》曰：微温。

普曰：神农：小寒；桐君、雷公：苦；黄帝、岐伯：甘，无毒。

元素曰：性温，味甘、微苦，气味俱薄，浮而升，阳中之阳也。又曰：阳中微阴。

之才曰：茯苓、马蔺为之使，恶溲疏、卤碱，反藜芦。一云：畏五灵脂，恶皂荚、黑豆，动紫石英。

元素曰：人参得升麻引用，补上焦之元气，泻肺中之火；得茯苓引用，补下焦之元气，泻肾中之火。得麦门冬则生脉；得干姜，则补气。

杲曰：得黄芪、甘草，乃甘温除大热，泻阴火，补元气，又为疮家圣药。

震亨曰：人参入手太阴。与藜芦相反，服参一两，入藜芦一钱，其功尽废也。

言闻曰：东垣李氏理脾胃，泻阴火，交泰丸内用人参、皂荚，是恶而不恶也。古方疗月闭四物汤加人参、五灵脂，是畏而不畏也。又疗痰在胸膈，以人参、藜芦同用而取涌越，是激其怒性也。此皆精微妙奥，非达权衡者不能知。

【主治】补五脏，安精神，定魂魄，止惊悸，除邪气，明目开心益智。久服轻身延年（《本经》）。疗肠胃中冷，心腹鼓痛，胸胁逆满，霍乱吐逆，调中，止消渴，通血脉，破坚积，令人不忘（《别录》）。主五劳七伤，虚损痰弱，止呕哕，补五脏六腑，保中守神。消胸中痰，治肺痿及痫疾，冷气逆上，伤寒不下食，凡虚而多梦纷纭者加之（甄权）。止烦躁，变酸水（李珣）。消食开胃，调中治气，杀金石药毒（大明）。治肺胃阳气不足，肺气虚促，短气少气，补中缓中，泻心、肺、脾、胃中火邪，止渴生津液（元素）。治男妇一切虚症，发热自汗，眩晕头痛，反胃吐食，痎疟，滑泻久痢，小便频数淋沥，劳倦内伤，中风中暑，痿痹，吐血、嗽血、下血、血淋、血崩、胎前、产后诸病（时珍）。

【附方】旧七，新六十。人参膏：用人参十两细切，以活水二十盏浸透，入银石器内，桑柴火缓缓煎取十盏，滤汁，再以水十盏，煎取五盏，与前汁合煎成膏，瓶收，随病作汤使。丹溪云：多欲之人，肾气衰惫，咳嗽不止，用生姜、橘皮煎汤，化膏服之。浦江郑兄，五月患痢，又犯房室，忽发昏晕，不知人事，手撒目暗，自汗如雨，喉中痰鸣如曳锯声，小便遗失，脉大无伦，此阴亏阳绝之症也。予令急煎大料人参膏，仍与灸气海十八壮，右手能动，再三壮，唇口微动，遂与膏服一盏，半夜后服三盏，眼能动，尽三斤，方能言而索粥，尽五斤而痢止，至十斤而全安，若作风治则误矣。一人背疽，服内托十宣药已多，脓出作呕，发热，六脉沉数有力，此溃疡所忌也。遂与大料人参膏，入竹沥饮之，参尽一十六斤，竹伐百余竿，而安。后经旬余，值大风拔木，疮起有脓，中有红线一道，过肩胛，抵右肋。予曰：急作参膏，以芎、归、橘皮作汤，入竹沥、姜汁饮之。尽三斤而疮溃，调理乃安。若痈疽溃后，气血俱虚，呕逆不食，变症不一者，以参、芪、归、术等分，煎膏服之，最妙。治中汤：颂曰：张仲景治胸痹，心中痞坚，留气结胸，胸满，胁下逆气抢心，治中汤主之。即理中汤，人参、术、干姜、甘草各三两。四味以水八升，煮三升，每服一升，日三服，随症加减。此方自晋宋以后至唐名医，治心腹病者，无不用之，或作汤，或蜜丸，或为散，皆有奇效。胡洽居士治霍乱，谓之温中汤。陶隐居《百一方》云：霍乱余药乃或难求，而治中方、四顺汤、厚朴汤不可暂缺，常须预合自随也。唐石泉公王方庆云：数方不惟霍乱可医，诸病皆疗也。四顺汤，用人参、甘草、干姜、附子（炮）各二两，水六升，煎二升半，分四服。四君子汤：治脾胃气虚，不思饮食，诸病气虚者，以此为主。人参一钱，白术二钱，白茯苓一钱，炙甘草五分，姜三片，枣一枚。水二盏，煎一盏，食前温服。随症加减。（《和剂局方》）开胃化痰：不思饮食，不拘大人小儿。人参（焙）二两，半夏（姜汁浸，焙）五钱。为末，飞罗面作糊，丸绿豆大。食后姜汤下三五十丸，日三服。《圣惠方》：加陈橘皮五钱。（《经验后方》）胃寒气满不能传化，易饥不能食：人参（末）二钱，生附子（末）半钱，生姜二钱。水七合，煎二合，鸡子清一枚，打转空心服之。（《圣济总录》）脾胃虚弱，不思饮食：生姜半斤（取汁），白蜜十两，人参（末）四两。银锅煎成膏。每日饮调服一匙。（《普济方》）胃虚恶心，或呕吐有痰：人参一两。水二盏，煎一盏，入竹沥一杯，姜汁三匙，食远温服，以知为度，老人尤宜。（《简便方》）胃寒呕恶不能腐熟水谷，食即呕吐：人参、丁香、藿香各二钱半，橘皮五钱，生姜三片，水二盏，煎一盏，温服。(《拔萃方》)反胃呕吐饮食入口即吐，困弱无力。垂死者：上党人参三大两(拍破)。水一大升，煮取四合，热服，日再。兼以人参汁，入粟米、鸡子白、薤白，煮粥与啖。李直方司勋，于汉南患此，两月余，诸方不瘥。遂与此方，当时便定。后十余日，遂入京师。绛每与名医论此药，难可为俦也。(李绛《兵部手集方》)食入即吐人参半夏汤：用人参一两，半夏一两五钱，生姜十片。水一斗，以杓扬二百四十遍，取三升，入白蜜三合，煮一升半，分服。(张仲景《金匮方》)霍乱呕恶：人参二两，水一盏半，煎汁一盏，入鸡子白一枚，再煎温服。一加丁香。(《卫生家宝方》)霍乱烦闷：人参五钱，桂心半钱。水二盏，煎服。(《圣惠方》)霍乱吐泻、烦躁不止：人参二两，橘皮三两，生姜一两。水六升，煮三升，分三服。(《圣济总录》)妊娠吐水.酸心腹痛，不能饮食：人参、干姜(炮)等分，为末，以生地黄汁和丸梧子大。每服五十丸，米汤下。(《和剂局方》)阳虚气喘，自汗盗汗，气短头晕：人参五钱，熟附子一两。分作四帖，每帖以生姜十片，流水二盏，煎一盏，食远温服。(《济生方》)喘急欲绝，上气鸣息者：人参末，汤服方寸匕，日五、六服效。(《肘后方》)产后发喘乃血入肺窍，危癥也：人参(末)一两，苏木二两。水二碗，煮汁一碗，调参末服，神效。(《圣惠方》)产后血晕：人参一两，紫苏半两以童尿、酒、水三合，煎服。(《医方摘要》)产后不语：人参、石菖蒲、石莲肉等分，每服五钱，水煎服。(《妇人良方》)产后诸虚，发热自汗：人参、当归等分。为末，用猪腰子一个，去膜，切小片，以水三升，糯米半合，葱白二茎，煮米熟，取汁一盏，入药煎至八分，食前温服。(《永类方》)产后秘塞出血多：以人参、麻子仁、枳壳(麸炒)。为末，炼蜜丸梧子大。每服五十丸，米饮下。(《济生方》)横生倒产：人参(末)、乳香(末)各一钱，丹砂(末)五分。研匀，鸡子白一枚，入生姜自然汁三匙，搅匀，冷服，即母子俱安，神效，此施汉卿方也。(《妇人良方》)开心益智：人参(末)一两，炼成獖猪肥肪十两，以醇酒和匀。每服一杯，日再服。服至百日，耳目聪明，骨髓充盈，肌肤润泽，日记千言，兼去风热痰病。(《千金方》)闻雷即昏：一小儿七岁，闻雷即昏倒，不知人事，此气怯也。以人参、当归、麦门冬各二两，五味子五钱。水一斗，煎汁五升；再以水五升，煎滓取汁二升，合煎成膏。每服三匙，白汤化下。服尽一斤，自后闻雷自若矣。(杨起《简便方》)忽喘闷绝：方见大黄下。离魂异疾：有人卧则觉身外有身，一样无别，但不语。盖人卧则魂归于肝，此由肝虚邪袭，魂不归舍，病名曰离魂。用人参、龙齿、赤茯苓各一钱。水一盏，煎半盏，调飞过朱砂末一钱，睡时服。一夜一服，三夜后，真者气爽，假者即化矣。(夏子益《怪证奇疾方》)怔忡自汗：心气不足也。人参半两，当归半两，用獖猪腰子二个，以水二碗，煮至一碗半，取腰子细切，人参、当归同煎至八分，空心吃腰子，以汁送下。其滓焙干为末，以山药末作糊丸绿豆大。每服五十丸，食远枣汤下，不过两服即愈。此昆山神济大师方也，一加乳香二钱。(王谬《百一选方》)心下结气：凡心下硬，按之则无，常觉膨满，多食则吐，气引前后，噫呃不除，由思虑过多，气不以时而行则结滞，谓之结气。人参一两，橘皮(去白)四两。为末，炼蜜丸梧子大，每日饮下五六十丸。(《圣惠方》)房后困倦：人参七钱，陈皮一钱，水一盏半，煎八分，食前温服，日再服，千金不传。(赵永庵方)虚劳发热：愚鲁汤：用上党人参、银州柴胡各三钱，大枣一枚,生姜三片。水一盏半,煎七分,食远温服,日再服,以愈为度。(《奇效良方》)肺热声哑:人参二两,诃子一两,为末噙咽。(《丹溪摘玄》)

芦

【气味】苦,温,无毒。

【主治】吐虚劳痰饮(时珍)。

【发明】吴绶曰:人弱者,以人参芦代瓜蒂。

震亨曰:人参入手太阴,补阳中之阴;芦,则反能泻太阴之阳。亦如麻黄,苗,能发汗;根,则止汗。谷属金而糠之性热,麦属阳而麸之性凉。先儒谓物物具一太极,学者可不触类而长之乎?一女子性躁味厚,暑月因怒而病呃,每作则举身跳动,昏冒不知人。其形气俱实,乃痰因怒郁,气不得降,非吐不可。遂以人参芦半两,逆流水一盏半,煎一大碗饮之,大吐顽痰数碗,大汗昏睡一日而安。又一人作劳发疟,服疟药变为热病,舌短痰嗽,六脉洪数而滑,此痰蓄胸中,非吐不愈。以参芦汤加竹沥二服,涌出胶痰三块,次与人参、黄芪、当归煎服,半月乃安。

沙参(《本经》上品)

【校正】并入《别录》有名未用部羊乳。

【释名】白参(《吴普》)、知母(《别录》)、羊乳(《别录》)、羊婆奶(《纲目》)、铃儿草(《别录》)、虎须(《别录》)、苦心(《别录》,又名文希,一名识美,一名志取。)

弘景曰:此与人参、玄参、丹参、苦参是为五参,其形不尽相类,而主疗颇同,故皆有参名。又有紫参,乃牡蒙也。

时珍曰:沙参白色,宜于沙地,故名。其根多白汁,俚人呼为羊婆奶。《别录》有名未用,羊乳即此也。此物无心味淡,而《别录》一名苦心,又与知母同名,不知所谓也。铃儿草,象花形也。

【集解】《别录》曰:沙参,生河内川谷及冤句般阳续山,二月、八月采根,曝干。又名:羊乳,一名地黄,三月采,立夏后母死。

恭曰:出华山者,为善。

普曰:二月生苗,如葵,叶青色,根白,实如芥,根大如芜菁,三月采。

弘景曰:今出近道,丛生,叶似枸杞,根白实者佳。

保升曰:其根若葵根,其花白色。

颂曰:今淄、齐、潞、随、江、淮、荆、湖州郡皆有之。苗长一、二尺以来,丛生崖壁间,叶似枸杞而有叉丫,七月开紫花,根如葵根,大如指许,赤黄色,中正白实者佳。二月、八月采根。南土生者叶有细有大,花白,瓣上仍有白粘,此为小异。

藏器曰:羊乳根加荠苨而圆,大小如拳,上有角节,折之有白汁,人取根当荠苨。苗作蔓,折之有白汁。

时珍曰:沙参处处山原有之。二月生苗,叶如初生小葵叶,而团扁不光。八、九月抽茎,高一二尺。茎上之叶,则尖长如枸杞叶,而小有细齿。秋月叶间开小紫花,长二三分,状如铃铎,五出,白蕊,亦有白花者。并结实,大如冬青实,中有细子。霜后苗枯。其根生沙地者,长尺余,大一虎口;黄土地者则短而小。根茎皆有白汁。八、九月采者,白而实;春月采者,微黄而虚。小人亦往往紫蒸压实以乱人参,但体轻松,味淡而短耳。

根

【气味】苦,微寒,无毒。

《别录》曰:羊乳,温,无毒。

普曰:沙参,岐伯:咸;神农、黄帝、扁鹊:无毒。

李当之:大寒。

好古曰:甘,微苦。

之才曰:恶防己,反藜芦。

【主治】血积惊气,除寒热,补中,益肺气(《本经》)。疗胃痹心腹痛,结热邪气头痛,皮间邪热,安五脏。久服利人。又云:羊乳,主头眩痛,益气,长肌肉(《别录》)。去皮肌浮风,疝气下坠,治常欲眠,养肝气,宣五脏风气(甄权)。补虚,止惊烦,益心肺,并一切恶疮疥癣及身痒,排脓,消肿毒(大明)。清肺火,治久咳肺痿(时珍)。

【发明】元素曰:肺寒者,用人参;肺热者,用沙参代之,取其味甘也。

好古曰:沙参味甘微苦,厥阴本经之药,又为脾经气分药。微苦补阴,甘则补阳,故洁古取沙参代人参。盖人参性温,补五脏之阳;沙参性寒,补五脏之阴。虽云补五脏,亦须各用本脏药相佐,使随所引而相辅之可也。

时珍曰:人参甘苦温,其体重实,专补脾胃元气,因而益肺与肾,故内伤元气者宜之。沙参甘淡而寒,其体轻虚,专补肺气,因而益脾与肾,故金能受火克者宜之。一补阳而生阴,一补阴而制阳,不可不辨之也。

【附方】旧一,新二。肺热咳嗽:沙参半两,水煎服之。(《卫生易简方》)猝得疝气:小腹及阴中相引痛如绞,自汗出,欲死者。沙参,捣筛为末,酒服方寸匕,立瘥。(《肘后方》)妇人白带:多因七情内伤或下元虚冷所致。沙参为末,每服二钱,米饮调下《证治要诀》。

荠苨(音齐尼,并上声。《别录》中品)

【校正】并入《图经》杏参。

【释名】杏参(《图经》)、杏叶沙参(《救荒》)、菧苨(菧,音底。《尔雅》)、甜桔梗(《纲目》)、白面根(《救荒》),苗名隐忍。

时珍曰：荠苨多汁，有济苨之状，故以名之。济苨，浓露也。其根如沙参而叶如杏，故河南人呼为杏叶沙参。苏颂《图经》杏参，即此也。俗谓之甜桔梗。《尔雅》云：苨，菧苨也。郭璞云：即荠苨也，隐忍，说见下文。

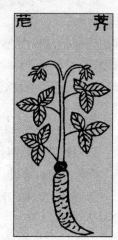

根

【气味】甘，寒，无毒。

【主治】解百药毒（《别录》）。杀蛊毒，治蛇虫咬，热狂温疾，署毒箭（大明）。利肺气，和中明目止痛，蒸切作羹粥食，或作齑菹食（咎殷）。食之，压丹石发动（孟诜）。主咳嗽消渴强中，疮毒疔肿，辟沙虱短狐毒（时珍）。

【发明】时珍曰：荠苨寒而利肺，甘而解毒，乃良品也，而世不知用，惜哉。按葛洪《肘后方》云：一药而兼解众毒者，惟荠苨汁浓饮二升，或煮嚼之，亦可作散服。此药在诸药中，毒皆自解也。又张鷟《朝野佥载》云：各医言虎中药箭，食清泥而解；野猪中药箭，蹢荠苨而食。物犹知解毒，何况人乎？又孙思邈《千金方》，治强中为病，茎长兴盛，不交精出，消渴之后，发为痈疽，有荠苨丸、猪肾荠苨汤方，此皆本草所未及者。然亦取其解热解毒之功尔，无他义。

【附方】旧四，新三。强中消渴：猪肾荠苨汤：治强中之病，茎长兴盛，不交精液自出，消渴之后，即发痈疽。皆由恣意色欲，或饵金石所致，宜此以制肾中热也。用猪肾一具，荠苨、石膏各三两，人参、茯苓、磁石、知母、葛根、黄芩、栝蒌根、甘草各二两，黑大豆一升，水一斗半，先煮猪肾、大豆，取汁一斗，去滓下药，再煮三升，分三服。后人名为石子荠苨汤。又荠苨丸：用荠苨、大豆、茯神、磁石、栝蒌根、熟地黄、地骨皮、玄参、石斛、鹿茸各一两，人参、沉香各半两。为末，以猪肚治净煮烂，杵和丸梧子大。每服七十丸，空心盐汤下。（并《千金方》）疗疮肿毒：生荠苨根捣汁，服一合，以滓敷之，不过三度。（《千金翼》）面上奸疱：荠苨、肉桂各一两。为末。每用方寸匕，酢浆服之，日一服。又灭瘢痣。（《圣济总录》）解诸蛊毒：荠苨根捣末，饮服方寸匕，立瘥。（陈延之《小品方》）解钩吻毒：钩吻叶与芹叶相似，误食之杀人。惟以荠苨八两，水六升，煮取三升，每服五合，日五服。（仲景《金匮玉函》）解五石毒：荠苨生捣汁，多服之，立瘥。（苏颂《图经》）

隐忍叶

【气味】甘，苦，寒，无毒。

【主治】蛊毒腹痛，面目青黄，林露骨立，煮汁一二升饮（时珍）。主腹脏风壅，咳嗽上气（苏颂）。

桔梗(《本经》下品)

【释名】白药(《别录》)、梗草(《别录》)、荠苨(《本经》)。

时珍曰:此草之根结实而梗直,故名。《吴普本草》一名利如,一名符扈,一名房图,方书并无见,盖亦瘦辞尔。桔梗、荠苨乃一类,有甜、苦二种,故《本经》桔梗一名荠苨,而今俗呼荠苨为甜桔梗也。至《别录》始出荠苨条,分为二物,然其性味功用皆不同,当以《别录》为是。

【集解】《别录》曰:桔梗,生嵩高山谷及冤句。二、八月采根,曝干。

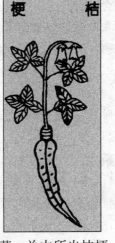

普曰:叶如荠苨,茎如笔管,紫赤色,二月生苗。

弘景曰:近道处处有,二、三月生苗,可煮食之。桔梗疗蛊毒,甚验。俗方用此,乃名荠苨。今别有荠苨,能解药毒,可乱人参,叶甚相似。但荠苨叶下光明滑泽无毛为异,叶生又不如人参相对耳。

恭曰:荠苨、桔梗,叶有差互者,亦有叶三四对者,皆一茎直上,叶既相乱,惟以根有心为别耳。

颂曰:今在处有之。根如小指大,黄白色。春生苗,茎高尺余。叶似杏叶而长椭,四叶相对而生,嫩时亦可煮食。夏开小花紫碧色,颇似牵牛花,秋后结子。八月采根,其根有心,若无心者为荠苨。关中所出桔梗,根黄皮,似蜀葵根。茎细,青色。叶小,青色,似菊叶也。

根

【修治】敩曰:凡使勿用木梗,真似桔梗,只是咬之腥涩不堪。凡用桔梗,须去头上尖硬二、三分以来,并两畔附枝。于槐砧上细剉,用生百合捣膏,投水中浸一伏时滤出,缓火熬令干用。每桔梗四两,用百合二两五钱。

时珍曰:今但刮去浮皮,米泔水浸一夜,切片微炒用。

【气味】辛,微温,有小毒。

普曰:神农、医和:苦,无毒;黄帝、扁鹊:辛、咸;岐伯、雷公:甘,无毒。李当之:大寒。

权曰:苦、辛。

时珍曰:当以苦、辛、平为是。

之才曰:节皮为之使。畏白芨、龙眼、龙胆草忌猪肉。得牡蛎、远志,疗恚怒;得硝石石膏,疗伤寒。白粥解其痧毒。

时珍曰:伏砒。徐之才所云节皮,不知何物也。

【主治】胸胁痛如刀刺,腹满肠鸣幽幽,惊恐悸气(《本经》)。利五脏肠胃,补血气,除寒热风痹,温中消谷,疗喉咽痛,下蛊毒(《别录》)。治下痢,破血去积气,消积聚痰涎,去肺热气促嗽逆,除腹中冷痛,主中恶及小儿惊痫(甄权)。下一切气,止霍乱转筋,心腹胀痛,补五劳,养气,除邪辟温,破癥瘕肺痈,养血排脓,补内漏及喉痹(大明)。利窍,除肺部风热,清利头目咽嗌,胸膈滞气及痛,除鼻塞(元素)。治寒呕(李杲)。主口舌生疮,赤目肿痛(时珍)。

【附方】旧十,新八。胸满不痛:桔梗、枳壳等分。水二盏,煎一盏,温服。(《南阳活人书》)伤寒腹胀:阴阳不和也,桔梗半夏汤主之。桔梗、半夏、陈皮各三钱,姜五片。水二盏,煎一盏眼。(《南阳活人书》)痰嗽喘急:桔梗一两半。为末。用童子小便半升,煎四合,去滓,温服。(《简要济众方》)肺痈咳嗽:胸满振寒,脉数咽干,不渴,时出浊唾腥臭,久久吐脓如粳米粥者,桔梗汤主之。桔梗一两,甘草二两。水三升,煮一升,分温再服。朝暮吐脓血则瘥。(张仲景《金匮玉函方》)喉痹毒气:桔梗二两。水三升,煎一升,顿服。(《千金方》)少阴咽痛:少阴证,二、三日,咽痛者,可与甘草汤;不瘥者,与桔梗汤主之。桔梗一两,甘草二两。水三升,煮一升,分服。(张仲景《伤寒论》)口舌生疮:方同上。齿䘌肿痛:桔梗、薏苡仁等分。为末服。(《永类方》)骨槽风痛,牙根肿痛:桔梗为末,枣瓤和丸皂子大。绵裹咬之。仍以荆芥汤漱之。(《经验后方》)牙疳臭烂:桔梗、茴香等分。烧研,敷之。(《卫生易简方》)肝风眼黑:目睛痛,肝风盛也,桔梗丸主之。桔梗一斤,黑牵牛(头末)三两,为末,蜜丸梧子大。每服四十丸,温水下,日二服。(《保命集》)鼻出衄血:桔梗为末,水服方寸匕,日四服。一加生犀角屑。(《普济方》)吐血下血:方同上。打击瘀血在肠内,久不消,时发动者:桔梗为末,米汤下一刀圭。(《肘后要方》)中蛊下血如鸡肝,昼夜出血石余,四脏皆损,惟心未毁,或鼻破将死者:苦桔梗为末,以酒服方寸匕,日三服。不能下药,以物拗口灌之。心中当烦,须臾自定,七日止。当食猪肝䐑以补之。神良。一方加犀角等分。(《古今录验》)妊娠中恶,心腹疼痛:桔梗一两(剉)。水一盏,生姜三片,煎六分,温服。(《圣惠方》)小儿客忤,死不能言:桔梗(烧研)三钱,米汤服之。仍吞麝香少许。(张文仲《备急方》)

芦头

【主治】吐上膈风热痰实,生研末,白汤调服一二钱,探吐(时珍)。

长松(《拾遗》)

【释名】仙茆。

时珍曰:其叶如松,服之长年,功如松脂及仙茆,故有二名。

【集解】藏器曰:长松生关内山谷中,叶似松,叶上有脂,山人服之。

时珍曰:长松生古松下,根色如荠苨,长三五寸。味甘微苦,类人参,清香可爱。按《张天觉文集》云:僧普明居五台山,患大风,眉发俱堕,哀苦不堪。忽遇异人,教服长松,示其形状。明采服之，旬余毛发俱生，颜色如故。今并代间土人，多以长松杂甘草、山药为汤煎，甚佳。然本草及方书皆不载，独释慧祥《清凉传》始叙其详如此。韩忌《医通》云：长松产太行西北诸山，根似独活而香。

根

【气味】甘，温，无毒。

【主治】风血冷气宿疾，温中去风（藏器）。治大风恶疾，眉发堕落，百骸腐溃。每以一两，入甘草少许，水煎服，旬日即愈。又解诸虫毒，补益长年（时珍）。

【附方】新一。长松酒：滋补一切风虚，乃庐山休休子所传。长松一两五钱（状似独活而香，乃酒中圣药也）。熟地黄八钱，生地黄、黄芪（蜜炙）、陈皮各七钱，当归、厚朴、黄柏各五钱，白芍药（煨）、人参、枳壳各四钱，苍术（米泔制）、半夏（制）、天门冬、麦门冬、砂仁、黄连各三钱，木香、蜀椒、胡桃仁各二钱，小红枣肉八个，老米一撮，灯心（五寸长）一百二十根。一料分十剂，绢袋盛之。凡米五升，造酒一尊，煮一袋，窨久乃饮。（《韩氏医通》）

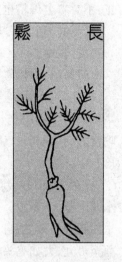

黄精(《别录》上品)

【校正】并入（拾遗）救荒草。

【释名】黄芝（《瑞草经》）、戊己芝（《五符经》）、菟竹（《别录》）、鹿竹（《别录》）、仙人余粮（弘景）、救穷草（《别录》）、米脯（《蒙筌》）、野生姜（《蒙筌》）、重楼（《别录》）、鸡格（《别录》）、龙衔（《广雅》）、垂珠。

颂曰：隋时羊公服黄精法云：黄精是芝草之精也，一名葳蕤，一名白芨，一名仙人余粮，一名苟格，一名马箭，一名垂珠，一名菟竹。

时珍曰：黄精为服食要药，故《别录》列于草部之首，仙家以为芝草之类，以其得坤土之精粹，故谓之黄精。《五符经》云：黄精获天地之淳精，故名为戊己芝，是此义也。余粮、救穷，以功名也；鹿竹、菟竹，因叶似竹，而鹿兔食之也。垂珠，以子形也。陈氏《拾遗》救荒草即此也，今并为一。

嘉谟曰：根如嫩姜，俗名野生姜。九蒸九曝，可以代粮，又名米脯。

根

【修治】敩曰：凡采得以溪水洗净蒸之，从巳至子，薄切，曝干用。

颂曰：羊公服黄精法：二月、三月采根，入地八九寸为上。细切一石，以水二石五斗，煮去苦味，漉出，囊中压取汁，澄清再煎，如膏乃止。以炒黑黄豆末，相和得所，捏作饼子，如钱大。初服二枚,日益之。亦可焙干筛末,水服。

诜曰:饵黄精法:取瓮子去底,釜内安置得所,入黄精令满,密盖,蒸至气溜,即曝之。如此九蒸九曝。若生则刺人咽喉。若服生者,初时只可一寸半,渐渐增之,十日不食,服止三尺五寸。三百日后,尽见鬼神,久必升天。根、叶、花、实皆可食之。但以相对者是正,不对者名偏精也。

【气味】甘,平,无毒。

权曰:寒。

时珍曰:忌梅实,花、叶、子并同。

【主治】补中益气,除风湿,安五脏。久服轻身延年不饥(《别录》)。补五劳七伤,助筋骨,耐寒暑,益脾胃,润心肺。单服九蒸九曝食之,驻颜断谷(大明)。补诸虚,止寒热,填精髓,下三尸虫(时珍)。

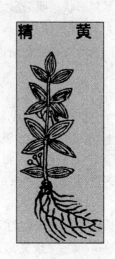

精黄

【附方】旧一,新四。服食法:《圣惠方》:用黄精根茎不限多少,细剉阴干捣末。每日水调末服,任多少。一年内变老为少,久久成地仙。臞仙《神隐书》:以黄精细切一石,用水二石五斗煮之,自旦至夕,候冷,以手按碎,布袋榨取汁煎之。渣焙干为末,同入釜中,煎至可丸,丸如鸡头子大。每服一丸,日三服。绝粮轻身,除百病。渴则饮水。补肝明目:黄精二斤,蔓菁子一斤(淘),同和,九蒸九晒,为末。空心每日饮下二钱,日二服,延年益寿。(《圣惠方》)大风癞疮:营气不清,久风入脉,因而成癞,鼻坏色败,皮肤痒溃。用黄精根(去皮,洗净)二斤,日中曝令软,纳粟米饭甑中,同蒸至二斗米熟,时时食之。(《圣济总录》)补虚精气:黄精、枸杞子等分。捣作饼,日干为末,炼蜜丸梧子大。每汤下五十丸。(《奇效良方》)

葳蕤(音威绥。《本经》上品)

【释名】女萎(《本经》)、葳蕤(《吴普》)、萎蕤(音威移),委萎(《尔雅》)、萎香(《纲目》)、荧(《尔雅》,音行)、玉竹(《别录》)、地节(《别录》)。

时珍曰:按黄公绍《古今韵会》云:葳蕤,草木叶垂之貌。此草根长多须,如冠缨下垂之绥而有威仪,故以名之。凡羽盖旌旗之缨绥,皆象葳蕤,是矣。张氏《瑞应图》云:王者礼备,则葳蕤生于殿前。一名萎香。则威仪之义,于此可见。《别录》作葳蕤,省文也。《说文》作萎蕤,音相近也。《尔雅》作委萎,字相近也。其叶光莹而象竹,其根多节,故有荧及玉竹、地节诸名。《吴普本草》又有乌女、虫蝉之名。宋本一名马熏,即乌萎之讹者也。

【集解】《别录》云:葳蕤生泰山山谷及丘陵,立春后采,阴干。

普曰:叶青黄色,相值如姜叶,二月、七月采。

弘景曰：今处处有之。根似黄精，小异。服食家亦用之。

颂曰：今滁州、舒州及汉中、均州皆有之。茎干强直，似竹箭杆，有节。叶狭而长，表白里青，亦类黄精。根黄而多须，大如指，长一、二尺。或云可啖。三月开青花，结圆实。

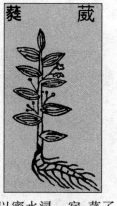

葳 蕤

时珍曰：处处山中有之。其根横生似黄精，差小，黄白色，性柔多须，最难燥。其叶如竹，两两相值。亦可采根种之，极易繁也。嫩叶及根，并可煮淘食茹。

根

【修治】敩曰：凡使勿用黄精并钩吻，二物相似。葳蕤节上有须毛，茎斑，叶尖处有小黄点，为不同。采得以竹刀刮去节皮，洗净，以蜜水浸一宿，蒸了焙干用。

【气味】甘，平，无毒。

普曰：神农：苦；桐君、雷公、扁鹊：甘，无毒；黄帝：辛。

之才曰：畏卤碱。

【主治】女萎：主中风暴热，不能动摇，跌筋结肉，诸不足。久服，去面黑䵟，好颜色润泽，轻身不老（《本经》）。葳蕤：主心腹结气，虚热湿毒腰痛，茎中寒，及目痛眦烂泪出（《别录》）。时疾寒热，内补不足，去虚劳客热。头痛不安，加而用之，良（甄权）。补中益气（萧炳）。除烦闷，止消渴，润心肺，补五劳七伤虚损，腰脚疼痛。天行热狂，服食无忌（大明）。服诸石人不调和者，煮汁饮之（弘景）。主风温自汗灼热，及劳疟寒热，脾胃虚乏，男子小便频数，失精，一切虚损（时珍）。

【附方】旧一，新六。服食法：二月、九月采葳蕤根，切碎一石，以水二石煮之，从旦至夕，以手挼烂，布囊榨取汁，熬稠。其渣晒为末，同熬至可丸，丸如鸡头子大。每服一丸，白汤下，日三服。导气脉，强筋骨，治中风湿毒，去面皱颜色，久服延年。（瞿仙《神隐书》）赤眼涩痛：葳蕤、赤芍药、当归、黄连等分。煎汤，薰洗。（《卫生家宝方》）眼见黑花，赤痛昏暗：甘露汤：用葳蕤（焙）四两。每服二钱，水一盏，入薄荷二叶，生姜一片，蜜少许，同煎七分，卧时温服，日一服。（《圣济总录》）小便猝淋：葳蕤一两，芭蕉根四两。水二大碗，煎一碗半，入滑石二钱，分三服。（《太平圣惠方》）发热口干；小便涩：用葳蕤五两，煎汁饮之。（《外台秘要》）乳石发热：葳蕤三两，炙甘草二两，生犀角一两。水四升，煮一升半，分三服。（《圣惠方》）痫后虚肿：小儿痫病瘥后，血气上虚，热在皮肤，身面俱肿。葳蕤、葵子、龙胆、茯苓、前胡等分，为末。每服一钱，水煎服。（《圣济总录》）

【附录】鹿药（《开宝》）

志曰：鹿药甘，温，无毒。主风血，去诸冷，益老起阳。浸酒服之。生姑藏已西，苗根并似黄精，鹿好食其根。

时珍曰：胡洽居士言：鹿食九种解毒之草，此其一也。或云即是萎蕤，理亦近之。姑

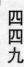

附以俟考访。

委蛇(音威贻)

《别录》曰:味甘,平,无毒。主消渴少气,令人耐寒。生人家园中,大枝长须,多叶而两两相值,子如芥子。

时珍曰:此亦似是葳蕤,并俟考访。

知母(《本经》中品)

【释名】蚳母(《本经》音迟。《说文》作芪)、连母(《本经》)、蝭母(蝭音匙,又音提,或作蝭)、货母(《本经》)、地参(《本经》)、水参(又名水须、水浚)、荨(《尔雅》,音罩)、苀藩(音沉烦)、苦心(《别录》)、儿草(《别录》,又名儿踵草、女雷、女理、鹿列、韭逢、东根、野蓼、昌支)

时珍曰:宿根之旁,初生子根,状如蚳虻之状,故谓之蚳母,讹为知母、蝭母也。余多未详。

【集解】《别录》曰:知母,生河内川谷。二月、八月采根,曝干。

弘景曰:今出彭城。形似菖蒲而柔润,叶至难死,掘出随生,须枯燥乃止。

禹锡曰:按《范子》云:提母出三辅,黄白者善。郭璞释《尔雅》云:荨,蝭母也。生山上,叶如韭。

颂曰:今濒河怀、卫、彰、德诸郡及解州、滁州亦有之。四月开青花如韭花,八月结实。

根

【修治】敩曰:凡使,先于槐砧上剉细,焙干,木臼杵捣,勿犯铁器。

时珍曰:凡用,拣肥润里白者,去毛,切。引经上行则用酒浸焙干;下行,则用盐水润焙。

【气味】苦,寒,无毒。

大明曰:苦、甘。

权曰:平。

元素曰:气寒,味大辛、苦。气味俱厚,沉而降,阴也。又云:阴中微阳,肾经本药,入足阳明、手太阴经气分。

时珍曰:得黄柏及酒良,能伏盐及硼砂。

【主治】消渴热中,除邪气,肢体浮肿,下水,补不足,益气(《本经》)。疗伤寒久疟烦热,胁下邪气,膈中恶,及风汗内疸。多服令人泄(《别录》)。心烦躁闷,骨热劳往来,产后蓐劳,肾气劳,憎寒虚烦(甄权)。热劳传尸疰痛,通小肠,消痰止嗽,润心肺,安心,止惊悸(大明)。凉心去热,治阳明火热,泻膀胱、肾经火,热厥头痛,下痢腰痛,喉中腥臭(元素)。泻肺火,滋肾水。治命门相火有余(好古)。安胎,止子烦,辟射工、溪毒(时珍)。

【附方】旧二,新六。久近痰嗽自胸膈下塞停饮。至于脏腑:用知母、贝母各一两(为末),巴豆三十枚(去油,研匀)。每服一字,用姜三片,二面蘸药,细嚼咽下,便睡,次早必泻一行,其嗽立止。壮人乃用之。一方不用巴豆。(《医学集成》)久嗽气急:知母(去毛,切)五钱(隔纸炒),杏仁(姜水泡,去皮尖,焙)五钱。以水一盏半,煎一盏,食远温服。次以萝卜子、杏仁等分。为末,米糊丸。服五十丸,姜汤下,以绝病根。(邓笔峰《杂兴方》)妊娠子烦,因服药致胎气不安,烦不得卧者:知母一两(洗焙)。为末,枣肉丸弹子大。每服一丸,人参汤下。医者不识此病,作虚烦治,反损胎气。产科郑宗文得此方于陈藏器《本草拾遗》中,用之良验。(杨归厚《产乳集验方》)妊娠腹痛,月未足,如欲产之状:用知母二两为末,蜜丸梧子大。每粥饮下二十丸。(《圣惠方》)溪毒射工:凡中溪毒。知母(连根叶)捣作散服,亦可投水捣绞汁饮一二升。夏月出行,多取其屑自随。欲入水,先取少许投水上流,便无畏。兼辟射工。亦可煮汤浴之,甚佳。(《肘后良方》)紫癜风疾:醋磨知母擦之,日三次。(《卫生易简方》)嵌甲肿痛:知母(烧存性)研,掺之。(《多能方》)

肉苁蓉(《本经》上品)

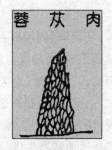

【释名】肉松容(《吴普》)、黑司命(《吴普》)。

时珍曰:此物补而不峻,故有从容之号。从容,和缓之貌。

【修治】斅曰:凡使先须清酒浸一宿,至明以棕刷去沙土浮甲,劈破中心,去白膜一重,如竹丝草样。有此,能隔人心前气不散,令人上气也。以甑蒸之,从午至酉取出,又用酥炙得所。

【气味】甘,微温,无毒。

《别录》曰:酸、咸。

普曰:神农、黄帝:咸;雷公:酸;李当之:小温。

【主治】五劳七伤,补中,除茎中寒热痛,养五脏,强阴,益精气,多子,妇人癥瘕。久服轻身(《本经》)。除膀胱邪气腰痛,止痢(《别录》)。益髓,悦颜色,延年,大补壮阳,日御过倍,治女人血崩(甄权)。男子绝阳不兴,女子绝阴不产,润五脏,长肌肉,暖腰膝,男子泄精尿血遗沥,女子带下阴痛(大明)。

【附方】旧一,新四。补益劳伤,精败面黑:用苁蓉四两,水煮令烂,薄切细研精羊肉,分为四度,下五味,以米煮粥空心食。(《药性论》)肾虚白浊:肉苁蓉、鹿茸、山药、白茯苓等分,为末,米糊丸梧子大,每枣汤下三十丸。(《圣济总录》)汗多便秘,老人虚人皆可用:肉苁蓉(酒浸,焙)二两,研沉香末一两。为末,麻子仁汁打糊,丸梧子大。每服七十丸,白汤下。(《济生方》)消中易饥:肉苁蓉、山茱萸、五味子为末。蜜丸梧子大。每盐酒下二十丸。(《医学指南》)破伤风病,口噤身强:肉苁蓉切片晒干,用一小盏,底上穿定,烧烟于疮上熏之,累效。(《卫生总微》)

列当(宋《开宝》)

【释名】栗当(《开宝》)、草苁蓉(《开宝》)、花苁蓉(《日华》)。

【集解】志曰:列当生山南岩石上,如藕根,初生掘取阴干。

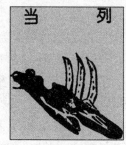

保升曰:原州、秦州、渭州、灵州皆有之。暮春抽苗,四月中旬采取,长五、六寸至一尺以来,茎圆紫色,采取压扁,日干。

颂曰:草苁蓉根与肉苁蓉极相类,刮去花,压扁以代肉者,功力殊劣。即列当也。

根

【气味】甘,温,无毒。

【主治】男子五劳七伤,补腰肾,令人有子,去风血,煮酒、浸酒服之(《开宝》)。

【附方】旧一。阳事不兴:栗当(好者)二斤(即列当)。捣筛毕,以好酒一斗浸之经宿,随性日饮之。(昝殷《食医心镜》)

锁阳(《补遗》)

【集解】时珍曰:锁阳出肃州。按陶九成《辍耕录》云:锁阳,生鞑靼田地,野马或与蛟龙遗精入地,久之发起如笋,上丰下俭,鳞甲栉比,筋脉连络,绝类男阳,即肉苁蓉之类。或谓里之淫妇,就而合之,一得阴气,勃然怒长。土人掘取洗涤,去皮薄切晒干,以充药货,功力百倍于苁蓉也。时珍疑此自有种类,如肉苁蓉、列当,亦未必尽是遗精所生也。

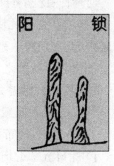

【气味】甘,温,无毒。

【主治】大补阴气,益精血,利大便。虚人大便燥结者,啖之可代苁蓉,煮粥弥佳。不燥结者勿用(震亨)。润燥养筋,治痿弱(时珍)。

赤箭(本经上品)、天麻(宋《开宝》)

【校正】天麻,系宋本重出,今并为一。

【释名】赤箭芝(《药性》)、独摇芝(《抱朴子》)、定风草(《药性》)、离母(《本经》)、合离草(《抱朴子》)、神草(《吴普》)、鬼督邮(《本经》)。

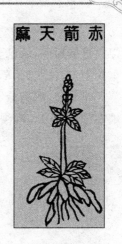

赤箭天麻

弘景曰:赤箭,亦是芝类。其茎如箭杆,赤色,叶生其端。根如人足,又云如芋,有十二子为卫。有风不动,无风自摇。如此,亦非世俗所见。而徐长卿亦名鬼督邮。又有鬼箭,茎有羽,其主疗并相似,而益大乖异,并非此赤箭也。

颂曰:按《抱朴子》云:仙方有合离草,一名独摇芝,一名离母。所以谓之合离、离母者,此草下根如芋魁,有游子十二枚周环之,以仿十二辰也。去大魁数尺,皆有细根如白发,虽相须而实不相连,但以气相属尔。如菟丝之草,下有伏菟之根,无此则丝不得上,亦不相属也。然则赤箭之异,陶隐居已云非俗所见,菟丝之卜有伏菟,亦不闻有见者,殆其种类,时有神异者而如此尔。

时珍曰:赤箭,以状而名;独摇、定风,以性异而名;离母、合离,以根异而名;神草、鬼督邮,以功而名。天麻即赤箭之根,《开宝本草》重出一条,详后集解下。

【集解】《别录》曰:赤箭生陈仓川谷、雍州及太山少室,三月、四月、八月采根,曝干。

弘景曰:陈仓,今属雍州扶风郡。

志曰:天麻,生郓州、利州、太山、崂山诸处,五月采根曝干。叶如芍药而小,当中抽一茎,直上如箭杆。茎端结实,状若续随子。至叶枯时,子黄熟。其根连一二十枚,犹如天门冬之类。形如黄瓜,亦如芦菔,大小不定。彼人多生啖,或蒸煮食之。今多用郓州者佳。

时珍曰:《本经》止有赤箭,后人称为天麻。甄权《药性论》云:赤箭芝一名天麻,本自明白。宋人马志《重修本草》,重出天麻,遂致分辩如此。沈括《笔谈》云:《神农本草》明言赤箭采根,后人谓其根如箭,疑当用茎,盖不然也。譬如鸢尾、牛膝,皆因茎叶相似,则用其根,何足疑哉?上品五芝之外,补益上药,赤箭为第一。世人惑于天麻之说,遂止用之治风,良可惜哉。沈公此说虽是,但根、茎并皆可用。天麻子从茎中落下,俗名还筒子。其根曝干,肉色坚白,如羊角色,呼羊角天麻;蒸过黄皱如干瓜者,俗呼酱瓜天麻,皆可用者。一种形尖而空,薄如玄参状者,不堪用。《抱朴子》云:独摇芝,生高山深谷之处,所生左右无草。其茎大如手指,赤如丹素。叶似小苋。根有大魁如斗,细者如鸡子十二枚绕之。人得大者,服之延年。按此乃天麻中一种神异者,如人参中之神参也。

敩曰:凡使天麻,勿用御风草,二物相似,只是叶、茎不同。御风草根茎斑,叶背白有青点。使御风草,即勿使天麻。若同用,令人有肠结之患。

【正误】藏器曰:天麻,生平泽,似马鞭草,节节生紫花。花中有子,如青葙子。子性寒,作饮去热气。茎叶捣敷痈肿。

承曰:藏器所说,与赤箭不相干,乃别一物也。

时珍曰:陈氏所说,乃一种天麻草,是益母草之类是也。《嘉祐本草》误引入天麻下耳。今正其误。

【修治】敩曰:修事天麻十两,到,安于瓶中。用蒺藜子一镒,缓火熬焦,盖于天麻上,以三重纸封系,从巳至未取出,蒺藜炒过,盖系如前,凡七遍。用布拭上气汗,刀劈焙干,单捣用。若用御风草,亦同此法。

时珍曰:此乃治风痹药,故如此修事也。若治肝经风虚,惟洗净,以湿纸包,于糠火中煨熟,取出切片,酒浸一宿,焙干用。

赤箭

【气味】辛,温。无毒。

志曰:天麻,辛,平,无毒。

大明曰:甘,暖。

权曰:赤箭芝,一名天麻。味甘,平,无毒。

好古曰:苦,平,阴中之阳也。

【主治】杀鬼精物,蛊毒恶气。久服益气力,长阴肥健,轻身增年(《本经》)。消痈肿,下支满,寒疝下血(《别录》)。天麻:主诸风湿痹,四肢拘挛,小儿风痫惊气,利腰膝,强筋力。久服益气,轻身长年(《开宝》)。治冷气癗痹,瘫缓不随,语多恍惚。善惊失志(甄权)。助阳气,补五劳七伤,鬼疰,通血脉,开窍。服食无忌(大明)。治风虚眩运头痛(元素)。

【发明】杲曰:肝虚不足者,宜天麻、芎䓖以补之。其用有四:疗大人风热头痛,小儿风痫惊悸,诸风麻痹不仁,风热语言不遂。

时珍曰:天麻,乃肝经气分之药。《素问》云:诸风掉眩,皆属于肝。故天麻入厥阴之经而治诸病。按罗天益云:眼黑头旋,风虚内作,非天麻不能治。天麻乃定风草,故为治风之神药。今有久服天麻药,遍身发出红丹者,是其祛风之验也。

宗奭曰:天麻,须别药相佐使,然后见其功,仍须加而用之。人或蜜渍为果,或蒸煮食,当深思则得矣。

【附方】新二。天麻丸:消风化痰,清利头目,宽胸利膈。治心忪烦闷,头晕欲倒,项急,肩背拘倦,神昏多睡,肢节烦痛,皮肤瘙痒,偏正头痛,鼻齆,面目虚浮,并宜服之。天麻半两,芎䓖二两。为末,炼蜜丸如芡子大。每食后嚼一丸,茶、酒任下。(《普济方》)腰脚疼痛:天麻、半夏、细辛各二两。绢袋二个,各盛药令匀,蒸热,交互熨痛处。汗出则愈。数日再熨。(《卫生易简方》)

还筒子

【主治】定风补虚,功同天麻(时珍)。

【附方】新一。益气固精:补血,黑发,益寿,有奇效。还筒子半两,芡实半两,金银花二两,破故纸(酒浸,春三、夏一、秋二、冬五日,焙研末)二两,各研末,蜜糊丸梧子大。每服五十丸,空心盐汤、温酒任下。郑西泉所传方。(邓才《杂兴方》)

术（直律切。《本经》上品）

【释名】山蓟（《本经》）、杨枹（音孚）、枹蓟（《尔雅》）、马蓟（《纲目》）、山姜（《别录》）、山连（《别录》）、吃力伽（《日华》）。

时珍曰：按《六书本义》，术字篆文，象其根干枝叶之形。《吴普本草》一名山芥，一名天蓟，因其叶似蓟，而味似姜、芥也。西域谓之吃力伽，故《外台秘要》有吃力伽散。扬州之域多种白术，其状如枹，故有杨枹及枹蓟之名，今人谓之吴术是也。枹乃鼓槌之名。古方二术通用。后人始有苍、白之分，详见下。

【集解】宗奭曰：苍术，长如大拇指，肥实，皮色褐，其气味辛烈，须米泔浸洗，去皮用。白术粗促，色微褐，其气亦微辛苦而不烈。古方及《本经》止言术，不分苍、白二种，亦宜两审。

时珍曰：苍术，山蓟也，处处山中有之。苗高二三尺，其叶抱茎而生，梢间叶似棠梨叶，其脚下叶有三五叉，皆有锯齿小刺。根如老姜之状，苍黑色，肉白有油膏。白术，枹蓟也，吴越有之。人多取根栽莳，一年即稠。嫩苗可茹，叶稍大而有毛。根如指大，状如鼓槌，亦有大如拳者。彼人剖开曝干，谓之削术，亦曰片术。陈自良言：白而肥者，是浙术；瘦而黄者，是幕阜山所出，其力劣。昔人用术不分赤、白。自宋以来，始言苍术苦辛气烈，白术苦甘气和，各自施用，亦颇有理。并以秋采者，佳；春采者，虚软易坏。嵇含《南方草木状》云：药有吃力伽，即术也。濒海所产，一根有至数斤者，采饵尤良。

嘉谟曰：浙术，俗名云头术，种平壤，颇肥大，由粪力也，易润油。歙术，俗名狗头术，虽瘦小，得土气充也，甚燥白，胜于浙术。宁国、昌化、池州者，并同歙术，境相邻也。

术（白术也）

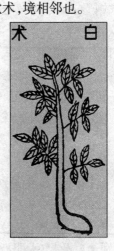

【气味】甘，温，无毒。

《别录》曰：甘。

权曰：甘，辛。

杲曰：味苦而甘，性温，味厚气薄，阳中阴也，可升可降。

好古曰：入手太阳、少阴，足太阴、阳明，少阴、厥阴六经。

之才曰：防风、地榆为之使。

权曰：忌桃、李、菘菜、雀肉、青鱼。

嘉谟曰：咀后人乳汁润之，制其性也。脾病，以陈壁土炒过，窃土气以助脾也。

【主治】风寒湿痹，死肌痉疸，止汗除热消食。作煎饵，久服，轻身延年不饥（《本经》）。主大风在身面，风眩头痛，目泪出，消痰水，逐皮间风水结肿，除心下急满，霍乱吐下不止，利腰脐间血，益津液，暖胃消谷嗜食（《别录》）。治心腹胀满，腹中冷痛，胃虚下利，多年气痢，除寒热，止呕逆（甄权）。止反胃，利小便，主五劳七伤，补腰膝，长肌肉，治冷气,痃癖气块,妇人冷癥瘕(大明)。除湿益气,和中补阳,消痰逐水,生津止渴,止泻痢,消足胫湿肿,除胃中热、肌热。得枳实,消痞满气分;佐黄芩,安胎清热(元素)。理胃益脾,补肝风虚,主舌本强,食则呕,胃脘痛,身体重,心下急痛,心下水痞。冲脉为病,逆气里急,脐腹痛(好古)。

【发明】好古曰:本草无苍、白术之名。近世多用白术,治皮间风,止汗消痞,补胃和中,利腰脐间血,通水道。上而皮毛,中而心胃,下而腰脐。在气主气,在血主血。无汗则发,有汗则止,与黄芪同功。

元素曰:白术除湿益燥,和中补气。其用有九:温中,一也;去脾胃中湿,二也;除胃中热,三也;强脾胃,进饮食,四也;和胃生津液,五也;止肌热,六也;四肢困倦,嗜卧,目不能开,不思饮食,七也;止渴,八也;安胎,九也。凡中焦不受湿不能下利,必须白术以逐水益脾。非白术不能去湿,非枳实不能消痞,故枳术丸以之为君。

机曰:脾恶湿,湿胜则气不得施化,津何由生?故曰:膀胱者津液之府,气化则能出焉。用白术以除其湿,则气得周流而津液生矣。

【附方】旧七,新二十四。枳术丸:消痞强胃,久眼令人食自不停也。白术一两(黄壁土炒过,去土),枳实(麸炒,去麸)一两。为末,荷叶包饭烧熟,捣和丸梧子大。每服五十丸,白汤下。气滞,加橘皮一两;有火,加黄连一两;有痰,加半夏一两;有寒,加干姜五钱,木香三钱;有食,加神曲、麦蘖各五钱。(《洁古家珍》)枳术汤:心下坚大如盘,边如旋杯,水饮所作。寒气不足,则手足厥逆,腹满胁鸣相逐。阳气不通即身冷,阴气不通即骨疼。阳前通则恶寒,阴前通则痹不仁。阴阳相得,其气乃行;大气一转,其气乃散。实则失气,虚则遗尿。名曰气分,宜此主之。白术一两,枳实七个。水五升,煮三升,分三服。腹中软,即散。(仲景《金匮玉函》)白术膏:服食滋补,止久泄痢。上好白术十斤,切片,入瓦锅内,水淹过二寸,文武火煎至一半,倾汁入器内,以渣再煎,如此三次,乃取前后汁同熬成膏,入器中一夜,倾去上面清水,收之。每服二三匙,蜜汤调下。(《千金良方》)参术膏:治一切脾胃虚损,益元气。白术一斤,人参四两。切片,以流水十五碗浸一夜,桑柴文武火煎取浓汁,熬膏,入炼蜜收之。每以白汤点服。(《集简方》)

苍术

【释名】赤术(《别录》)、山精(《抱朴》)、仙术(《纲目》),山蓟。

时珍曰:《异术》言:术者山之精也,服之令人长生辟谷,致神仙,故有山精、仙术之号。术有赤、白二种,主治虽近,而性味止发不同。本草不分苍、白,亦未可据。今将《本经》并《别录》、甄权、大明四家所说功用,参考分别,各自附方,庶使用者有所依凭。

【修治】大明曰:用术以米泔浸一宿,入药。

宗奭曰:苍术辛烈,须米泔浸洗,再换泔浸二日,去上粗皮用。

时珍曰:苍术性燥,故以糯米泔浸去其油,切片,焙干用。亦有用脂麻同炒,以制其燥者。

【气味】苦、温，无毒。

《别录》曰：甘。

权曰：甘、辛。

时珍曰：白术，甘而微苦，性温而和；赤术，甘而辛烈，性温而燥，阴中阳也，可升可降，入足太阴、阳明、手太阴、阳明、太阳之经。

忌同白术。

【主治】风寒湿痹，死肌痉疸。作煎饵久服，轻身延年不饥（《本经》）。主头痛，消痰水，逐皮间风水结肿，除心下急满及霍乱吐下不止，暖胃消谷嗜食（《别录》）。除恶气，弭灾沴（弘景）。主大风瘰痹，心腹胀痛。水肿胀满，除寒热，止呕逆下泄冷痢（甄权）。治筋骨软弱，痃癖气块，妇人冷气癥瘕，山岚瘴气温疾（大明）。明目，暖水脏（刘完素）。除湿发汗，健胃安脾，治痿要药（李杲）。散风益气，总解诸郁（震亨）。治湿痰留饮，或挟瘀血成窠囊，及脾湿下流，浊沥带下，滑泻肠风（时珍）。

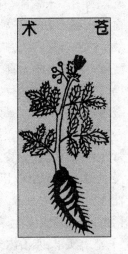

【发明】宗奭曰：苍术，气味辛烈；白术，微辛苦而不烈。古方及《本经》止言术，未分苍、白。只缘陶隐居言术有两种，自此人多贵白者，往往将苍术置而不用。如古方子胃散之类，苍术为最要药，功效尤速。殊不详本草原无白术之名。

嵇康曰：闻道人遗言，饵术、黄精，令人久寿。亦无白字，用宜两审。

时珍曰：按《吐纳经》云：紫微夫人术序云：吾察草木之胜速益于己者，并不及术之多验也。可以长生久视，远而更灵。山林隐逸，得服术者，五岳比肩。又《神仙传》云：陈子皇得饵术要方，其妻姜氏得疲病，服之自愈，颜色气力如二十时也。时珍谨按以上诸说，皆似苍术，不独白术。今服食家亦呼苍术为仙术，故皆列于苍术之后。又张仲景辟一切恶气，用赤术同猪蹄甲烧烟。陶隐居亦言术能除恶气，弭灾沴。故今病疫及岁旦，人家往往烧苍术以辟邪气。《类编》载越民高氏妻，病恍惚谵语，亡夫之鬼凭之。其家烧苍术烟，鬼遽求去。《夷坚志》载江西一士人，为女妖所染。其鬼将别曰：君为阴气所浸，必当暴泄，但多服平胃散为良。中有苍术能去邪也。许叔微《本事方》云：微患饮癖三十年。始因少年夜坐写文，左向伏几，是以饮食多坠左边。中夜必饮酒数杯，又向左卧。壮时不觉，三、五年后，觉酒止从左下有声，胁痛食减嘈杂，饮酒半杯即止。十数日，必呕酸水数升。暑月止右边有汗，左边绝无。遍访名医及海上方，间或中病，止得月余复作。其补，如天雄、附子、矾石辈；利，如牵牛、甘遂、大戟，备尝之矣。自揣必有癖囊，如潦水之有科臼，不盈科不行。但清者可行，而浊者停滞，无路以决之，故积至五、七日必呕而去。脾土恶湿，而水则流湿，莫若燥脾以去湿，崇土以填科臼。乃悉屏诸药，只以苍术一斤（去皮，切片，为末），生油麻（半两）（水二盏，研，滤汁），大枣（五十枚，煮，去皮核）。捣和丸梧子大。每日空腹温服五十丸，增至一二百丸。忌桃、李、雀肉。服三月而疾除。自此常服，不呕不痛，胸膈宽利，饮啖如故，暑月汗亦周身，灯下能书细字，皆术之力也。初服时必觉微燥，以山栀子末，沸汤点服解之，久服亦自不燥矣。

【附方】旧二，新三十二。服术法：乌髭发，驻颜色，壮筋骨，明耳目，除风气，润肌肤，久服令人轻健。苍术不计多少，米泔水浸三日，逐日换水，取出刮去黑皮，切片曝干，慢火炒黄，细捣为末。每　斤，用薰过白茯苓末半斤，炼蜜和丸梧子人，空心卧时热水下十五丸。别用术末六两，甘草末一两，拌和作汤点之，吞丸尤妙。忌桃、李、雀、蛤，及三白、诸血。（《经验方》）苍术膏：邓才笔峰《杂兴方》：除风湿，健脾胃，变白驻颜，补虚损，大有功效。苍术新者，刮去皮，薄切，米泔水浸二日，一日一换，取出，以井华水浸过二寸，春、秋五日，夏三日，冬七日，滤出，以生绢袋盛之，放在一半原水中，揉洗津液出，纽干。将渣又捣烂，袋盛于一半原水中，揉至汁尽为度。将汁入大砂锅中，慢火熬成膏。每一斤，入白蜜四两，熬二炷香。每膏一斤，入水澄白茯苓末半斤，搅匀瓶收。每服三匙，清早、临卧各一服，以温酒送下。忌醋及酸物、桃、李、雀、蛤、菘菜、青鱼等物。吴球《活人心统》苍术膏：治脾经湿气，少食，足肿无力，伤食，酒色过度，劳逸有伤，骨热。用鲜白苍术二十斤，浸，刮去粗皮，晒切，以米泔浸一宿，取出，同溪水一石，大砂锅慢火煎半干，去渣。再入石楠叶三斤（刷去红衣），楮实子一斤，川当归半斤，甘草四两，切，同煎黄色，滤去滓，再煎如稀粥，乃入白蜜三斤，熬成膏。每服三五钱，空心好酒调服。苍术丸：萨谦斋《瑞竹堂方》云：清上实下，兼治内外障，服。茅山苍术（洗刮净）一斤，分作四分，用酒、醋、糯泔、童尿各浸三日，一日一换；取出，洗捣晒焙，以黑脂麻同炒香，共为末，酒煮面糊丸梧子大。每空心白汤下五十丸。李仲南《永类方》八制苍术丸：疏风顺气养肾，治腰脚湿气痹痛。苍术一斤（洗刮净），分作四分，用酒、醋、米泔、盐水各浸三日，晒干。又分作四分，用川椒红、茴香、补骨脂、黑牵牛各一两，同炒香，拣去不用，只取术研末，醋糊丸梧子大。每服五十丸，空心盐酒送下。五十岁后，加沉香末一两。苍术散：治风湿，常服壮筋骨，明目。苍术一斤，粟米泔浸过，竹刀刮去皮。半斤以无灰酒浸，半斤以童子小便浸，春五、夏三、秋七、冬十日，取出。净地上掘一坑，炭火煅赤，去炭，将浸药酒，小便倾入坑内，却放术在中，以瓦器盖定，泥封一宿，取出为末。每服一钱，空心温酒或盐汤下。万表《积善堂方》：六制苍术散：治下元虚损，偏坠茎痛。茅山苍术（净刮）六斤，分作六分：一斤，仓米泔浸二日，炒；一斤，酒浸二日，炒；一斤，青盐半斤炒黄，去盐；一斤，小茴香四两炒黄，去茴；一斤，大茴香四两炒黄，去茴；一斤，用桑椹子汁浸二日，炒。取术为末。每服三钱，空心温酒下。固真丹：《瑞竹堂方》固真丹：燥湿养脾，助胃固真。茅山苍术（刮净）一斤，分作四分：一分青盐一两炒；一分川椒一两炒；一分川楝子一两炒；一分小茴香、破故纸各一两炒。并拣术研末，酒煮面，糊丸梧子大。每空心米饮下五十丸。《乾坤生意》平补固真丹：治元脏久虚，遗精白浊，妇人赤白带下崩漏。金州苍术（刮净）一斤，分作四分：一分，川椒一两炒；一分，破故纸一两炒；一分，茴香、食盐各一两炒；一分，川楝肉一两炒。取净术为末，入白茯苓末二两，酒洗当归末二两，酒煮，面糊丸梧子大。每空心盐酒下五十丸。固元丹：治元脏久虚，遗精白浊五淋，及小肠膀胱疝气，妇人赤白带下，血崩便血等疾，以小便频数为效。好苍术（刮净）一斤，分作四分：一分，小茴香、食盐各一两，同炒；一分，川椒、补骨脂各一两，同炒；一分，川乌头、川楝子肉各一两，同炒；一分，用醇醋、老酒各半斤，同煮干焙，连同炒药通为末，用酒煮糊丸梧子大。每服五十丸，男以温酒，女以醋汤，空心下。此高司法方也。（王璆《百一选方》）

苗

【主治】作饮甚香，去水（弘景）。亦止自汗。

狗脊（《本经》中品）

【释名】强脊（《别录》）、扶筋（《别录》）、百枝（《本经》）、狗青（《吴普》）。

恭曰：此药苗似贯众，根长多歧，状如狗之脊骨，而肉作青绿色，故以名之。

时珍曰：强脊、扶筋，以功名也。《别录》又名扶盖，乃扶筋之误。《本经》狗脊一名百枝，《别录》草薢一名赤节，而《吴普本草》谓百枝为草薢，赤节为狗脊，皆似误也。

【集解】《别录》曰：狗脊，生常山川谷。二月、八月采根，曝干。

普曰：狗脊如草薢，茎节如竹有刺，叶圆赤，根黄白，亦如竹根，毛有刺。《岐伯经》云：茎无节，叶端圆青赤，皮白有赤脉。

弘景曰：今山野处处有之，与菝葜相似而小异。其茎叶小肥，其节疏，其茎大直，上有刺，叶圆有赤脉，根凸凹龙牸如羊角强细者是。

颂曰：今太行山、淄、温、眉州亦有之。苗尖细碎青色，高一尺以来，无花。其茎叶似贯众而细。其根黑色，长三四寸，多歧，似狗之脊骨，大有两指许。其肉青绿色。春秋采根，曝干。今方亦有用金毛者。陶氏所说乃有刺草薢，非狗脊也，今江左俗犹用之。

斅曰：凡使狗脊，勿用透山藤根，形状一般，只是入顶苦，不可饵也。

时珍曰：狗脊有二种：一种根黑色，如狗脊骨，一种有金黄毛，如狗形，皆可入药。其茎细而叶、花两两对生，正似大叶蕨，比贯众叶有齿，面背皆光。其根大如拇指，有硬黑须簇之。吴普、陶弘景所说根苗，皆是菝葜；苏恭、苏颂所说，即真狗脊也。按张揖《广雅》云：菝葜，狗脊也。张华《博物志》云：菝葜，与草薢相乱，一名狗脊。观此则昔人以菝葜为狗脊，相承之误久矣。然菝葜、草薢、狗脊三者，形状虽殊，而功用亦不甚相远。

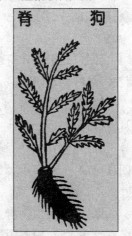

根

【修治】斅曰：凡修事，火燎去须，细到了，酒浸一夜，蒸之，从巳至申，取出晒干用。

时珍曰：今人惟剉炒，去毛须用。

【气味】苦，平，无毒。

《别录》曰：甘，微温。

普曰：神农：苦；桐君、黄帝、岐伯、雷公、扁鹊：甘，无毒；李当之：小温。

权曰：苦、辛，微热。

之才曰：草薢为之使，恶败酱、莎草。

【主治】腰背强，关机缓急，周痹寒湿膝痛，颇利老人（《本经》）。疗失溺不节，男子脚弱腰痛，风邪淋露，少气目暗。坚脊利俯仰，女子伤中关节重（《别录》）。男子女人毒风软脚，肾气虚弱，续筋骨，补益男子（甄权）。强肝肾，健骨，治风虚（时珍）。

【附方】新四。男子诸风：四宝丹：用金毛狗脊（盐泥固济，煅红去毛）、苏木、草薢、川乌头（生用）等分。为末，米醋和丸梧子大。每服二十丸，温酒、盐汤下。（《普济方》）室女白带，冲任虚寒：鹿茸丸：用金毛狗脊（燎去毛）、白蔹各一两，鹿茸（酒蒸，焙）二两。为末，用艾煎醋汁打糯米糊丸梧子大。每服五十丸，空心温酒下。（《济生方》）固精强骨：金毛狗脊、远志肉、白茯神、当归身等分。为末，炼蜜丸梧子大。每酒服五十丸。（《集简方》）病后足肿，但节食以养胃气：外用狗脊，煎汤渍洗。（吴绶《蕴要》）

贯众（《本经》下品）

【释名】贯节（《本经》）、贯渠（《本经》）、百头（《本经》、又名虎卷、扁苻）、草鸱头（《别录》），黑狗脊（《纲目》）、凤尾草（《图经》）。

时珍曰：此草叶茎如凤尾，其根一本而众枝贯之，故草名凤尾，根名贯众、贯节、贯渠。渠者，魁也。《吴普本草》作贯中，俗名贯仲、管仲者，皆谬称也。《尔雅》云：泺（音灼），贯众，即此也。《别录》一名伯萍，一名药藻，皆字讹也。金星草一名凤尾草，与此同名，宜互考之。

弘景曰：近道皆有之。叶如大蕨。其根形色毛芒，全似老鸱头，故呼为草鸱头。

【集解】《别录》曰：贯众生玄山山谷及冤句少室山。二月、八月采根，阴干。

普曰：叶青黄色，两两相对，茎有黑毛，丛生，冬夏不死。四月花白，七月实黑，聚相连卷旁生。三月、八月采根，五月采叶。

保升曰：苗似狗脊，状如雉尾，根直多枝，皮黑肉赤，曲者名草鸱头，所在山谷阴处则有之。

颂曰：今陕西、河东州郡及荆、襄间多有之，而少有花者。春生苗，赤。叶大如蕨。茎干三棱。叶绿色似鸡翎，又名凤尾

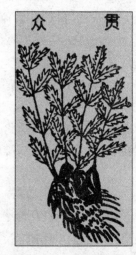

草。其根紫黑色，形如犬爪，下有黑须毛，又似老鸱。郭璞注《尔雅》云：叶圆锐，茎毛黑，布地，冬不死，《广雅》谓之贯节是矣。

时珍曰：多生山阴近水处。数根丛生，一根数茎，茎大如箸，其涎滑。其叶两两对生，如狗脊之叶而无锯齿，青黄色，面深背浅。其根曲而有尖嘴，黑须丛簇，亦似狗脊根而大，状如伏鸱。

根

【气味】苦，微寒，有毒。

之才曰：藿菌、赤小豆为之使，伏石钟乳。

【主治】腹中邪热气，诸毒，杀三虫（《本经》）。去寸白，破癥瘕，除头风，止金疮（《别录》）。为末，水服一钱，止鼻血有效（苏颂）。治下血崩中带下，产后血气胀痛。斑疹毒，漆毒，骨哽。解猪病（时珍）。

【发明】时珍曰：贯众大治妇人血气，根汁能制三黄，化五金，伏钟乳，结砂制汞，且能解毒软坚。王海藏治夏月痘出不快，快斑散用之。云贯众有毒，而能解腹中邪热之毒。病因内感而发之于外者多效，非古法之分经也。又黄山谷《煮豆帖》，言荒年以黑豆一升挼净，入贯众一斤，剉如骰子大，同以水煮，文火斟酌至豆熟，取出日干，覆令展尽余汁，簸去贯众。每日空心啗豆五、七粒，能食百草木枝叶有味可饱。又王璆《百一选方》，言滁州蒋教授，因食鲤鱼玉蝉羹，为肋肉所哽，凡药皆不效。或令以贯众浓煎汁一盏半，分三服，连进至夜，一咯而出。亦可为末，水服一钱。观此可知其软坚之功，不但治血、治疮而已也。

【附方】新一十五。鼻衄不止：贯众根末，水服一钱。（《普济方》）诸般下血：肠风酒痢，血痔鼠痔下血。黑狗脊，黄者不用，须内肉赤色者，即本草贯众也。去皮毛，剉焙为末。每服二钱，空心米饮下。或醋糊丸梧子大，每米饮下三四十丸。或烧存性，出火毒为末，入麝香少许，米饮服二钱。（《普济方》）女人血崩：贯众半两，煎酒服之，立止。（《集简方》）产后亡血：过多，心腹彻痛者。用贯众状如刺猬者一个，全用不剉，只揉去毛及花萼，以好醋蘸湿，慢火炙令香熟，候冷为末，米饮空心每服二钱，甚效。（《妇人良方》）赤白带下：年深，诸药不能疗者，用上方治之亦验，名独圣汤。方同上。年深咳嗽出脓血：贯众、苏方木等分，每服三钱，水一盏，生姜三片，煎服，日二服。久咳，渐成劳瘵。凤尾草为末，用鱼蚱蘸食之。（《圣惠方》）痘疮不快：快斑散：用贯众、赤芍药各一钱，升麻、甘草各五分。入淡竹叶三片，水一盏半，煎七分，温服。（王海藏方）头疮白秃：贯众、白芷为末，油调涂之。又方：贯众烧末，油调涂。（《圣惠方》）漆疮作痒：油调贯众末，涂之。（《千金方》）鸡鱼骨哽：贯众、缩砂、甘草等分。为粗末，绵包少许，含之咽汁，久则随痰自出。（《普济方》）解轻粉毒：齿缝出血，臭肿。贯众、黄连各半两。煎水，入冰片少许，时时漱之。（陆氏《积德堂方》）血痢不止：凤尾草根（即贯众）五钱，煎酒服。陈解元吉言所传。（《集简方》）便毒肿痛：贯众，酒服二钱，良。（《多能鄙事》）

花

【主治】恶疮,令人泄(《别录》)。

巴戟天(《本经》上品)

【释名】不凋草(《日华》)、三蔓草。

时珍曰:名义殊不可晓。

【集解】《别录》曰:巴戟天生巴郡及下邳山谷。二月、八月采根,阴干。

弘景曰:今亦用建平、宜都者,根状如牡丹而细,外赤内黑,用之打去心。

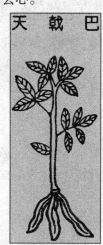

恭曰:其苗俗名三蔓草。叶似茗,经冬不枯。根如连珠,宿根青色,嫩根白紫,用之亦同,以连珠多肉厚者为胜。

大明曰:紫色如小念珠,有小孔子,坚硬难捣。

宗奭曰:巴戟天本有心,干缩时偶自落,或抽去,故中心或空,非自有小孔也。今人欲要中间紫色,则多伪以大豆汁沃之,不可不察。

颂曰:今江淮、河东州郡亦有,但不及蜀川者佳。多生竹林内。内地生者,叶似麦门冬而厚大,至秋结实。今方家多以紫色为良。蜀人云:都无紫色者。采时或用黑豆同煮,欲其色紫,殊失气味,尤宜辨之。又有一种山葎根,正似巴戟,但色白。土人采得,以醋水煮之,乃以杂巴戟,莫能辨也。但击破视之,中紫而鲜洁者,伪也;其中虽紫,又有微白,糁有粉色,而理小暗者,真也。真巴戟嫩时亦白,干时亦煮治使紫,力劣弱耳。

根

【修治】敩曰:凡使须用枸杞子汤浸一宿,待稍软滤出,再酒浸一伏时,滤出,同菊花熬焦黄,去菊花,以布拭干用。

时珍曰:今法:惟以酒浸一宿,剉焙入药。若急用,只以温水浸软去心也。

【气味】辛、甘,微温,无毒。

大明曰:苦。

之才曰:覆盆子为之使,恶雷丸、丹参、朝生。

【主治】大风邪气,阴痿不起,强筋骨,安五脏,补中增志益气(《本经》)。疗头面游风,小腹及阴中相引痛,补五劳。益精,利男子(《别录》)。治男子夜梦鬼交精泄,强阴下气,治风癞(甄权)。治一切风,疗水胀(《日华》)。治脚气,去风疾,补血海(时珍,出《仙经》)。

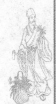

【发明】好古曰：巴戟天，肾经血分药也。

权曰：病人虚损，加而用之。

宗奭曰：有人嗜酒，日须五七杯，后患脚气甚危。或教以巴戟半两（糯米同炒，米微转色，去米不用），大黄一两（剉，炒）。同为末，熟蜜丸。温水服五七十丸。仍禁酒，遂愈。

【附录】巴棘

《别录》曰：味苦，有毒。主恶疥疮出虫。生高地，叶白有刺，根连数十枚。一名女木。

远志（《本经》上品）

【释名】苗名小草（《本经》）、细草（《本经》）、棘菀（《本经》）、葽绕（《本经》）。

时珍曰：此草服之能益智强志，故有远志之称。《世说》载郝隆讥谢安云：处则为远志，出则为小草。《记事珠》谓之醒心杖。

【集解】《别录》曰：远志，生太山及冤句川谷。四月采根、叶，阴干。

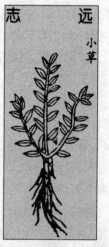

弘景曰：冤句，属兖州济阴郡。今此药犹从彭城北兰陵来。用之去心取皮，一斤止得三两尔。亦人仙方用。小草，状似麻黄而青。

志曰：茎叶似大青而小。比之麻黄，陶不识也。

禹锡曰：按《尔雅》云：葽绕，棘菀。郭璞注云：今远志也。似麻黄，赤华，叶锐而黄。其上谓之小草。

颂曰：今河、陕、洛西州郡亦有之。根形如蒿根，黄色。苗似麻黄而青，又如毕豆。叶亦有似大青而小者。三月开白花。根长及一尺。泗州出者，花红，根叶俱大于他处。商州出者，根乃黑色。俗传夷门出者最佳。四月采根，晒干。古方通用远志、小草。今医但用远志，稀用小草。

时珍曰：远志有大叶、小叶二种，陶弘景所说者，小叶也；马志所说者，大叶也。大叶者，花红。

根

【修治】敩曰：凡使，须去心，否则令人烦闷。仍用甘草汤浸一宿，曝干或焙干用。

【气味】苦，温，无毒。

之才曰：远志、小草，得茯苓、冬葵子、龙骨良。畏珍珠、藜芦、蜚蠊、齐蛤。

弘景曰：药无齐蛤，恐是百合也。

权曰：是蛴螬也。

恭曰：《药录》下卷有齐蛤，陶说：非也。

【主治】咳逆伤中，补不足，除邪气，利九窍，益智慧，耳目聪明，不忘，强志倍力。久服轻身不老(《本经》)。利丈夫,定心气,止惊悸,益精,去心下膈气,皮肤中热。面目黄(《别录》)。杀天雄,附子、乌头毒,煎汁饮之(之才)。治健忘,安魂魄,令人不迷,坚壮阳道(甄权)。长肌肉,助筋骨,妇人血噤失音,小儿客忤(《日华》)。肾积奔豚(好古)。治一切痈疽(时珍)。

叶

【主治】益精补阴气,止虚损梦泄(《别录》)。

【发明】好古曰:远志,肾经气分药也。

时珍曰:远志,入足少阴肾经,非心经药也。其功专于强志益精,治善忘。盖精与志,皆肾经之所藏也。肾经不足,则志气衰,不能上通于心,故迷惑善忘。《灵枢经》云:肾藏精,精合志。肾盛怒而不止则伤志,志伤则喜忘其前言,腰脊不可以俯仰屈伸,毛悴色夭。又云:人之善忘者,上气不足,下气有余,肠胃实而心肺虚,虚则营卫留于下,久之不以时上,故善忘也。陈言《三因方》远志酒,治痈疽,云有奇功,盖亦补肾之力尔。葛洪《抱朴子》云:陵阳子仲服远志二十年,有子三十七人,能开书所视不忘,坐在立亡。

【附方】旧三,新四。心孔昏塞,多忘善误:丁酉日密自至市买远志,着巾角中,还为末服之,勿令人知。(《肘后方》)胸痹心痛逆气,膈中饮不下:小草丸:用小草、桂心、干姜、细辛、蜀椒(出汗)各三分,附子二分(炮)。六物下筛,蜜和丸梧子大。先食米汁下三丸,日三服,不知稍增,以知为度。忌猪肉、冷水、生葱、生菜。(《范汪东阳方》)喉痹作痛:远志肉为末,吹之。涎出为度。(《直指方》)脑风头痛:不可忍。远志末嗜鼻。(《宣明方》)吹乳肿痛:远志焙研,酒服二钱,以滓敷之。(《袖珍方》)一切痈疽:远志酒:治一切痈疽、发背、疖毒,恶候侵大。有死血,阴毒在中则不痛,敷之即痛。有忧怒等气积而怒攻则痛不可忍,敷之即不痛。或蕴热在内,热逼人手不可近,敷之即清凉。或气虚血冷,溃而不敛,敷之即敛。此本韩大夫宅用以救人方,极验。若七情内郁,不问虚实寒热,治之皆愈。用远志不以多少,米泔浸洗,捶去心,为末。每服三钱,温酒一盏调,澄少顷饮其清,以滓敷患处。(《三因方》)小便赤浊:远志(甘草水煮)半斤,茯神、益智仁各二两。为末,酒糊丸梧子大。每空心枣汤下五十丸。(《普济》)

百脉根(《唐本》)

【集解】恭曰:出肃州、巴西。叶似苜蓿,花黄,根如远志。二月、三月采根,晒干。

时珍曰:按《唐书》作柏脉根,肃州岁贡之。《千金》、《外台》大方中亦时用之。今不复闻此,或者名称又不同也。

根

【气味】甘,苦,微寒,无毒。

【主治】下气止渴去热,除虚劳,补不足。酒浸或水煮,丸散兼用。(《唐本》)

淫羊藿(《本经》中品)

【释名】仙灵脾(《唐本》)、放杖草(《日华》)、弃杖草(《日华》)、千两金(《日华》)、干鸡筋(《日华》)、黄连祖(《日华》)、三枝九叶草(《图经》)、刚前(《本经》)。

弘景曰:服之使人好为阴阳。西川北部有淫羊,一日百遍合,盖食此藿所致,故名淫羊藿。

时珍曰:豆叶曰藿,此叶似之,故亦名藿。仙灵脾、千两金、放杖、刚前,皆言其功力也。鸡筋、黄连祖,皆因其根形也。柳子厚文作仙灵毗,入脐曰毗,此物补下,于理尤通。

【集解】《别录》曰:淫羊藿生上郡阳山山谷。

恭曰:所在皆有。叶形似小豆而圆薄,茎细亦坚,俗名仙灵脾是也。

颂曰:江东、陕西、泰山、汉中、湖湘间皆有之。茎如粟秆。叶青似杏,叶上有刺。根紫色有须。四月开白花,亦有紫花者,碎小,独头子。五月采叶,晒干。湖湘出者,叶如小豆,枝茎紧细,经冬不凋,根似黄连。关中呼为三枝九叶草,苗高一、二尺许,根叶俱堪用。《蜀本草》言生处不闻水声者,良。

时珍曰:生大山中。一根数茎,茎粗如线,高一二尺。一茎三桠,一桠三叶。叶长二三寸,如杏叶及豆藿,面光背淡,甚薄而细齿,有微刺。

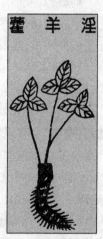

根叶

【修治】敩曰:凡使时呼仙灵脾,以夹刀夹去叶四畔花枝,每一斤用羊脂四两拌炒,待脂尽为度。

【气味】辛,寒,无毒。

普曰:神农、雷公:辛;李当之:小寒。

权曰:甘,平。可单用。

保升曰:性温。

时珍曰:甘、香、微辛,温。

之才曰:薯蓣、紫芝为之使,得酒良。

【主治】阴痿绝伤,茎中痛,利小便,益气力,强志(《本经》)。坚筋骨,消瘰疬赤痈,下部有疮,洗出虫。丈夫久服,令人无子(《别录》。机曰:无子字误,当作有子。)丈夫绝阳无子,女人绝阴无子,老人昏耄,中年健忘,一切冷风劳气,筋骨挛急,四肢不仁,补腰膝,强心力(大明)。

【发明】时珍曰:淫羊藿,味甘气香,性温不寒,能益精气,乃手足阳明、三焦、命门药也。真阳不足者,宜之。

【附方】旧三，新五。仙灵脾酒：益丈夫兴阳，理腰膝冷。用淫羊藿一斤，酒一斗，浸三日，逐时饮之。（《食医心镜》）偏风不遂，皮肤不仁，宜服：仙灵脾酒：仙灵脾一斤，细判，生绢袋盛，于不津器中，用无灰酒二斗浸之，重封，春、夏三日，秋、冬五日后，每日暖饮，常令醺然，不得大醉，酒尽再合，无不效验。合时，切忌鸡、犬、见。（《圣惠方》）三焦咳嗽，腹满不饮食，气不顾：仙灵脾、覆盆子、五味子（炒）各一两，为木，炼蜜丸梧子大。每妾茶卜二十九。（《圣济录》）目昏生翳：仙灵脾、生王瓜（即小栝蒌红色者）等分，为末。每服一钱，茶下，日二服。（《圣济总录》）病后青盲，日近者可治：仙灵脾一两，淡豆豉一百粒。水一碗半，煎一碗，顿服即瘳。（《百一选方》）小儿雀目：仙灵脾根、晚蚕蛾各半两，炙甘草、射干各二钱半，为末。用羊子肝一枚，切开掺药二钱，扎定，以黑豆一合，米泔一盏，煮熟，分二次食，以汁送之。（《普济方》）痘疹入目：仙灵脾、威灵仙等分，为末。每服五分，米汤下。（《痘疹便览》）牙齿虚痛：仙灵脾为粗末，煎汤频漱，大效。（《奇效方》）

仙茅（《开宝》）

【释名】独茅（《开宝》）、茅爪子（《开宝》）、婆罗门参。

珣曰：其叶似茅，久服轻身，故名仙茅。梵音呼为阿输干陀。

颂曰：其根独生。始因西域婆罗门僧献方于唐玄宗，故今江南呼为婆罗门参，言其功补如人参也。

【集解】珣曰：仙茅生西域。叶似茅。其根粗细有筋，或如笔管，有节纹理。其花黄色多涩。自武城来，蜀中诸州亦皆有之。

颂曰：今大庾岭、蜀川、江湖、两浙诸州亦有之。叶青如茅而软，且略阔，面有纵纹。又似初生棕榈秧，高尺许。至冬尽枯，春初乃生。三月有花如栀子花，黄色，不结实。其根独茎而直，大如小指，下有短细肉根相附，外皮稍粗褐色，内肉黄白色。二月、八月采根，曝干用。衡山出者，花碧，五月结黑子。

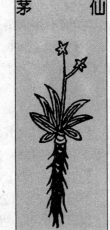

时珍曰：苏颂所说详尽得之。但四、五月中抽茎四五寸，开小花深黄色六出。不似栀子，处处大山中有之。人惟取梅岭者用，而《会典》成都岁贡仙茅二十一斤。

根

【修治】敩曰：采得，以清水洗，刮去皮，于槐砧上用铜刀切豆许大，以生稀布袋盛，于乌豆水中浸一宿，取出，用酒拌湿蒸之，从巳至亥，取出曝干。勿犯铁器及牛乳，斑人鬓须。

大明曰：彭祖单服法：以竹刀刮切，糯米泔浸去赤汁出毒，后无妨损。

【气味】辛，温，有毒。

珣曰：甘，微温，有小毒。又曰：辛，平，宣而复补，无大毒，有小热、小毒。

【主治】心腹冷气不能食，腰脚风冷挛痹不能行，丈夫虚劳，老人失溺无子，益阳道。久服通神强记，助筋骨，益肌肤，长精神，明目（《开宝》）。治一切风气，补暖腰脚，清安五脏。久服轻身，益颜色。丈夫五劳七伤，明耳目，填骨髓（李珣）。开胃消食下气，益房事不倦（大明）。

【附方】新二。仙茅丸：壮筋骨，益精神，明目，黑髭须。仙茅二斤（糯米泔浸五日，去赤水，夏月浸三日，铜刀刮剉阴干，取一斤），苍术二斤（米泔浸五日，刮皮焙干，取一斤），枸杞子一斤，车前子十二两，白茯苓（去皮）、茴香（炒）、柏子仁（去壳）各八两，生地黄（焙）、熟地黄（焙）各四两。为末，酒煮糊丸如梧子大。每服五十丸，食前温酒下，日二服。（《圣济总录》）定喘下气，补心肾：神秘散：用白仙茅半两（米泔浸三宿，晒炒），团参二钱半，阿胶一两半（炒），鸡膍胵一两（烧）。为末。每服二钱，糯米饮空心下，日二服。（《三因方》）

玄参（《本经》中品）

【释名】黑参（《纲目》）、玄台（《吴普》）、重台（《本经》）、鹿肠（《吴普》）、正马（《别录》）、逐马（《药性》）、馥草（《开宝》）、野脂麻（《纲目》）、鬼藏（《吴普》）。

时珍曰：玄，黑色也。《别录》一名端，一名咸，多未详。

弘景曰：其茎微似人参，故得参名。

志曰：合香家用之，故俗呼馥草。

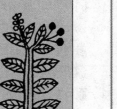

【集解】《别录》曰：玄参，生河间川谷及冤句，三月、四月采根，曝干。

普曰：生冤句山阳。三月生苗。其叶有毛，四四相值，似芍药。黑茎，茎方，高四、五尺。叶亦生枝间。四月实黑。

弘景曰：今出近道，处处有之。茎似人参而长大。根甚黑，亦微香，道家时用，亦以合香。

恭曰：玄参根苗并臭，茎亦不似人参，未见合香。

志曰：其茎方大，高四、五尺，紫赤色而有细毛。叶如掌大而尖长。根生青白，干即紫黑，新者润腻。陶云茎似人参，苏言根苗并臭，似未深识。

颂曰：二月生苗。叶似脂麻对生。又如槐柳而尖长有锯齿。细茎青紫色。七月开花青碧色。八月结子黑色。又有白花者，茎方大，紫赤色而有细毛；有节若竹者，高五、六尺，其根一根五七枚。三月、八月采，曝干。或云蒸过曝干。

时珍曰：今用玄参，正如苏颂所说。其根有腥气，故苏恭以为臭也。宿根多地蚕食之，故其中空。花有紫、白二种。

根

【修治】斅曰：凡采得后，须用蒲草重重相隔，入甑蒸两伏时，晒干用。勿犯铜器，饵之噎人喉，丧人目。

【气味】苦，微寒，无毒。

《别录》曰：咸。

普曰：神农、桐君、黄帝、雷公：苦，无毒；岐伯：寒。

元素曰：足少阴肾经君药也，治本经须用。

之才曰：恶黄芪、干姜、大枣、山茱萸，反藜芦。

【主治】腹中寒热积聚，女子产乳余疾，补肾气，令人目明（《本经》）。主暴中风伤寒，身热支满。狂邪忽忽不知人，温疟洒洒，血瘕，下寒血，除胸中气，下水止烦渴，散颈下核，痈肿，心腹痛，坚癥，定五脏。久服补虚明目，强阴益精（《别录》）。热风头痛，伤寒劳复，治暴结热，散瘤瘘瘰疬（甄权）。治游风，补劳损，心惊烦躁，骨蒸传尸邪气，止健忘，消肿毒（大明）。滋阴降火，解斑毒，利咽喉。通小便血滞（时珍）。

【发明】元素曰：玄参乃枢机之剂，管领诸气上下，清肃而不浊，风药中多用之。故《活人书》治伤寒阳毒，汗下后毒不散，及心下懊憹，烦不得眠，心神颠倒欲绝者，俱用玄参。以此论之，治胸中氤氲之气，无根之火，当以玄参为圣剂也。

时珍曰：肾水受伤，真阴失守，孤阳无根，发为火病。法宜壮水以制火，故玄参与地黄同功。其消瘰疬亦是散火，刘守真言：结核是火病。

【附方】旧二，新七。诸毒鼠瘘：玄参渍酒，日日饮之。（《开宝本草》）年久瘰疬：生玄参，捣敷上，日二易之。（《广利方》）赤脉贯瞳：玄参为末，以米泔煮猪肝，日日蘸食之。（《济急仙方》）发斑咽痛：玄参升麻汤：用玄参、升麻、甘草各半两。水三盏，煎一盏半，温服。（《南阳活人书》）急喉痹风：不拘大人小儿。玄参、鼠粘子（半生半炒）各一两，为末。新水服一盏，立瘥。（《圣惠方》）鼻中生疮：玄参末涂之，或以水浸软，塞之。（《卫生易简方》）三焦积热：玄参、黄连、大黄各一两。为末，炼蜜丸梧子大。每服三四十丸，白汤下。小儿，丸粟米大。（丹溪方）小肠疝气：黑参㕮咀，炒，为丸。每服一钱半，空心酒服，出汗即效。（孙天仁《集效方》）烧香治瘵：《经验方》用玄参一斤，甘松六两。为末，炼蜜一斤和匀，入瓶中封闭，地中埋署十日取出。更用炭末六两，炼蜜六两，同和入瓶，更署五日取出。烧之，常令闻香，疾自愈。颂曰：初入瓶中封固，煮一伏时，破瓶取捣入蜜，别以瓶盛，埋地中署过用。亦可熏衣。

地榆（《本经》中品）

【校正】并入《别录》有名未用酸赭。

【释名】玉豉、酸赭。

弘景曰：其叶似榆而长，初生布地，故名。其花子紫黑色如豉，故又名玉豉。

时珍曰：按外丹方言：地榆一名酸赭，其味酸、其色赭故也。今蕲州俚人呼地榆为酸赭，又讹赭为枣，则地榆、酸赭为一物甚明，其主治之功亦同，因并《别录》有名未用酸赭为一云。

【集解】《别录》曰：地榆，生桐柏及冤句山谷。二月、八月采根曝干。又曰：酸赭生昌阳山。采无时。

颂曰：今处处平原川泽皆有之。宿根三月内生苗，初生布地，独茎直上，高三四尺，对分出叶。叶似榆叶而稍狭，细长作锯齿状，青色。七月开花如椹子，紫黑色。根外黑里红，似柳根。

弘景曰：其根亦入酿酒。道方烧作灰，能烂石，故煮石方用之。其叶，山人乏茗时，采作饮亦好，又可炸茹。

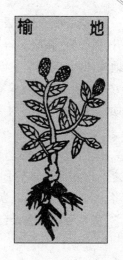

根

【气味】苦，微寒，无毒。

《别录》曰：甘、酸。

权曰：苦，平。

元素曰：气微寒，味微苦，气味俱薄，其体沉而降，阴中阳也，专主下焦血。

杲曰：味苦、酸，性微寒，沉也，阴也。

之才曰：得发良，恶麦门冬，伏丹砂、雄黄、硫黄。

【主治】妇人乳产，痓痛七伤，带下五漏，止痛止汗，除恶肉，疗金疮（《本经》）。止脓血，诸瘘恶疮热疮，补绝伤，产后内塞，可作金疮膏，消酒，除渴，明目（《别录》）。止冷热痢疳痢，极效（《开宝》）。止吐血鼻衄肠风，月经不止，血崩，产前后诸血疾，并水泻（大明）。治胆气不足（李杲）。汁酿酒治风痹，补脑。捣汁涂虎犬蛇虫伤（时珍）。酸赭：味酸。主内漏，止血不足（《别录》）。

【发明】颂曰：古者断下多用之。

炳曰：同樗皮治赤白痢。

宗奭曰：其性沉寒，入下焦。若热血痢则可用。若虚寒人及水泻白痢，即未可轻使。

时珍曰：地榆除下焦热，治大小便血症。止血取上截切片炒用。其梢则能行血，不可不知。杨士瀛云：诸疮，痛者，加地榆；痒者，加黄芩。

【附方】旧八，新七。男女吐血：地榆三两。米醋一升，煮十余沸，去滓，食前稍热服一合。（《圣惠方》）妇人漏下，赤白不止，令人黄瘦：方同上。血痢不止：地榆晒研。每服二钱，掺在羊血上，炙熟食之，以捻头煎汤送下。一方：以地榆煮汁作饮，每服三合。（《圣济》）赤白下痢，骨立者：地榆一斤。水三升，煮一升半，去滓，再煎如稠饧，绞滤，空腹服三合，日再服。（崔元亮《海上方》）久病肠风：痛痒不止。地榆五钱，苍术一两。水二盏，煎一盏,空心服,日一服。(《活法机要》)下血不止二十年者:取地榆、鼠尾草各二两。水二升,煮一升,顿服。若不断,以水渍屋尘饮一小杯投之。(《肘后方》)结阴下血:腹痛不已。地榆四两,炙甘草三两。每服五钱,水三盏,入缩砂仁七枚,煎一盏半,分二服。(《宣明方》)小儿疳痢:地榆煮汁,熬如饴糖,与服便已。(《肘后方》)毒蛇螫人:新地榆根捣汁饮,兼以渍疮。(《肘后方》)虎犬咬伤.地榆煮汁饮,并为末敷之。亦可为末,白汤服,日三。忌酒。(《梅师方》)代指肿痛:地榆煮汁渍之,半日愈。(《千金翼》)小儿湿疮:地榆煮浓汁,日洗二次。(《千金方》)小儿面疮,焮赤肿痛:地榆八两。水一斗,煎五升,温洗之。(《卫生总微方》)煮白石法:七月七日取地榆根,不拘多少阴干,百日烧为灰。复取生者,与灰合捣万下。灰三分,生末一分,合之。若石二三斗,以水浸过三寸,以药入水搅之,煮至石烂可食乃已。(臞仙《神隐书》)

叶

【主治】作饮代茶,甚解热(苏恭)。

丹参(《本经》上品)

【释名】赤参(《别录》)、山参(《日华》)、郄蝉草(《本经》)、木羊乳(《吴普》)、逐马(弘景)、奔马草。

时珍曰:五参五色配五脏。故人参入脾,曰黄参;沙参入肺,曰白参;玄参入肾,曰黑参;牡蒙入肝,曰紫参;丹参入心,曰赤参。其苦参,则右肾命门之药也。古人舍紫参而称苦参,未达此义尔。

炳曰:丹参治风软脚,可逐奔马,故名奔马草。曾用,实有效。

根

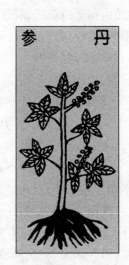

参 丹

【气味】苦,微寒,无毒。

普曰:神农、桐君、黄帝、雷公:苦,无毒;岐伯:咸。

李当之:大寒。

弘景曰:久服多眼赤,故应性热,今云:微寒,恐谬也。

权曰:平。

之才曰:畏鹹水,反藜芦。

【主治】心腹邪气,肠鸣幽幽如走水,寒热积聚,破癥除瘕,止烦满,益气(《本经》)。养血,去心腹痼疾结气,腰脊强脚痹,除风邪留热。久服利人(《别录》)。渍酒饮。疗风痹足软(弘景)。主中恶及百邪鬼魅,腹痛气作,声音鸣吼,能定精(甄权)。养神定志,通利关脉,治冷热劳,骨节疼痛,四肢不遂,头痛赤眼,热温狂闷,破宿血,生新血,安生胎,落死胎,止血崩带下,调妇人经脉不匀,血邪心烦,恶疮疥癣,瘰疬肿毒丹毒,排脓止痛,生肌长肉(大明)。活血,通心包络,治疝痛(时珍)。

【发明】时珍曰:丹参色赤味苦,气平而降,阴中之阳也。入手少阴、厥阴之经,心与包络血分药也。按《妇人明理论》云:四物汤治妇人病,不问产前、产后,经水多少,皆可通用。惟一味丹参散,主治与之相同。盖丹参能破宿血,补新血,安生胎,落死胎,止崩中带下,调经脉,其功大类当归、地黄、芎䓖、芍药故也。

【附方】旧三,新四。丹参散:治妇人经脉不调,或前或后,或多或少,产前胎不安,产后恶血不下,兼治冷热劳,腰脊痛,骨节烦疼。用丹参洗净,切晒为末。每服二钱,温酒调下。(《妇人明理方》)落胎下血:丹参十二两,酒五升,煮取三升,温服一升,一日三服。亦可水煮。(《千金方》)寒疝腹痛,小腹阴中相引痛,白汗出,欲死:以丹参一两为末。每服二钱,热酒调下。(《圣惠方》)小儿身热,汗出拘急,因中风起:丹参半两,鼠屎(炒)三十枚。为末。每服三钱,浆水下。(《圣济总录》)惊痫发热:丹参摩膏:用丹参、雷丸各半两,猪膏二两。同煎七上七下,滤去滓盛之。每以摩儿身上,日三次。(《千金方》)妇人乳痈:丹参、白芷、芍药各二两。咬咀,以醋腌一夜,猪脂半斤,微火煎成膏,去滓敷之。(孟诜《必效方》)热油火灼,除痛生肌:丹参八两到,以水微调,取羊脂二斤,煎三上三下,以涂疮上。(《肘后方》)

紫参(《本经》中品)

【释名】牡蒙(《本经》)、童肠(《别录》)、马行(《别录》)、众戎(《别录》)、五鸟花(《纲目》)。

时珍曰:紫参、王孙,并有牡蒙之名。古方所用牡蒙,多是紫参也。按《钱起诗集》云:紫参,幽芳也。五葩连萼,状如飞禽羽举。故俗名五鸟花。

根

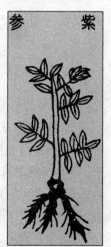

【气味】苦,辛,寒,无毒。

《别录》曰:微寒。

普曰:牡蒙、神农、黄帝:苦。

李当之:小寒。

之才曰:畏辛夷。

【主治】心腹积聚,寒热邪气,通九窍,利大小便(《本经》)。疗肠胃大热,唾血衄血,肠中聚血,痈肿诸疮,止渴益精(《别录》)。治心腹坚胀,散瘀血,治妇人血闭不通(甄权)。主狂疟瘟疟,鼽血汗出(好古)。治血痢(好古)。牡蒙:治金疮,破血,生肌肉,止痛,赤白痢,补虚益气,除脚肿,发阴阳(苏恭)。

【发明】时珍曰:紫参色紫黑,气味俱厚,阴也,沉也。入足厥阴之经,肝脏血分药也。故治诸血病,及寒热疟痢、痈肿积块之属厥阴者。古方治妇人肠覃病乌啄丸,所用牡蒙,即此物也。唐苏恭注王孙,引陈延之《小品方》牡蒙所主之症,正是紫参;若王孙则止治风湿痹症,不治血病。故今移附于此。

【附方】旧一,新三。紫参汤:治痢下。紫参半斤。水五升,煎二升,入甘草二两,煎取半升,分三服。(张仲景《金匮玉函》)吐血不止:紫参、人参、阿胶(炒)等分。为末。乌梅汤服一钱。一方去人参,加甘草,以糯米汤服。(《圣惠方》)面上酒刺:五参丸:用紫参、丹参、人参、苦参、沙参各一两。为末,胡桃仁杵和丸,梧子大。每服三十丸,茶下。(《普济》)

王孙(《本经》中品)

【校正】并入《拾遗》旱藕。

【释名】牡蒙(弘景)、黄孙(《别录》)、黄昏(《别录》)、旱藕。

普曰:楚名王孙。齐名长孙,又名海孙。吴名白功章,又名蔓延。

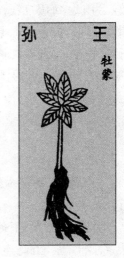

时珍曰:紫参一名牡蒙,木部合欢一名黄昏,皆与此名同物异。

根

【气味】苦,平,无毒。

普曰:神农、雷公:苦,无毒;黄帝:甘。

藏器曰:旱藕:甘,平,无毒。

【主治】五脏邪气,寒湿痹,四肢疼酸,膝冷痛(《本经》)。疗百病,益气(《别录》)。旱藕:主长生不饥,黑毛发(藏器)。

紫草(《本经》中品)

【释名】紫丹(《别录》)、紫芺(音袄)、茈萸(《广雅》,音紫戾)、藐(《尔雅》,音邈)、地血(《吴普》)、鸦衔草。

时珍曰:此草花紫根紫,可以染紫,故名。《尔雅》作茈草。瑶、侗人呼为鸦衔草。

【集解】《别录》曰:紫草,生砀山山谷及楚地。三月采根,阴干。

弘景曰:今出襄阳,多从南阳新野来,彼人种之,即是今染紫者,方药都不复用。《博物志》云:平氏阳山,紫草特好。魏国者,染色殊黑。比年东山亦种之,色小浅于北者。

恭曰:所在皆有,人家或种之。苗似兰香,茎赤节青。二月开花紫白色。结实白色,秋月熟。

时珍曰:种紫草,三月逐垄下子,九月子熟时刈草,春社前后采根阴干,其根头有白毛如茸。未花时采,则根色鲜明;花过时采,则根色黯恶。采时,以石压扁,曝干;收时,忌人溺及驴马粪并烟气,皆令草黄色。

根

【修治】斅曰:凡使,每一斤,用醋三两溶水,拌蒸之,待水干,取去头并两畔髭,细剉用。

【气味】苦,寒,无毒。

权曰:甘,平。

完素曰:苦,温。

时珍曰:甘、咸、寒。入手、足厥阴经。

【主治】心腹邪气,五疸,补中益气,利九窍,通水道(《本经》)。疗腹肿胀满痛。以合膏,疗小儿疮,及面皶(《别录》)。治恶疮瘑癣(甄权)。治斑疹痘毒,活血凉血,利大肠(时珍)。

【附方】旧三,新六。消解痘毒:紫草一钱,陈皮五分,葱白三寸。新汲水煎服。(《直指方》)婴童疹痘三四日,隐隐将出未出,色赤便闭者:紫草二两(剉)。以百沸汤一盏泡,封勿泄气,待温时服半合,则疮虽出亦轻。大便利者,勿用。煎服亦可。(《经验后方》)痘毒黑疔:紫草三钱,雄黄一钱。为末,以胭脂汁调,银簪挑破,点之极妙。(《集简方》)痈疽便闭:紫草、栝蒌实等分,新水煎服。(《直指方》)小儿白秃:紫草煎汁涂之。(《圣惠方》)小便卒淋:紫草一两,为散。每食前用井华水服二钱。(《圣惠方》)产后淋沥:方同上。(《产宝》)恶虫咬人:紫草煎油涂之。(《圣惠方》)火黄身热,午后却凉,身有赤点,如生黑点者,不可治:宜烙手足心、背心、百会、下廉。内服紫草汤:紫草、吴蓝各一两,木香、黄连各半两,粗捣筛,每服五钱匕,水煎服。(《三十六黄方》)

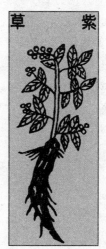

草　紫

白头翁(《本经》下品)

【释名】野丈人(《本经》)、胡王使者(《本经》)、奈何草(《别录》)。

弘景曰:处处有之。近根处有白茸,状似白头老翁,故以为名。

时珍曰:丈人、胡使、奈何,皆状老翁之意。

根

【气味】苦,温,无毒。

《别录》曰:有毒。

吴绶曰:苦、辛,寒。

权曰:甘、苦,有小毒。豚实为之使。

大明曰:得酒良。花、子、茎、叶同。

【主治】温疟狂狴,寒热,癥瘕积聚瘿气,逐血,止痛,疗金疮(《本经》)。鼻衄(《别录》)。止毒痢(弘景)。赤痢腹痛,齿痛,百骨节痛,项下瘤疬(甄权)。一切风气,暖腰膝,明目消赘(大明)。

【发明】颂曰:俗医合补下药,甚验,亦冲人。

杲曰:气厚味薄,可升可降,阴中阳也。张仲景治热痢下重,用白头翁汤主之。盖肾欲坚,急食苦以坚之。痢则下焦虚,故以纯苦之剂坚之。男子阴疝偏坠,小儿头秃膻腥,鼻衄无此不效,毒痢有此获功。

吴绶曰:热毒下痢紫血鲜血者,宜之。

【附方】旧二,新三。白头翁汤:治热痢下重。用白头翁二两,黄连、黄柏、秦皮各三两。水七升,煮二升,每服一升,不愈更服。妇人产后痢虚极者,加甘草、阿胶各二两。(仲景《金匮玉函方》)下痢咽痛:春夏病此,宜用白头翁、黄连各一两,木香二两。水五升,煎一升半,分三服。(《圣惠方》)阴癞偏肿:白头翁根生者,不限多少,捣敷肿处。一宿当作疮,二十日愈。(《外台秘要》)外痔肿痛:白头翁草,一名野丈人,以根捣涂之,逐血止痛。(《卫生易简方》)小儿秃疮:白头翁根捣敷,一宿作疮,半月愈。(《肘后方》)

花

【主治】疟疾寒热,白秃头疮(时珍)。

白芨(《本经》下品)

【校正】并入《别录》白给。

【释名】连及草(《本经》)、甘根(《本经》)、白给。

时珍曰:其根白色,连及而生,故曰白芨。其味苦,而曰甘根,反言也。《吴普》作白根,其根有白,亦通。《金光明经》谓之罔达罗喝悉多。又《别录》有名未用白给,即白芨也,性味功用皆同,系重出,今并为一。

【集解】《别录》曰:白芨,生北山川谷及冤句及越山。又曰:白给生山谷,叶如藜芦,根白相连,九月采。

普曰:茎叶如生姜、藜芦。十月花,直上,紫赤色。根白连。二月、八月、九月采。

弘景曰:近道处处有之。叶似杜若,根形似菱米,节间有毛。方用亦稀,可以作糊。

保升曰:今出申州。叶似初生棕苗叶及藜芦。三、四月抽出一苔,开紫花。七月实熟，黄黑色。冬凋。根似菱，有三角，白色，角头生芽。八月采根用。

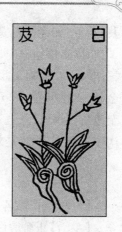

颂曰：今江淮、河、陕、汉、黔诸州皆有之，生石山上。春生苗，长一尺许。叶似棕榈，两指大，青色。夏开紫花。二月、七月采根。

时珍曰：韩保升所说形状正是，但一科止抽一茎。开花长寸许，红紫色，中心如舌。其根如菱米，有脐，如凫茈之脐，又如扁扁螺旋纹。性难干。

根

【气味】苦，平，无毒。《别录》曰：辛，微寒。白给：辛，平，无毒。

普曰：神农：苦；黄帝：辛；李当之：大寒；雷公：辛，无毒。

大明曰：甘、辛。

杲曰：苦、甘、微寒，性涩，阳中之阴也。

之才曰：紫石英为之使，恶理石，畏李核、杏仁，反乌头。

【主治】痈肿恶疮败疽，伤阴死肌，胃中邪气，贼风鬼击，痱缓不收（《本经》）。除白癣疥虫（《别录》）。结热不消，阴下痿，面上皯疱，令人肌滑（甄权）。止惊邪血邪血痢，痫疾风痹，赤眼癥结，温热疟疾，发背瘰疬，肠风痔瘘，扑损，刀箭疮，汤火疮，生肌止痛（大明）。止肺血（李杲）。

白给：主伏虫白癣肿痛（《别录》）。

【附方】旧一，新八。鼻衄不止：津调白芨末，涂山根上，仍以水服一钱，立止。（《经验方》）心气疼痛：白芨、石榴皮各二钱。为末，炼蜜丸黄豆大。每服三丸，艾醋汤下。（《生生编》）重舌鹅口：白芨末，乳汁调涂足心。（《圣惠方》）妇人阴脱：白芨、川乌头等分。为末，绢裹一钱，纳阴中，入三寸，腹内热即止，日用一次（《广济方》）。疗疮肿毒：白芨末半钱，以水澄之，去水，摊于厚纸上贴之。（《袖珍方》）打跌骨折：酒调白芨末二钱服，其功不减自然铜、古铢钱也。（《永类方》）刀斧伤损：白芨、石膏（煅）等分。为末。掺之，亦可收口。（《济急方》）手足皲裂：白芨末水调塞之。勿犯水。（《济急方》）汤火伤灼：白芨末，油调敷之。（《赵真人方》）

三七（《纲目》）

【释名】山漆（《纲目》）、金不换。时珍曰：彼人言其叶左三右四，故名三七，盖恐不然。或云本名山漆，谓其能合金疮，如漆粘物也，此说近之。金不换，贵重之称也。

【集解】时珍曰：生广西、南丹诸州番峒深山中，采根曝干，黄黑色。团结者，状略似白芨；长者，如老干地黄，有节。味微甘而苦，颇似人参之味。或云：试法，以末糁猪血中，血化为水者乃真。近传一种草，春生苗，夏高三四尺。叶似菊艾而劲厚，有歧尖。茎有赤棱。夏秋开黄花，蕊如金丝，盘纽可爱，而气不香。花干则吐絮如苦荬絮。根叶味甘。治金疮折伤出血，及上下血病，甚效。云是三七，而根大如牛蒡根，与南中来者不类，恐是刘寄奴之属，甚易繁衍。

根

【气味】甘、微苦，温，无毒。

【主治】止血散血定痛，金刃箭伤、跌扑杖疮，血出不止者，嚼烂涂，或为末掺之，其血即止。亦主吐血衄血，下血血痢，崩中经水不止，产后恶血不下，血运血痛，赤目痈肿，虎咬蛇伤诸病（时珍）。

【发明】时珍曰：此药近时始出，南人军中用为金疮要药，云有奇功。又云：凡杖扑伤损，瘀血淋漓者，随即嚼烂，罨之即止；青肿者，即消散。若受杖时，先服一二钱，则血不冲心；杖后，尤宜服之。产后服，亦良。大抵此药气温、味甘微苦，乃阳明、厥阴血分之药，故能治一切血病，与骐驎竭、紫矿相同。

【附方】新八。吐血衄血：三七一钱，自嚼，米汤送下。或以五分，加入八核汤。（《濒湖集简方》）赤痢血痢：三七三钱，研末，米泔水调服。即愈。（同上）大肠下血：三七研末，同淡白酒调一二钱服，三服可愈。加五分入四物汤，亦可。（同上）妇人血崩：方同上。产后血多：三七研末，米汤服一钱。（同上）男妇赤眼，十分重者：以三七根磨汁，涂四围。甚妙。（同上）无名痈肿，疼痛不止：三七磨米醋，调涂，即散。已破者，研末干涂。虎咬蛇伤：三七研末，米饮服三钱，仍嚼涂之。（并同上）

叶

【主治】折伤跌扑出血，敷之即止；青肿，经夜即散，余功同根（时珍）。

本草纲目草部第十三卷

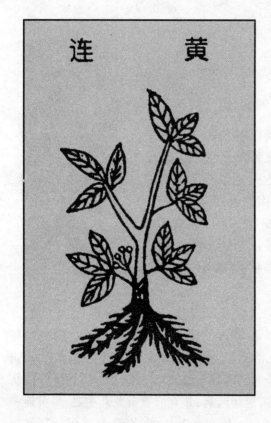

连 黄

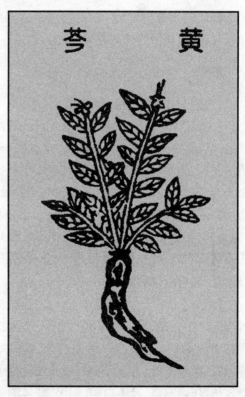

芩 黄

本草纲目草部第十三卷

黄连（《本经》上品）

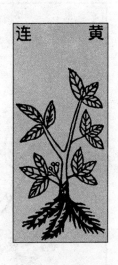

连　黄

【释名】王连（《本经》）、支连（《药性》）。

时珍曰：其根连珠而色黄，故名。

根

【气味】苦，寒，无毒。

【主治】热气，目痛眦伤泣出，明目，肠澼腹痛下痢，妇人阴中肿痛。久服令人不忘（《本经》）。主五脏冷热，久下泄澼脓血，止消渴大惊，除水利骨，调胃厚肠益胆，疗口疮（《别录》）。治五劳七伤，益气，止心腹痛，惊悸烦躁，润心肺，长肉止血，天行热疾，止盗汗并疮疥。猪肚蒸为丸，治小儿疳气，杀虫（大明）。羸瘦气急（藏器）。治郁热在中，烦躁恶心，兀兀欲吐，心下痞满（元素）。主心病逆而盛，心积伏梁（好古）。去心窍恶血.解服药过剂烦闷及巴豆、轻粉毒（时珍）。

【附方】旧二十二，新五十三。心经实热：泻心汤：用黄连七钱。水一盏半，煎一盏，食远温服。小儿减之。（《和剂局方》）猝热心痛：黄连八钱。㕮咀，水煎热服。（《外台秘要》）肝火为痛：黄连（姜汁炒），为末，粥糊丸梧子大。每服三十丸，白汤下。左金丸：用黄连六两，茱萸一两。同炒为末，神曲糊丸梧子大。每服三四十丸，白汤下。（《丹溪方》）伏暑发热，作渴呕恶，及赤白痢，消渴，肠风酒毒，泄泻诸病，并宜酒煮黄龙丸主之：川黄连一斤（切）。以好酒二升半，煮干焙研，糊丸梧子大。每服五十丸，熟水下，日三服。（《和剂局方》）阳毒发狂，奔走不定：宜黄连、寒水石等分，为末。每服三钱，浓煎甘草汤下。（《易简方》）骨节积热，渐渐黄瘦：黄连四分（切）。以童子小便五大合，浸经宿，微煎三四沸，去滓，分作二服。（《广利方》）小儿疳热流注，遍身疮蚀，或潮热，肚胀作渴：猪肚黄连丸：用猪肚一个（洗净），宣黄连五两。切碎，水和，纳入肚中缝定，放在五升粳米上，蒸烂，石臼捣千杵，或入少饭同杵，丸绿豆大。每服二十丸，米饮下。仍服调血清心之药佐之。盖小儿之病，不出于疳，则出于热，常须识此。（《直指方》）三消骨蒸：黄连末，以冬瓜自然汁浸一夜,晒干又浸,如此七次,为末,以冬瓜汁和丸梧子大。每服三四十丸,大麦汤下。寻常渴,只一服见效。(《易简方》)消渴尿多:《肘后方》:用黄连末,蜜丸梧子大。每服三十丸,白汤下。《宝鉴》:用黄连半斤,酒一升浸,重汤内煮一伏时,取晒为末,水丸梧子大。每服五十丸,温水下。崔氏:治消渴,小便滑数如油。黄连五两,栝蒌根五两,为末,生地黄汁丸梧子大。每牛乳下五十丸,日二服。忌冷水、猪肉。《总录》:用黄连末,入猪肚内蒸烂,捣丸梧子大,饭饮下。湿热水病:黄连末,蜜丸梧子大。每服二丸至四五丸,饮下,日三四服。(《范汪方》)破伤风病:黄连五钱,酒二盏,煎七分,入黄蜡三钱,溶化热服之。(高文虎《蓼花洲闲录》)小便白淫:因心肾气不足,思想无穷所致。黄连、白茯苓等分,为末,酒糊丸梧子大。每服三十丸,煎补骨脂汤下,日三服。(《普济方》)热毒血痢:宣黄连一两。水二升,煮取半升,露一宿,空腹热服,少卧将息,一二日即止。(《千金方》)赤痢久下,累治不瘥:黄连一两。鸡子白和为饼,炙紫为末,以浆水三升,慢火煎成膏。每服半合,温米饮下。一方:只以鸡子白和丸服。(《胜金方》)热毒赤痢:黄连二两(切,瓦焙令焦),当归一两(焙),为末,入麝香少许。每服二钱,陈米饮下。佛智和尚在闽,以此济人。(《本事方》)

胡黄连(宋《开宝》)

【释名】割孤露泽。

时珍曰:其性味功用似黄连,故名。割孤露泽,胡语也!

【集解】恭曰:胡黄连出波斯国,生海畔陆地。苗若夏枯草,根头似鸟嘴,折之内似鹳鹆眼者,良。八月上旬采之。

颂曰:今南海及秦陇间亦有之。初生似芦,干则似杨柳枯枝,心黑外黄,不拘时月收采。

承曰:折之尘出如烟者,乃为真也!

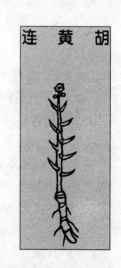

根

【气味】苦,平,无毒

恭曰:大寒。恶菊花、玄参、白藓皮,解巴豆毒。忌猪肉,令人漏精。

【主治】补肝胆,明目,治骨蒸劳热,三消,五心烦热,妇人胎蒸虚惊,冷热泄痢,五痔,厚肠胃,益颜色。浸入乳汁,点目甚良(苏恭)。治久痢成疳,小儿惊痫、寒热、不下食,霍乱下痢,伤寒咳嗽温疟,理腰肾,去阴汗(《开宝》)。去果子积(震亨)。

【附方】旧二,新一十二。伤寒劳复:身热,大小便赤如血色。用胡黄连一两,山栀子二两(去壳)。入蜜半两,拌和,炒令微焦为末,用猪胆汁和丸梧子大。每服十丸,用生姜二片,乌梅一个,童子小便三合,浸半日去滓,食后暖小便令温吞之,卧时再服,甚效。(苏颂《图经本草》)小儿潮热,往来盗汗:用南番胡黄连、柴胡等分。为末,炼蜜丸芡子大。每服一丸至五丸,安器中,以酒少许化开,更入水五分,重汤煮二三十沸,和滓服。(孙兆《秘宝方》)小儿疳热:肚胀潮热发焦,不可用大黄、黄芩伤胃之药,恐生别症。以胡黄连五钱,灵脂一两。为末,雄猪胆汁和丸绿豆大。米饮服,每服一二十丸。(《全幼心鉴》)肥热疳疾:胡黄连丸:用胡黄连、黄连各半两,朱砂二钱半。为末,入猪胆内扎定,以杖子钩悬于砂锅内,浆水煮一炊久,取出研烂,入芦荟、麝香各一分,饭和丸麻子大。每服五七丸至一二十丸,米饮下。(钱乙《小儿方诀》)五心烦热:胡黄连末,米饮服一钱。(《易简方》)小儿疳泻,冷热不调:胡黄连半两,绵姜一两(炮)。为末。每服半钱,甘草节汤下。(《卫生总微论》)小儿自汗:盗汗,潮热往来。胡黄连、柴胡等分,为末,蜜丸芡子大。每用一二丸,水化开,入酒少许,重汤煮一二十沸,温服。(《保幼大全》)小儿黄疸:胡黄连、川黄连各一两。为末,用黄瓜一个,去瓤留盖,入药在内合定,面裹煨熟,去面,捣丸绿豆大。每量大小温水下。(《总微论》)吐血衄血:胡黄连、生地黄等分。为末,猪胆汁丸梧子大,卧时茅花汤下五十丸。(《普济方》)血痢不止:胡黄连、乌梅肉、灶下土等分,为末,腊茶清下。(《普济方》)热痢腹痛:胡黄连末,饭丸梧子大,每米汤下三十丸。(鲜于枢《钩玄》)婴儿赤目:茶调胡黄连末,涂手足心,即愈。(《济急仙方》)痈疽疮肿,已溃、未溃皆可用之:胡黄连、穿山甲(烧存性)等分为末,以茶或鸡子清调涂。(《简易方》)痔疮疼肿,不可忍者:胡黄连末,鹅胆汁调搽之。(孙氏《集效方》)血余怪病:方见木部茯苓下。

黄芩(《本经》中品)

【释名】腐肠(《本经》),空肠(《别录》)、内虚(《别录》)、妒妇(《吴普》)、经芩(《别录》)、黄文(《别录》)、印头(《吴普》)、苦督邮(《记事》),内实者名子芩(弘景)、条芩(《纲目》)、犹尾芩(《唐本》)、鼠尾芩。

弘景曰:圆者,名子芩;破者,名宿芩,其腹中皆烂,故名腐肠。

时珍曰:芩,《说文》作莶,谓其色黄也。或云芩者,黔也,黔乃黄黑之色也。宿芩乃旧根,多中空,外黄内黑,即今所谓片芩,故又有腐肠、妒妇诸名。妒妇心黯,故以比之。子芩乃新根,多内实,即今所谓条芩。或云西芩多中空而色黔,北芩多内实而深黄。

【集解】《别录》曰:黄芩,生秭归川谷及冤句。三月三日采根,阴干。

弘景曰:秭归,属建平郡。今第一出彭城,郁州亦有之,惟深色坚实者好。俗方多用,道家不须。

恭曰:今出宜州、鄜州、泾州者,佳。兖州大实亦好,名独尾芩。

颂曰:今川蜀、河东、陕西近郡,皆有之。苗长尺余,茎干粗如箸,叶从地四面作丛生,类紫草,高一尺许。亦有独茎者,叶细长,青色,两两相对。六月开紫花,根如知母粗细,

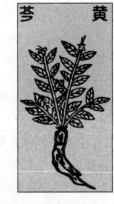

长四五寸,二月、八月采根,曝干。《吴普本草》云:二月生赤黄叶,两两四四相值。其茎空中,或方圆,高三四尺。四月花紫红赤,五月实黑、根黄。二月至九月采,与今所说有小异也。

根

【气味】苦,平,无毒。

《别录》曰:大寒。

普曰:神农、桐君、雷公:苦,无毒;李当之:小温。

杲曰:可升可降,阴也。

好古曰:气寒,味微苦而甘,阴中微阳,入手太阴血分。

元素曰:气凉,味苦、甘,气厚味薄,浮而升,阳中阴也。入手少阳、阳明经。酒炒则上行。

之才曰:山茱萸、龙骨为之使,恶葱实,畏丹砂、牡丹、藜芦。得厚朴、黄连,止腹痛;得五味子、牡蒙、牡蛎,令人有子;得黄芪、白蔹、赤小豆,疗鼠瘘。

时珍曰:得酒,上行;得猪胆汁,除肝胆火;得柴胡,退寒热;得芍药,治下痢;得桑白皮,泻肺火;得白术,安胎。

【主治】诸热黄疸,肠澼泄痢,逐水,下血闭,恶疮疽蚀火疡(《本经》)。疗痰热胃中热,小腹绞痛,消谷,利小肠,女子血闭,淋露下血,小儿腹痛(《别录》)。治热毒骨蒸,寒热往来,肠胃不利,破拥气,治五淋,令人宣畅,去关节烦闷,解热渴(甄权)。下气,主天行热疾,疗疮排脓,治乳痈发背(大明)。凉心,治肺中湿热,泻肺火上逆,疗上热,目中肿赤,瘀血壅盛,上部积血,补膀胱寒水,安胎,养阴退阳(元素)。治风热湿热头疼,奔豚热痛,火咳肺痿喉腥,诸失血(时珍)。

【附方】旧三,新一十四。三黄丸:孙思邈《千金方》云:巴郡太守奏:加减三黄丸:疗男子五痨七伤,消渴不生肌肉,妇人带下,手足寒热,泻五脏火。春三月,黄芩四两,大黄三两,黄连四两;夏三月,黄芩六两,大黄一两,黄连七两;秋三月,黄芩六两,大黄二两,黄连三两;冬三月,黄芩三两,大黄五两,黄连二两。三物随时合捣下筛,蜜丸乌豆大。米饮每服五丸,日三。不知,增至七丸,服一月病愈。久服走及奔马,人用有验,禁食猪肉。(《图经本草》)三补丸:治上焦积热,泻五脏火。黄芩、黄连、黄柏等分,为末,蒸饼丸梧子大。每白汤下二三十丸。(《丹溪纂要》)肺中有火:清金丸:用片芩(炒)为末,水丸梧子大。每服二三十丸,白汤下。(同上)肤热如燎:方见发明下。小儿惊啼:黄芩、人参等分,为末。每服一字,水饮下。(《普济方》)肝热生翳,不拘大人小儿:黄芩一两,淡豉三两。为末。每服三钱,以熟猪肝裹吃,温汤送下,日二服。忌酒、面。(《卫生家宝方》)少阳头痛,亦治太阳头痛,不拘偏正:小清空膏:用片黄芩(酒浸透,晒干)为末。每服一钱,茶、酒任下。(东垣《兰室秘藏》)眉眶作痛,风热有痰:黄芩(酒浸)、白芷等分。为末。每服二钱,茶下。(《洁古家珍》)吐血衄血,或发或止,积热所致:黄芩一两(去中心黑朽者),为末。

每服三钱,水一盏,煎六分,和滓温服。(《圣惠方》)吐衄下血:黄芩三两。水三升,煎一升半,每温服一盏。亦治妇人漏下血。(庞安时《总病论》)血淋热痛:黄芩一两。水煎热服。(《千金方》)经水不断:芩心丸:治妇人四十九岁以后,天癸当住,每月却行,或过多不止。用条芩心二两(米醋浸七日,炙干又浸,如此七次)。为末,醋糊丸梧子大。每服七十丸,空心温酒卜,日二次。(《瑞竹堂方》)崩中下血:黄芩为细末。每服一钱,霹雳酒下,以秤锤烧赤,淬酒中也。许学士云:崩中,多用止血及补血药。此方乃治阳乘于阴,所谓天暑地热,经水沸溢者也。(《本事方》)安胎清热:条芩、白术等分。炒为末,米饮和丸梧子大。每服五十丸,白汤下。或加神曲。凡妊娠调理,以四物去地黄,加白术、黄芩为末,常服甚良。(《丹溪纂要》)产后血渴,饮水不止:黄芩、麦门冬等分。水煎温服,无时。(《杨氏家藏方》)灸疮血出:一人灸火至五壮,血出不止如尿,手冷欲绝。以酒炒黄芩二钱为末,酒服即止。(李楼《怪证奇方》)老小火丹:黄芩末,水调涂之。(《梅师方》)

子

【主治】肠澼脓血(《别录》)。

秦艽(音交。《本经》中品)

【释名】秦纠(《唐本》)、秦爪(萧炳)。

恭曰:秦艽,俗作秦胶,本名秦纠,与纠同。

时珍曰:秦艽出秦中,以根作罗纹交纠者佳,故名秦艽、秦纠。

【集解】《别录》曰:秦艽,生飞鸟山谷,二月、八月采根,曝干。

弘景曰:今出甘松、龙洞、蚕陵,以根作罗纹相交长大、黄白色者,为佳。中多衔土,用宜破去。

恭曰:今出泾州、鄜州、岐州者,良。

颂曰:今河陕州郡多有之。其根土黄色而相交纠,长一尺以来,粗细不等。枝干高五六寸。叶婆娑,连茎梗俱青色,如莴苣叶。六月中开花紫色,似葛花,当月结子。每于春秋采根,阴干。

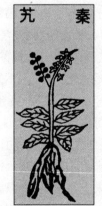

艽 秦

根

【修治】敩曰:秦艽须于脚纹处认取:左纹列为秦,治疾;右纹列为艽,即发脚气。凡用秦,以布拭去黄白毛,乃用还元汤浸一宿,晒干用。

时珍曰:秦艽,但以左纹者为良,分秦与艽为二名,谬矣。

【气味】苦,平,无毒。

《别录》曰:辛,微温。

大明曰:苦,冷。

元素曰:气微温,味苦、辛,阴中微阳,可升可降,入手阳明经。

之才曰:菖蒲为之使,畏牛乳。

【主治】寒热邪气,寒湿风痹,肢节痛,下水利小便(《本经》)。疗风无问久新,通身挛急(《别录》)。传尸骨蒸,治疳及时气(大明)。牛乳点服,利大小便,疗酒黄、黄疸,解酒毒,去头风(甄权)。除阳明风湿,及手足不遂,口噤牙痛口疮,肠风泻血,养血荣筋(元素)。泄热,益胆气(好古)。治胃热虚劳发热(时珍)。

【发明】时珍曰:秦艽,手足阳明经药也,兼入肝胆,故手足不遂、黄疸烦渴之病须之,取其去阳明之湿热也。阳明有湿,则身体酸疼烦热;有热,则日晡潮热骨蒸.所以《圣惠方》治急劳烦热,身体酸疼。用秦艽、柴胡各一两,甘草五钱。为末,每服三钱,白汤调下。治小儿骨蒸潮热,减食瘦弱。用秦艽、炙甘草各一两。每用一、二钱,水煎服之。钱乙加薄荷叶五钱。

【附方】旧六,新七。五种黄疸:崔元亮《海上方》云:凡黄有数种:伤酒发黄,误食鼠粪亦作黄,因劳发黄,多痰涕,目有赤脉,益憔悴,或面赤恶心者是也。用秦艽一大两,剉作两帖。每帖用酒半升,浸绞取汁,空腹服,或利便止。就中饮酒人易治,屡用得力。《贞元广利方》:治黄病内外皆黄,小便赤,心烦口干者。以秦艽三两,牛乳一大升,煮取七合,分温再服。此方出于许仁则。又孙真人方:加芒硝六钱。暴泻引饮:秦艽二两,甘草(炙)半两。每服三钱,水煎服。(《圣惠方》)伤寒烦渴,心神躁热:用秦艽一两,牛乳一大盏,煎六分,分作二服。(《太平圣惠方》)急劳烦热:方见发明下。小儿骨蒸:同上。小便艰难或转胞,腹满闷,不急疗,杀人:用秦艽一两,水一盏,煎七分,分作二服。又方:加冬葵子等分,为末,酒服一匕。(《圣惠方》)胎动不安:秦艽、甘草(炙)、鹿角胶(炒)各半两,为末。每服三钱,水一大盏,糯米五十粒,煎服。又方:秦艽、阿胶(炒)、艾叶等分,如上煎服。(《圣惠方》)发背初起疑似者:便以秦艽、牛乳煎服,得快利三、五行,即愈。(崔元亮《海上集验方》)疮口不合,一切皆治:秦艽为末,掺之。(《直指方》)

茈胡(《本经》上品)

【释名】地熏(《本经》)、芸蒿(《别录》)、山菜(《吴普》)、茹草(《吴普》)。

恭曰:茈,是古柴字。《上林赋》云茈姜,及《尔雅》云茈草,并作此茈字。此草根紫色,今太常用茈胡是也。又以木代系,相承呼为柴胡。且检诸本草无名此者。

时珍曰:茈字,有柴、紫二音。茈姜、茈草之茈,皆音紫;茈胡之茈,音柴。茈胡生山中,嫩则可茹,老则采而为柴,故苗有芸蒿、山菜、茹草之名,而根名柴胡也。苏恭之说殊欠明。古本张仲景《伤寒论》,尚作茈字也。

【集解】《别录》曰:茈胡,叶名芸蒿,辛香可食。生弘农川谷及冤句。二月、八月采根,曝干。

弘景曰：今出近道，状如前胡而强。《博物志》云：芸蒿叶似邪蒿，春秋有白蒻，长四五寸，香美可食，长安及河内并有之。

时珍曰：银州，即今延安府神木县，五原城是其废迹。所产柴胡长尺余而微白且软，不易得也。北地所产者，亦如前胡而软，今人谓之北柴胡是也，入药小良。南土所产者，不似前胡，正如蒿根，强硬不堪使用。其苗有如韭叶者、竹叶者，以竹叶者为胜。其如邪蒿者最下也。按《夏小正月令》云：仲春芸始生。《仓颉解诂》云：芸，蒿也。似邪蒿，可食。亦柴胡之类，入药不甚良，故苏恭以为非柴胡云。近时有一种，根似桔梗、沙参，白色而大，市人以伪充银柴胡，殊无气味，不可不辨。

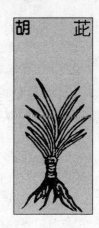

胡芷

根

【修治】敩曰：凡采得银州柴胡，去须及头，用银刀削去赤薄皮少许，以粗布拭净，到用。勿令犯火，立便无效也。

【气味】苦，平，无毒。

《别录》曰：微寒。

普曰：神农、岐伯、雷公：苦，无毒。

大明曰：甘。

元素曰：气味俱轻，阳也，升也，少阳经药，引胃气上升。苦寒以发散表热。

杲曰：升也，阴中之阳，手足少阳、厥阴四经引经药也。在脏主血，在经主气。欲上升，则用根，以酒浸；欲中及下降，则用梢。

之才曰：半夏为之使，恶皂荚，畏女菀、藜芦。

时珍曰：行手、足少阳，以黄芩为佐；行手、足厥阴，以黄连为佐。

【主治】心腹，去肠胃中结气，饮食积聚，寒热邪气，推陈致新。久服轻身明目益精（《本经》）。除伤寒心下烦热，诸痰热结实，胸中邪逆，五脏间游气，大肠停积水胀，及湿痹拘挛，亦可作浴汤（《别录》）。治热劳骨节烦疼，热气肩背疼痛，劳乏羸瘦，下气消食，宣畅气血，主时疾内外热不解，单煮服之良（甄权）。补五劳七伤，除烦止惊，益气力，消痰止嗽，润心肺，添精髓，健忘（大明）。除虚劳，散肌热，去早晨潮热，寒热往来，胆瘅，妇人产前、产后诸热，心下痞，胸胁痛（元素）。治阳气下陷，平肝胆三焦包络相火，及头痛眩晕，目昏赤痛障翳，耳聋鸣，诸疟，及肥气寒热，妇人热入血室，经水不调，小儿痘疹余热，五疳羸热（时珍）。

【附方】旧一，新五。伤寒余热：伤寒之后，邪入经络，体瘦肌热，推陈致新，解利伤寒时气伏暑，仓卒并治，不论长幼。柴胡四两，甘草一两。每用三钱，水一盏，煎服。（许学士《本事方》）小儿骨热：十五岁以下，遍身如火，日渐黄瘦，盗汗，咳嗽烦渴。柴胡四两，丹砂三两。为末，獭猪胆汁拌和，饭上蒸熟，丸绿豆大。每服一丸，桃仁、乌梅汤下，日三服。

（《圣济总录》）虚劳发热：柴胡、人参等分。每服三钱，姜、枣同水煎服。（《澹寮方》）湿热黄疸：柴胡一两，甘草二钱半。作一剂，以水一碗，白茅根一握，煎至七分，任意时时服，一日尽。（孙尚药《秘宝方》）眼目昏暗：柴胡六铢，决明子十八铢。治筛，人乳汁和敷目上，久久夜见五色。（《千金方》）积热下痢：柴胡、黄芩等分。半酒半水煎七分，浸冷，空心服之。（《济急方》）

苗

【主治】猝聋，捣汁频滴之（《千金》）。

前胡（《别录》中品）

【释名】时珍曰：按孙愐《唐韵》作湔胡，名义未解。

【集解】《别录》曰：前胡，二月、八月采根，曝干。

弘景曰：近道皆有，生下湿地，出吴兴者为胜。根似柴胡而柔软，为疗殆欲同，而《本经》上品有此胡而无此，晚来医乃用之。

大明曰：越、衢、婺、睦等处者，皆好，七、八月采之，外黑里白。

时珍曰：前胡有数种，惟以苗高一二尺，色似斜蒿，叶如野菊而细瘦，嫩时可食。秋月开黪白花，类蛇床子花，其根皮黑肉白，有香气为真。大抵北地者为胜，故方书称北前胡云。

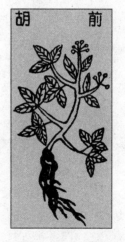

根

【修治】敩曰：修事，先用刀刮去苍黑皮并髭土了，细剉，以甜竹沥浸令润，日中晒干用。

【气味】苦，微寒，无毒。

权曰：甘、辛，平。

之才曰：半夏为之使，恶皂荚，畏藜芦。

【主治】痰满，胸胁中痞，心腹结气，风头痛，去痰实，下气，治伤寒寒热，推陈致新，明目益精（《别录》）。能去热实，及时气内外俱热，单煮服之（甄权）。治一切气，破癥结，开胃下食，通五脏，主霍乱转筋，骨节烦闷，反胃呕逆，气喘咳嗽，安胎，小儿一切疳气（大明）。清肺热，化痰热，散风邪（时珍）。

【发明】时珍曰：前胡味甘、辛，气微平，阳中之阴，降也。乃手足太阴、阳明之药，与柴胡纯阳上升入少阳、厥阴者不同也。其功长于下气，故能治痰热喘嗽、痞膈呕逆诸疾，气下则火降，痰亦降矣。所以有推陈致新之绩，为痰气要药。陶弘景言其与柴胡同功，非矣。治症虽同，而所入所主则异。

【附方】旧一。小儿夜啼：前胡捣筛，蜜丸小豆大。日服一丸，熟水下，至五六丸，以瘥为度。（《普济方》）

防风（《本经》上品）

【释名】铜芸（《本经》）、茴芸（《吴普》）、茴草（《别录》）、屏风（《别录》）、蕳根（《别录》）、百枝（《别录》）、百蜚（《吴普》）。

时珍曰：防者，御也。其功疗风最要，故名。屏风者，防风隐语也。曰芸、曰茴、曰蕳者，其花如茴香，其气如芸蒿、蕳兰也。

【集解】颂曰：今汴东、淮、浙州郡皆有之。茎叶俱青绿色，茎深而叶淡，似青蒿而短小。春初时嫩紫红色，江东宋亳人采作菜茹，极爽口。五月开细白花，中心攒聚作大房，似莳萝花。实似胡荽子而大。根土黄色，与蜀葵根相类，二月、十月采之。关中生者，三月、六月采之，然轻虚不及齐州者良。又有石防风，出河中府，根如蒿根而黄，叶青花白，五月开花，六月采根曝干，亦疗头风眩痛。

时珍曰：江淮所产多是石防风，生于山石之间。二月采嫩苗作菜，辛甘而香，呼为珊瑚菜。其根粗丑，其子亦可种。吴绶云：凡使，以黄色而润者为佳，白者多沙条，不堪。

【气味】甘，温，无毒。

《别录》曰：辛，无毒。又头者，令人发狂；又尾者，发人痼疾。

普曰：神农、黄帝、岐伯、桐君、雷公、扁鹊：甘，无毒。

李当之：小寒。

元素曰：味辛而甘，气温，气味俱薄，浮而升，阳也。手足太阳经之本药。

好古曰：又行足阳明、太阴二经，为肝经气分药。

杲曰：防风能制黄芪，黄芪得防风其功愈大，乃相畏而相使者也。

之才曰：得葱白，能行周身；得泽泻、蒿本，疗风；得当归、芍药、阳起石、禹余粮，疗妇人子脏风。畏草薢，杀附子毒，恶藜芦、白蔹、干姜、芫花。

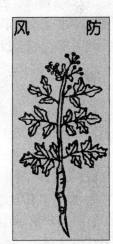

风 防

【主治】大风，头眩痛恶风，风邪目盲无所见，风行周身，骨节疼痹，烦满。久服轻身（《本经》）。胁痛胁风，头面去来，四肢挛急，字乳金疮内痉（《别录》）。治三十六般风，男子一切劳劣，补中益神，风赤眼，止冷泪及瘫痪，通利五脏关脉，五劳七伤，羸损盗汗，心烦体重，能安神定志，匀气脉（大明）。治上焦风邪，泻肺实，散头目中滞气，经络中留湿，主上部见血（元素）。搜肝气（好古）。

叶

【主治】中风热汗出(《别录》)。

颂曰:江东一种防风,茹其嫩苗,云动风,与此文相反,岂别是一物耶?

花

【主治】四肢拘急,行履不得,经脉虚羸,骨节间痛,心腹痛(甄权)。

子

【主治】疗风更优,调食之(苏恭)。

【发明】元素曰:防风,治风通用。身半以上风邪用身,身半以下风邪,用梢,治风去湿之仙药也,风能胜湿故尔。能泻肺实,误服泻人上焦元气。

杲曰:防风治一身尽痛,乃猝伍卑贱之职,随所引而至,乃风药中润剂也。若补脾胃,非此引用不能行。凡脊痛项强,不可回顾,腰似折,项似拔者,乃手足太阳症,正当用防风。凡疮在胸膈以上,虽无手足太阳症,亦当用之,为能散结,去上部风。病人身体拘倦者,风也,诸疮见此症,亦须用之。钱仲阳泻黄散中倍用防风者,乃于土中泻木也。

【附方】旧二,新十一。自汗不止:防风(去芦)为末,每服二钱,浮麦煎汤服。《朱氏集验方》:防风用麸炒,猪皮煎汤下。睡中盗汗:防风二两,芎劳一两,人参半两。为末。每服三钱,临卧饮下。(《易简方》)消风顺气:老人大肠秘涩。防风、枳壳(麸炒)一两,甘草半两,为末,每食前白汤服二钱。(《简便方》)偏正头风:防风、白芷等分。为末,炼蜜丸弹子大。每嚼一丸,茶清下。(《普济方》)破伤中风,牙关紧急:天南星、防风等分。为末。每服二三匙,童子小便五升,煎至四升,分二服,即止也。(《经验后方》)小儿解颅:防风、白芨、柏子仁等分,为末。以乳汁调涂,一日一换。(《养生主论》)妇人崩中:独圣散:用防风(去芦头,炙赤)为末。每服一钱,以面糊酒调下,更以面糊酒投之。此药累经效验。一方:加炒黑蒲黄等分。(《经验后方》)解乌头毒:附子、天雄毒。并用防风煎汁饮之。(《千金方》)解芫花毒:同上。解野菌毒:同上。解诸药毒:已死,只要心间温暖者,乃是热物犯之。只用防风一味,擂冷水灌之。(万氏《积善堂》)

独活(《本经》上品)

【释名】羌活(《本经》)、羌青(《本经》)、独摇草(《别录》)、护羌使者(《本经》)、胡王使者(《吴普》)、长生草。

弘景曰:一茎直上,不为风摇,故曰独活。

《别录》曰:此草得风不摇,无风自动,故名独摇草。

大明曰:独活,是羌活母也。

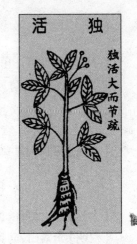

活　独

独活大而节疏

时珍曰:独活以羌中来者为良,故有羌活、胡王使者诸名,乃一物二种也。正如川芎、抚芎,白术、苍术之义,入用微有不同,后人以为二物者,非矣。

【集解】机曰:《本经》独活一名羌活,本非二物。后人见其形色气味不同,故为异论。然物多不齐,一种之中自有不同。仲景治少阴所用独活,必紧实者;东垣治太阳所用羌活,必轻虚者。正如黄芩,取枯飘者,名片芩,治太阴;条实者,名子芩,治阳明之义同也。况古方但用独活无羌活,今方俱用,不知病宜两用耶?抑未之考耶?

时珍曰:独活、羌活乃一类二种,以他地者,为独活;西羌者,为羌活,苏颂所说颇明。按王貺《全生指迷方》云:羌活,须用紫色有蚕头鞭节者。独活,是极大羌活有白如鬼眼者,寻常皆以老宿前胡为独活者,非矣。近时江淮山中出一种土当归,长近尺许,白肉黑皮,气亦芬香,如白芷气,人亦谓之水白芷,用充独活,解散亦或用之,不可不辨。

根

【修治】斅曰:采得细剉,以淫羊藿拌,蒸二日,曝干,去藿用,免烦人心。

时珍曰:此乃服食家治法,寻常去皮或焙用尔。

【气味】苦、甘、平、无毒。

《别录》曰:微温。

权曰:苦、辛。

元素曰:独活微温,甘、苦、辛,气味俱薄,浮而升,阳也,足少阴行经气分之药。羌活性温,辛苦,气味俱薄,浮而升,阳也,手足太阳行经风药,并入足厥阴、少阴经气分。

之才曰:豚实为之使。

弘景曰:药无豚实,恐是蠡实也。

【主治】风寒所击,金疮止痛,奔豚痫痓,女子疝瘕。久服轻身耐老(《本经》)。疗诸贼风,百节痛风,无问久新(《别录》)。独活:治诸中风湿冷,奔喘逆气,皮肤苦痒,手足挛痛劳损,风毒齿痛。羌活:治贼风失音不语,多痒,手足不遂,口面㖞斜,遍身瘭痹、血癞(甄权)。羌、独活:治一切风并气,筋骨挛拳,骨节酸疼,头旋目赤疼痛,五劳七伤,利五脏及伏梁水气(大明)。治风寒湿痹,酸痛不仁,诸风掉眩,颈项难伸(李杲)。去肾间风邪。搜肝风,泻肝气,治项强、腰脊痛(好古)。散痈疽败血(元素)。

【附方】旧八,新七。中风口噤,通身冷,不知人:独活四两。好酒一升,煎半升服。(《千金方》)中风不语:独活一两。酒二升,煎一升,大豆五合,炒有声,以药酒热投,盖之良久,温服三合,未瘥再服。(陈延之《小品方》)热风瘫痪,常举发者:羌活二斤,构子一升。为末。每酒服方寸匕,日三服。(《广济方》)产后中风语涩,四肢拘急:羌活三两。为末。每服五钱,酒、水各一盏,煎减半服。(《小品方》)产后风虚:独活、白薇皮各三两,水三升,煮二升,分三服。耐酒者,入酒同煮。(《小品方》)产后腹痛:羌活二两,煎酒服。(《必效方》)产肠脱出:方同上。(《子母秘录》)妊娠浮肿:羌活、萝卜子同炒香,只取羌活为末。每服二钱,温酒调下,一日一服,二日二服,三日三服。乃嘉兴主簿张昌明所传。(许学士《本事方》)风水浮肿:方同上。历节风痛:独活、羌活、松节等分。用酒煮过,每日空心饮一杯。(《外台秘要》)风牙肿痛:《肘后方》:用独活煮酒,热漱之。文潞公《药准》:用独活、地黄各三两,为末。每服三钱,水一盏煎,和滓温服,卧时再服。喉闭口噤:羌活三两,牛蒡子二两,水煎一盅,入白矾少许,灌之取效。(《圣济录》)睛垂至鼻:人睛忽垂至鼻,如黑角色,痛不可忍,或时时大便血出,名曰肝胀。用羌活煎汁,服数盏,自愈。(夏子益《奇疾方》)太阳头痛:羌活、防风、红豆等分。为末,搐鼻。(《玉机微义》)

土当归(《纲目》)

【集解】生密县山野,茎圆而有线楞,叶似芹菜叶而硬,边有细锯齿刺。又似苍术叶而大,每三叶攒生一处,开黄花,根似前胡,又似野胡萝卜根。

根

【气味】辛,温,无毒。

【主治】除风和血,煎酒服之。闪拗手足,同荆芥、葱白煎汤淋洗之(时珍。出《卫生易简方》)。

都管草(宋《图经》)

【集解】颂曰:都管草生宜州田野,根似羌活头,岁长一节。苗高一尺许,叶似土当归,有重台。二月、八月采根,阴干,施州生者作蔓,又名香球,蔓长丈余,赤色,秋结红实,四时皆有,采其根枝,淋洗风毒疮肿。

时珍曰:按范成《大桂海志》云:广西出之,一茎六叶。

根

【气味】苦、辛,寒,无毒。

【主治】风肿痈毒赤疣,以醋摩涂之。亦治咽喉肿痛,切片含之,立愈(苏颂)。解蜈蚣、蛇毒(时珍)。

升麻(《别录》上品)

【释名】周麻。

时珍曰:其叶似麻,其性上升,故名。按张揖《广雅》及《吴普本草》并云·升麻,一名周升麻。则周或指周地,如今人呼川升麻之义。今《别录》作周麻,非省文,即脱误也。

【集解】《别录》曰:升麻,生益州山谷。二月、八月采根,晒干。

弘景曰:旧出宁州者第一,形细而黑,极坚实。今惟出益州,好者细削,皮青绿色,谓之鸡骨升麻。北部亦有,而形虚大,黄色。建平亦有,而形大味薄,不堪用。人言是落新妇根,不然也。其形相似,气色非也。落新妇亦解毒,取叶挼作小儿浴汤,主惊忤。

藏器曰:落新妇,今人多呼为小升麻,功用同于升麻,亦大小有殊也。

志曰:升麻,今嵩高出者色青,功用不如蜀者。

颂曰:今蜀汉、陕西、淮南州郡皆有之,以蜀川者为胜。春生苗,高三尺以来。叶似麻叶,并青色。四月、五月着花,似粟穗,白色。六月以后结实,黑色。根如蒿根,紫黑色,多须。

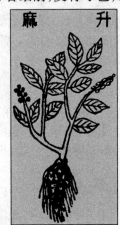

根

【修治】敩曰:采得刮去粗皮,用黄精自然汁浸一宿,曝干,到蒸,再爆用。

时珍曰:今人惟取里白外黑而紧实者,谓之鬼脸升麻,去须及头芦,到用。

【气味】甘、苦,平、微寒,无毒。

元素曰:性温,味辛微苦,气味俱薄,浮而升,阳也,为足阳明、太阴引经的药。得葱白、白芷,亦入手阳明、太阴。

杲曰:引葱白,散手阳明风邪。引石膏,止阳明齿痛。人参、黄芪,非此引之,不能上行。

时珍曰:升麻,同柴胡,引生发之气上行;同葛根,能发阳明之汗。

【主治】解百毒,杀百精老物殃鬼,辟瘟疫瘴气邪气,蛊毒入口皆吐出,中恶腹痛,时气毒疠,头痛寒热,风肿诸毒,喉痛口疮。久服不夭,轻身长年(《别录》)。安魂定魄,鬼附啼泣,痒蜜,游风肿毒(大明)。小儿惊痫,热壅不通,疗痈肿豌豆疮,水煎绵沾拭疮上(甄权)。治阳明头痛,补脾胃,去皮肤风邪,解肌肉间风热,疗肺痿咳唾脓血,能发浮汗(元素)。牙根浮烂恶臭,太阳衄衄,为疮家圣药(好古)。消斑疹,行瘀血,治阳陷眩运,胸胁虚痛,久泄下痢,后重遗浊,带下崩中,血淋下血,阴痿足寒(时珍)。

【附方】旧五,新八。服食丹砂:石泉公王方庆《岭南方》云:南方养生治病,无过丹砂。

其方用升麻末三两。(研炼过),光明砂一两。以蜜丸梧子大,每日食后服三丸。(苏颂《图经本草》)豌豆斑疮:比岁有病天行发斑疮,头面及身,须臾周匝,状如火烧疮,皆戴白浆,随决随生,不治数日必死,瘥后瘢黯,弥岁方减,此恶毒之气所为。云晋元帝时,此病自西北流起,名虏疮。以蜜煎升麻,时时食之。并以水煮升麻,绵沾拭洗之。(葛洪《肘后方》)辟瘴明目:七物升麻丸:升麻、犀角、黄芩、朴硝、栀子、大黄各二两,豉二升(微熬)。同捣末,蜜丸梧子大。觉四肢大热,大便难,即服三十丸,取微利为度。若四肢小热,只食后服二十丸。非但辟瘴,甚能明目。(王方庆《岭南方》)猝肿毒起:升麻磨醋,频涂之。(《肘后》)喉痹作痛:升麻片,含咽。或以半两,煎服取吐。(《直指方》)胃热齿痛:升麻煎汤,热漱咽之,解毒。或加生地黄。(《直指方》)口舌生疮:升麻一两,黄连三分。为末,绵裹含咽。(《本事方》)热痱瘙痒:升麻,煎汤饮,并洗之。(《千金方》)小儿尿血:蜀升麻五分。水五合,煎一合,服之。一岁儿,一日一服。(姚和众《至宝方》)产后恶血不尽,或经月半年:以升麻三两,清酒五升,煮取二升,分半再服。当吐下恶物,极良。(《千金翼方》)解莨菪毒:升麻煮汁,多服之。(《外台秘要》)挑生蛊毒:野葛毒。并以升麻多煎,频饮之。(《直指方》)射工溪毒:升麻、乌翣。煎水服,以滓涂之。(《肘后方》)

苦参(《本经》中品)

【释名】苦蘵(《本经》)、苦骨(《纲目》)、地槐(《别录》)、水槐(《本经》)、菟槐(《别录》)、骄槐(《别录》)、野槐(《纲目》)、白茎(《别录》,又名芩茎、禄白、陵郎、虎麻)。

时珍曰:苦以味名,参以功名,槐以叶形名也。苦蘵与菜部苦蘵同名异物。

【集解】《别录》曰:苦参,生汝南山谷及田野。三月、八月、十月采根,曝干。

弘景曰:近道处处有之。叶极似槐叶,花黄色,子作荚,根味至苦恶。

颂曰:其根黄色,长五七寸许,两指粗细。三五茎并生,苗高三四尺以来,叶碎青色,极似槐叶,春生冬凋,其花黄白色,七月结实如小豆子。河北生者无花子。五月、六月、八月、十月采根,曝干。

时珍曰:七、八月结角如萝卜子,角内有子二三粒,如小豆而坚。

根

【修治】敩曰:采根,用糯米浓泔汁浸一宿,其腥秽气并浮在水面上,须重重淘过,即蒸之,从巳至申,取晒切用。

【气味】苦,寒,无毒。

之才曰:玄参为之使,恶贝母、菟丝、漏芦,反藜芦。

时珍曰:伏汞,制雌黄、焰硝。

【主治】心腹结气,癥瘕积聚,黄疸,溺有余沥,逐水,除痈肿,补中,明目止泪(《本经》)。养肝胆气,安五脏,平胃气,令人嗜食轻身,定志益精,利九窍,除伏热肠澼,止渴醒酒,小便黄赤,疗恶疮、下部蚀(《别录》)。渍酒饮,治疥杀虫(弘景)。治恶虫、胫酸(苏恭)。治热毒风,皮肌烦躁生疮,赤癞眉脱,除大热嗜睡,治腹中冷痛,中恶腹痛(甄权)。杀疳虫。炒存性,米饮服,治肠风泻血并热痢(《大明》)。

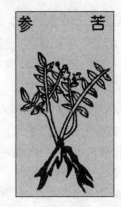

【附方】旧十,新一十八。热病狂邪,不避水火,欲杀人:苦参末,蜜丸梧子大。每服十丸,薄荷汤下。亦可为末,二钱,水煎服。(《千金方》)伤寒结胸:天行病四、五日,结胸满痛壮热。苦参一两,以醋三升,煮取一升二合,饮之取吐,即愈。天行毒病,非苦参、醋药不解,及温覆取汗良。(《外台秘要》)谷疸食劳:食毕头旋,心怫郁不安而发黄。由失饥大食,胃气冲熏所致。苦参三两,龙胆一合。为末,牛胆丸梧子大。生大麦苗汁服五丸,日三服。(《肘后方》)小儿身热:苦参,煎汤,浴之良。(《外台秘要》)毒热足肿作痛欲脱者:苦参,煮酒渍之。(姚僧垣《集验方》)梦遗食减:白色苦参三两,白术五两,牡蛎粉四两。为末。用雄猪肚一具,洗净,砂罐煮烂,石臼捣和药,干则入汁,丸小豆大。每服四十丸,米汤下,日三服。久服身肥食进,而梦遗立止。(刘松石《保寿堂方》)小腹热痛,青黑或赤色,不能喘者:苦参一两,醋一升半,煎八合,分二服。(张杰《子母秘录》)

实(十月收采)

【气味】同根。

【主治】久服轻身不老,明目。饵如槐子法,有验(苏恭)。

白藓(音仙。《本经》中品)

【释名】白膻(弘景)、白羊藓(弘景)、地羊藓(《图经》)、金雀儿椒(《日华》)。

弘景曰:俗呼为白羊藓。气息正似羊膻,故又名白膻。

时珍曰:藓者,羊之气也。此草根白色,作羊膻气,其子累累如椒,故有诸名。

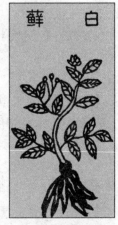

【集解】《别录》曰:白藓皮,生上谷川谷及冤句。四月、五月采根,阴干。

弘景曰:近道处处有,以蜀中者为良。

恭曰:其叶似茱萸,苗高尺余,根皮白而心实,花紫白色。根宜二月采,若四月、五月采,便虚恶矣。

颂曰:今河中、江宁府、滁州、润州皆有之。苗高尺余,茎青,叶稍白,如槐亦似茱萸。四月开花淡紫色,似小蜀葵花。根似小蔓菁,皮黄白而心实。山人采嫩苗为菜茹。

根皮

【气味】苦,寒,无毒。

《别录》曰:咸。

之才曰:恶螵蛸、桔梗、茯苓、萆薢。

【主治】头风黄疸,咳逆淋沥,女子阴中肿痛,湿痹死肌,不可屈伸起止行步(《本经》)。疗四肢不安,时行腹中大热饮水,欲走大呼,小儿惊痫,妇人产后余痛(《别录》)。治一切热毒风、恶风,风疮疥癣赤烂,眉发脱脆,皮肌急,壮热恶寒,解热黄、酒黄、急黄、谷黄、劳黄(甄权)。通关节,利九窍及血脉,通小肠水气,天行时疾,头痛、眼疼。其花同功(大明)。治肺嗽(苏颂)。

【发明】时珍曰:白藓皮气寒善行,味苦性燥,足太阴、阳明经去湿热药也,兼入手太阴、阳明,为诸黄风痹要药。世医只施之疮科,浅矣。

【附方】旧一,新一。鼠瘘已破,出脓血者:白藓皮者汁,服一升,当吐若鼠子也。(《肘后方》)产后中风,人虚不可服他药者。一物白藓皮汤,用新汲水三升,煮取一升,温服。(陈延之《小品方》)

延胡索(宋《开宝》)

【释名】玄胡索。

好古曰:本名玄胡索,避宋真宗讳,改玄为延也。

【集解】藏器曰:延胡索生于奚,从安东道来,根如半夏,色黄。

时珍曰:奚乃东北夷也。今二茅山西上龙洞种之。每年寒露后栽,立春后生苗,叶如竹叶样,三月长三寸高,根丛生如芋卵样,立夏掘起。

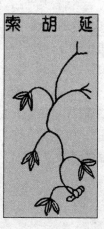

索 胡 延

根

【气味】辛,温,无毒。

珣曰:苦,甘。

杲曰:甘、辛,温,可升可降,阴中阳也。

好古曰:苦、辛,温,纯阳,浮也,入手、足太阴经。

【主治】破血,妇人月经不调,腹中结块,崩中淋露,产后诸血病,血运,暴血冲上,因损下血。煮酒或酒磨服(《开宝》)。除风治气,暖腰膝,止暴腰痛,破癥癖,扑损瘀血,落胎(大明)。治心气小腹痛,有神(好古)。散气,治肾气,通经络(李珣)。活血利气,止痛,通小便(时珍)。

【发明】珣曰:主肾气,及破产后恶露或儿枕。与三棱、鳖甲、大黄为散,甚良,虫蚀成末者,尤良。

时珍曰:玄胡索,味苦微辛,气温,入手、足太阴、厥阴四经,能行血中气滞,气中血滞,故专治一身上下诸痛,用之中的,妙不可言。荆穆王妃胡氏,因食荞麦面着怒,遂病胃脘当心痛,不可忍。医用吐下行气化滞诸药,皆入口即吐,不能奏功。大便三日不通。因思《雷公炮炙论》云:心痛欲死,速觅延胡。乃以玄胡索末三钱,温酒调下,即纳入,少顷大便行而痛遂止。又华老年五十余,病下痢腹痛垂死,已备棺木。予用此药三钱,米饮服之,痛即减十之五,调理而安。按《方勺泊宅编》云:一人病遍体作痛,殆不可忍。都下医或云中风,或云中湿,或云脚气,药悉不效。周离亨言:是气血凝滞所致。用玄胡索、当归、桂心等分,为末,温酒服三四钱,随量频进,以止为度,遂痛止。盖玄胡索能活血化气,第一品药也。其后赵待制霆因导引失节,肢体拘挛,亦用此数服而愈。

【附方】旧三,新一十二。老小咳嗽:玄胡索一两,枯矾二钱半。为末。每服二钱,软饧一块和,含之。(《仁存堂方》)鼻出衄血:玄胡索末,绵裹塞耳内,左衄塞右,右衄塞左。(《普济方》)小便尿血:玄胡索一两,朴硝七钱半,为末。每服四钱,水煎服。(《活人书》)小便不通:捻头散:治小儿小便不通。用玄胡索、川苦楝子等分,为末。每服半钱或一钱,白汤滴油数点调下。(钱仲阳《小儿直诀》)膜外气疼及气块:玄胡索不限多少。为末。猪胰一具,切作块子,炙熟蘸末,频食之。(《胜金方》)热厥心痛,或发或止,久不愈,身热足寒者:用玄胡索(去皮)、金铃子肉等分,为末,每温酒或白汤下二钱。(《圣惠方》)下痢腹痛:方见发明下。妇女血气,腹中刺痛,经候不调:用玄胡索(去皮,醋炒)、当归(酒浸炒)各一两,橘红二两。为末,酒煮米糊丸梧子大。每服一百丸,空心艾醋汤下。(《济生方》)产后诸病:凡产后,秽污不尽,腹满,及产后血运,心头硬,或寒热不禁,或心闷、手足烦热、气力欲绝诸病。并用玄胡索炒研,酒服一钱,甚效。(《圣惠方》)小儿盘肠气痛:玄胡索、茴香等分,炒研,空心米饮量儿大小与服。(《卫生易简方》)疝气危急:玄胡索(盐炒)、全蝎(去毒生用)等分。为末。每服半钱,空心盐酒下。(《直指方》)冷气腰痛:玄胡索、当归、桂心三味,方见发明下。肢体拘痛:方同上。偏正头痛,不可忍者:玄胡索七枚,青黛二钱,牙皂二个(去皮子)。为末,水和丸如杏仁大。每以水化一丸,灌入病人鼻内,随左右,口咬铜钱一个,当有涎出成盆而愈。(《永类方》)坠落车马,筋骨痛不止:玄胡索末。豆淋酒服二钱,日二服。(《圣惠方》)

贝母(《本经》中品)

【释名】茴(《尔雅》,音萌)、勤母(《别录》)、苦菜(《别录》)、苦花(《别录》)、空草(《本经》)、药实。

弘景曰:形似聚贝子,故名贝母。

时珍曰:《诗》云言采其茴,即此。一作虻,谓根状如虻也。苦菜、药实,与野苦荬、黄药子同名。

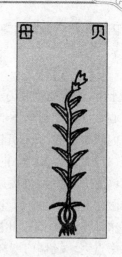

【集解】《别录》曰:贝母,生晋地,十月采根,曝干。

恭曰:其叶似大蒜。四月蒜熟时采之,良。若十月,苗枯,根亦不佳也。出润州、荆州、襄州者,最佳;江南诸州亦有。

颂曰:今河中、江陵府、郢、寿、随、郑、蔡、润、滁州皆有之。二月生苗,茎细,青色。叶亦青,似荞麦叶,随苗出。七月开花,碧绿色,形如鼓子花。八月采根,根有瓣子,黄白色,如聚贝子。此有数种。陆玑《诗疏》云:苗,贝母也。叶如栝蒌而细小。其子在根下,如芋子,正白,四方连累相着,有分解。今近道出者正类此。郭璞注《尔雅》言:白花叶似韭,此种罕复见之。

敩曰:贝母中有独颗团不作两片无皱者,号曰丹龙精,不入药用。误服令人筋脉永不收,惟以黄精、小蓝汁服之,立解。

根

【修治】敩曰:凡使,先于柳木灰中炮黄,擘破,去内口鼻中有米许大者心一颗,后拌糯米于镆上同炒,待米黄,去米用。

【气味】辛,平,无毒。

《别录》曰:苦,微寒。

恭曰:味甘、苦,不辛。

之才曰:厚朴、白薇为之使,恶桃花,畏秦艽、莽草、礜石,反乌头。

【主治】伤寒烦热,淋沥邪气,疝瘕,喉痹乳难,金疮风痉(《本经》)。疗腹中结实,心下满,洗洗恶风寒,目眩项直,咳嗽上气,止烦热渴,出汗,安五脏,利骨髓(《别录》)。服之不饥断谷(弘景)。消痰,润心肺。末和沙糖丸含,止嗽。烧灰油调,敷人畜恶疮,敛疮口(大明)。主胸胁逆气,时疾黄疸。研末点目,去肤翳。以七枚作末酒服,治产难及胞衣不出。与连翘同服,主项下瘤瘿疾(甄权)。

【发明】承曰:贝母能散心胸郁结之气,故诗云,言采其苗,是也。作诗者,本以不得志而言。今用治心中气不快、多愁郁者,殊有功。信矣。

好古曰:贝母乃肺经气分药也。仲景治寒实结胸、外无热症者,三物小陷胸汤主之,白散亦可,以其内有贝母也。成无己云:辛散而苦泄,桔梗、贝母之苦辛,用以下气。

机曰:俗以半夏有毒,用贝母代之。夫贝母乃太阴肺经之药,半夏乃太阴脾经、阳明胃经之药,何可以代?若虚劳咳嗽、吐血咯血、肺痿肺痈、妇人乳痈、痈疽及诸郁之症,半夏乃禁忌,皆贝母为向导,犹可代也;至于脾胃湿热,涎化为痰,久则生火,痰火上攻,昏愦僵仆蹇涩诸症,生死旦夕,亦岂贝母可代乎?

颂曰:贝母治恶疮。唐人记其事云:江左尝有商人,左膊上有疮如人面,亦无他苦。商人戏以酒滴口中,其面赤色。以物食之,亦能食,多则膊内肉胀起。或不食,则一臂痹焉。有名医教其历试诸药,金石草木之类,悉无所苦,至贝母,其疮乃聚眉闭口。商人喜,

本草原典

因以小苇筒毁其口灌之,数日成痂遂愈,然不知何疾也。《本经》言主金疮,此岂金疮之类欤?

【附方】新二十一。忧郁不伸,胸膈不宽:贝母去心,姜汁炒研,姜汁面糊丸。每服七十丸,征士锁甲煎汤下。(《集效方》)化痰降气,止咳解郁,消食除胀,有奇效:用贝母(去心)一两,姜制厚朴半两。蜜丸梧子大。每白汤下五十丸。(《笔峰方》)小儿晬嗽,百日内咳嗽痰壅:贝母五钱,甘草(半生半炙)二钱。为末,沙糖丸芡子大,每米饮化下一丸。(《全幼心鉴》)孕妇咳嗽:贝母去心,麸炒黄为末,沙糖拌丸芡子大。每含咽一丸,神效。(《救急易方》)妊娠尿难,饮食如故:用贝母、苦参、当归各四两。为末,蜜丸小豆大,每饮服三丸至十丸。(《金匮要略》)乳汁不下:二母散:贝母、知母、牡蛎粉等分。为细末。每猪蹄汤调服二钱,此祖传方也。(王海藏《汤液本草》)冷泪目昏:贝母一枚,胡椒七粒。为末点之。(《儒门事亲》方)目生弩肉:《肘后》:用贝母、真丹等分为末,日点。《摘玄方》:用贝母、丁香等分,为末。乳汁调点。吐血不止:贝母炮研,温浆水服二钱。(《圣惠方》)衄血不止:贝母(炮)研末,浆水服二钱,良久再服。(《普济方》)小儿鹅口,满口白烂:贝母(去心为末)半钱,水五分,蜜少许,煎三沸,缴净抹之,日四五度。(《圣惠方》)吹奶作痛:贝母末,吹鼻中,大效。(危氏《得效方》)乳痈初肿:贝母末,酒服二钱,仍令人吮之,即通。(《仁斋直指方》)便痈肿痛:贝母、白芷等分为末,酒调服或酒煎服,以滓贴之。(《永类钤方》)紫白癜斑:贝母、南星等分为末生姜带汁擦之。《德生堂方》:用贝母、干姜等分,为末,如澡豆,入密室中浴擦,得汗为妙。《谈野翁方》:以生姜擦动,醋磨贝母涂之。《圣惠方》:用贝母、百部等分为末,自然姜汁调搽。蜘蛛咬毒:缚定咬处,勿使毒行。以贝母末酒服半两,至醉。良久酒化为水,自疮口出,水尽,仍塞疮口,甚妙。(《仁斋直指方》)蛇蝎咬伤:方同上。

山慈菇(宋《嘉祐》)

【释名】金灯(《拾遗》)、鬼灯檠(《纲目》)、朱姑(《纲目》)、鹿蹄草(《纲目》)、无义草。

时珍曰:根状如水慈菇,花状如灯笼而朱色,故有诸名。段成式《酉阳杂俎》云:金灯之花与叶不相见,人恶种之,谓之无义草。又有试剑草,亦名鹿蹄草,与此同名,见后草之五。

【集解】藏器曰:山慈菇生山中湿地,叶似车前,根如慈菇。

大明曰:零陵间有一种团慈菇,根如小蒜,所主略同。

时珍曰:山慈菇处处有之。冬月生叶,如水仙花之叶而狭。二月中抽一茎,如箭杆,高尺许。茎端开花白色,亦有红色、黄色者,上有黑点,其花乃众花簇成一朵,如丝纽成可爱。三月结子,有三棱。四月初苗枯,即掘取其根,状如慈菇及小蒜,迟则苗腐难寻矣。根苗与老鸦蒜极相类,但老鸦根无毛,慈菇有毛壳包裹为异尔。用之,去毛壳。

根

【气味】甘、微辛,有小毒。

【主治】痈肿疮瘘、瘰疬结核等,醋磨敷之。亦剥人面皮,除皯䵟(藏器)。主疔肿,攻毒破皮,解诸毒蛊毒,蛇虫狂犬伤(时珍)。

【附方】新五。粉滓面䵟:山慈菇根,夜涂旦洗。(《普济方》)牙龈肿痛:红灯笼枝根,煎汤漱吐。(孙天仁《集效方》)痈疽疔肿,恶疮及黄疸:慈菇连根同苍耳草等分,捣烂,以好酒一盅,滤汁温服。或干之为末,每酒服三钱。(《乾坤生意》)风痰痫疾:金灯花根(似蒜者)一个,以茶清研如泥,日中时以茶调下,即卧日中,良久,吐出鸡子大物,永不发。如不吐,以热茶投之。(《奇效良方》)万病解毒丸:一名太乙紫金丹,一名玉枢丹。解诸毒,疗诸疮,利关节,治百病,起死回生,不可尽述。凡居家远出,行兵动众,不可无此。山慈菇(去皮洗极净,焙)二两,川五倍子(洗刮,焙)二两,千金子仁(白者,研,纸压去油)一两,红芽大戟(去芦洗,焙)一两半,麝香三钱。以端午七夕重阳或天德、月德、黄道上吉日,预先斋戒盛服,精心治药,为末,陈设拜祷,乃重罗令匀,用糯米浓饮和之,木臼杵千下,作一钱一锭。病甚者连服;取利一二行,用温粥补之。凡一切饮食药毒,蛊毒瘴气,河豚、土菌、死牛马等毒,并用凉水磨服一锭,或吐或利即愈。痈疽发背,疔肿杨梅等,一切恶疮,风疹赤游,痔疮,并用凉水或酒磨涂,日数次,立消。阴阳二毒伤寒,狂乱瘟疫,喉痹喉风,并用冷水入薄荷汁数匙化下。心气痛并诸气,用淡酒化下。泄泻痢下,霍乱绞肠沙,用薄荷汤下。中风中气,口紧眼歪,五癫五痫,鬼邪鬼胎,筋挛骨痛,并暖酒下。自缢、溺水、鬼迷,心头温者,冷水磨灌之。传尸痨瘵,凉水化服,取下恶物虫积为妙。久近疟疾,将发时,东流水煎桃枝汤化服。女人经闭,红花酒化服。小儿惊风,五疳五痢,薄荷汤下。头风头痛,酒研贴两太阳上。诸腹鼓胀,麦芽汤化下。风虫牙痛,酒磨涂之,亦吞少许。打扑伤损,松节煎酒下;汤火伤,毒蛇恶犬,一切虫伤,并冷水磨涂,仍服之。(王璆《百一选方》)

叶

【主治】疮肿,入蜜捣涂疮口,候清血出,效(慎微)。涂乳痈、便毒,尤妙(时珍)。

【附方】新一。中溪毒生疮:朱菇叶捣烂涂之。生东间,叶如蒜叶。(《外台秘要》)

花

【主治】小便血淋涩痛,同地柏花阴干,每用三钱,水煎服(《圣惠》)。

石蒜(宋《图经》)

【释名】乌蒜(《纲目》)、老鸦蒜(《救荒》)、蒜头草(《纲目》)、婆婆酸(《纲目》),一枝箭(《纲目》)、水麻(《图经》)。

时珍曰:蒜以根状名,箭以茎状名。

【集解】颂曰:水麻生鼎州、黔州,其根名石蒜,九月采之。或云金灯花根,亦名石蒜,即此类也。

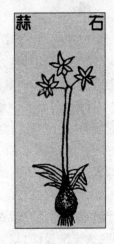

时珍曰:石蒜,处处下湿地有之,古谓之乌蒜,俗谓之老鸦蒜、一枝箭是也。春初生叶,如蒜秧及山慈菇叶,背有剑脊,四散布地。七月苗枯,乃于平地抽出一茎如箭杆,长尺许。茎端开花四、五朵,六出红色,如山丹花状而瓣长,黄蕊长须。其根状如蒜,皮色紫赤,肉白色。此有小毒,而《救荒本草》言其可炸熟水浸过食,盖为救荒尔。一种叶如大韭,四、五月抽茎,开花如小萱花黄白色者,谓之铁色箭,功与此同。二物并抽茎开花,后乃生叶,叶、花不相见,与金灯同。

根

【气味】辛、甘,温,有小毒。

【主治】敷贴肿毒(苏颂)。疔疮恶核,可水煎服取汗,及捣敷之。又中溪毒者,酒煎半升服,取吐良(时珍)。

【附方】新三。便毒诸疮:一枝箭,捣烂涂之即消。若毒太甚者,洗净,以生白酒煎服,得微汗即愈。(王永辅《济世方》)产肠脱下:老鸦蒜(即酸头草)一把。以水三碗,煎一碗半,去滓熏洗,神效。(危氏《得效方》)小儿惊风:大叫一声就死者,名老鸦惊。以散麻缠住胁下及手心足心,以灯火爆之。用老鸦蒜(晒干)、车前子等分,为末,水调贴手足心。仍以灯心淬手足心,及肩膊、眉心、鼻心,即醒也。(王日新《小儿方》)

水仙(《会编》)

【释名】金盏银台。

时珍曰:此物宜卑湿处,不可缺水,故名水仙。金盏银台,花之状也。

【集解】机曰:水仙花叶似蒜,其花香甚清。九月初栽于肥壤,则花茂盛,瘦地则无花。五月初收根,以童尿浸一宿,晒干,悬火暖处。若不移宿根更旺。

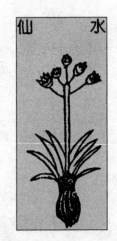

时珍曰:水仙丛生下湿处。其根似蒜及薤而长,外有赤皮裹之。冬月生叶,似薤及蒜。春初抽茎,如葱头。茎头开花数朵,大如簪头,状如酒杯,五尖上承,黄心,宛然盏样,其花莹韵,其香清幽。一种千叶者,花皱,下轻黄而上淡白,不作杯状,人重之,指为真水仙,盖不然,乃一物二种尔。亦有红花者。按段成式《酉阳杂俎》云:捺祇出拂林国,根大如鸡卵,苗长三四尺,叶似蒜叶,中心抽条,茎端开花,六出红白色,花心黄赤,不结子,冬生夏死。取花压油,涂身去风气。据此形状,与水仙仿佛,岂外国名谓不同耶?

根

【气味】苦,微辛,滑,寒,无毒。

土宿真君曰:取汁伏汞,煮雄黄,拒火。

【主治】痈肿及鱼骨哽(时珍)。

花

【气味】缺。

【主治】作香泽,涂身理发,去风气。又疗妇人五心发热,同于荷叶、赤芍药等分,为末,白汤每服二钱,热自退也(时珍,出《卫生易简方》)。

白茅(《本经》中品)

【释名】根名茹根(《本经》)、兰根(《本经》)、地筋(《别录》)。

时珍曰:茅叶如矛,故谓之茅。其根牵连,故谓之茹。《易》曰:拔茅连茹,是也。有数种:夏花者,为茅;秋花者,为菅,二物功用相近,而名谓不同。《诗》云:白华菅兮,白茅束兮,是也。《别录》不分茅、菅乃二种,谓茅根一名地菅,一名地筋,而有名未用又出地筋,一名菅根。盖二物之根状皆如筋,可通名地筋,不可并名菅也,正之。

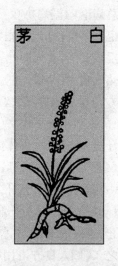

【集解】《别录》曰:茅根,生楚地山谷田野,六月采根。

弘景曰:此即今白茅菅,《诗》云:露彼菅茅,是也。其根如渣芹甜美。

颂曰:处处有之。春生芽,布地如针,俗谓之茅针,亦可啖,甚益小儿。夏生白花茸茸然,至秋而枯。其根至洁白,六月采之。又有菅,亦茅类也。陆玑《草木疏》云:菅,似茅而滑无毛,根下五寸中有白粉者,柔韧宜为索,沤之尤善。其未沤者名野菅,入药与茅功等。

时珍曰:茅有白茅、菅茅、黄茅、香茅、芭茅数种,叶皆相似。白茅短小,三、四月开白花成穗,结细实。其根甚长,白软如筋而有节,味甘,俗呼丝茅,可以苫盖,及供祭祀苞苴之用,《本经》所用茅根是也。其根干之,夜视有光,故腐则变为萤火。菅茅只生山上,似白茅而长,入秋抽茎,开花成穗如荻花,结实尖黑,长分许,粘衣刺人。其根短硬如细竹根,无节而微甘,亦可入药,功不及白茅,《尔雅》所谓白华野菅是也。黄茅似菅茅,而茎上开叶,茎下有白粉,根头有黄毛,根亦短而细硬无节。秋深开花穗如菅,可为索绹,古名黄菅,《别录》所用菅根是也。香茅,一名菁茅,一名琼茅,生湖南及江淮间,叶有三脊,其气香芬,可以包藉及缩酒,禹贡所谓荆州苞匦菁茅是也。芭茅丛生,叶大如蒲,长六七尺,有二种,即芒也。见后芒下。

茅根

【气味】甘,寒,无毒。

【主治】劳伤虚羸,补中益气,除瘀血、血闭寒热,利小便(《本经》)。下五淋,除客热在肠胃,止渴坚筋,妇人崩中。久服利人(《别录》)。主妇人月经不匀,通血脉淋沥(大明)。止吐衄诸血,伤寒哕逆,肺热喘急,水肿黄疸,解酒毒(时珍)。

【发明】弘景曰:茅根,服食断谷甚良。俗方稀用,惟煎汁疗淋及崩中尔。

时珍曰:白茅根甘,能除伏热,利小便,故能止诸血哕逆、喘急消渴,治黄疸水肿,乃良物也。世人因微而忽之,惟事苦寒之剂,致伤冲和之气,乌足知此哉?

【附方】旧二,新一十三。山中辟谷:凡辟难无人之境,取白茅根洗净,咀嚼,或石上晒焦捣末,水服方寸匕,可辟谷不饥。(《肘后方》)温病冷哕:因热甚饮水成暴冷哕者。茅根(切)、枇杷叶(拭去毛,炙香)各半斤。水四升,煎二升,去滓,稍热饮之。(庞安常(伤寒总病论))温病热哕:乃伏热在胃,令人胸满则气逆,逆则哕,或大下后,胃中虚冷,亦致哕也。茅根(切)、葛根(切)各半斤。水三升,煎一升半。每温饮一盏。哕止即停。(同上)反胃上气,食入即吐:茅根、芦根二两。水四升,煮二升,顿服得下,良。(《圣济总录》)肺热气喘:生茅根一握。吹咀,水二盏,煎一盏,食后温服。甚者三服止,名如神汤。(《圣惠方》)虚后水肿:因饮水多,小便不利。用白茅根一大把,小豆三升。水三升,煮干,去茅食豆,水随小便下也。(《肘后方》)五种黄病:黄疸、谷疸、酒疸、女疸、劳疸也。黄汗者,乃大汗出入水所致,身体微肿,汗出如黄柏汁。用生茅根一把,细切,以猪肉一斤,合作羹食。(《肘后》)解中酒毒,恐烂五脏:茅根汁,饮一升。(《千金方》)小便热淋:白茅根四升,水一斗五升,煮取五升,适冷暖饮之,日三服。(《肘后方》)小便出血:茅根煎汤,频饮为佳。(《谈野翁方》)劳伤溺血:茅根、干姜等分。入蜜一匙,水二盅,煎一盅,日一服。鼻衄不止:茅根为末,米泔水服二钱。(《圣惠方》)吐血不止:《千金翼》:用白茅根一握,水煎服之。《妇人良方》:用根洗捣汁,日饮一合。竹木入肉:白茅根烧末,猪脂和涂之。风入成肿者,亦良。(《肘后方》)

茅针(即初生苗也。《拾遗》)

【气味】甘,平,无毒。

大明曰:凉。

【主治】下水(《别录》)。治消渴,能破血(甄权)。通小肠,治鼻衄及暴下血,水煮服之。恶疮痈肿、软疖未溃者,以酒煮服,一针一孔,二针二孔。生授,敷金疮止血(藏器)。

花

【气味】甘,温,无毒。

【主治】煎饮,止吐血衄血,并塞鼻。又敷灸疮不合,署刀箭金疮,止血并痛(大明)。

屋上败茅

【气味】苦,平,无毒。

【主治】猝吐血,剉三升。酒浸煮一升服。和酱汁研,敷斑疮及蚕啮疮(藏器)。屋四角茅,主鼻洪(大明)。

【发明】时珍曰:按《陈文中小儿方》:治痘疮溃烂,难靥不干。多年墙屋上烂茅,择洗焙干,为末掺之。此盖取其性寒而解毒,又多受雨露霜雪之气,兼能燥湿也。

【附方】新三。妇人阴痒:墙头烂茅、荆芥、牙皂等分。煎水频熏洗之。(《摘玄方》)大便闭塞,服药不通者:沧盐三钱,屋檐烂草节七个。为末。每用一钱,竹筒吹入肛内一寸即通,名提金散。(《圣济录》)卒中五尸:其状腹痛胀急,不得气息,上冲心胸,旁攻两胁,或磈礧涌起,或牵引腰脊,此乃身中尸鬼接引为害。取屋上四角茅,入铜器中,以三赤布覆腹,着器布上,烧茅令热,随痛追逐,跖下痒即瘥也。(《肘后方》)

地筋(《别录》有名未用)

【释名】菅根(《别录》)、土筋(同)。

【集解】《别录》曰:地筋生泽中,根有毛。三月生,四月实白,三月三日采根。

弘景曰:疑此即是白茅而小异也。

藏器曰:地筋如地黄,根叶并相似,而细多毛,生平泽,功用亦同地黄,李邕方中用之。

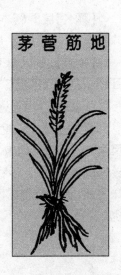

地筋菅茅

时珍曰:此乃黄菅茅之根也,功与白茅根相同,详见白茅下。陈藏器所说,别是一物,非菅根也。

【气味】甘,平,无毒。

【主治】益气止渴,除热在腹脐,利筋(《别录》)。根、苗、花,功与白茅同(时珍)。

芒(《拾遗》)

【校正】并入《拾遗》石芒、败芒箔。

【释名】杜荣(《尔雅》)、笆芒(《寰宇志》)、笆茅。

时珍曰：芒，《尔雅》作莣。今俗谓之笆茅，可以为篱笆故也。

【集解】藏器曰：《尔雅》：莣，杜荣。郭璞注云：草似茅，皮可为绳索履属也。今东人多以为箔。又曰：石芒生高山，如芒而节短，江西呼为折草，六、七月生穗如荻。

时珍曰：芒有二种，皆丛生，叶皆如茅而大，长四五尺，甚快利，伤人如锋刃。七月抽长茎，开白花成穗，如芦苇花者，芒也；五月抽短茎，开花如芒者，石芒也。并于花将放时剥其箨皮，可为绳箔草履诸物，其茎穗可为扫帚也。

茎

【气味】甘，平，无毒。

【主治】人畜为虎狼等伤，恐毒入内，取茎杂葛根浓煮汁服，亦生取汁服。（藏器）。煮汁服散血（时珍）。

败芒箔

【主治】产妇血满腹胀痛，血渴，恶露不尽，月闭，止好血，下恶血，去鬼气疰痛癥结，酒煮服之。亦烧末，酒下。弥久着烟者佳（藏器）。

龙胆（《本经》上品）

【释名】陵游（《本经》）。

志曰：叶如龙葵，味苦如胆，因以为名。

【集解】《别录》曰：龙胆生齐朐山谷及冤句，二月、八月、十一月、十二月采根阴干。

弘景曰：今出近道，以吴兴者为胜。根状似牛膝，其味甚苦。

颂曰：宿根黄白色，下抽根十余条，类牛膝而短。直上生苗，高尺余。四月生叶如嫩蒜，细茎如小竹枝。七月开花，如牵牛花，作铃铎状，青碧色。冬后结子，苗便枯。俗呼草龙胆。又有山龙胆，味苦涩，其叶经霜雪不凋。山人用治四肢疼痛，与此同类而别种也。采无时。

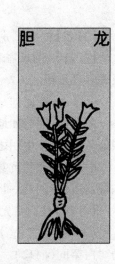

根

【修治】敩曰：采得阴干。用时，铜刀切去须、土，头了，到细，甘草汤浸一宿，滤出，曝干用。

【气味】苦、涩，大寒，无毒。

敩曰：空腹饵之，令人溺不禁。

之才曰：贯众、小豆为之使，恶地黄、防葵。

【主治】骨间寒热,惊痫邪气,续绝伤,定五脏,杀蛊毒(《本经》)。除胃中伏热,时气温热,热泄下痢,去肠中小虫,益肝胆气,止惊惕,久服益智不忘,轻身耐老(《别录》)。治小儿壮热骨热,惊痫入心,时疾热黄,痈肿口疮(甄权)。客忤疳气,热病狂语,明目止烦,治疮疥(大明)。去目中黄及睛赤肿胀,瘀肉高起,痛不可忍(元素)。退肝经邪热,除下焦湿热之肿,泻膀胱火(李杲)。疗咽喉痛,风热盗汗(时珍)。

【附方】旧四,新六。伤寒发狂:草龙胆为末,入鸡子清、白蜜,化凉水服二钱。(《伤寒蕴要》)四肢疼痛:山龙胆根,细切,用生姜自然汁浸一宿,去其性,焙干捣末,水煎一钱匕,温服之。此与龙胆同类别种,经霜不凋。(苏颂《图经本草》)谷疸劳疸:谷疸,因食而得;劳疸,因劳而得。用龙胆一两,苦参三两。为末,牛胆汁和丸梧子大。先食以麦饮服五丸,日三服,不愈稍增。劳疸,加龙胆一两,栀子仁三七枚,以猪胆和丸。(《删繁方》)一切盗汗:妇人、小儿一切盗汗,又治伤寒后盗汗不止。龙胆草研末,每服一钱,猪胆汁三两,点入温酒少许调服。(《杨氏家藏方》)小儿盗汗身热:龙胆草、防风各等分。为末。每服一钱,米饮调下。亦可丸服,及水煎服。(《婴童百问》)咽喉热痛:龙胆,擂水服之。(《集简方》)暑行目涩:生龙胆(捣汁)一合,黄连(二寸切烂浸汁)一匙,和点之。(危氏《得效方》)眼中漏脓:龙胆草、当归等分。为末。每服二钱,温水下。(《鸿飞集》)蛔虫攻心刺痛,吐清水:龙胆一两,去头剉,水二盏,煮一盏,隔宿勿食,平旦顿服之。(《圣惠方》)猝然下血不止:龙胆一虎口,水五升,煮取二升半,分为五服。(姚僧垣《集验方》)

细辛(《本经》上品)

【释名】小辛(《本经》)、少辛。

颂曰:华州真细辛,根细而味极辛,故名之曰细辛。

时珍曰:小辛、少辛,皆此义也。按《山海经》云,浮戏之山多少辛。《管子》云,五沃之土,群药生少辛,是矣。

【集解】《别录》曰:细辛,生华阴山谷,二月、八月采根阴干。

弘景曰:今用东阳临海者,形段乃好,而辛烈不及华阴、高丽者。用之去其头节。

当之曰:细辛如葵赤黑,一根一叶相连。

颂曰:今处处有之,皆不及华阴者为真,其根细而极辛。今人多以杜衡为之,杜衡根似饭帚密闹,细长四五寸,微黄白色,江淮呼为马蹄香,不可误用。

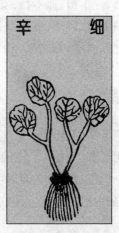

宗奭曰:细辛,叶如葵,赤黑色,非此则杜衡也。杜衡叶如马蹄之下,故俗名马蹄香。盖根似白前,又似细辛。按沈括《梦溪笔谈》云:细辛出华山,极细而直,柔韧,深紫色,味极辛,嚼之习习如椒而更甚于椒。本草云:细辛水渍令直,是以杜衡伪为之也。东南所用细辛,皆杜衡也。杜衡黄白色,拳曲而脆,干则作团,又谓之马蹄。襄汉间又有一种细辛,

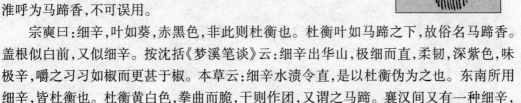

极细而直,色黄白,乃是鬼督邮,亦非细辛也。

时珍曰:《博物志》言杜衡乱细辛,自古已然矣。沈氏所说甚详。大抵能乱细辛者,不止杜衡,皆当以根苗色味细辨之。叶似小葵,柔茎细根,直而色紫,味极辛者,细辛也。叶似马蹄,茎微粗,根曲而黄白色,味亦辛者,杜衡也。一茎直上,茎端生叶如伞,根似细辛,微粗直而黄白色,味辛微苦者,鬼督邮也。似鬼督邮而色黑者,及己也。叶似小桑,根似细辛,微粗长而黄色,味辛而有臊气者,徐长卿也。叶似柳而根似细辛,粗长黄白色而味苦者,白薇也。似白薇而白直味甘者,白前也。

根

【修治】敩曰:凡使细辛,切去头、土了,以瓜水浸一宿,曝干用。须拣去双叶者,服之害人。

【气味】辛,温,无毒。

普曰:神农、黄帝、雷公、桐君:辛,小温;岐伯:无毒;

李当之:小寒。

权曰:苦、辛。

之才曰:曾青、枣根为之使。得当归、芍药、白芷、芎䓖、牡丹、藁本、甘草,共疗妇人;得决明、鲤鱼胆、青羊肝,共疗目痛。恶黄芪、狼毒、山茱萸,忌生菜、狸肉,畏硝石、滑石,反藜芦。

【主治】咳逆上气,头痛脑动,百节拘挛,风湿痹痛死肌。久服明目利九窍,轻身长年(《本经》)。温中下气,破痰利水道,开胸中滞结,除喉痹齆鼻不闻香臭,风痫癫疾,下乳结,汗不出,血不行,安五脏,益肝胆,通精气(《别录》)。添胆气,治嗽,去皮风湿痒,风眼泪下,除齿痛,血闭,妇人血沥腰痛(甄权)。含之,去口臭(弘景)。润肝燥,治督脉为病,脊强而厥(好古)。治口舌生疮,大便燥结,起目中倒睫(时珍)。

【附方】旧二,新六。暗风猝倒,不省人事:细辛末,吹入鼻中。(危氏《得效方》)虚寒呕哕,饮食不下:细辛(去叶)半两,丁香二钱半。为末。每服一钱,柿蒂汤下。小儿客忤口不能言:细辛、桂心末等分,以少许纳口中。(《外台秘要》)小儿口疮:细辛末,醋调,贴脐上。(《卫生家宝方》)口舌生疮:细辛、黄连等分,为末掺之,漱涎甚效,名兼金散。一方用细辛、黄柏。(《三因方》)口臭蠚齿肿痛:细辛煮浓汁,热含冷吐,取瘥。(《圣惠方》)鼻中息肉:细辛末,时时吹之。(《圣惠方》)诸般耳聋:细辛末,溶黄蜡丸鼠屎大,绵裹一丸塞之,一二次即愈。须戒怒气,名聪耳丸。(龚氏《经验方》)

杜衡(《别录》中品)

【释名】杜葵(《纲目》)、马蹄香(《唐本》)、土卤(《尔雅》)、土细辛(《纲目》)。

恭曰:杜衡,叶似葵,形似马蹄,故俗名马蹄香。

颂曰:《尔雅》杜又名土卤,然杜若亦名杜衡,或疑是杜若。而郭璞注云:似葵,当是杜衡也。

【集解】《别录》曰:杜衡生山谷,三月三日采根,熟洗曝干。

弘景曰:根叶都似细辛,惟气小异尔。处处有之。方药少用,惟道家服之。令人身衣香。

恭曰:生山之阴,水泽下湿地。叶似葵,形如马蹄。根似细辛、白前等。今俗以及己代之,谬矣。及己独茎,茎端四叶,叶间白花,殊无芳气。有毒,服之令人吐,惟疗疮疥,不可乱杜衡也。

时珍曰:按《土宿本草》云:杜细辛,叶圆如马蹄,紫背者良,江南、荆、湖、川、陕、闽、广俱有之。取自然汁,可伏硫、砒,制汞。

根

【气味】辛,温,无毒。

【主治】风寒咳逆。作浴汤,香人衣体(《别录》)。止气奔喘促,消痰饮,破留血,项间瘿瘤之疾(甄权)。下气杀虫(时珍)。

【发明】时珍曰:古方吐药往往用杜衡者,非杜衡也,乃及己也。及己似细辛而有毒,吐人。昔人多以及己当杜衡,杜衡当细辛,故尔错误也。杜衡则无毒,不吐人,功虽不及细辛,而亦能散风寒,下气消痰,行水破血也。

【附方】新六。风寒头痛:伤风伤寒,头痛发热,初觉者。马蹄香为末,每服一钱,热酒调下,少顷饮热茶一碗,催之出汗即愈,名香汗散。(王英《杏林摘要》)饮水停滞:大热行极,及食热饼后,饮冷水过多不消,停滞在胸不利,呼吸喘息者。杜衡三分,瓜蒂二分,人参一分。为末。汤服一钱,日二服,取吐为度。(《肘后方》)痰气哮喘:马蹄香焙研,每服二、三钱,正发时淡醋调下,少顷吐出痰涎为验。(《普济方》)噎食膈气:马蹄香四两。为末,好酒三升,熬膏。每服二匙,好酒调下,日三服。(孙氏《集效方》)吐血瘀聚:凡吐血后,心中不闷者必止;若烦躁闷乱刺胀者,尚有瘀血在胃,宜吐之。方同饮水停滞。喉闭肿痛:草药金锁匙,即马蹄草,以根捣,井华水调下即效。(《救急方》)

【附录】木细辛

藏器曰:味苦,温,有毒。主腹内结聚癥瘕,大便不利,推陈去恶,破冷气。未可轻服,令人利下至困。生终南山,冬月不凋,苗如大戟,根似细辛。

及己(《别录》下品)

【释名】獐耳细辛。

时珍曰:及己名义未详。二月生苗,先开白花,后方生叶三片,状如獐耳,根如细辛,故名獐耳细辛。

【集解】恭曰:及己生山谷阴虚软地。其草一茎,茎头四叶,隙着白花。根似细辛而黑,有毒。今人以当杜衡,非也。二月采根,晒干。

根

【气味】苦,平,有毒。

恭曰:入口使人吐血。

【主治】诸恶疮疥痂瘘蚀,及牛马诸疮(《唐本》)。头疮白秃风瘙,皮肤虫痒,可煎汁浸并敷之(大明)。杀虫(时珍)。

【发明】弘景曰:今人以合疮疥膏,甚验。

时珍曰:今人不知及己,往往以当杜衡,却以杜衡当细辛,故杜衡诸方多是及己也。辩见细辛、杜衡二条。

【附方】新一。头疮白秃:獐耳细辛,其味香辣,为末,以槿木煎油调搽。(《活幼全书》)

鬼督邮(《唐本草》)

【释名】独摇草(《唐本》)。

时珍曰:此草独茎而叶攒其端,无风自动,故曰鬼独摇草,后人讹为鬼督邮尔。因其专主鬼病,犹司鬼之督邮也。古者传舍有督邮之官主之。徐长卿、赤箭皆治鬼病,故并有鬼督邮之名,名同而物异。

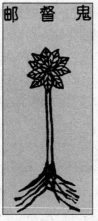

【集解】恭曰:鬼督邮所在有之。有必丛生,苗惟一茎,茎端生叶若伞状,根如牛膝而细黑。今人以徐长卿代之,非也。

保升曰:茎似细箭杆,高二尺以下。叶生茎端,状如伞。花生叶心,黄白色。根横生而无须,二月、八月采根。徐长卿、赤箭并有鬼督邮之名,而主治不同,宜审用之。

时珍曰:鬼督邮与及己同类,根苗皆相似。但以根如细辛而色黑者,为及己;根如细辛而色黄白者,为鬼督邮。

根

【修治】敩曰:凡采得细剉,用生甘草水煮一伏时,晒干用。

【气味】辛、苦,平,无毒。

时珍曰:有小毒。

【主治】鬼疰卒忤中恶,心腹邪气,百精毒,温疟疫疾,强腰脚,益臂力(《唐本》)。

【发明】时珍曰:按东晋《深师方》,治上气嗽、饮嗽、邪嗽、燥嗽、冷嗽,四满丸,用鬼督邮同蜈蚣、芫花、蹢躅诸毒药为丸,则其有毒可知矣。非毒药不能治鬼疰邪恶之病,《唐本》云无毒,盖不然。

徐长卿(《本经》上品)

【校正】今据《吴氏本草》,并入石下长卿。

【释名】鬼督邮(《本经》)、别仙踪(苏颂)。

时珍曰:徐长卿,人名也,常以此药治邪病,人遂以名之。《名医别录》于有名未用复出石下长卿条,云一名徐长卿。陶弘景注云:此是误尔。方家无用,亦不复识。今考二条功疗相似。按《吴普本草》云:徐长卿一名石下长卿。其为一物甚明,但石间生者为良。前人欠审,故尔差舛。

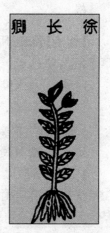

弘景曰:鬼督邮之名甚多。今俗用徐长卿者,其根正如细辛,小短扁扁尔,气亦相似。今狗脊散用鬼督邮者,取其强悍宜腰脚,故知是徐长卿,而非鬼箭、赤箭。

颂曰:今淄、齐、淮、泗间皆有之,三月、四月采,谓之别仙踪。

时珍曰:鬼督邮、及己之乱杜衡,其功不同,苗亦不同也。徐长卿之乱鬼督邮,其苗不同,其功同也。杜衡之乱细辛,则根苗功用皆仿佛,乃弥近而大乱也。不可不审。

根

【修治】敩曰:凡采得粗杵,拌少蜜令遍,以瓷器盛,蒸三伏时,晒干用。

【气味】辛,温,无毒。

《别录》曰:石下长卿:咸,平,有毒。

普曰:徐长卿一名石下长卿。神农、雷公:辛。

时珍曰:治鬼之药多有毒,当从《别录》。

【主治】鬼物百精蛊毒,疫疾邪恶气,温疟。久服强悍轻身(《本经》)。益气延年。又曰:石下长卿:主鬼疰精物邪恶气,杀百精蛊毒,老魅注易,亡走啼哭,悲伤恍惚(《别录》)。

【发明】时珍曰:《抱朴子》言:上古辟瘟疫有徐长卿散,良效。今人不知用此。

【附方】新二。小便关格:徐长卿汤:治气壅关格不通,小便淋结,脐下妨闷。徐长卿(炙)半两,茅根三分,木通、冬葵子一两,滑石二两,槟榔一分,瞿麦穗半两。每服五钱,水煎,入朴硝一钱,温服,日二服。(《圣惠方》)注车注船:凡人登车船烦闷,头痛欲吐者.宫用徐长卿、石长生、车前子、车下李根皮各等分。捣碎,以方囊系半合于衣带及头上,则免此患。(《肘后方》)

白薇（《本经》中品）

【释名】薇草（《别录》）、白幕（《别录》）、春草（《别录》）、葞（音尾）、骨美。

时珍曰：薇，细也。其根细而白也。按《尔雅》：葞，春草也。薇、葞音相近，则白薇又葞音之转也。《别录》以葞为莽草之名，误矣。

【集解】《别录》曰：白薇生平原川谷。三月三日采根阴干。

弘景曰：近道处处有之。

颂曰：今陕西诸郡及舒、滁、润、辽州亦有之。茎叶俱青，颇类柳叶。六、七月开红花，八月结实。其根黄白色，类牛膝而短小，今人八月采之。

根

【修治】敩曰：凡采得，以糯米泔汁浸一宿，取出去髭，于槐砧上细剉，蒸之，从巳至申，晒干用。

时珍曰：后人惟以酒洗用。

【气味】苦、咸，平，无毒。

《别录》曰：大寒。

之才曰：恶黄芪、大黄、大戟、干姜、大枣、干漆、山茱萸。

【主治】暴中风身热肢满，忽忽不知人，狂惑邪气，寒热酸疼，温疟洗洗，发作有时（《本经》）。疗伤中淋露，下水气，利阴气，益精。久服利人（《别录》）。治惊邪风狂痉病，百邪鬼魅（弘景）。风温灼热多眠，及热淋遗尿，金疮出血（时珍）。

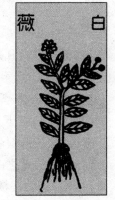

【发明】好古曰：古方多用治妇人，以本草有疗伤中淋露之故也。

时珍曰：白薇古人多用，后世罕能知之。按张仲景治妇人产中虚烦呕逆，安中益气，竹皮丸方中，用白薇同桂枝各一分，竹皮、石膏各三分，甘草七分。枣肉为大丸，每以饮化一丸服。云有热者，倍白薇，则白薇性寒，乃阳明经药也。徐之才《药对》言白薇恶大枣，而此方又以枣肉为丸，盖恐诸药寒凉伤脾胃尔。朱肱《活人书》治风温发汗后，身犹灼热，自汗身重多眠，鼻息必鼾，语言难出者，葳蕤汤中亦用之。孙真人《千金方》，有诏书发汗白薇散焉。

【附方】新五。肺实鼻塞，不知香臭：白薇、贝母、款冬花各一两，百部二两。为末。每服一钱，米饮下。（《普济方》）妇人遗尿，不拘胎前产后：白薇、芍药各一两。为末。酒服方寸匕，日三服。（《千金方》）血淋热淋：方同上。妇人血厥：人平居无疾苦，忽如死人，身不动摇，目闭口噤，或微知人，眩冒，称时方寤，此名血厥，亦名郁冒。出汗过多，血少，阳气独上，气塞不行，故身如死。气过血还，阴阳复通，故移时方寤。妇人尤多此症。宜服白薇汤:用白薇、当归各一两,人参半两,甘草二钱半。每服五钱,水二盏,煎一盏,温服。(《本事方》)金疮血出:白薇为末,贴之。(《儒门事亲》)

白前(《别录》中品)

【释名】石蓝(《唐本》)、嗽药(同上)。

时珍曰:名义未详。

【集解】弘景曰:白前出近道,根似细辛而大,色白不柔易折,气嗽方多用之。

恭曰:苗高尺许,其叶似柳,或似芫花,根长于细辛,白色。生州渚沙碛之上,不生近道。俗名石蓝,又名嗽药。今用蔓生者味苦,非真也。

志曰:根似白薇、牛膝辈,二月、八月采,阴干用。

嘉谟曰:似牛膝,粗长坚直易断者,白前也。似牛膝,短小柔软能弯者,白薇也。近道俱有,形色颇同,以此别之,不致差误。

根

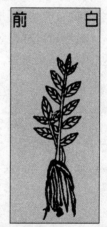

【修治】敩曰:凡用,以生甘草水浸一伏时,滤出,去头须了,焙干收用。

【气味】甘,微温,无毒。

权曰:辛。

恭曰:微寒。

【主治】胸胁逆气,咳嗽上气,呼吸欲绝(《别录》)。主一切气,肺气烦闷,奔豚肾气(大明)。降气下痰(时珍)。

【发明】宗奭曰:白前能保定肺气,治嗽多用,以温药相佐使尤佳。

时珍曰:白前色白而味微辛甘,手太阴药也。长于降气,肺气壅实而有痰者宜之。若虚而长哽气者,不可用也。张仲景治嗽而脉沉,泽漆汤中亦用之。其方见《金匮要略》,药多不录。

【附方】旧二,新一。久嗽唾血:白前、桔梗、桑白皮三两(炒),甘草一两(炙)。水六升,煮一升,分三服。忌猪肉、菘菜。(《外台》)久咳上气体肿,短气胀满,昼夜倚壁不得卧,常作水鸡声者,白前汤主之:白前二两,紫菀、半夏各三两,大戟七合。以水一斗,渍一宿,煮取三升,分作三服。禁食羊肉、饧糖大佳。(《深师方》)久患暇呷:咳嗽,喉中作声,不得眠。取白前焙捣为末,每温酒服二钱。(《梅师方》)

草犀(《拾遗》)

【释名】时珍曰:其解毒之功如犀角,故曰草犀。

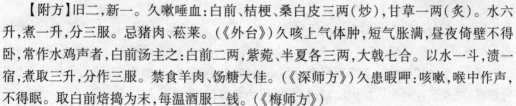

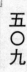

【集解】藏器曰：草犀生衢、婺、洪、饶间。苗高二、三尺，独茎，根如细辛。生水中者名水犀。

珣曰：《广州记》云：生岭南及海中，独茎对叶而生，如灯台草，根若细辛。

根

【气味】辛，平，无毒。

【主治】解一切毒气，虎狼虫虺所伤，溪毒野蛊恶刺等毒，并宜烧研服之，临死者亦得活（李珣）。天行疟瘴寒热，咳嗽痰壅，飞尸喉痹疮肿，小儿寒热丹毒，中恶注忤，痢血等病，煮汁服之。岭南及睦、婺间中毒者，以此及千金藤并解之（藏器）。

钗子股（《海药》）

【校正】并入《拾遗》金钗股。

【释名】金钗股。

时珍曰：石斛名金钗花，此草状似之，故名。

【集解】藏器曰：金钗股生岭南及南海山谷，根如细辛，每茎三四十根。

珣曰：忠州、万州者亦佳，草茎功力相似。缘岭南多毒，家家贮之。

时珍曰：按《岭表录》云：广中多蛊毒，彼人以草药金钗股治之，十救八九，其状如石斛也。又忍冬藤解毒，亦号金钗股，与此同名云。

根

【气味】苦，平，无毒。

【主治】解毒痈疽神验，以水煎服（李珣）。解诸药毒，煮汁服。亦生研，更烈，必大吐下。如无毒，亦吐去热痰。疟瘴天行，蛊毒喉痹（藏器）。

吉利草（《纲目》）

【集解】时珍曰：按嵇含《南方草木状》云：此草生交广，茎如金钗股，形类石斛，根类芍药。吴黄武中，江夏李俣徙合浦遇毒，其奴吉利偶得此草与服，遂解，而吉利即遁去。俣以此济人，不知其数也。又高凉郡产良耀草，枝叶如麻黄，花白似牛李，秋结子如小粟，煨食解毒，功亚于吉利草。始因梁耀得之，因以为名，转梁为良耳。

根

【气味】苦，平，无毒。

【主治】解蛊毒，极验（时珍）。

朱砂根(《纲目》)

【集解】时珍曰:朱砂根生深山中,今惟太和山人采之。苗高尺许,叶似冬青叶,背甚赤,夏月长茂。根大如箸,赤色,此与百两金仿佛。

根

【气味】苦,凉,无毒。

【主治】咽喉肿痹,磨水或醋咽之,甚良(时珍)。

辟虺雷(《唐本草》)

【释名】辟蛇雷(《唐本》)。

时珍曰:此物辟蛇虺有威,故以雷名之。

【集解】恭曰:辟虺雷状如粗块苍术,节中有眼。

时珍曰:今川中峨嵋、鹤鸣诸山皆有之。根状如苍术,大者若拳。彼人以充方物,苗状当俟访问。

根

【气味】苦,大寒,无毒。

【主治】解百毒,消痰,祛大热,疗头痛,辟瘟疫(《唐本》)。治咽喉痛,痹解蛇虺毒(时珍)。

锦地罗(《纲目》)

【集解】时珍曰:锦地罗出广西庆远山岩间,镇安、归顺、柳州皆有之。根似草薢及栝蒌根状。彼人颇重之,以充方物。

根

【气味】微苦,平,无毒。

【主治】山岚瘴毒疮毒,并中诸毒。以根研生酒服一钱匕,即解(时珍)。

紫金牛(宋《图经》)

【集解】颂曰:生福州。叶如茶叶,上绿下紫。结实圆,红色如丹朱。根微紫色,八月采根,去心曝干,颇似巴戟。

【气味】辛,平,无毒。

【主治】时疾膈气,去风痰(苏颂)。解毒破血(时珍)。

拳参(宋《图经》)

【集解】颂曰:生淄州田野,叶如羊蹄,根似海虾,黑色,土人五月采之。

【气味】缺。

【主治】为末,淋渫肿气(苏颂)。

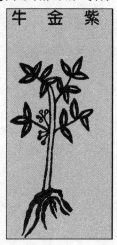

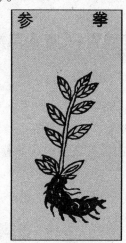

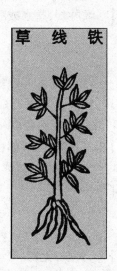

牛金紫　　　　参　拳　　　　草　线　铁

铁线草(宋《图经》)

【集解】颂曰:生饶州,三月采根阴干。

时珍曰:今俗呼萹蓄为铁线草,盖同名耳。

【气味】微苦,平,无毒。

【主治】疗风消肿毒,有效(苏颂)。

【附方】新一。男女诸风,产后风尤妙:铁线草根五钱,五加皮一两,防风二钱。为末。以乌骨鸡一斤重者,水内淹死,去毛肠,砍作肉松,入药剉匀,下麻油些少,炒黄色,随人量入酒煮熟。先以排风藤煎浓汤,沐浴头身,乃饮酒食鸡,发出粘汗即愈。如不沐浴,必发出风丹,乃愈。(滑伯仁《撄宁心要》)

金丝草(《纲目》)

【集解】时珍曰:金丝草出庆阳山谷,苗状当俟访问。

【气味】苦,寒,无毒。

【主治】吐血咳血,衄血下血。血崩瘴气,解诸药毒,疗痈疽疔肿恶疮,凉血散热(时珍)。

【附方】新四。妇人血崩:金丝草、海柏枝、砂仁、花椒、蚕退纸、旧锦灰,等分,为末,煮酒空心服。陈光述传。(《谈野翁方》)痈疽疔肿,一切恶疮:金丝草、忍冬藤、五叶藤、天荞麦等分。煎汤温洗。黑色者,加醋。又铁箍散:用金丝草灰二两(醋拌晒干),贝母五两(去心),白芷二两,为末,以凉水调贴疮上,香油亦可。或加龙骨少许。天蛇头毒:落苏(即金丝草)、金银花藤、五叶紫葛、天荞麦,等分。切碎,用绝好醋浓煎,先熏后洗。(《救急方》)

本草纲目草部第十四卷

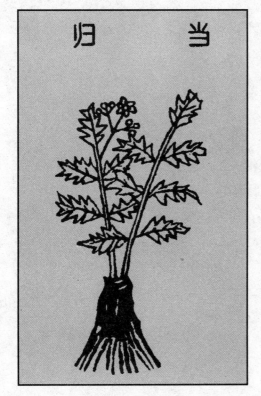

归当

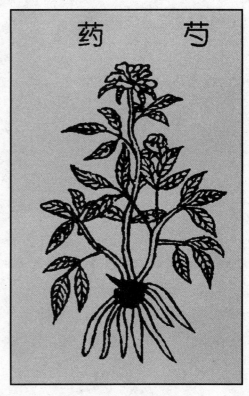

药芍

本草纲目草部第十四卷

当归(《本经》中品)

【释名】乾归(《本经》)、山蕲(《尔雅》)、白蕲(《尔雅》)、文无(《纲目》)。

时珍曰:当归本非芹类,特以花叶似芹,故得芹名。古人娶妻为嗣续也,当归调血为女人要药,有思夫之意,故有当归之名,正与唐诗胡麻好种无人种,正是归时又不归之旨相同。崔豹《古今注》云:古人相赠以芍药,相招以文无。文无一名当归,芍药一名将离故也。

承曰:当归治妊妇产后恶血上冲,仓猝取效。气血昏乱者,服之即定。能使气血各有所归,恐当归之名必因此出也。

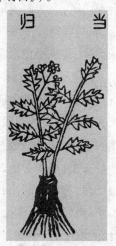

【集解】颂曰:今川蜀、陕西诸郡及江宁府、滁州皆有之,以蜀中者为胜。春生苗,绿叶有三瓣。七八月开花似莳萝,浅紫色。根黑黄色,以肉厚而不枯者为胜。

时珍曰:今陕、蜀、秦州、汶州诸处人多栽莳为货。以秦归头圆尾多色紫气香肥润者,名马尾归,最胜他处;头大尾粗色白坚枯者,为镵头归,止宜入发散药尔。韩悉言:川产者力刚而善攻,秦产者力柔而善补,是矣。

根

【修治】敩曰:凡用去芦头,以酒浸一宿入药。止血破血,头尾效各不同。若要破血,即使头一节硬实处。若要止痛止血,即用尾。若一并用,服食无效,不如不使,惟单使妙也。

元素曰:头,止血;尾,破血;身,和血;全用,即一破一止也。先以水洗净土。治上,酒浸;治外,酒洗过,或火干、晒干入药。

杲曰:头,止血而上行;身,养血而中守;梢,破血而下流;全,活血而不走。

时珍曰:雷、张二氏所说头尾功效各异。凡物之根,身半以上,气脉上行,法乎天;身半以下,气脉下行,法乎地。人身法象天地,则治上当用头,治中当用身,治下当用尾,通治则全用,乃一定之理也。当以张氏之说为优。凡晒干乘热纸封瓮收之,不蛀。

【气味】甘,温,无毒。

《别录》曰:辛,大温。

普曰:神农、黄帝、桐君、扁鹊:甘,无毒;岐伯、雷公:辛,无毒;李当之:小温。

杲曰:甘、辛,温,无毒。气厚味薄,可升可降,阳中微阴,入手少阴、足太阴、厥阴经血分。

之才曰:恶䕡茹、湿面,畏菖蒲、海藻、牡蒙、生姜,制雄黄。

【主治】咳逆上气,温疟寒热洗洗在皮肤中,妇人漏下绝子,诸恶疮疡金疮,煮汁饮之(《本经》)。温中止痛,除客血内塞,中风痓汗不出,湿痹中恶,客气虚冷,补五脏,生肌肉(《别录》)。止呕逆,虚劳寒热,下痢腹痛齿痛,女人沥血腰痛。崩中,补诸不足(甄权)。治一切风,一切血,补一切劳,破恶血,养新血,及癥癖,肠胃冷(大明)。治头痛,心腹诸痛,润肠胃筋骨皮肤,治痈疽,排脓止痛,和血补血(时珍)。主痿躄嗜卧,足下热而痛。冲脉为病,气逆里急。带脉为病,腹痛,腰溶溶如坐水中(好古)。

【附方】旧八,新一十九。血虚发热:当归补血汤:治肌热燥热,目赤面红,烦渴引饮,昼夜不息,其脉洪大而虚,重按全无力,此血虚之候也。得于饥困劳役,症象白虎,但脉不长实为异耳。若误服白虎汤即死,宜此主之。当归身(酒洗)二钱,绵黄芪(蜜炙)一两。作一服。水二盏,煎一盏,空心温服,日再服。(东垣《兰室秘藏》)失血眩晕:凡伤胎去血,产后去血,崩中去血,金疮去血,拔牙去血,一切去血过多,心烦眩晕,闷绝不省人事。当归二两,芎藭一两。每用五钱,水七分,酒三分,煎七分,热服,日再。(《妇人良方》)衄血不止:当归(焙)研末,每服一钱,米饮调下。(《圣济录》)小便出血:当归四两(剉),酒三升,煮取一升,顿服。(《肘后》)头痛欲裂:当归二两,酒一升,煮取六合,饮之,日再服。(《外台秘要》方)内虚目暗:补气养血。用当归(生晒)六两,附子(火炮)一两,为末,炼蜜丸梧子大。每服三十丸,温酒下,名六一丸。(《圣济总录》)心下痛刺:当归为末,酒服方寸匕。(《必效方》)手臂疼痛:当归三两(切),酒浸三日,温饮之。饮尽,别以三两再浸,以瘥为度。(《事林广记》)温疟不止:当归一两。水煎饮,日一服。(《圣济总录》)久痢不止:当归二两,吴茱萸一两。同炒香,去萸不用,为末,蜜丸梧子大。每服三十丸,米饮下,名胜金丸。(《普济方》)大便不通:当归、白芷等分,为末。每服二钱,米汤下。(《圣济总录》)妇人百病,诸虚不足者:当归四两,地黄二两,为末,蜜丸梧子大。每食前,米饮下十五丸。(《太医支法存方》)月经逆行,从口鼻出:先以京墨磨汁服,止之。次用当归尾、红花各三钱。水一盏半,煎八分,温服,其经即通。(《简便方》)

芎藭(音穹穷。《本经》上品)

【释名】胡藭(《别录》)、川芎(《纲目》)、香果(《别录》)、山鞠穷(《纲目》)。

时珍曰：芎本作营，名义未详。或云：人头穹窿穷高，天之象也。此药上行，专治头脑诸疾，故有芎䓖之名。以胡戎者为佳，故曰胡芎。古人因其根节状如马衔，谓之马衔芎䓖。后世因其状如雀脑，谓之雀脑芎。其出关中者，呼为京芎，亦曰西芎；出蜀中者，为川芎；出天台者，为台芎；出江南者，为抚芎，皆因地而名也。《左传》：楚人谓萧人曰：有麦曲乎？有山鞠穷乎？河鱼腹疾奈何？二物皆御湿，故以谕之。丹溪朱氏治六郁越鞠丸中用越桃、鞠穷，故以命名。《金光明经》谓之阇莫迦。

【集解】《别录》曰：芎䓖叶名蘼芜，生武功川谷、斜谷西岭。三月、四月，采根，曝干。

普曰：芎䓖，或生胡无桃山阴，或泰山。叶细香，青黑纹，赤如藁本，冬夏丛生，五月花赤，七月实黑，附端两叶。三月采根，有节如马衔。

时珍曰：蜀地少寒，人多栽莳，深秋茎叶亦不萎也。清明后宿根生苗，分其枝横埋之，则节节生根。八月根下始结芎䓖，乃可掘取，蒸曝货之。《救荒本草》云：叶似芹而微细窄，有丫叉，又似白芷，叶亦细，又似胡荽叶而微壮，一种似蛇床叶而亦粗。嫩叶可炸食。

宗奭曰：凡用，以川中大块，里色白，不油，嚼之微辛甘者佳。他种不入药，止可为末，煎汤沐浴而已。

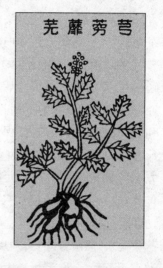

芜蘼䓖芎

根

【气味】辛，温，无毒。

普曰：神农、黄帝、岐伯、雷公：辛，无毒。扁鹊：酸，无毒；李当之：生温，熟寒。

元素曰：性温，味辛苦，气厚味薄，浮而升，阳也。少阳本经引经药，入手、足厥阴气分。

之才曰：白芷为之使，畏黄连，伏雌黄。得细辛，疗金疮止痛；得牡蛎，疗头风吐逆。

【主治】中风入脑头痛，寒痹筋挛缓急，金疮，妇人血闭无子（《本经》）。除脑中冷动，面上游风去来，目泪出，多涕唾，忽忽如醉，诸寒冷气，心腹坚痛，中恶猝急肿痛，胁风痛，温中内寒（《别录》）。腰脚软弱，半身不遂，胞衣不下（甄权）。一切风，一切气，一切劳损，一切血。补五劳，壮筋骨，调众脉，破癥结宿血，养新血，吐血鼻血溺血，脑痈发背，瘰疬瘿赘，痔瘘疮疥，长肉排脓，消瘀血（大明）。搜肝气，补肝血，润肝燥，补风虚（好古）。燥湿，止泻痢，行气开郁（时珍）。蜜和大丸，夜服，治风痰殊效（苏颂）。齿根出血，含之多瘥（弘景）。

【发明】宗奭曰：今人用此最多，头面风不可缺也，然须以他药佐之。

元素曰：川芎上行头目，下行血海，故清神及四物汤皆用之。能散肝经之风，治少阳厥阴经头痛，及血虚头痛之圣药也。其用有四：为少阳引经，一也；诸经头痛，二也；助清阳之气，三也；去湿气在头，四也。

杲曰：头痛必用川芎。如不愈，加各引经药：太阳羌活，阳明白芷，少阳柴胡，太阴苍术,厥阴吴茱萸,少阴细辛,是也。

时珍曰:五味入胃,各归其本脏。久服则增气偏胜,必有偏绝,故有暴夭之患。若药具五味,备四气,君臣佐使配合得宜,岂有此害哉?如芎䓖,肝经药也。若单服既久,则辛喜归肺,肺气偏胜,金来贼木,肝必受邪,久则偏绝,岂不夭亡?故医者贵在格物也。

【附方】旧七,新一十三。生犀丸:宋真宗赐高相国,去痰清目,进饮食。生犀丸:用川芎十两,紧小者,粟米泔浸二日换,切片子,晒干为末,分作两料。每料入麝、脑各一分,生犀半两,重汤煮,蜜和丸小弹子大。茶、酒嚼下一丸。痰,加朱砂半两;膈壅,加牛黄一分,水飞铁粉一分。头目昏眩,加细辛一分。口眼㖞斜,加炮天南星一分。(《御药院方》)气虚头痛:真川芎䓖为末,腊茶调服二钱,甚捷。曾有妇人产后头痛,一服即愈。(《集简方》)气厥头痛:妇人气盛头痛,及产后头痛。川芎䓖、天台乌药等分,为末。每服二钱,葱茶调下。《御药院方》:加白术,水煎服。风热头痛:川芎䓖一钱,茶叶二钱,水一盏,煎五分,食前热服。(《简便方》)头风化痰:川芎洗切,晒干为末,炼蜜丸如小弹子大。不拘时嚼一丸,茶清下。(《经验后方》)偏头风痛:京芎细剉,浸酒日饮之。(《斗门方》)风热上冲:头目运眩,或胸中不利。川芎、槐子各一两。为末。每服三钱,用茶清调下。胸中不利,以水煎服。(张洁古《保命集》)首风旋运及偏正头疼,多汗恶风,胸膈痰饮:川芎䓖一斤,天麻四两,为末,炼蜜丸如弹子大。每嚼一丸,茶清下。(刘河间《宣明方》)失血眩晕:方见当归下。一切心痛:大芎一个,为末,烧酒服之。一个住一年,两个住二年。(《孙氏集效方》)经闭验胎:经水三个月不行。验胎法:川芎生为末,空心煎艾汤服一匙。腹内微动者是有胎,不动者非也。(《灵苑方》)损动胎气:因跌扑举重,损胎不安,或子死腹中者。芎䓖为末,酒服方寸匕,须臾一二服。立出。(《续十全方》)崩中下血,昼夜不止:《千金方》:用芎䓖一两,清酒一大盏,煎取五分,徐徐进之。《圣惠》:加生地黄汁二合,同煎。酒癖胁胀,时复呕吐,腹有水声:川芎䓖、三棱(炮)各一两,为末。每服二钱,葱白汤下。(《圣济总录》)小儿脑热好闭目,或太阳痛,或目赤肿:川芎䓖、薄荷、朴硝各二钱,为末,以少许吹鼻中。(《全幼心鉴》)齿败口臭:水煎芎䓖,含之。(《广济方》)牙齿疼痛:大川芎䓖一个,入旧糟内藏一月,取焙,入细辛同研末,揩牙。(《本事方》)诸疮肿痛:抚芎煅研,人轻粉,麻油调涂。(《普济方》)产后乳悬:妇人产后,两乳忽长,细小如肠,垂过小肚,痛不可忍,危亡须臾,名曰乳悬。将芎䓖、当归各一斤。以半斤剉散,于瓦石器内,用水浓煎,不拘多少频服;仍以一斤半剉块,于病人桌下烧烟,令将口鼻吸烟。用尽未愈,再作一料。仍以萆麻子一粒,贴其顶心。(夏子益《奇疾方》)

蘼芜(《本经》上品)

【释名】薇芜(《本经》)、蕲茝(《尔雅》)、江蓠(《别录》)。

颂曰:蕲茝,古芹芷字也。

时珍曰:蘼芜,一作薇芜,其茎叶靡弱而繁芜,故以名之。当归名薪,白芷名蓠。其叶似当归,其香似白芷,故有薪蓠、江蓠之名。王逸云:蓠草生江中,故曰江蓠,是也。余见下。

【集解】《别录》曰:芎䓖叶名蘼芜。又曰:蘼芜,一名江蓠,芎䓖苗也。生雍州川泽及冤句,四月、五月采叶曝干。

弘景曰:今出历阳,处处人家多种之。叶似蛇床而香,骚人借以为譬,方药稀用。

恭曰:此有二种:一种似芹叶,一种似蛇床。香气相似,用亦不殊。

时珍曰:《别录》言:蘼芜一名江蓠,芎䓖苗也。而司马相如《子虚赋》称:芎䓖菖蒲,江蓠蘼芜。《上林赋》云:被以江蓠,揉以蘼芜。似非一物,何耶?盖嫩苗未结根时,则为蘼芜;既结根后,乃为芎䓖。大叶似芹者为江蓠,细叶似蛇床者为蘼芜。如此分别,自明白矣。《淮南子》云:乱人者,若芎䓖之与藁本,蛇床之与蘼芜。亦指细叶者言也。《广志》云:蘼芜香草,可藏衣中。《管子》云:五沃之土生蘼芜。郭璞赞:蘼芜香草,乱之蛇床。不损其真,自烈以芳。又海中苔发,亦名江蓠,与此同名耳。

【气味】辛,温,无毒。

【主治】咳逆,定惊气,辟邪恶,除蛊毒鬼疰,去三虫。久服通神(《本经》)。主身中老风,头中久风、风眩(《别录》)。作饮,止泄泻(苏颂)。

花

【主治】入面脂用(时珍)。

蛇床(《本经》上品)

【释名】蛇粟(《本经》)、蛇米(《本经》)、虺床(《尔雅》)、马床(《广雅》)、墙蘼(《别录》),又名思益、绳毒、枣棘)。

时珍曰:蛇虺喜卧于下食其子,故有蛇床、蛇粟诸名。其叶似蘼芜,故曰墙蘼。《尔雅》云:盱,虺床也。

【集解】《别录》曰:蛇床,生临淄川谷及田野。五月采实阴干。

弘景曰:田野墟落甚多,花叶正似蘼芜。

保升曰:叶似小叶芎䓖,花白,子如黍粒,黄白色。生下湿地,所在皆有,以扬州、襄州者为良。

颂曰:三月生苗,高三二尺,叶青碎,作丛似蒿枝。每枝上有花头百余,结同一窠,似马芹类。四五月乃开白色,又似伞

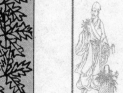

床 蛇

状。子黄褐色,如黍米,至轻虚。

时珍曰:其花如碎米攒簇。其子两片合成,似莳萝子而细,亦有细棱。凡花实似蛇床者,当归、芎䓖、水芹、藁本、胡萝卜是也。

子

【修治】敩曰:凡使,须用浓蓝汁并百部草根自然汁,同浸一伏时,漉出晒干。却用生地黄汁相拌蒸之,从巳至亥,取出晒干用。

大明曰:凡服食,即挼去皮壳,取仁微炒杀毒,即不辣也。作汤洗浴,则生用之。

【气味】苦,平,无毒。

《别录》曰:辛、甘,无毒。

权曰:有小毒。

之才曰:恶牡丹、贝母、巴豆。伏硫黄。

【主治】妇人阴中肿痛,男子阴痿湿痒,除痹气,利关节,癫痫恶疮。久服轻身(《本经》)。温中下气,令妇人子脏热,男子阴强。久服好颜色,令人有子(《别录》)。治男子女人虚湿痹,毒风疼痛,去男子腰痛,浴男子阴,去风冷,大益阳事(甄权)。暖丈夫阳气,助女人阴气,治腰胯酸疼,四肢顽痹,缩小便,去阴汗湿癣齿痛,赤白带下,小儿惊痫,扑损瘀血,煎汤浴大风身痒(大明)。

【发明】敩曰:此药令人阳气盛数,号曰鬼考也。

时珍曰:蛇床乃右肾命门、少阳三焦气分之药,神农列之上品,不独辅助男子,而又有益妇人。世人舍此而求补药于远域,岂非贱目贵耳乎?

【附方】旧四,新十二。阳事不起:蛇床子、五味子、菟丝子等分,为末,蜜丸梧子大。每服三十丸,温酒下,日三服。(《千金方》)赤白带下,月水不来:用蛇床子、枯白矾等分,为末,醋面糊丸弹子大,胭脂为衣,绵裹纳入阴户。如热极,再换,日一次。(《儒门事亲》方)子宫寒冷,温阴中坐药:蛇床子散:取蛇床子仁为末,入粉少许,和匀如枣大,绵裹纳之,自然温也。(《金匮玉函方》)妇人阴痒:蛇床子一两,白矾二钱.煎汤频洗。(《集简方》)产后阴脱:绢盛蛇床子,蒸热熨之。又法:蛇床子五两,乌梅十四个。煎水,日洗五六次。(《千金方》)妇人阴痛:方同上。男子阴肿胀痛:蛇床子末,鸡子黄调敷之。(《永类方》)大肠脱肛:蛇床子、甘草各一两,为末。每服一钱,白汤下,日三服。并以蛇床末敷之。(《经验方》)痔疮肿痛不可忍:蛇床子煎汤熏洗。(《简便方》)小儿癣疮:蛇床子杵末,和猪脂涂之。(《千金方》)小儿甜疮,头面耳边连引,流水极痒,久久不愈者:蛇床子一两,轻粉三钱。为细末,油调搽之。(《普济方》)耳内湿疮:蛇床子、黄连各一钱,轻粉一字。为末吹之。(《全幼心鉴》)风虫牙痛:《千金》:用蛇床子、烛烬。同研,涂之。《集简方》:用蛇床子煎汤,乘热漱数次,立止。冬月喉痹肿痛,不可下药者:蛇床子烧烟于瓶中,口含瓶嘴吸烟,其痰自出。(《圣惠方》)

藁本（《本经》中品）

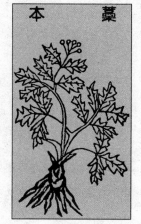

本藁

【释名】藁茇（《纲目》）、鬼卿（《本经》）、地新（《本经》）、微茎（《别录》）。

恭曰：根上苗下似禾藁，故名藁本。本，根也。

时珍曰：古人香料用之，呼为藁本香。《山海经》名藁茇。

【集解】《别录》曰：藁本，生崇山山谷。正月、二月采根曝干，三十日成。

弘景曰：俗中皆用芎䓖根须，其形气乃相类。而《桐君药录》说芎䓖苗似藁本，论说花实皆不同，所生处又异。今东山别有藁本，形气甚相似，惟长大耳。

恭曰：藁本茎叶根味与芎䓖小别。今出宕州者佳。

颂曰：今西川、河东州郡及兖州、杭州皆有之。叶似白芷香，又似芎䓖，但芎䓖似水芹而大，藁本叶细尔。五月有白花，七、八月结子。根紫色。

时珍曰：江南深山中皆有之。根似芎䓖而轻虚，味麻，不堪作饮也。

根

【气味】辛，温，无毒。

《别录》曰：微寒。

权曰：微温。

元素曰：气温，味苦、大辛，无毒。气厚味薄，升也，阳也。足太阳本经药。

之才曰：恶蔄茹，畏青葙子。

【主治】妇人疝瘕，阴中寒肿痛，腹中急，除风头痛，长肌肤，悦颜色（《本经》）。辟雾露润泽，疗风邪躲曳金疮，可作沐药面脂（《别录》）。治一百六十种恶风鬼疰，流入腰痛冷，能化小便，通血，去头风齁疱（甄权）。治皮肤疵皯，酒齄粉刺，痼疾（大明）。治太阳头痛巅顶痛，大寒犯脑，痛连齿颊（元素）。头面身体皮肤风湿（李杲）。督脉为病，脊强而厥（好古）。治痈疽，排脓内塞（时珍）。

【发明】元素曰：藁本乃太阳经风药，其气雄壮，寒气郁于本经，头痛必用之药。巅顶痛非此不能除。与木香同用，治雾露之清邪中于上焦；与白芷同作面脂。既治风，又治湿，亦各从其类也。

时珍曰：《邵氏闻见录》云：夏英公病泄，太医以虚治不效。霍翁曰：风客于胃也。饮以藁本汤而止。盖藁本能去风湿故耳。

【附方】新三。大实心痛：以用利药，用此彻其毒。藁本半两，苍术一两。作二服。水二盅,煎一盅,温服。(《活法机要》)干洗头屑:藁本、白芷等分。为末,夜擦旦梳,垢自去也。(《便民图纂》)小儿疥癣:藁本煎汤浴之,并以浣衣。(《保幼大全》)

实

【主治】风邪流入四肢(《别录》)。

【附录】徐黄

《别录》有名未用曰:味辛,平,无毒。主心腹积瘕。茎,主恶疮。生泽中,大茎细叶,香如藁本。

蜘蛛香(《纲目》)

【集解】时珍曰:蜘蛛香,出蜀西茂州松潘山中,草根也。黑色有粗须,状如蜘蛛及藁本、芎劳,气味芳香,彼人亦重之。或云猫喜食之。

根

【气味】辛,温,无毒。

【主治】辟瘟疫,中恶邪精,鬼气尸疰(时珍)。

白芷(《本经》中品)

【释名】白茝(音止,又昌海切)、芳香(《本经》)、泽芬(《别录》)、苻蓠(《别录》)、蒚(许骄切),茝(音官),叶名蒚麻(音力)、药(音约)。

时珍曰:徐锴云:初生根干为芷,则白芷之义取乎此也。王安石《字说》云:茝香可以养鼻,又可养体,故茝字从臣。臣音怡,养也。许慎《说文》云:晋谓之蒚,齐谓之茝,楚谓之蓠,又谓之药。生于下泽,芬芳与兰同德,故骚人以兰茝为咏,而本草有芬香、泽芬之名,古人谓之香白芷云。

【集解】《别录》曰:白芷生河东川谷下泽,二月、八月采根曝干。

弘景曰:今处处有之,东间甚多。叶可合香。

颂曰:所在有之,吴地尤多。根长尺余,粗细不等,白色。枝干去地五寸以上。春生叶,相对婆娑,紫色,阔三指许。花白微黄。入伏后结子,立秋后苗枯。二月、八月采根曝干。以黄泽者为佳。

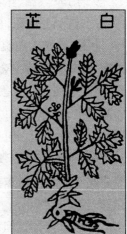

敩曰：凡采勿用四条一处生者，名丧公藤。又勿用马兰根。

根

【修治】敩曰：采得刮去土皮，细到，以黄精片等分，同蒸一伏时，晒干去黄精用。

时珍曰：今人采根洗刮寸截，以石灰拌匀，晒收，为其易蛀，并欲色白也。入药微焙。

【气味】辛，温，无毒。

元素曰：气温，味苦、大辛。气味俱轻，阳也。手阳明引经本药，同升麻则通行手、足阳明经，亦入手太阴经。

之才曰：当归为之使，恶旋覆花，制雄黄、硫黄。

【主治】女人漏下赤白。血闭阴肿，寒热，头风侵目泪出，长肌肤，润泽颜色，可作面脂（《本经》）。疗风邪，久渴吐呕，两胁满，风痛，头眩目痒。可作膏药（《别录》）。治目赤弩肉，去面皯疵瘢，补胎漏滑落，破宿血，补新血，乳痈发背瘰疬，肠风痔瘘，疮痍疥癣，止痛排脓（大明）。能蚀脓，止心腹血刺痛，女人沥血腰痛，血崩（甄权）。解利手阳明头痛，中风寒热，及肺经风热，头面皮肤风痹燥痒（元素）。治鼻渊鼻衄，齿痛，眉棱骨痛，大肠风秘，小便去血，妇人血风眩运，翻胃吐食，解砒毒蛇伤，刀箭金疮（时珍）。

【附方】旧一，新三十四。一切伤寒：神白散，又名圣僧散：治时行一切伤寒，不问阴阳轻重、老少男女孕妇，皆可服之。用白芷一两，生甘草半两，姜三片，葱白三寸，枣一枚，豉五十粒。水二碗，煎服取汗。不汗再服。病至十余日未得汗者，皆可服之。此药可卜人之好恶也。如煎得黑色，或误打翻，即难愈；如煎得黄色，无不愈者。煎时要至诚，忌妇人鸡犬见。（《卫生家宝方》）一切风邪：方同上。风寒流涕：香白芷一两，荆芥穗一钱。为末，蜡茶点服二钱。（《百一选方》）小儿流涕，是风寒也：白芷末、葱白。捣丸小豆大。每茶下二十丸。仍以白芷末，姜汁调，涂太阳穴，乃食热葱粥取汗。（《圣惠方》）小儿身热：白芷煮汤浴之。取汗避风。（《子母秘录》）头面诸风：香白芷切，以萝卜汁浸透，晒干为末。每服二钱，白汤下。或以搐鼻。（《直指方》）偏正头风，百药不治，一服便可，天下第一方也：香白芷（炒）二两五钱，川芎（炒）、甘草（炒）、川乌头（半生半熟）各一两，为末。每服一钱，细茶、薄荷汤调下。（《谈野翁试效方》）头风眩运：都梁丸，见发明下。眉棱骨痛：属风热与痰。白芷、片芩（酒炒）等分，为末。每服二钱，茶清调下。（《丹溪纂要》）风热牙痛：香白芷一钱，朱砂五分。为末，蜜丸芡子大。频用擦牙。此乃濠州一村妇以医人者，庐州郭医云：绝胜他药也。或以白芷、吴茱萸等分。浸水漱涎。（《医林集要》）一切眼疾：白芷、雄黄为末，炼蜜丸龙眼大，朱砂为衣。每服一丸，食后茶下，日二服。名还睛丸。（《普济方》）口齿气臭：《百一选方》：用香白芷七钱。为末。食后井水服一钱。《济生方》：用白芷、川芎等分。为末，蜜丸芡子大，日嚼之。盗汗不止：太平白芷一两，辰砂半两。为末。每服二钱，温酒下，屡验。（《朱氏集验方》）血风反胃：香白芷一两（切片，瓦炒黄）。为末。用猪血七片，沸汤泡七次，蘸末食之，日一次。（《妇人良方》）脚气肿痛：

白芷、芥子等分,为末。姜汁和,涂之效。(《医方摘要》)

叶

【主治】作浴汤,去尸虫(《别录》)。浴丹毒瘾疹风瘙(时珍)。

【附方】新一。小儿身热:白芷苗、苦参等分。煎浆水,入盐少许洗之。(《卫生总微论》)

芍药(芍音杓,又音勺。《本经》中品)

【释名】将离(《纲目》)、犁食(《别录》)、白术(《别录》)、余容(《别录》)、铤(《别录》),白者名金芍药(《图经》),赤者名木芍药。

时珍曰:芍药,犹婥约也。婥约,美好貌。此草花容婥约,故以为名。罗愿《尔雅翼言》:制食之毒,莫良于芍,故得药名,亦通。郑风诗云:伊其相谑,赠之以芍药。《韩诗外传》云:芍药,离草也。董子云:芍药一名将离,故将别赠之。俗呼其花之千叶者,为小牡丹;赤者为木芍药,与牡丹同名也。

【集解】《别录》曰:芍药生中岳川谷及丘陵,二月、八月采根,曝干。

弘景曰:今出白山、蒋山、茅山最好,白而长尺许。余处亦有而多赤,赤者小利。

志曰:此有赤白两种,其花亦有赤白二色。

颂曰:今处处有之,淮南者胜。春生红芽作丛,茎上三枝五叶,似牡丹而狭长,高一二尺。夏初开花,有红白紫数种,结子似牡丹子而小。秋时采根。崔豹《古今注》云:芍药有二种:有草芍药、木芍药。木者花大而色深,俗呼为牡丹,非矣。《安期生服炼法》:芍药有金芍药,色白多脂肉;木芍药,色紫瘦多脉。

承曰:《本经》芍药生丘陵。今世多用人家种植者,乃欲其花叶肥大,必加粪壤。每岁八、九月取根分削,因利以为药。今淮南真阳尤多,根虽肥大而香味不佳,入药少效。

时珍曰:昔人言洛阳牡丹、扬州芍药甲天下。今药中所用,亦多取扬州者。十月生芽,至春乃长,三月开花。其品凡三十余种,有千叶、单叶、楼子之异。入药宜单叶之根,气味全厚。根之赤白,随花之色也。

根

【修治】敩曰:凡采得,竹刀刮去皮并头土,到细,以蜜水拌蒸,从巳至未,晒干用。

时珍曰:今人多生用,惟避中寒者以酒炒,入女人血药以醋炒耳。

【气味】苦,平,无毒。

《别录》曰:酸,微寒,有小毒。

普曰:神农:苦;桐君:甘,无毒;岐伯:咸;雷公:酸。李当之:小寒。

元素曰:性寒,味酸,气厚味薄,升而微降,阳中阴也。

杲曰:白芍药酸,平,有小毒,可升可降,阴也。

好古曰:味酸而苦,气薄味厚,阴也,降也,为手足太阴行经药,入肝脾血分。

之才曰:须丸为之使,恶石斛、芒硝,畏硝石、鳖甲、小蓟,反藜芦。

禹锡曰:别本须丸作雷丸。

时珍:同白术补脾,同芎劳泻肝,同人参补气,同当归补血,以酒炒补阴,同甘草止腹痛,同黄连止泻痢,同防风发痘疹同姜枣温经散湿。

【主治】邪气腹痛,除血痹,破坚积,寒热疝瘕,止痛,利小便,益气(《本经》)。通顺血脉,缓中,散恶血,逐贼血,去水气,利膀胱大小肠,消痈肿,时行寒热,中恶腹痛腰痛(《别录》)。治脏腑壅气,强五脏,补肾气,治时疾骨热,妇人血闭不通,能蚀脓(甄权)。女人一切病,胎前产后诸疾,治风补劳,退热除烦益气,惊狂头痛,目赤明目,肠风泻血痔瘘,发背疮疥(大明)。泻肝,安脾肺,收胃气,止泻利,固腠理,和血脉,收阴气,敛逆气(元素)。理中气,治脾虚中满,心下痞,胁下痛,善噫,肺急胀逆喘咳,太阳鼽衄目涩,肝血不足,阳维病苦寒热,带脉病苦腹痛满,腰溶溶如坐水中(好古)。止下痢腹痛后重(时珍)。

【附方】旧六,新一十。服食法:颂曰:安期生服炼芍药法云:芍药有二种:救病用金芍药,色白多脂肉;其木芍药,色紫瘦多脉。若取审看,勿令差错。凡采得,净洗去皮,以东流水煮百沸,阴干。停三日,又于木甑内蒸之,上覆以净黄土,一日夜熟,出阴干,捣末。以麦饮或酒服三钱匕,日三。服满三百日,可以登岭绝谷不饥。(《图经本草》)腹中虚痛:白芍药三钱,炙甘草一钱。夏月,加黄芩五分;恶寒,加肉桂一钱;冬月大寒,再加桂一钱。水二盏,煎一半,温服。(《洁古用药法象》)风毒骨痛在髓中:芍药二分,虎骨一两(炙),为末,夹绢袋盛,酒三升,渍五日。每服三合,日三服。(《经验后方》)脚气肿痛:白芍药六两,甘草一两。为末,白汤点服。(《事林广记》)消渴引饮:白芍药、甘草等分。为末。每用一钱,水煎服,日三服。鄂渚辛祐之患此九年,服药止而复作。苏朴授此方,服之七日顿愈。古人处方,殆不可晓,不可以平易而忽之也。(陈日华《经验方》)小便五淋:赤芍药一两,槟榔一个(面裹煨)。为末。每服一钱,水一盏,煎七分,空心服。(《博济方》)衄血不止:赤芍药为末,水服二钱匕。(《事林广记》)衄血咯血:白芍药一两,犀角末二钱半。为末。新水服一钱匕,血止为限。(《古今录验》)崩中下血,小腹痛甚者:芍药一两(炒黄色),柏叶六两(微炒)。每服二两,水一升,煎六合,入酒五合,再煎七合,空心分为两服。亦可为末,酒服二钱。(《圣惠方》)经水不止:白芍药、香附子、熟艾叶各一钱半。水煎服之。(《熊氏补遗》)血崩带下:赤芍药、香附子等分。为末。每服二钱,盐一捻,水一盏,煎七分,温服,日二服。十服见效,名如神散。(《良方》)赤白带下,年深月久不瘥者:取白芍药三两，并干姜半两。到熬令黄，捣末。空心水饮服二钱匕，日再服。《广济方》：只用芍药炒黑，研末，酒服之。（《贞元广利方》）金疮血出：白芍药一两。熬黄为末。酒或米饮服二钱，渐加之。仍以末敷疮上即止，良验。（《广利方》）痘疮胀痛：白芍药为末，酒服半钱匕。（《痘疹方》）木舌肿满，塞口杀人：红芍药、甘草煎水热漱。（《圣济总录》）鱼骨哽咽：白芍药嚼细咽汁。（《事林广记》）

牡丹（《本经》中品）

【释名】鼠姑（《本经》）、鹿韭（《本经》）、百两金（《唐本》）、木芍药（《纲目》）、花王。

时珍曰：牡丹，以色丹者为上，虽结子而根上生苗，故谓之牡丹。唐人谓之木芍药，以其花似芍药，而宿干似木也。群花品中，以牡丹第一，芍药第二，故世谓牡丹为花王，芍药为花相。欧阳修《花谱》所载，凡三十余种。其名或以地，或以人，或以色，或以异，详见本书。

牡丹

根皮

【修治】敩曰：凡采得根晒干，以铜刀劈破去骨，到如大豆许，用清酒拌蒸，从巳至未，晒干用。

【气味】辛，寒，无毒。

《别录》曰：苦，微寒。

普曰：神农、岐伯：辛。雷公、桐君：苦，无毒。黄帝：苦，有毒。

好古曰：气寒，味苦、辛，阴中微阳，入手厥阴、足少阴经。

之才：畏贝母、大黄、菟丝子。

大明曰：忌蒜、胡荽、伏砒。

【主治】寒热，中风瘛疭，惊痫邪气，除癥坚瘀血留舍肠胃，安五脏，疗痈疮（《本经》）。除时气头痛，客热五劳，劳气头腰痛，风噤癫疾（《别录》）。久服轻身益寿（吴普）。治冷气，散诸痛，女子经脉不通，血沥腰痛（甄权）。通关腠血脉，排脓，消扑损瘀血，续筋骨，除风痹，落胎下胞，产后一切冷热血气（大明）。治神志不足，无汗之骨蒸，衄血吐血（元素）。和血生血凉血，治血中伏火，除烦热（时珍）。

【附方】旧三，新三。癫疝偏坠，气胀不能动者：牡丹皮、防风等分。为末，酒服二钱，甚效。（《千金方》）妇人恶血，攻聚上面多怒：牡丹皮半两，干漆（烧烟尽）半两。水二盏，煎一盏服。（《诸证辨疑》）伤损瘀血：牡丹皮二两，虻虫二十一枚（熬过同捣末。）每旦温酒服方寸匕，血当化为水下。（《贞元广利方》）金疮内漏，血不出：牡丹皮为末，水服三指撮，立尿出血也。（《千金方》）下部生疮，已决洞者：牡丹末，汤服方寸匕，日三服。（《肘后方》）解中蛊毒：牡丹根捣末，服一钱匕，日三服。（《外台秘要》）

【附录】鼠姑

《别录》曰：味苦，平，无毒。主咳逆上气，寒热鼠瘘，恶疮邪气。一名赊，生丹水。

弘景曰：今人不识，而牡丹一名鼠姑，鼠妇亦名鼠姑，未知孰是？

木香（《本经》上品）

【释名】蜜香（《别录》）、青木香（弘景）、五木香（《图经》）、南木香（《纲目》）。

时珍曰：木香，草类也。本名蜜香，因其香气如蜜也。缘沉香中有蜜香，遂讹此为木香尔。昔人谓之青木香。后人因呼马兜铃根为青木香，乃呼此为南木香、广木香以别之。今人又呼一种蔷薇为木香，愈乱真矣。《三洞珠囊》云：五香者，即青木香也。一株五根，一茎五枝，一枝五叶，叶间五节，故名五香，烧之能上彻九天也。古方治痈疽有五香连翘汤，内用青木香。《古乐府》云：氍毹毾㲪五木香，皆指此也。

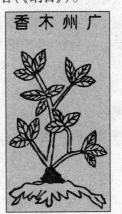

颂曰：《修养书》云：正月一日取五木香煮汤以浴，令人至老须发黑。徐锴注云：道家谓青木香为五香，亦云五木，多以为浴是矣。《金光明经》谓之矩琵佗香。

根

【修治】时珍曰：凡入理气药，只生用，不见火。若实大肠，宜面煨熟用。

【气味】辛，温，无毒。

元素曰：气热，味辛、苦，气味俱厚，沉而降，阴也。

杲曰：苦、甘、辛，微温，降也，阴也。

好古曰：辛、苦，热，味厚于气，阴中阳也。

【主治】邪气，辟毒疫温鬼，强志，主淋露。久服不梦寤魇寐（《本经》）。消毒，杀鬼精物，温疟蛊毒，气劣气不足，肌中偏寒，引药之精（《别录》）。治心腹一切气，膀胱冷痛，呕逆反胃，霍乱泄泻痢疾，健脾消食，安胎（大明）。九种心痛，积年冷气，痃癖癥块胀痛，壅气上冲，烦闷羸劣，女人血气刺心，痛不可忍，末酒服之（甄权）。散滞气，调诸气，和胃气，泄肺气（元素）。行肝经气。煨熟，实大肠（震亨）。治冲脉为病，逆气里急，主脬渗小便秘（好古）。

【附方】旧二，新一十八。中气不省，闭目不语，如中风状：南木香为末，冬瓜子煎汤灌下三钱。痰盛者，加竹沥、姜汁。（《济生方》）气胀懒食：即青木香丸，见发明下。热者牛乳下，冷者酒下。（《圣惠方》）心气刺痛：青木香一两，皂角（炙）一两。为末，糊丸梧桐子大。每汤服五十丸，甚效。（《摄生方》）一切走注，气痛不和：广木香，温水磨浓汁，入热酒调服。(《简便方》)内钓腹痛:木香、乳香、没药各五分。水煎服之。(阮氏《小儿方》)小肠疝气:青木香四两,酒三斤,煮过,每日饮三次。(孙天仁《集效方》)气滞腰痛:青木香、乳香各二钱。酒浸,饭上蒸,均以酒调服。(《圣惠方》)耳猝聋闭:昆仑真青木香一两(切)。以苦酒浸一夜,入胡麻油一合,微火煎,三上三下,以绵滤去滓,日滴三、四次,以愈为度。(《外台秘要》)耳内作痛:木香末,以葱黄染鹅脂,蘸末深纳入耳中。(《圣济录》)霍乱转筋腹痛:木香末一钱,木瓜汁一盏。入热酒调服。(《圣济总录》)一切下痢,不拘丈夫妇人小儿:木香一块(方圆一寸),黄连半两。二味用水半升同煎干,去黄连,薄切木香,焙干为末。分作三服:第一服橘皮汤下,二服陈米饮下,三服甘草汤下。此乃李景纯所传。有一妇人久痢将死,梦中观音授此方,服之而愈也。(孙兆《秘宝方》)香连丸方:方见黄连下。肠风下血:木香、黄连等分为末,入肥猪大肠内,两头扎定,煮极烂,去药食肠。或连药捣为丸服。(刘松石《保寿堂方》)小便浑浊如精状:木香、没药、当归等分,为末,以刺棘心自然汁和丸梧子大,每食前盐汤下三十丸。(《普济方》)小儿阴肿:小儿阳明经风热湿气相搏,阴茎无故肿,或痛缩,宜宽此一经自愈。广木香、枳壳(麸炒)二钱半,炙甘草二钱。水煎服。(曾氏《小儿方》)小儿天行壮热头痛:木香六分,白檀香三分,为末,清水和服。仍温水调涂囟顶上取瘥。(《圣惠方》)天行发斑赤黑色:青木香二两。水二升,煮一升服。(《外台秘要》)一切痈疽:疮疖、痔瘘恶疮、下痉臁疮溃后,外伤风寒,恶汁臭败不敛,并主之。木香、黄连、槟榔等分,为末油调频涂之,取效。(《和剂局方》)恶蛇虺伤:青木香不拘多少,煎水服,效不可述。(《袖珍方》)腋臭阴湿:凡腋下、阴下湿臭,或作疮。青木香以好醋浸,夹于腋下、阴下。为末敷之。(《外台秘要》)牙齿疼痛:青木香末,入麝香少许,揩牙,盐汤漱之。(《圣济录》)

甘松香(宋《开宝》)

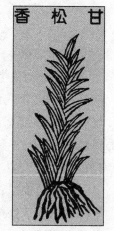

【释名】苦弥哆(音扯)。

时珍曰:产于川西松州,其味甘,故名。《金光明经》谓之苦弥哆。

【集解】志曰:《广志》云:甘松出姑臧、凉州诸山,细叶,引蔓丛生,可合诸香及裛衣。

颂曰:今黔、蜀州郡及辽州亦有之。丛生山野,叶细如茅草,根极繁密,八月采之,作汤浴令人身香。

根

【气味】甘,温,无毒。

好古曰:平。

【主治】恶气,猝心腹痛满,下气(《开宝》)。黑皮䵟𪒟,风疳齿䘌,野鸡痔。得白芷、附子良(藏器)。理元气,去气郁(好古)。脚气膝浮,煎汤淋洗(时珍)。

【发明】时珍曰:甘松芳香能开脾郁,少加入脾胃药中,甚醒脾气。杜宝《拾遗录》云:寿禅师妙医术,作五香饮。更加别药,止渴兼补益最妙。一、沉香饮;二、丁香饮;三、檀香饮;四、泽兰饮;五、甘松饮也。

【附方】新四。劳瘵熏法:甘松六两,玄参一斤。为末。每日焚之。(《奇效方》)风疳虫牙,蚀肉至尽:甘松、腻粉各二钱半,芦荟半两,猪肾一对(切,炙)。为末。夜漱口后贴之,有涎吐出。(《圣济总录》)肾虚齿痛:甘松、硫黄等分。为末。泡汤漱之。神效。(《经效济世方》)面黚风疮:香附子、甘松各四两,黑牵牛半斤,为末,日用洗面。(《妇人良方》)

山奈(《纲目》)

【释名】山辣(《纲目》)、三奈。

时珍曰:山奈俗讹为三奈,又讹为三赖,皆土音也。或云:本名山辣,南人舌音呼山为三,呼辣如赖,故致谬误。其说甚通。

【集解】时珍曰:山奈生广中,人家栽之。根叶皆如生姜,作樟木香气。土人食其根如食姜,切断曝干,则皮赤黄色,肉白色。古之所谓廉姜,恐其类也。段成式《酉阳杂俎》云:奈只出拂林国,苗长三、四尺,根大如鸭卵,叶似蒜,中心抽条甚长,茎端有花六出,红白色,花心黄赤,不结子,其草冬生夏死。取花压油,涂身去风气。按此说颇似山奈,故附之。

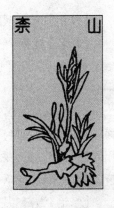

根

【气味】辛,温,无毒。

【主治】暖中,辟瘴疠恶气,治心腹冷气痛,寒湿霍乱,风虫牙痛。入合诸香用(时珍)。

【附方】新六。一切牙痛:三奈子一钱(面包煨熟),入麝香二字。为末。随左右嗜一字入鼻内,口含温水漱去,神效。名海上一字散。(《普济方》)风虫牙痛:《仁存方》:用山奈为末,铺纸上卷作筒,烧灯吹灭,乘热和药吹入鼻内,痛即止。《摄生方》:用肥皂一个(去穰),入山奈、甘松各三分,花椒、食盐不拘多少,填满,面包煨红,取研,日用擦牙漱去。面上雀斑:三奈子、鹰粪、密陀僧、蓖麻子等分,研匀,以乳汁调之,夜涂旦洗去。醒头去屑:三奈、甘松香、零陵香一钱,樟脑二分,滑石半两。为末。夜擦旦篦去。(《水云录》)心腹冷痛:三奈、丁香、当归、甘草等分为末,醋糊丸梧子大。每服三十丸,酒下。(《集简方》)

廉姜(《拾遗》)

【释名】姜汇(《纲目》)、蔟葰(音族绥)。

【集解】弘景曰:杜若苗似廉姜。

藏器曰:廉姜似姜,生岭南、剑南,人多食之。

时珍曰:按《异物志》云:生沙石中,似姜,大如螺,气猛近于臭。南人以为菹。其法削皮,以黑梅及盐汁渍之,乃成也。又郑樵云:廉姜似山姜而根大。

【气味】辛,热,无毒。

【主治】胃中冷,吐水,不下食(藏器)。温中下气,消食益智(时珍)。

杜若(《本经》上品)

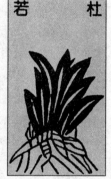

【校正】并入《图经》外类山姜。

【释名】杜衡(《本经》)、杜莲(《别录》)、若芝(《别录》)、楚衡(《广雅》)、獐子姜(獐音爪。《药性论》)、山姜(《别录》云:一名白莲,一名白芩)。

颂曰:此草一名杜衡,而草部中品自有杜衡条,即《尔雅》所谓土卤者也。杜若,即《广雅》所谓楚衡者也。其类自别,古人多相杂引用。故《九歌》云:采芳洲兮杜若。《离骚》云:杂杜衡与芳芷。王逸辈皆不分别,但云香草,故二名相混。古方或用,今人罕使,故少有识者。

【修治】敩曰:凡使勿用鸭喋草根,真相似,只是味效不同。凡采得根,以刀刮去黄赤皮,细剉,用三重绢袋阴干。临使以蜜浸一夜,漉出用。

根

【气味】辛,微温,无毒。

之才曰:得辛夷、细辛良,恶柴胡、前胡。

苏颂曰:山姜:辛,平,有小毒。

【主治】胸胁下逆气,温中,风入脑户,头肿痛,多涕泪出。久服益精明目轻身。令人不忘(《本经》)。治眩倒目晄晄,止痛,除口臭气(《别录》)。山姜:去皮间风热,可作炸汤。又主暴冷,及胃中逆冷,霍乱腹痛(苏颂)。

【发明】时珍曰:杜若乃神农上品,治足少阴、太阳诸症要药,而世不知用,惜哉。

山姜（《拾遗》）

【释名】美草。

弘景曰：东人呼为山姜，南人呼为美草。

时珍曰：与杜若之山姜，名同物异也。

【集解】藏器曰：山姜根及苗，并如姜而大，作樟木臭，南人食之。又有獦子姜，黄色而紧，辛辣，破血气殊强于此姜。

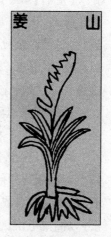

颂曰：山姜出九真交趾，今闽广皆有之。刘恂《岭表录异》云：茎叶皆姜也，但根不堪食。亦与豆蔻花相似，而微小尔。花生叶间，作穗如麦粒，嫩红色。南人取其未大开者，谓之含胎花，以盐水淹藏入甜糟中，经冬如琥珀色，辛香可爱，用为鲊，无以加矣。又以盐杀治曝干者，煎汤服之，极除冷气，甚佳。

时珍曰：山姜生南方，叶似姜，花赤色甚辛，子似草豆蔻，根如杜若及高良姜。今人以其子伪充草豆蔻，然其气甚猛烈。

根

【气味】辛，热，无毒。

【主治】腹中冷痛，煮服甚效。作丸散服，辟谷止饥（弘景）。去恶气，温中，中恶霍乱，心腹冷痛，功用如姜（藏器）。

花及子

【气味】辛，温，无毒。【主治】调中下气，破冷气作痛，止霍乱，消食，杀酒毒（大明）。

高良姜（《别录》中品）

【校正】并入《开宝本草》红豆蔻。

【释名】蛮姜（《纲目》），子名红豆蔻。

时珍曰：陶隐居言此姜始出高良郡，故得此名。按高良，即今高州也。汉为高凉县，吴改为郡。其山高而稍凉，因以为名，则高良当作高凉也。

【修治】时珍曰：高良姜、红豆蔻，并宜炒过入药。亦有以姜同吴茱萸、东壁土炒过入药用者。

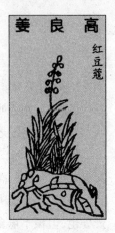

高良姜

红豆蔻

根

【气味】辛,大温,无毒。

志曰:辛,苦,大热,无毒。

张元素曰:辛,热,纯阳,浮也。入足太阴、阳明经。

【主治】暴冷,胃中冷逆,霍乱腹痛(《别录》)。下气益声,好颜色。煮饮服之,止痢(藏器)。治风破气,腹内久冷气痛,去风冷痹弱(甄权)。转筋泻痢,反胃呕食,解酒毒,消宿食(大明)。含块咽津,治忽然恶心,呕清水,逡巡即瘥。若口臭者,同草豆蔻为末,煎饮(苏颂)。健脾胃,宽噎膈,破冷癖,除瘴疟(时珍)。

【发明】杨士瀛曰:噎逆胃寒者,高良姜为要药,人参、茯苓佐之,为其温胃,解散胃中风邪也。

时珍曰:《十全方》言:心脾冷痛,用高良姜,细剉微炒为末,米饮服一钱,立止。太祖高皇帝御制周颠仙碑文,亦载其有验云。又秽迹佛有治心口痛方云:凡男女心口一点痛者,乃胃脘有滞或有虫也。多因怒及受寒而起,遂致终身。俗言心气痛者,非也。用高良姜(以酒洗七次焙研),香附子(以醋洗七次焙研),各记收之。病因寒得,用姜末二钱,附末一钱;因怒得,用附末二钱,姜末一钱;寒怒兼有,各一钱半,以米饮加入生姜汁一匙,盐一捻,服之立止。韩飞霞《医通》书亦称其功云。

【附方】旧三,新十。霍乱吐利:火炙高良姜令焦香。每用五两,以酒一升,煮三、四沸,顿服。亦治腹痛中恶。(《外台》)霍乱腹痛:高良姜一两(剉)。以水三大盏,煎二盏半,去滓,入粳米一合,煮粥食之。便止。(《圣惠方》)霍乱呕甚不止:用高良姜(生剉)二钱,大枣一枚。水煎冷服,立定。名冰壶汤。(《普济方》)脚气欲吐:苏恭曰:凡患脚气人,每旦饱食,午后少食,日晚不食。若饥,可食豉粥。若觉不消,欲致霍乱者。即以高良姜一两,水三升,煮一升,顿服尽,即消。若猝无者,以母姜一两代之,清酒煎服。虽不及高良姜,亦甚效也。心脾冷痛:高良姜丸:用高良姜四两(切片,分作四分:一两用陈廪米半合,炒黄去米;一两用陈壁土半两,炒黄去土;一两用巴豆三十四个,炒黄去豆;一两,用斑蝥三十四个,炒黄去蝥),吴茱萸一两(酒浸一夜,同姜再炒)。为末,以浸茱酒打糊丸梧桐子大,每空心姜汤下五十丸。《永类钤方》:用高良姜三钱,五灵脂六钱。为末。每服三钱,醋汤调下。养脾温胃:去冷消痰,宽胸下气,大治心脾疼及一切冷物所伤。用高良姜、干姜等分。炮研末,面糊丸梧子大,每食后橘皮汤下十五丸。妊妇勿服。(《和剂局方》)脾虚寒疟,寒多热少,饮食不思:用高良姜(麻油炒)、干姜(炮)各一两。为末。每服五钱,用猪胆汁调成膏子,临发时热酒调服。以胆汁和丸,每服四十丸,酒下亦佳。吴开内翰,政和丁酉居全椒县,岁疟大作,用此救人以百计。张大亨病此,甚欲致仕,亦服之愈。大抵寒发于胆,用猪胆引二姜入胆,去寒而燥脾胃,一寒一热,阴阳相制,所以作效也。一方:只用二姜(半生半炮)各半两,穿山甲(炮)三钱,为末。每服二钱,猪肾煮酒下。(《朱氏集验方》)妊妇疟疾:先因伤寒变成者。用高良姜三钱(剉)。以猯猪胆汁浸一夜,东壁土炒黑,去土,以肥枣肉十五枚,同焙为末。每用三钱,水一盏,煎热,将发时服。神妙。(《永类钤方》)暴赤眼痛:以管吹良姜末入鼻取嚏,或弹出鼻血,即散。(《谈野翁试验方》)风牙痛肿:高良姜二寸,全蝎(焙)一枚。为末掺之,吐涎,以盐汤漱口。此乃乐清丐者所传。鲍季明病此,用之果效。(王璆《百一选方》)头痛搐鼻:高良姜生研频搐。(《普济方》)

红豆蔻(《开宝》)

【气味】辛,温,无毒。

权曰:苦,辛,多食令人舌粗,不思饮食。

时珍曰:辛热,阳也,浮也,入手、足太阴经。《生生编》云。最能动火伤目致衄,食料不宜用之。

【主治】肠虚水泻,心腹绞痛,霍乱呕吐酸水,解酒毒(志)。冷气腹痛,消瘴雾毒气,去宿食,温腹肠,吐泻痢疾(甄权)。治噎膈反胃,虚疟寒胀,燥湿散寒(时珍)。

【发明】时珍曰:红豆蔻,李东垣脾胃药中常用之,亦取其辛热芳香,能醒脾温肺、散寒燥湿、消食之功尔。若脾肺素有伏火者,切不宜用。

【附方】新一。风寒牙痛:红豆蔻为末,随左右以少许搐鼻中,并掺牙取涎。或加麝香。(《卫生家宝方》)

豆蔻(《别录》上品)

【校正】白果部移入此。

【释名】草豆蔻(《开宝》)、漏蔻(《异物志》)、草果(郑樵《通志》)。

宗奭曰:豆蔻,草豆蔻也。此是对肉豆蔻而名。若作果,则味不和。前人编入果部,不知有何意义?花性热,淹至京师,味微苦不甚美,干则色淡紫。为能消酒毒,故为果尔。

时珍曰:按杨雄《方言》云:凡物盛多曰蔻。豆蔻之名,或取此义。豆象形也。《南方异物志》作漏蔻,盖南人字无正音也。今虽不专为果,犹入茶食料用,尚有草果之称焉。《金光明经》三十二品香药,谓之苏乞迷罗(细)。

【修治】斅曰:凡使须去蒂,取向里子及皮,用茱萸同于铫上缓炒,待茱萸微黄黑,即去茱萸,取草豆蔻皮及子杵用之。

时珍曰:今人惟以面裹煻火煨熟,去皮用之。

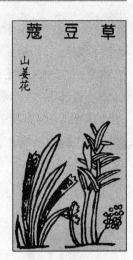

蔻豆草
山姜花

仁

【气味】辛,温,涩,无毒。

好古曰:大辛热,阳也,浮也。入足太阴、阳明经。

【主治】温中,心腹痛,呕吐,去口臭气(《别录》)。下气,止霍乱,一切冷气,消酒毒(《开宝》)。调中补胃,健脾消食,去客寒,心与胃痛(李杲)。治瘴疬寒疟,伤暑吐下泄痢,噎膈反胃,痞满吐酸,痰饮积聚,妇人恶阻带下,除寒燥湿,开郁破气,杀鱼肉毒。制丹砂(时珍)。

【附方】旧一,新九。心腹胀满短气:用草豆蔻一两,去皮为末,以木瓜生姜汤,调服半钱。(《千金方》)胃弱呕逆不食:用草豆蔻仁二枚,高良姜半两,水一盏,煮取汁,入生姜汁半合,和白面作拨刀,以羊肉臛汁煮熟,空心食之。(《普济》)霍乱烦渴:草豆蔻、黄连各一钱半,乌豆五十粒,生姜三片。水煎服之。(《圣济总录》)虚疟自汗不止。用草果一枚(面裹煨熟,连面研),入平胃散二钱。水煎服。(《经效济世方》)气虚瘴疟,热少寒多,或单寒不热,或虚热不寒:用草果仁、熟附子等分,水一盏,姜七片,枣一枚,煎半盏服。名果附汤。(《济生方》)脾寒疟疾,寒多热少,或单寒不热,或大便泄而小便多,不能食:用草果仁、熟附子各二钱半,生姜七片,枣肉二枚。水三盏,煎一盏,温服。(《医方大成》)脾肾不足:草果仁一两(以舶茴香一两炒香,去茴不用),吴茱萸(汤泡七次,以破故纸一两炒香,去故纸不用),葫芦巴一两(以山茱萸一两炒香,去茱萸不用)。上三味为散,酒糊丸梧子大。每服六十丸,盐汤下。(《百一选方》)赤白带下:连皮草果一枚,乳香一小块。面裹煨焦黄,同面研细。每米饮服二钱,日二服。(《卫生易简方》)香口辟臭:豆蔻、细辛为末,含之。(《肘后方》)脾痛胀满:草果仁二个。酒煎服之。(《直指方》)

花

【气味】辛,热,无毒。

【主治】下气,止呕逆,除霍乱,调中补胃气,消酒毒(大明)。

白豆蔻(宋《开宝》)

【释名】多骨。

【集解】志曰:白豆蔻,出伽古罗国,呼为多骨。其草形如芭蕉,叶似杜若,长八九尺而光滑,冬夏不凋,花浅黄色,子作朵如葡萄,初出微青,熟则变白,七月采之。

颂曰:今广州、宜州亦有之,不及番舶来者佳。

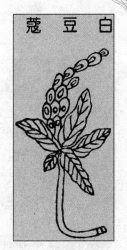

时珍曰:白豆蔻子圆大如白牵牛子,其壳白厚,其仁如缩砂仁。入药,去皮炒用。

仁

【气味】辛,大温,无毒。

好古:大辛热,味薄气厚,轻清而升,阳也,浮也。入手太阴经。

【主治】积冷气,止吐逆反胃,消谷下气(《开宝》)。散肺中滞气,宽膈进食,去白睛翳膜(李杲)。补肺气,益脾胃,理元气,收脱气(好古)。治噎膈,除疟疾寒热,解酒毒(时珍)。

【发明】颂曰:古方治胃冷,吃食即欲吐,及呕吐六物汤,皆用白豆蔻,大抵主胃冷,即相宜也。

元素曰:白豆蔻气味俱薄,其用有五:专入肺经本药,一也;散胸中滞气,二也;去感寒腹痛,三也;温暖脾胃,四也;治赤眼暴发,去太阳经目内大眦红筋,用少许,五也。

时珍曰:按杨士瀛云:白豆蔻治脾虚疟疾,呕吐寒热,能消能磨,流行三焦,营卫一转,诸症自平。

【附方】旧一,新四。胃冷恶心:凡食即欲吐。用白豆蔻子三枚。捣细。好酒一盏,温服,并饮数服佳。(张文仲《备急方》)人忽恶心:多嚼白豆蔻子,最佳。(《肘后方》)小儿吐乳,胃寒者:白豆蔻仁十四个,缩砂仁十四个,生甘草二钱,炙甘草二钱。为末。常掺入儿口中。(危氏《得效方》)脾虚反胃:白豆蔻、缩砂仁各二两,丁香一两,陈廪米一升,黄土炒焦,去土研细,姜汁和丸梧子大。每服百丸,姜汤下。名太仓丸。(《济生方》)产后呃逆:白豆蔻、丁香各半两。研细,桃仁汤服一钱,少顷再服。(《乾坤生意》)

缩砂密(宋《开宝》)

【释名】时珍曰:名义未详。藕下白蒻多密,取其密藏之意。此物实在根下,仁藏壳内,亦或此意欤。

【集解】珣曰:缩砂密,生西海及西戎等地、波斯诸国。多从安东道来。

志曰:生南地。苗似廉姜,子形如白豆蔻,其皮紧厚而皱,黄赤色,八月采之。

颂曰:今惟岭南山泽间有之。苗茎似高良姜,高三、四尺。叶青,长八、九寸,阔半寸以来。三月、四月开花在根下,五、六月成实,五、七十枚作一穗,状似益智而圆,皮紧厚而皱,有粟纹,外有细刺,黄赤色。皮间细子一团,八隔,可四十余粒,如大黍米,外微黑色,内白而香,似白豆蔻仁。七月、八月采之,辛香可调食味,及蜜煎糖缠用。

仁

【气味】辛,温,涩,无毒。

权曰:辛、苦。

藏器曰:酸。

珣曰:辛、咸,平。得诃子、豆蔻、白芜荑、鳖甲良。

好古曰:辛,温,阳也,浮也。入手足太阴、阳明、太阳、足少阴七经。得白檀香、豆蔻为使,入肺;得人参、益智为使,入脾;得黄柏、茯苓为使,入肾;得赤、白石脂为使,入大小肠也。

【主治】虚劳冷泻,宿食不消,赤白泄痢,腹中虚痛下气(《开宝》)。主冷气腹痛,止休息气痢劳损,消化水谷,温暖脾胃(甄权)。上气咳嗽,奔豚鬼疰,惊痫邪气(藏器)。一切气,霍乱转筋。能起酒香味(大明)。和中行气,止痛安胎(杨士瀛)。治脾胃气结滞不散(元素)。补肺醒脾,养胃益肾,理元气,通滞气,散寒饮胀痞,噎膈呕吐,止女子崩中,除咽喉口齿浮热,化铜铁骨哽(时珍)。

【发明】时珍曰:按韩悉《医通》云:肾恶燥,以辛润之。缩砂仁之辛,以润肾燥。又云:缩砂属土,主醒脾调胃,引诸药归宿丹田。香而能窜,和合五脏冲和之气,如天地以土为冲和之气,故补肾药用同地黄丸蒸,取其达下之旨也。又化骨,食草木药及方士炼三黄皆用之,不知其性何以能制此物也?

【附方】旧三,新一十三。冷滑下痢,不禁虚羸:用缩砂仁熬为末,以羊子肝薄切掺之,瓦上焙干为末,入干姜末等分,饭丸梧子大。每服四十丸,白汤下,日二服。又方:缩砂仁、炮附子、干姜、厚朴、陈橘皮等分。为末,饭丸梧子大。每服四十丸,米饮下,日二服。(并《药性论》)大便泻血,三代相传者:缩砂仁为末,米饮热服二钱,以愈为度。(《十便良方》)小儿脱肛:缩砂(去皮)为末。以猪腰子一片,批开擦末在内,缚定,煮熟与儿食,次服白矾丸。如气逆肿喘者,不治。(《保幼大全》)遍身肿满,阴亦肿者:用缩砂仁、土狗一个,等分,研,和老酒服之。(《直指方》)痰气膈胀:砂仁捣碎,以萝卜汁浸透,焙干为末。每服一、二钱,食远沸汤服。(《简便方》)上气咳逆:砂仁(洗净,炒研)、生姜(连皮)等分,捣烂,热酒食远泡服。(《简便方》)子痫昏冒:缩砂(和皮炒黑),热酒调下二钱。不饮者,米饮下。此方安胎止痛皆效,不可尽述。(温隐居方)妊娠胎动,偶因所触,或跌坠伤损,致胎不安,痛不可忍者:缩砂(熨斗内炒熟,去皮用仁),捣碎。每服二钱,热酒调下。须臾觉腹中胎动处极热,即胎已安矣。神效。(孙尚药方)妇人血崩:新缩砂仁,新瓦焙研末。米饮服三钱。(《妇人良方》)热拥咽痛:缩砂壳为末,水服一钱。(戴原礼方)牙齿疼痛:缩砂常嚼之良。(《直指方》)口吻生疮:缩砂壳煅研。擦之即愈。此蔡医博秘方也。(黎居士《简易方》)鱼骨入咽:缩砂、甘草等分。为末,绵裹含之咽汁,当随痰出矣。(王璆《百一选方》)误吞诸物:金银铜钱等物不化者,浓煎缩砂汤饮之,即下。(危氏《得效方》)一

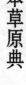

切食毒：缩砂仁末，水服一二钱。(《事林广记》)

益智子（宋《开宝》）

【释名】时珍曰：脾主智，此物能益脾胃故也，与龙眼名益智义同。按苏轼记云：海南产益智，花实皆长穗，而分为三节。观其上中下节，以候早中晚禾之丰凶。大丰则皆实，大凶皆不实，罕有三节并熟者。其为药只治水，而无益于智，其得此名，岂以其知岁耶？此亦一说也，终近穿凿。

【集解】藏器曰：益智出昆仑及交趾国，今岭南州郡往往有之。顾微《广州记》云：其叶似襄荷，长丈余。其根上有小枝，高八九寸，无华萼。茎如竹箭，子从心出。一枝有十子丛生，大如小枣。其中核黑而皮白，核小者佳，含之摄涎秽。或四破去核，取外皮蜜煮为粽食，味辛。晋卢循遗刘裕益智粽，是此也。

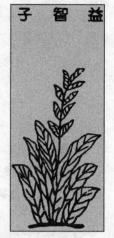

恭曰：益智子似连翘子头未开者，苗叶花根与豆无别，惟子小尔。

时珍曰：按嵇含《南方草木状》云：益智二月花，连着实，五、六月熟。其子如笔头而两头尖，长七八分，杂五味中，饮酒芬芳，亦可盐曝及作粽食。观此则顾微言其无华者，误矣。今之益智子形如枣核，而皮及仁，皆似草豆蔻云。

仁

【气味】辛，温，无毒。

【主治】遗精虚漏，小便余沥，益气安神，补不足，安三焦，调诸气。夜多小便者，取二十四枚碎，入盐同煎服，有奇验(志)。治客寒犯胃，和中益气，及人多唾(李杲)。益脾胃，理元气，补肾虚滑沥(好古)。冷气腹痛，及心气不足，梦泄赤浊，热伤心系，吐血血崩诸症(时珍)。

【发明】刘完素曰：益智辛热，能开发郁结，使气宣通。

王好古曰：益智本脾药，主君相二火。在集香丸，则入肺；在四君子汤则入脾，在大凤髓丹则入肾，三藏互有子母相关之义。当于补药中兼用之，勿多服。

时珍曰：益智大辛，行阳退阴之药也，三焦、命门气弱者宜之。按杨士瀛《直指方》云：心者脾之母，进食不止于和脾，火能生土，当使心药入脾胃药中，庶几相得。故古人进食药中，多用益智，土中益火也。又按洪迈《夷坚志》云：秀川进士陆迎，忽得吐血不止，气蹶惊颤，狂躁直视，至深夜欲投户而出。如是两夕，遍用方药弗瘳。夜梦观音授一方，命但服一料，永除病根。梦觉记之，如方治药，其病果愈。其方：用益智子仁一两，生朱砂二钱，青橘皮五钱，麝香一钱。碾为细末。每服一钱，空心灯心汤下。

【附方】新八。小便频数，脬气不足也：雷州益智子（盐炒，去盐）、天台乌药等分，为末，酒煮山药粉为糊，丸如梧子大。每服七十丸，空心盐汤下。名缩泉丸。（《朱氏集验方》）心虚尿滑，及赤白二浊：益智子仁、白茯苓、白术等分，为末。每服三钱，白汤调下。白浊腹满，不拘男妇：用益智仁（盐水浸炒）、厚朴（姜汁炒）等分，姜三片，枣一枚，水煎服。（《永类钤方》）小便赤浊：益智子仁、茯神各二两，远志、甘草（水煮）各半斤，为末，酒糊丸梧子大，空心姜汤下五十丸。腹胀忽泻日夜不止，诸药不效，此气脱也：用益智子仁二两，浓煎饮之，立愈。（危氏《得效方》）妇人崩中：益智子炒碾细。米饮入盐，服一钱。（《产宝》）香口辟臭：益智子仁一两，甘草二钱。碾粉舐之。（《经验良方》）漏胎下血：益智仁半两，缩砂仁一两。为末。每服三钱，空心白汤下，日二服。（胡氏《济阴方》）

荜茇（宋《开宝》）

【释名】荜拨。

时珍曰：荜拨当作荜茇，出《南方草木状》，番语也。陈藏器《本草》作毕勃，《扶南传》作逼拨，《大明会典》作毕茇。又段成式《酉阳杂俎》云：摩伽陀国呼为荜拨梨，拂林国呼为阿梨诃陀。

【集解】恭曰：荜茇生波斯国。丛生，茎叶似蒟酱，其子紧细，味辛烈于蒟酱。胡人将来，入食味用也。

藏器曰：其根名毕勃没，似柴胡而黑硬。

颂曰：今岭南有之，多生竹林内。正月发苗作丛，高三四尺，其茎如箸。叶青圆如蕺菜，阔二三寸如桑，面光而厚。三月开花白色在表。七月结子如小指大，长二寸以来，青黑色，类椹子而长。九月取采，灰杀曝干。南人爱其辛香，或取叶生茹之。复有舶上来者，更辛香。

时珍曰：段成式言：青州防风子可乱荜茇，盖亦不然。荜茇气味正如胡椒，其形长一二寸，防风子圆如胡荽子，大不相侔也。

【修治】敩曰：凡使，去挺用头。以醋浸一宿，焙干，以刀刮去皮粟子令净乃用，免伤人肺，令人上气。

【气味】辛，大温，无毒。

时珍曰：气热味辛，阳也，浮也。入手足阳明经。然辛热耗散，能动脾肺之火。多用令人目昏，食料尤不宜之。

【主治】温中下气，补腰脚，杀腥气，消食，除胃冷，阴疝痃癖（藏器）。霍乱冷气，心痛血气（大明）。水泻虚痢，呕逆醋心，产后泄痢，与阿魏和合良。得诃子、人参、桂心、干姜，治脏腑虚冷肠鸣泄痢，神效（李珣）。治头痛鼻渊牙痛（时珍）。

【发明】宗奭曰：荜茇走肠胃，冷气呕吐、心腹满痛者宜之。多服走泄真气，令人肠虚下重。

颂曰：按《唐太宗实录》云：贞观中，上以气痢久未瘥，服名医药不应，因诏访求其方。有卫士进黄牛乳煎荜茇方，御用有效。刘禹锡亦记其事云，后累试于虚冷者必效。

时珍曰：牛乳煎详见兽部牛乳下。荜茇为头痛、鼻渊、牙痛要药，取其辛热，能入阳明经散浮热也。

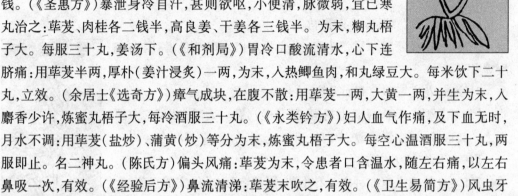

【附方】旧二，新八。冷痰恶心：荜茇一两，为末，食前用米汤服半钱。（《圣惠方》）暴泄身冷自汗，甚则欲呕，小便清，脉微弱，宜已寒丸治之：荜茇、肉桂各二钱半，高良姜、干姜各三钱半。为末，糊丸梧子大。每服三十丸，姜汤下。（《和剂局》）胃冷口酸流清水，心下连脐痛：用荜茇半两，厚朴（姜汁浸炙）一两，为末，入热鲫鱼肉，和丸绿豆大。每米饮下二十丸，立效。（余居士《选奇方》）瘴气成块，在腹不散：用荜茇一两，大黄一两，并生为末，入麝香少许，炼蜜丸梧子大，每冷酒服三十丸。（《永类钤方》）妇人血气作痛，及下血无时，月水不调：用荜茇（盐炒）、蒲黄（炒）等分为末，炼蜜丸梧子大。每空心温酒服三十丸，两服即止。名二神丸。（陈氏方）偏头风痛：荜茇为末，令患者口含温水，随左右痛，以左右鼻吸一次，有效。（《经验后方》）鼻流清涕：荜茇末吹之，有效。（《卫生易简方》）风虫牙痛：荜茇末揩之，煎苍耳汤漱去涎。《本草权度》：用荜茇末、木鳖子肉。研膏化开，搐鼻。《圣济总录》：用荜茇、胡椒等分，为末，化蜡丸麻子大，每以一丸塞孔中。

荜勃没

【气味】辛，温，无毒。

【主治】五劳七伤，冷气呕逆，心腹胀满，食不消化，阴汗寒疝核肿，妇人内冷无子，治腰肾冷，除血气。（藏器）

蒟酱（蒟，音矩。《唐本草》）

【释名】蒟子（《广志》）、土荜茇（《食疗》），苗名扶留藤，蒌叶。

时珍曰：按嵇含云：蒟子可以调食，故谓之酱，乃荜茇之类也，故孟诜《食疗》谓之土荜茇。其蔓叶名扶留藤，一作扶橎，一作浮留，莫解其义。蒌则留字之讹也。

【修治】敩曰：凡采得后，以刀刮去粗皮，捣细。每五两，用生姜自然汁五两拌之，蒸一日，曝干用。

根、叶、子

【气味】辛，温，无毒。

时珍曰：气热味辛，阳也，浮也。

【主治】下气温中,破痰积(《唐本》)。咳逆上气,心腹虫痛,胃弱虚泻,霍乱吐逆,解酒食味(李珣)。散结气,心腹冷痛。消谷(孟诜)。解瘴疠,去胸中恶邪气。温脾燥热(时珍)。

【附方】新一。牙疼:蒟酱、细辛各半两,大皂荚五铤(去子,每孔入青盐烧存性)。同研末。频掺吐涎。(《御药院方》)

肉豆蔻(宋《开宝》)

【释名】肉果(《纲目》)、迦拘勒。

宗奭曰:肉豆蔻对草豆蔻为名,去壳只用肉。肉油色者佳,枯白瘦虚者劣。

时珍曰:花实皆似豆蔻而无核,故名。

【集解】藏器曰:肉豆蔻生胡国,胡名迦拘勒。大舶来即有,中国无之。其形圆小,皮紫紧薄,中肉辛辣。

珣曰:生昆仑,及大秦国。

颂曰:今岭南人家亦种之。春生苗,夏抽茎开花,结实似豆蔻,六月、七月采。

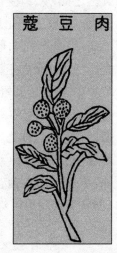

时珍曰:肉豆蔻花及实状虽似草豆蔻,而皮肉之颗则不同。颗外有皱纹,而内有斑缬纹,如槟榔纹。最易生蛀,惟烘干密封,则稍可留。

实

【修治】敩曰:凡使,须以糯米粉熟汤搜裹豆蔻,于糖灰火中煨熟,去粉用。勿令犯铁。

【气味】辛,温,无毒。

权曰:苦、辛。

好古曰:入手足阳明经。

【主治】温中,消食止泄,治积冷心腹胀痛,霍乱中恶,鬼气冷疰,呕沫冷气,小儿乳霍(《开宝》)。调中下气,开胃,解酒毒,消皮外络下气(大明)。治宿食痰饮,止小儿吐逆,不下乳,腹痛(甄权)。主心腹虫痛,脾胃虚冷,气并冷热,虚泄赤白痢,研末粥饮服之(李珣)。暖脾胃,固大肠(时珍)。

【发明】大明曰:肉豆蔻调中下气,消皮外络下气,味珍,力更殊。

宗奭曰:亦善下气,多服则泄气,得中则和平其气。

震亨曰:属金与土,为丸温中补脾。《日华子》称其下气,以脾得补而善运化,气自下也。非若陈皮、香附之快泄。寇氏不详其实,遂以为不可服也。

机曰:痢疾用此涩肠,为伤乳泄泻之要药。

时珍曰:土爱暖而喜芳香,故肉豆蔻之辛温,理脾胃而治吐利。

【附方】旧一,新七。暖胃除痰,进食消食:肉豆蔻二个,半夏(姜汁炒)五钱,木香二钱半,为末,蒸饼丸芥子大,每食后津液下五丸、十丸。(《普济》)霍乱吐利:肉豆蔻为末,姜汤服一钱。(《普济方》)久泻不止:肉豆蔻(煨)一两,木香二钱半,为末,枣肉和丸,米饮服四五十丸。又方:肉豆蔻(煨)一两,熟附子七钱。为末糊丸。米饮服四五十丸。又方:肉豆蔻(煨)、粟壳(炙)等分为末,醋糊丸,米饮服四、五十丸。(并《百一选方》)老人虚泻:肉豆蔻三钱(面裹煨熟,去面研),乳香一两,为末,陈米粉糊丸梧子大。每服五七十丸,米饮下。此乃常州侯教授所传方。(《瑞竹堂方》)小儿泄泻:肉豆蔻五钱,乳香二钱半,生姜五片。同炒黑色,去姜,研为膏收,旋丸绿豆大。每量大小,米饮下。(《全幼心鉴》)脾泄气痢:豆蔻一颗(米醋调面裹,煨令焦黄,和面研末),更以榄子(炒研末)一两,相和。又以陈廪米炒焦,为末和匀。每以二钱煎作饮,调前二味三钱,旦暮各一服,便瘥。(《续传信方》)冷痢腹痛,不能食者:肉豆蔻一两(去皮)。醋和面裹煨,捣末。每服一钱,粥饮调下。(《圣惠方》)

补骨脂(宋《开宝》)

【释名】破故纸(《开宝》)、婆固脂(《药性论》)、胡韭子(《日华》)。

时珍曰:补骨脂言其功也。胡人呼为婆固脂,而俗讹为破故纸也。胡韭子,因其子之状相似,非胡地之韭子也。

【集解】志曰:补骨脂生岭南诸州及波斯国。

颂曰:今岭外山坂间多有之,四川合州亦有,皆不及番舶者佳。茎高三四尺,叶小似薄荷,花微紫色,实如麻子,圆扁而黑,九月采。

大明曰:徐表《南州记》云,是胡韭子也。南番者,色赤;广南者色绿,入药微炒用。

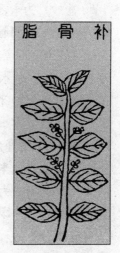

补骨脂

子

【修治】敩曰:此性燥毒,须用酒浸一宿,漉出,以东流水浸三日夜,蒸之,从巳至申,晒干用。一法:以盐同炒过,曝干用。

【气味】辛,大温,无毒。

权曰:苦,辛。

珣曰:恶甘草。

时珍曰:忌芸苔及诸血,得胡桃、胡麻良。

【主治】五劳七伤，风虚冷，骨髓伤败，肾冷精流，及妇人血气堕胎（《开宝》）。男子腰疼，膝冷囊湿，逐诸冷痹顽，止小便，利腹中冷（甄权）。兴阳事，明耳目（大明）。治肾泄，通命门，暖丹田，敛精神（时珍）。

【附方】旧二，新一十四。补骨脂丸：治下元虚败，脚手沉重，夜多盗汗，纵欲所致。此药壮筋骨，益元气。补骨脂四两（炒香），菟丝子四两（酒蒸），胡桃肉一两（去皮），乳香、没药、沉香各研二钱半，炼蜜丸如梧子大。每服二三十丸，空心盐汤、温酒任下。自夏至起冬至止，日一服。此乃唐宣宗时，张寿太尉知广州，得方于南番人。有诗云：三年时节向边隅，人信方知药力殊。夺得春光来在手，青娥休笑白髭须。（《和剂方》）男女虚劳：男子女人五劳七伤，下元久冷，一切风病，四肢疼痛，驻颜壮气，乌髭须。补骨脂一斤，酒浸一宿，晒干，却用乌油麻一升和炒，令麻子声绝，簸去，只取补骨脂为末，醋煮面糊丸如梧子大。每服二三十丸，空心温酒、盐汤任下。（《经验后方》）肾虚腰痛：《经验后方》：用破故纸一两，炒为末，温酒服三钱，神妙。或加木香一钱。《和剂局方》青娥丸：治肾气虚弱，风冷乘之，或血气相搏，腰痛如折，俯仰不利，或因劳役伤肾，或卑湿伤腰，或损坠堕伤，或风寒客搏，或气滞不散，皆令腰痛，或腰间如物重坠。用破故纸（酒浸炒）一斤，杜仲（去皮姜汁浸炒）一斤，胡桃肉（去皮）二十个，为末，以蒜捣膏一两，和丸梧子大，每空心温酒服二十丸。妇人淡醋汤下。常服壮筋骨，活血脉，乌髭须，益颜色。妊娠腰痛：通气散：用破故纸二两，炒香为末。先嚼胡桃肉半个，空心温酒调下二钱。此药神妙。（《妇人良方》）定心补肾：养血返精丸：破故纸（炒）二两，白茯苓一两（为末），没药五钱，以无灰酒浸高一指，煮化和末，丸梧子大。每服三十丸，白汤下。昔有人服此，至老不衰。盖故纸补肾，茯苓补心，没药养血，三者既壮，自然身安。（《朱氏集验方》）精气不固：破故纸、青盐等分同炒为末。每服二钱，米饮下。（《三因方》）小便无度，肾气虚寒：破故纸十两（酒蒸），茴香十两（盐炒），为末，酒糊丸梧子大。每服百丸，盐酒下。或以末糁猪肾煨食之。（《普济方》）小儿遗尿，膀胱冷也：夜属阴，故小便不禁。破故纸炒为末，每夜热汤服五分。（《婴童百问》）玉茎不痿，精滑无歇，时时如针刺，捏之则脆，此名肾漏：用破故纸、韭子各一两，为末。每用三钱，水二盏，煎六分服，日三次，愈则止。（夏子益《奇方》）脾肾虚泻：二神丸：用破故纸（炒）半斤，肉豆蔻（生用）四两，为末，肥枣肉研膏，和丸梧子大，每空心米饮服五七十丸。《本事方》：加木香二两，名三神丸。水泻久痢：破故纸（炒）一两，粟壳（炙）四两，为末，炼蜜丸弹子大。每服一丸，姜、枣同水煎服。（《百一选方》）牙痛日久肾虚也：补骨脂二两，青盐半两，炒研擦之。（《御药院方》）风虫牙痛，上连头脑：补骨脂（炒）半两，乳香二钱半。为末擦之。或为丸塞孔内。自用有效。（《传信适用方》）打坠腰痛，瘀血凝滞：破故纸（炒）、茴香（炒）、辣桂等分，为末，每热酒服二钱。故纸主腰痛行血。（《直指方》）

姜黄（《唐本草》）

【释名】蒁（音述）、宝鼎香（《纲目》）。

根

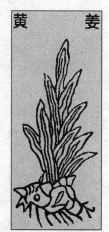

【气味】辛、苦，大寒。无毒。

藏器曰：辛少苦多，性热不冷。云大寒，误矣。

【主治】心腹结积疰忤，下气破血，除风热，消痈肿，功力烈于郁金（《唐本》）。治癥瘕血块，通月经，治扑损瘀血，止暴风痛冷气，下食（大明）。祛邪辟恶，治气胀，产后败血攻心（苏颂）。治风痹臂痛（时珍）。

【发明】时珍曰：姜黄、郁金、术药三物，形状功用皆相近。但郁金入心治血；而姜黄兼入脾，兼治气；术药则入肝，兼治气中之血，为不同尔。古方五痹汤用片子姜黄，治风寒湿气手臂痛。戴原礼《要诀》云：片子姜黄能入手臂治痛，其兼理血中之气可知。

【附方】旧二，新二。心痛难忍：姜黄一两，桂三两。为末。醋汤服一钱。（《经验后方》）胎寒腹痛，啼哭吐乳，大便泻青，状若惊搐，出冷汗：姜黄一钱，没药、木香、乳香二钱。为末，蜜丸芡子大。每服一丸，钩藤煎汤化下。（《和剂方》）产后血痛有块：用姜黄、桂心等分，为末，酒服方寸匕。血下尽即愈。（昝殷《产宝》）疮癣初生：姜黄末掺之，妙。（《千金翼》）

郁金（《唐本草》）

【释名】马术。

震亨曰：郁金无香而性轻扬，能致达酒气于高远。古人用治郁遏不能升者，恐命名因此也。

时珍曰：酒和郁鬯，昔人言是大秦国所产郁金花香，惟郑樵《通志》言即是此郁金。其大秦三代时未通中国，安得有此草？罗愿《尔雅翼》亦云是此根，和酒令黄如金，故谓之黄流。其说并通。此根形状皆似莪术，而医马病，故名马术。

【集解】恭曰：郁金生蜀地及西戎。苗似姜黄，花白质红，末秋出茎心而无实。其根黄赤，取四畔子根去皮火干，马药用之，破血而补，胡人谓之马术。岭南者有实似小豆蔻，不堪啖。

颂曰：今广南、江西州郡亦有之，然不及蜀中者佳。四月初生苗似姜黄，如苏恭所说。

宗奭曰：郁金不香。今人将染妇人衣最鲜明，而不耐日炙，微有郁金之气。

时珍曰：郁金有二：郁金香是用花，见本条；此是用根者。其苗如姜，其根大小如指头，长者寸许，体圆有横纹如蝉腹状，外黄内赤。人以浸水染色，亦微有香气。

根

【气味】辛、苦，寒，无毒。

元素曰：气味俱厚，纯阴。

独孤滔曰：灰可结砂子。

【主治】血积下气，生肌止血，破恶血，血淋尿血，金疮（《唐本》）。单用，治女人宿血气心痛，冷气结聚，温醋摩服之。亦治马胀（甄权）。凉心（元素）。治阳毒入胃。下血频痛（李杲）。治血气心腹痛，产后败血冲心欲死，失心颠狂蛊毒（时珍）。

【发明】震亨曰：郁金，属火、属土与水，其性轻扬上行，治吐血衄血，唾血血腥，及经脉逆行，并宜郁金末加韭汁、姜汁、童尿同服，其血自清。痰中带血者，加竹沥。又鼻血上行者，郁金、韭汁加四物汤服之。

时珍曰：郁金入心及包络，治血病。《经验方》治失心颠狂，用真郁金七两，明矾三两，为末，薄糊丸梧子大，每服五十丸，白汤下。有妇人颠狂十年，至人授此。初服心胸间有物脱去，神气洒然，再服而苏。此惊忧痰血络聚心窍所致。郁金入心去恶血，明矾化顽痰故也。庞安常《伤寒论》云：斑豆始有白泡，忽搐入腹，渐作紫黑色，无脓，日夜叫乱者。郁金一枚，甘草二钱半，水半碗煮干，去甘草，切片焙研为末，入真脑子（炒）半钱。每用一钱，以生猪血五七滴，新汲水调下。不过二服，甚者毒气从手足心出，如痈状乃瘥。此乃五死一生之候也。又《范石湖文集》云：岭南有挑生之害。于饮食中行厌胜法，鱼肉能反生于人腹中，而人以死，则阴役其家。初得觉胸腹痛，次日刺人，十日则生在腹中也。凡胸膈痛，即用升麻或胆矾吐之。若膈下痛，急以米汤调郁金末二钱服，即泻出恶物。或合升麻、郁金服之，不吐则下。李巽岩侍郎为雷州推官，鞫狱得此方，活人甚多也。

【附方】旧三，新十。失心颠狂：方见发明下。痘毒入心：方见发明下。厥心气痛不可忍：郁金、附子、干姜等分，为末，醋糊丸梧子大，朱砂为衣。每服三十丸，男酒女醋下。（《奇效方》）产后心痛，血气上冲欲死：郁金（烧存性，为末）二钱，米醋一呷，调灌即苏。（《袖珍方》）自汗不止：郁金末，卧时调涂于乳上。（《集简方》）衄血吐血：川郁金为末，井水服二钱。甚者再服。（黎居士《易简方》）阳毒下血，热气入胃，痛不可忍：郁金五大个，牛黄一皂荚子。为散。每服用醋浆水一盏，同煎三沸，温服。（孙用和《秘宝方》）尿血不定：郁金末一两，葱白一握，水一盏，煎至三合，温服，日三服。（《经验方》）风痰壅滞：郁金一分，藜芦十分，为末。每服一字，温浆水调下。仍以浆水一盏漱口，以食压之。（《经验后方》）挑生蛊毒：方见发明下。中砒霜毒：郁金末二钱。入蜜少许，冷水调服。（《事林广记》）痔疮肿痛：郁金末，水调涂之，即消。（《医方摘要》）耳内作痛：郁金末一钱，水调，倾入耳内，急倾出之。（《圣济总录》）

蓬莪术（音述。宋《开宝》）

【释名】蒁药。

【集解】志曰：蓬莪术生西戎及广南诸州。叶似襄荷，子似干椹，术在根下并生，一好一恶，恶者有毒。西戎人取之，先放羊食，羊不食者弃之。

藏器曰：一名蓬莪，黑色；二名蒁，黄色；三名波杀，味甘，有大毒。

大明曰：即南中姜黄根也。海南生者名蓬莪术。

颂曰：今江浙或有之，三月生苗，在田野中。其茎如钱大，高二三尺。叶青白色，长一二尺，大五寸以来，颇类襄荷。五月有花作穗，黄色，头微紫。根如生姜，而术在根下，似鸡鸭卵，大小不常。九月采，削去粗皮，蒸熟曝干用。

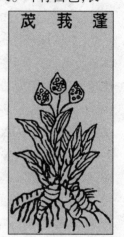

茂莪蓬

根

【修治】敩曰：凡使，于砂盆中以醋磨令尽，然后于火畔熠干，重筛过用。

颂曰：此物极坚硬，难捣治，用时热灰火中煨令透，乘热捣之，即碎如粉。

时珍曰：今人多以醋炒或煮熟入药，取其引入血分也。

【气味】苦、辛，温，无毒。

大明曰：得酒、醋良。

【主治】心腹痛，中恶疰忤鬼气，霍乱冷气，吐酸水，解毒，食饮不消，酒研服之。又疗妇人血气结积，丈夫奔豚（《开宝》）。破痃癖冷气，以酒醋磨服（甄权）。治一切气，开胃消食，通月经，消瘀血，止扑损痛下血，及内损恶血（大明）。通肝经聚血（好古）。

【附方】旧二，新六。一切冷气，抢心切痛，发即欲死：久患心腹痛时发者，此可绝根。蓬莪术二两（醋煮），木香一两（煨）。为末。每服半钱，淡醋汤下。（《卫生家宝方》）小肠脏气，非时痛不可忍：蓬莪术研末，空心葱酒服一钱。（杨子建《护命方》）妇人血气，游走作痛，及腰痛：蓬莪术、干漆二两，为末，酒服二钱。腰痛，核桃酒下。（《普济方》）小儿盘肠内灼痛：以莪术半两，用阿魏一钱，化水浸一日夜，焙研。每服一字，紫苏汤下。（《保幼大全》）小儿气痛：蓬莪术炮熟为末。热酒服一大钱。（《十全博救方》）上气喘急：蓬莪术五钱，酒一盏半，煎八分服。（《保生方》）气短不接：正元散：治气不接续，兼治滑泄，及小便数。王丞相服之有验。用蓬莪术一两，金铃子（去核）一两，为末，入蓬砂一钱，炼过研细。每服二钱，温酒或盐汤空心服。（孙用和《秘宝方》）初生吐乳不止：蓬莪术少许，盐一绿豆，以乳一合，煎三五沸，去滓，入牛黄两粟大，服之，甚效也。（《保幼大全》）浑身燎泡：

方见荆三棱。

荆三棱（宋《开宝》）

【校正】并入《开宝》草三棱。

【释名】京三棱（《开宝》）、草三棱（《开宝》）、鸡爪三棱（《开宝》）、黑三棱（《图经》）、石三棱。

颂曰：三棱，叶有三棱也。生荆楚地，故名荆三棱以著其地。《开宝本草》作京者误矣。又出草三棱条，云即鸡爪三棱，生蜀地。二月、八月采之。其实一类，随形命名尔，故并见之。

【集解】藏器曰：三棱总有三、四种。京三棱，黄色体重，状若鲫鱼而小。又有黑三棱，状如乌梅而稍大，体轻有须，相连蔓延，作漆色，蜀人以织为器，一名莎者，是也。疗体并同。

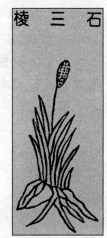

时珍曰：三棱多生荒废陂池湿地。春时丛生，夏秋抽高茎，茎端复生数叶，开花六七枝，花皆细碎成穗，黄紫色，中有细子。其叶茎花实俱有三棱，并与香附苗叶花实一样，但长大尔。其茎光滑三棱，如棕之叶茎。茎中有白穰，剖之织物，柔韧如藤。吕忱《字林》云：莎草生水中，根可缘器。即此草茎，非根也。《抱朴子》言莎根花鳟，亦是此草。其根多黄黑须，削去须皮，乃如鲫状，非本根似鲫也。

根

【修治】元素曰：入用须炮熟。

时珍曰：消积须用醋浸一日，炒或煮熟焙干，入药乃良。

【气味】苦，平，无毒。

志曰：甘，平，温。

大明曰：甘，涩，凉。

元素曰：苦、甘，无毒，阴中之阳。能泻真气。真气虚者勿用。

【主治】老癖癥瘕，积聚结块，产后恶血血结，通月水，堕胎，止痛利气（《开宝》）。治气胀，破积气，消扑损瘀血，妇人血脉不调，心腹痛。产后腹痛血运（大明）。心膈痛，饮食不消（元素）。通肝经积血，治疮肿坚硬（好古）。下乳汁（时珍）。

【附方】旧三，新五。癥瘕鼓胀：三棱煎：用三棱根（切）一石。水五石，煮三石，去滓更煎，取三斗汁入锅中，重汤煎如稠糖，密器收之。每旦酒服一匕，日二服。（《千金翼方》）疝癖气块：草三棱、荆三棱、石三棱、青橘皮、陈橘皮、木香各半两，肉豆蔻、槟榔各一两，硇砂二钱，为末，糊丸梧子大，每姜汤服三十九。（《奇效方》）疝癖不瘥，胁下硬如石：京三棱一两(炮),川大黄一两,为末,醋熬成膏。每日空心生姜橘皮汤下一匙,以利下为度。(《圣惠方》)小儿气癖:三棱煮汁作羹粥,与奶母食,日亦以枣许与儿食。小儿新生百日及十岁以下,无问痫热疳癖等皆理之。秘妙不可具言,大效。(《子母秘录》)痃气胸满:口干,肌瘦食减,或时壮热。石三棱、京三棱、鸡爪三棱(并炮),蓬莪术三枚,槟榔一枚,青橘皮五十片(醋浸去白),陈仓米一合(醋浸淘过),巴豆五十个(去皮,同青皮、仓米炒干,去豆)。为末,糊丸绿豆大。每米饮下三丸,日一服。(《圣济总录》)反胃恶心,药食不下:京三棱(炮)一两半,丁香三分,为末。每服一钱,沸汤点服。(《圣济总录》)乳汁不下:京三棱三个,水二碗,煎汁一碗,洗奶取汁出为度,极妙。(《外台秘要》)浑身燎泡,如棠梨状,每个出水,有石一片,如指甲大,其泡复生,抽尽肌肤肉,即不可治:用荆三棱、蓬莪术各五两,为末,分三服,酒调连进愈。(危氏《得效方》)

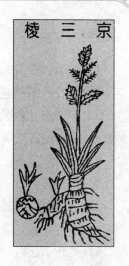

棱 三 京

莎草、香附子(《别录》中品)

【释名】雀头香(《唐本》)、草附子(《图经》)、水香棱(《图经》)、水巴戟(《图经》)、水莎(《图经》)、侯莎(《尔雅》)、莎结(《图经》)、夫须(《别录》)、续根草(《图经》)、地藾根(《图经》)、地毛(《广雅》)。

时珍曰:《别录》止云莎草,不言用苗用根。后世皆用其根,名香附子,而不知莎草之名也。其草可为笠及雨衣,疏而不沾,故字从草从沙。亦作蓑字,因其为衣垂缕,如孝子衰衣之状,故又从衰也。《尔雅》云:薃(音浩)侯,莎,其实缇是也。又云:苔,夫须也。苔乃笠名,贱夫所须也。其根相附连续而生,可以合香,故谓之香附子。上古谓之雀头香。按《江表传》云:魏文帝遣使于吴求雀头香,即此。其叶似三棱及巴戟,而生下湿地,故有水三棱、水巴戟之名。俗人呼为雷公头。《金光明经》谓之月萃哆。《记事珠》谓之抱灵居士。

【集解】《别录》曰:莎草生田野,二月、八月采。

弘景曰:方药不复用,古人为诗多用之,而无识者。乃有鼠蓑,疗体异此。

恭曰:此草根名香附子,一名雀头香,所在有之,茎叶都似三棱,合和香用之。

时珍曰:莎叶如老韭叶而硬,光泽有剑脊棱。五、六月中抽一茎,三棱中空,茎端复出数叶。开青花成穗如黍,中有细子。其根有须,须下结子一二枚,转相延生,子上有细黑毛,大者如羊枣而两头尖。采得燎去毛,曝干货之。此乃近时日用要药,而陶氏不识,诸注亦略,乃知古今药物兴废不同。如此则本草诸药,亦不可以今之不识,便废弃不收,安知异时不为要药如香附者乎?

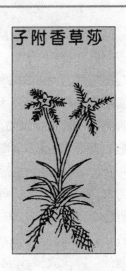

子附香草莎

根

【修治】敦曰：凡采得阴干，于石臼中捣之，切忌铁器。

时珍曰：凡采得连苗曝干，以火燎去苗及毛。用时以水洗净，石上磨去皮，用童子小便浸透，洗晒捣用。或生或炒，或以酒醋盐水浸，诸法各从本方，详见于下。又稻草煮之，味不苦。

【气味】甘，微寒，无毒。

宗奭曰：苦。

颂曰：《天宝单方》云：辛，微寒，无毒，性涩。

元素曰：甘、苦，微寒，气厚于味，阳中之阴，血中之气药也。

时珍曰：辛、微苦、甘，平。足厥阴、手少阳药也。能兼行十二经，入脉气分。得童子小便、醋、芎藭、苍术良。

【主治】除胸中热，充皮毛，久服利人，益气，长须眉（《别录》）。治心中客热，膀胱间连胁下气妨。常日忧愁不乐，兼心忪者（苏颂）。治一切气，霍乱吐泻腹痛，肾气膀胱冷气（李杲）。散时气寒疫，利三焦，解六郁，消饮食积聚，痰饮痞满，胕肿腹胀，脚气，止心腹肢体头目齿耳诸痛，痈疽疮疡，吐血下血尿血，妇人崩漏带下，月候不调，胎前产后百病（时珍）。

苗及花

【主治】丈夫心肺中虚风及客热，膀胱间连胁下时有气妨，皮肤瘙痒瘾疹，饮食不多，日渐瘦损，常有忧愁心忪少气等症。并收苗花二十余斤剉细，以水二石五斗，煮一石五斗，斛中浸浴，令汗出五、六度，其瘙痒即止。四时常用，瘾疹风永除（《天宝单方图》）。煎饮散气郁，利胸膈，降痰热（时珍）。

【附方】旧一，新四十八。服食法：颂曰：唐玄宗《天宝单方图》云：水香棱根名莎结，亦名草附子，说已见前。其味辛，微寒，无毒。凡丈夫心中客热，膀胱间连胁下气妨，常日忧愁不乐，兼心忪者。取根二大升，捣熬令香，以生绢袋盛，贮于三大斗无灰清酒中浸之。春三月后，浸一日即堪服；冬十月后，即七日，近暖处乃佳。每空腹温饮一盏，日夜三、四次，常令酒气相续，以知为度。若不饮酒，即取根十两，加桂心五两，芜荑三两。和捣为散，以蜜和为丸，捣一千杵，丸如梧子大。每空腹酒及姜蜜汤饮汁等下二十丸，日再服，渐加至三十丸，以瘥为度。交感丹：凡人中年精耗神衰。盖由心血少，火不下降；肾气惫，水不上升。致心肾隔绝，营卫不和。上则多惊；中则塞痞，饮食不下；下则虚冷遗精。愚医徒知峻补下田，非惟不能生水滋阴，而反见衰悴。但服此方半年，屏去一切暖药，绝嗜欲，然后习秘固溯流之术，其效不可殚述。俞通奉年五十一，遇铁瓮城申先生授此，服之老犹如少，年至八十五乃终也。因普示群生，同登寿域。香附子一斤（新水浸一宿，石上擦去毛,炒黄),茯神(去皮木)四两,为末,炼蜜丸弹子大。每服一丸,侵早细嚼,以降气汤下。降气汤用香附子(如上法)半两,茯神二两,炙甘草一两半,为末,点沸汤服前药。(萨谦斋《瑞竹堂经验方》)一品丸:治气热上攻,头目昏眩,及治偏正头痛。大香附子去皮,水煮一时,捣晒焙研为末,炼蜜丸弹子大。每服一丸,水一盏,煎八分服。女人,醋汤煎之。(《奇效良方》)升降诸气:治一切气病,痞胀喘哕,噫酸烦闷,虚痛走注。常服开胃消痰,散壅思食。早行山行,尤宜服之,去邪辟瘴。香附子(炒)四百两,沉香十八两,缩砂仁四十八两,炙甘草一百二十两,为末。每服一钱,入盐少许,白汤点服。(《和剂局方》)一切气疾:心腹胀满,胸膈噎塞,噫气吞酸,痰逆呕恶,及宿酒不解。香附子一斤,缩砂仁八两,甘草(炙)四两,为末,每白汤入盐点服。为粗末煎服亦可。名快气汤。(《和剂局方》)调中快气,心腹刺痛:小乌沉汤:香附子(擦去毛,焙)二十两,乌药十两,甘草(炒)一两。为末。每服二钱,盐汤随时点服。(《和剂局方》)

瑞香(《纲目》)

【集解】时珍曰:南方州郡山中有之。枝干婆娑,柔条厚叶,四时青茂。冬春之交,开花成簇,长三四分,如丁香状,有黄、白、紫三色。《格古论》云:瑞香高者三四尺,有数种:有枇杷叶者,杨梅叶者,柯叶者,球子者,挛枝者。惟挛枝者花紫香烈,枇杷叶者结子。其始出于庐山,宋时人家栽之,始著名。挛枝者其节挛曲,如断折之状也。其根绵软而香。

根

【气味】甘、咸,无毒。

【主治】急喉风,用白花者研水灌之(时珍。出《医学集成》)。

茉莉(《纲目》)

【释名】奈花。

时珍曰:稽含《草木状》作末利,《洛阳名园记》作抹厉,《佛经》作抹利,《王龟龄集》作没利,《洪迈集》作末丽。盖末利本胡语,无正字,随人会意而已。韦君呼为狎客,张敏叔呼为远客。杨慎《丹铅录》云:《晋书》都人簪奈花,即今末利花也。

【集解】时珍曰:末利原出波斯,移植南海,今滇、广人栽莳之。其性畏寒,不宜中土。弱茎繁枝,绿叶团尖。初夏开小白花,重瓣无蕊,秋尽乃止,不结实。有千叶者,红色者,蔓生者。其花皆夜开,芬香可爱。女人穿为首饰,或合面脂。亦可熏茶,或蒸取液以代蔷薇水。又有似茉莉而瓣大,其香清绝者,谓之狗牙,亦名雪瓣,海南有之。素馨、指甲,皆其类也,并附于下。

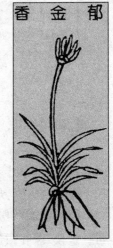

莉茉

花

【气味】辛,热,无毒。

【主治】蒸油取液,作面脂头泽,长发润燥香肌,亦入茗汤(时珍)。

根

【气味】热,有毒。

【主治】以酒磨一寸服。则昏迷一日乃醒;二寸二日,三寸三日。凡跌损骨节脱臼,接骨者用此,则不知痛也(汪机)。

【附录】素馨

时珍曰:素馨亦自西域移来,谓之耶悉茗花,即《酉阳杂俎》所载野悉蜜花也。枝干袅娜,叶似茉莉而小。其花细瘦四瓣,有黄、白二色。采花压油泽头,甚香滑也。

指甲花

有黄、白二色,夏月开,香似木犀,可染指甲,过于凤仙花。

郁金香(宋《开宝》)

【校正】禹锡曰:陈氏言郁是草英,不当附于木部。今移入此。

【释名】郁金(《御览》)、红蓝花(《纲目》)、紫述香(《纲目》)、草麝香、茶矩摩(佛书)。

颂曰:许慎《说文解字》云:郁,芳草也。十叶为贯,百二十贯筑以煮之。郁鬯乃百草之英,合而酿酒以降神,乃远方郁人所贡,故谓之郁。郁,今郁林郡也。

香金郁

时珍曰:汉郁林郡,即今广西、贵州、浔、柳、邕、宾诸州之地。《一统志》惟载柳州罗城县出郁金香,即此也。《金光明经》谓之茶矩摩香。此乃郁金花香,与今时所用郁金根,名同物异。《唐慎微本草》收此入彼下,误矣。按赵古则《六书本义》:鬯字,象米在器中,以匕报之之意。郁字从臼,奉缶置于几上,鬯有彡饰,五体之意。俗作郁。则郁乃取花筑酒之意,非指地言,地乃因此草得名耳。

【集解】藏器曰:郁金香生大秦国,二月、三月有花,状如红蓝,四月、五月采花,即香也。

时珍曰:按郑玄云:郁草似兰。杨孚《南州异物志》云:郁金出罽宾,国人种之,先以供佛,数日萎,然后取之。色正黄,与芙蓉花裹嫩莲者相似,可以香酒。又《唐书》云:太宗时,伽毗国献郁金香,叶似麦门冬,九月花开,状似芙蓉,其色紫碧,香闻数十步,花而不实,欲种者取根。二说皆同,但花色不同,种或不一也。《古乐府》云:中有郁金苏合香者,是此郁金也。晋左贵嫔有《郁金颂》云:伊有奇草,名曰郁金。越自殊域,厥珍来寻。芳香酷烈,悦目怡心。明德惟馨,淑人是钦。

【气味】苦,温,无毒。

藏器曰:平。

【主治】蛊野诸毒,心腹间恶气鬼疰,鸦鹘等一切臭。入诸香药用(藏器)。

茅香(宋《开宝》)

【校正】并入宋《图经》香麻。

【释名】温尸罗(《金光明经》)、香麻。

时珍曰:苏颂《图经》复出香麻一条,云出福州,煎汤浴风甚良,此即香茅也,闽人呼茅如麻故尔。今并为一。

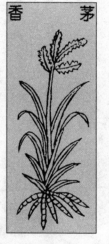

【集解】志曰:茅香生剑南道诸州,其茎叶黑褐色,花白色,即非白茅香也。

颂曰:今陕西、河东、汴东州郡亦有之,辽、泽州充贡。三月生苗,似大麦。五月开白花,亦有黄花者。有结实者,有无实者。并正月、二月采根,五月采花,八月采苗。

宗奭曰:茅香根如茅,但明洁而长。可作浴汤,同藁本尤佳。仍入印香中,合香附子用。

时珍曰:茅香凡有二:此是一种香茅也;其白茅香,别是南番一种香草。《唐慎微本草》不知此义,乃以白茅花及白茅香诸注引入茅香之下,今并提归各条。

花

【气味】苦,温,无毒。

【主治】中恶,温胃止呕吐,疗心腹冷痛(《开宝》)。

【附方】:新一。冷劳久病:茅香花、艾叶四两,烧存性,研末,粟米饭丸梧子大。初以蛇床子汤下二十九至三十丸,微吐不妨,后用枣汤下,立效。(《圣济总录》)

苗、叶

【主治】作浴汤,辟邪气,令人身香(《开宝》)。

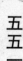

白茅香(《拾遗》)

【集解】藏器曰:白茅香生安南,如茅根,道家用作浴汤。

珣曰:《广志》云:生广南山谷,合诸名香甚奇妙,尤胜舶上来者。

时珍曰:此乃南海白茅香,亦今排香之类,非近道之白茅及北土茅香花也。

根

【气味】甘,平,无毒。

【主治】恶气,令人身香。煮汤服,治腹内冷痛(藏器)。小儿遍身疮疱,合桃叶煎汤浴之(李珣)。

排草香(《纲目》)

【集解】时珍曰:排草香出交趾,今岭南亦或莳之。草根也,白色,状如细柳根,人多伪杂之。案范成大《桂海志》云:排草香状如白茅香,芬烈如麝香。人亦用以合香,诸香无及之者。又有麝香木,出古城,乃老朽树心节,气颇类麝。

根

【气味】辛,温,无毒。

【主治】辟臭,去邪恶气(时珍)。

【附录】瓶香

珣曰:案陈藏器云:生南海山谷,草之状也。其味寒无毒。主鬼魅邪精,天行时气,并宜烧之。水煮,洗水肿浮气。与生姜、芥子煎汤,浴风疟甚效。

香草排

耕香

藏器曰:生乌浒国,茎生细叶,味辛温无毒,主鬼气,调中去臭。

时珍曰:二香皆草状,恐亦排草之类也,故附之。

迷迭香(《拾遗》)

【集解】藏器曰:《广志》云:出西海。《魏略》云:出大秦国。

时珍曰:魏文帝时,自西域移植庭中,同曹植等各有赋。大意其草修干柔茎,细枝弱根。繁花结实，严霜弗凋。收采幽杀，摘去枝叶。入袋佩之，芳香甚烈。与今之排香同气。

【气味】辛，温，无毒。

【主治】恶气，令人衣香，烧之去鬼（藏器）。

珣曰：性平不温。合羌活为丸，烧之，辟蚊蚋。

藋车香(《拾遗》)

【集解】藏器曰：《广志》云：藋车香生徐州，高数尺，黄叶白花。《尔雅》：藋车，乞舆。郭璞云：香草也。

珣曰：生海南山谷。《齐民要术》云：凡诸树木虫蛀者。煎此香冷淋之，即辟也。

时珍曰：《楚词》：畦留夷与藋车。则昔人常栽莳之，与今兰香、零陵相类也。

【气味】辛，温，无毒。

珣曰：微寒。

【主治】鬼气，去臭，及虫鱼蛀蠹（藏器）。治霍乱，辟恶气，熏衣佳（珣）。

艾纳香(宋《开宝》)

【集解】志曰：《广志》云：艾纳出西国，似细艾。又有松树皮上绿衣，亦名艾纳，可以和合诸香，烧之能聚其烟，青白不散，而与此不同。

禹锡曰：案《古乐府》云：行胡从何方？列国持何来？氍毹毾㲪五木香，迷迭艾纳及都梁。是也。

【气味】甘，温、平，无毒。

【主治】去恶气杀虫，主腹冷泄痢（志）。伤寒五泄，心腹注气，止肠鸣，下寸白，烧之辟瘟疫，合蜂窠浴脚气良（珣）。治癣辟蛇（藏器）。

兜纳香(《海药》)

【集解】珣曰：案《广志》云：出西海剽国诸山。《魏略》云：出大秦国。草类也。

【气味】辛，平，无毒。

藏器曰：甘，温。

【主治】温中，除暴冷（藏器）。恶疮肿瘘，止痛生肌，并入膏用。烧之，辟远近恶气。带之夜行，壮胆安神。与茅香、柳枝煎汤浴小儿，易长（李珣）。

线香(《纲目》)

【集解】时珍曰:今人合香之法甚多,惟线香可入疮科用。其料加减不等,大抵多用白芷、芎藭、独活、甘松、三柰、丁香、藿香、藁本、高良姜、角茴香、连乔、大黄、黄芩、柏木、兜娄香末之类,为末,以榆皮面作糊和剂,以唧筒笮成线香,成条如线也。亦或盘成物象字形,用铁铜丝悬爇者,名龙挂香。

【气味】辛,温,无毒。

【主治】熏诸疮癣(时珍)。

【附方】新一。杨梅毒疮:龙挂香、孩儿茶、皂角子各一钱,银朱二钱,为末,纸卷作捻,点灯置桶中,以鼻吸烟,一日三次,三日止。内服解毒药,疮即干。(《集简方》)

藿香(宋《嘉祐》)

【校正】承曰:宜入草部。

【释名】兜娄婆香。

时珍曰:豆叶曰藿,其叶似之,故名。《楞严经》云:坛前以兜娄婆香煎水洗浴。即此。《法华经》谓之多摩罗跋香,《金光明经》谓之钵怛罗香,皆兜娄二字梵言也。涅槃又谓之迦算香。

【集解】禹锡曰:按《南州异物志》云:藿香出海边国,形如都梁,叶似水苏,可着衣服中。稽含《南方草木状》云:出交阯、九真、

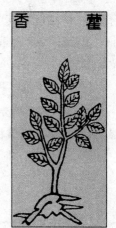

武平、兴古诸地,吏民自种之,榛生,五、六月采,晒干乃芬香。

颂曰:藿香岭南多有之,人家亦多种。二月生苗,茎梗甚密,作丛,叶似桑而小薄,六月、七月采之,须黄色乃可收。《金楼子》及《俞益期笺》皆云:扶南国人言:五香共是一木。其根是旃檀,节是沈香,花是鸡舌,叶是藿香,胶是熏陆。故本草以五香共条,义亦出此。今南中藿香乃是草类,与稽含所说正相符合。范晔《合香方》云:零藿虚燥。古人乃以合熏香,即此扶南之说,似涉欺罔也。

时珍曰:藿香方茎有节中虚,叶微似茄叶。洁古、东垣惟用其叶,不用枝梗。今人并枝梗用之,因叶多伪故耳。《唐史》云:顿逊国出藿香,插枝便生,叶如都梁者,是也。刘欣期《交州记》,言藿香似苏合香者,谓其气相似,非谓形状也。

枝叶

【气味】辛,微温,无毒。

元素曰：辛、甘。

又曰：甘、苦，气厚味薄，浮而升，阳也。

杲曰：可升可降，阳也。入手、足太阴经。

【主治】风水毒肿，去恶气，止霍乱心腹痛（《别录》）。脾胃吐逆为要药（苏颂）。助胃气，开胃口，进饮食（元素）。温中快气，肺虚有寒，上焦壅热，饮酒口臭，煎汤漱口（好古）。

【发明】杲曰：芳香之气助脾胃，故藿香能止呕逆，进饮食。

好古曰：手、足太阴之药。故入顺气乌药散，则补肺；入黄芪、四君子汤，则补脾也。

【附方】新六。升降诸气：藿香一两，香附（炒）五两，为末，每以白汤点服一钱。（《经效济世方》）霍乱吐泻垂死者，服之回生：用藿香叶、陈皮各半两，水二盏，煎一盏，温服。（《百一选方》）暑月吐泻：滑石（炒）二两，藿香二钱半，丁香五分为末。每服一二钱，渐米泔调服。（禹讲师《经验方》）胎气不安，气不升降，呕吐酸水：香附、藿香、甘草二钱。为末。每服二钱，入盐少许，沸汤调服之。（《圣惠》）香口去臭：藿香洗净，煎汤，时时噙漱。（《摘玄方》）冷露疮烂：藿香叶、细茶等分，烧灰，油调涂叶上，贴之。（《应验方》）

薰草（《别录》中品）、零陵香（宋《开宝》）

【释名】蕙草（《别录》）、香草（《开宝》）、燕草（《纲目》）、黄零草（《玉册》）。

时珍曰：古者烧香草以降神，故曰薰，曰蕙。薰者熏也，蕙者和也。《汉书》云：薰以香自烧，是矣。或云：古人祓除，以此草熏之，故谓之薰，亦通。范成《大虞衡志》言：零陵即今永州，不出此香。惟融、宜等州甚多，土人以编席荐，性暖宜人。谨按零陵旧治在今全州。全乃湘水之源，多生此香，今人呼为广零陵香者，乃真薰草也。若永州、道州、武冈州，皆零陵属地也。今镇江、丹阳皆莳而刈之，以酒洒制货之，芬香更烈，谓之香草，与兰草同称。《楚辞》云：既滋兰之九畹，又树蕙之百亩，则古人皆栽之矣。张揖《广雅》云：卤，薰也。其叶谓之蕙。而黄山谷言一干数花者为蕙。盖因不识兰草、蕙草，强以兰花为分别也。郑樵《修本草》，言兰即蕙，蕙即零陵香，亦是臆见，殊欠分明。但兰草、蕙草，乃一类二种耳。

【集解】《别录》曰：薰草，一名蕙草，生下湿地，三月采阴干，脱节者良。又曰：蕙实，生鲁山平泽。

弘景曰：《桐君药录》：薰草叶如麻，两两相对。《山海经》云：浮山有草，麻叶而方茎，赤华而黑实，气如蘼芜，名曰薰草，可以已疠。今俗人皆呼燕草状如茅而香者为薰草，人家颇种之者，非也。诗书家多用蕙，而竟不知是何草，尚其名而迷其实，皆此类也。

藏器曰：薰草即是零陵香，薰乃蕙草根也。

志曰：零陵香生零陵山谷，叶如罗勒。《南越志》云：土人名燕草，又名薰草，即香草也。《山海经》薰草即是此。

颂曰:零陵香今湖岭诸州皆有之,多生下湿地,叶如麻,两两相对,茎方,常以七月中旬开花至香,古云薰草是也。岭南人皆作窑灶,以火炭焙干,令黄色乃佳。江淮亦有土生者,亦可作香,但不及湖岭者,至枯槁香尤芬熏耳。古方但用薰草,不用零陵香。今合香家及面脂、澡豆诸法皆用之。都下市肆货之甚便。

时珍曰:今惟吴人栽造,货之亦广。

薰草

【气味】甘,平,无毒。

权曰:苦,无毒。

珣曰:辛,温,无毒。不宜多服,令人气喘。《玉册》云:伏三黄、朱砂。

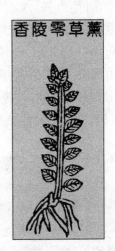

香陵零草薰

【主治】明目止泪,疗泄精,去臭恶气,伤寒头痛,上气腰痛(《别录》)。单用,治鼻中息肉,鼻齆(甄权)。零陵香:主恶气疰心腹痛满,下气。令体香,和诸香作汤丸用,得酒良(《开宝》)。主风邪冲心,虚劳疬瘰。得升麻、细辛煎饮,治牙齿肿痛善(李珣)。治血气腹胀,茎叶煎酒服(大明)。妇人浸油饰发,香无以加(宗奭)。

【发明】时珍曰:薰草芳馨,其气辛散上达,故心腹恶气齿痛鼻塞皆用之。脾胃喜芳香,芳香可以养鼻是也。多服作喘,为能耗散真气也。

【附方】新十。伤寒下痢:薰草汤:用薰草、当归各二两,黄连四两,水六升,煮二升服,日三服。(《范汪方》)伤寒狐惑,食肛者:薰草、黄连各四两。㕮咀,以白酸浆一斗,渍一宿,煮取二升,分三服。(《小品方》)头风旋运,痰逆恶心懒食:真零陵香、霍香叶、莎草根(炒)等分,为末。每服二钱,茶下,日三服。(《本事方》)小儿鼻塞头热:用薰草一两,羊髓三两。铫内慢火熬成膏,去滓,日摩背上三四次。(《圣惠方》)头风白屑:零陵香、白芷等分,水煎汁,入鸡子白搅匀,敷数十次,终身不生。(《圣惠方》)牙齿疼痛:零陵香梗叶煎水,含漱之。(《普济方》)风牙疳牙:零陵香(洗炙)、荜茇(炒)等分,为末掺之。(《普济方》)梦遗失精:薰草汤:用薰草、人参、白术、白芍药、生地黄各二两,茯神、桂心、甘草(炙)各二两,大枣十二枚,水八升,煮三升,分二服。(《外台秘要》)妇人断产:零陵香为末,酒服二钱。每服至一两,即一年绝孕。盖血闻香即散也。(《医林集要》)五色诸痢:返魂丹:用零陵香草去根,以盐酒浸半月,炒干。每两入广木香一钱半,为末。里急腹痛者,用冷水服一钱半,通了三四次,用热米汤服一钱半,止痢。只忌生梨一味。(《集简方》)

蕙实(《别录》有名未用部)

藏器曰:即兰蕙之蕙也。五月采之,辛香。

【气味】辛,平,无毒。

【主治】明目补中(《别录》)。

根茎中涕

【主治】伤寒寒热出汗,中风面肿,消渴热中,逐水(《别录》)。主五痔脱肛有虫(时珍。出《千金》)。

兰草(《本经》上品)

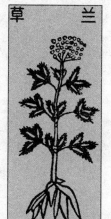

草兰

【释名】蕳(音闲)、水香(《本经》)、香水兰(《开宝》)、女兰(《纲目》)、香草(《纲目》)、燕尾香(《开宝》)、大泽兰(《炮炙论》)、煎泽草(弘景)、兰泽草(《唐本》)、省头草(《纲目》)、都梁香(李当之)、孩儿菊(《纲目》)、千金草。

志曰:叶似马兰,故名兰草。其叶有歧,俗呼燕尾香。时人煮水以浴,疗风,故又名香水兰。

藏器曰:兰草生泽畔,妇人和油泽头,故云兰泽。盛弘之《荆州记》云:都梁有山,下有水清浅,其中生兰草,因名都梁香。

时珍曰:都梁即今之武冈州也,又临淮盱眙县亦有都梁山,产此香。兰乃香草,能辟不祥。陆玑《诗疏》言:郑俗,三月男女秉蕳于水际,以自被除。盖兰以阑之,蕳以闲之,其义一也。《淮南子》云:男子种兰,美而不芳。则兰须女子种之,女兰之名,或因乎此。其叶似菊,女子、小儿喜佩之,则女兰、孩菊之名,又或以此也。《唐瑶经验方》言:江南人家种之,夏月采置发中,令头不腻,故名省头草。其说正合煎泽之义。古人兰蕙皆称香草,如零陵香草、都梁香草。后人省之,通呼为香草尔。近世但知兰花,不知兰草。惟虚谷方回考订,极言古之兰草即今之千金草,俗名孩儿菊者,其说可据。详下正误。

叶

【修治】见泽兰下。

【气味】辛,平,无毒。

杲曰:甘、寒。

【主治】利水道,杀蛊毒,辟不祥。久服益气轻身不老,通神明(《本经》)。除胸中痰癖(《别录》)。生血,调气,养营(雷敩)。其气清香,生津止渴,润肌肉,治消渴胆痹(李杲)。煮水,浴风病(马志)。消痈肿,调月经。煎水,解中牛马毒(时珍)。主恶气,香泽可作膏涂发(藏器)。

【发明】时珍曰:按《素问》云:五味入口,藏于脾胃,以行其精气。津液在脾,令人口甘,此肥美所发也。其气上溢,转为消渴。治之以兰,除陈气也。王冰注云:辛能发散故也。李东垣治消渴生津饮,用兰叶,盖本于此,详见泽兰下。又此草浸油涂发,去风垢,令香润。《史记》所谓罗襦襟解,微闻香泽者是也。崔寔《四时月令》作香泽法:用清油浸兰香、藿香、鸡舌香、苜蓿叶四种,以新绵裹,浸胡麻油,和猪脂纳铜铛中,沸定,下少许青蒿,以绵幂瓶,铛嘴泻出,瓶收用之。

【附方】新一。食牛马毒杀人者:省头草(连根叶),煎水服,即消。(《唐瑶经验方》)

泽兰(《本经》中品)

【校正】并入《嘉祐》地笋。

【释名】水香(《吴普》)、都梁香(弘景)、虎兰(《本经》)、虎蒲(《别录》)、龙枣(《本经》)、孩儿菊(《纲目》)、风药(《纲目》),根名地笋(《嘉祐》)。

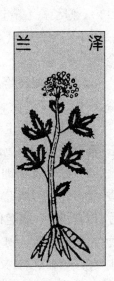

弘景曰:生于泽旁,故名泽兰,亦名都梁香。

时珍曰:此草亦可为香泽,不独指其生泽旁也。齐安人呼为风药,《吴普本草》一名水香,陶氏云亦名都梁,今俗通呼为孩儿菊,则其与兰草为一物二种,尤可证矣。其根可食,故曰地笋。

叶

【修治】敩曰:凡用大、小泽兰,细剉,以绢袋盛,悬于屋南畔角上,令干用。

【气味】苦,微温,无毒。

《别录》曰:甘。

普曰:神农、黄帝、岐伯、桐君:酸,无毒。

李当之:小温。

权曰:苦、辛。

之才曰:防己为之使。

【主治】乳妇内衄,中风余疾,大腹水肿,身面四肢浮肿,骨节中水,金疮,痈肿疮脓(《本经》)。产后金疮内塞(《别录》)。产后腹痛,频产血气衰冷,成劳瘦羸,妇人血沥腰痛(甄权)。产前产后百病,通九窍,利关节,养血气,破宿血,消癥瘕,通小肠,长肌肉,消扑损瘀血,治鼻血吐血,头风目痛,妇人劳瘦,丈夫面黄(大明)。

【发明】颂曰:泽兰,妇人方中最为急用。古人治妇人泽兰丸甚多。

时珍曰:兰草、泽兰气香而温,味辛而散,阴中之阳,足太阴、厥阴经药也。脾喜芳香,肝宜辛散。脾气舒,则三焦通利而正气和;肝郁散,则营卫流行而病邪解。兰草走气道,故能利水道,除痰癖,杀蛊辟恶,而为消渴良药;泽兰走血分,故能治水肿,涂痈毒,破瘀血,消癥瘕,而为妇人要药。虽是一类而功用稍殊,正如赤、白茯苓、芍药,补泻皆不同也。雷敩言:雌者调气生血,雄者破血通积,正合二兰主治。大泽兰之为兰草,尤可凭据。血生于气,故曰调气生血也。又荀子云:泽芷以养鼻,谓泽兰、白芷之气,芳香通乎肺也。

【附方】旧一,新四。产后水肿,血虚浮肿:泽兰、防己等分,为末。每服二钱,醋汤下。(张文仲《备急方》)小儿蓐疮:嚼泽兰心,封之,良。(《子母秘录》)疮肿初起:泽兰,捣封之,良。(《集简方》)损伤瘀肿:方同上。产后阴翻:产后阴户燥热,遂成翻花。泽兰四两,煎汤熏洗二三次,再入枯矾煎洗之,即安。(《集简方》)

地笋(宋《嘉祐》)

【气味】甘、辛,温,无毒。

【主治】利九窍,通血脉,排脓治血(藏器)。止鼻洪吐血,产后心腹痛。产妇可作蔬菜食,佳(大明)。

子

【主治】妇人三十六疾(《千金方》承泽丸中用之)。

马兰(《日华》)

【释名】紫菊。

时珍曰:其叶似兰而大,其花似菊而紫,故名。俗称物之大者,为马也。

【集解】藏器曰:马兰生泽旁,如泽兰而气臭,《楚词》以恶草喻恶人,北人见其花呼为紫菊,以其似单瓣菊花而紫也。又有山兰,生山侧,似刘寄奴,叶无桠,不对生,花心微黄赤。亦大破血,皆可用。

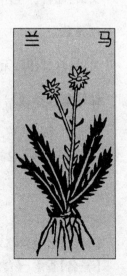

时珍曰:马兰,湖泽卑湿处甚多。二月生苗,赤茎白根,长叶有刻齿,状似泽兰,但不香尔。南人多采汋晒干,为蔬及馒馅。入夏高二三尺,开紫花,花罢有细子。《楚辞》无马兰之名,陈氏指为恶草,何据?

根、叶

【气味】辛,平,无毒。

【主治】破宿血,养新血,止鼻衄吐血,合金疮,断血痢,解酒疸及诸菌毒、蛊毒。生捣,涂蛇咬(大明)。主诸疟及腹中急痛,痔疮(时珍)。

【发明】时珍曰:马兰辛平,能入阳明血分,故治血与泽兰同功。近人用治痔漏云有效,春夏取生,秋冬取干者,不用盐醋,白水煮食,并饮其汁。或以酒煮焙研,糊丸,米饮日日服之。仍用煎水入盐少许,日日熏洗之。《医学集成》云:治痔用马兰根,捣敷片时,看肉平即去之。稍迟,恐肉反出也。

【附方】新六。诸疟寒热:赤脚马兰捣汁,入水少许,发日早服,或入少糖亦可。(《圣济总录》)绞肠沙痛:马兰根叶,细嚼咽汁,立安。(《寿域神方》)打伤出血:竹节草即马兰,同旱莲草、松香、皂子叶(即柜子叶,冬用皮)。为末。搽入刀口。(《摘玄方》)喉痹口紧:用地白根即马兰根,或叶捣汁,入米醋少许,滴鼻孔中,或灌喉中,取痰自开。(孙一松《试效方》)水肿尿涩:马兰菜一虎口,黑豆、小麦各一撮。酒、水备一盏,煎一盏,食前温服以利小水,四五日愈。(杨起《简便方》)缠蛇丹毒:马兰、甘草擂醋搽之。(《济急方》)

【附录】麻伯

《别录》有名未用曰:味酸、无毒。主益气出汗。一名君莒,一名衍草,一名道止,一名自死。生平陵,如兰,叶黑厚白裹茎,实赤黑。九月采根。

相乌

又曰:味苦。主阴痿。一名乌葵。如兰香,赤茎,生山阳,五月十五日采,阴干。

天雄草

又曰:味甘,温,无毒。主益气阴痿。生山泽中,状如兰,实如大豆,赤色。

益奶草(《拾遗》)

藏器曰:味苦,平,无毒。主五痔脱肛,止血。炙令香,浸酒服。生永嘉山谷,叶如泽兰,茎赤,高二三尺也。

香薷(音柔。《别录》中品)

【校正】自菜部移入此。

【释名】香柔(《食疗》)、香茸(同上)、香菜(《千金》)、蜜蜂草(《纲目》)。

时珍曰:薷,本作菜。《玉篇》云:菜菜苏之类,是也。其气香,其叶柔,故以名之。草初生曰茸，孟诜《食疗》作香戎者，非是。俗呼蜜蜂草，象其花房也。

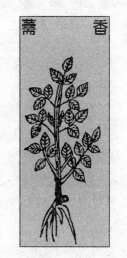

【气味】辛，微温，无毒。

【主治】霍乱腹痛吐下，散水肿（《别录》）。去热风，猝转筋者。煮汁顿服半升，即止。为末水服，止鼻衄（孟诜）。下气，除烦热，疗呕逆冷气（大明）。春月煮饮代茶，可无热病，调中温胃。含汁漱口，去臭气（汪颖）。主脚气寒热（时珍）。

【发明】弘景曰：霍乱煮饮无不瘥者，作煎除水肿尤良。

颂曰：霍乱转筋者，单煮服之。若四肢烦冷，汗出而渴者，加蓼子同煮服。

震亨曰：香薷属金与水，有彻上彻下之功。解暑利小便，又治水甚捷，以大叶者浓煎丸服。肺得之，清化行而热自降也。

时珍曰：世医治暑病，以香薷饮为首药。然暑有乘凉饮冷，致阳气为阴邪所遏，遂病头痛，发热恶寒，烦躁口渴，或吐或泻，或霍乱者。宜用此药，以发越阳气，散水和脾。若饮食不节，劳役作丧之人，伤暑大热大渴，汗泄如雨，烦躁喘促，或泻或吐者。乃劳倦内伤之症，必用东垣清暑益气汤、人参白虎汤之类，以泻火益元可也。若用香薷之药，是重虚其表，而又济之以热矣。盖香薷乃夏月解表之药，如冬月之用麻黄，气虚者尤不可多服。而今人不知暑伤元气，不拘有病无病，概用代茶，谓能辟暑，真痴前说梦也。且其性温，不可热饮，反致吐逆。饮者惟宜冷服，则无拒格之患。其治水之功果有奇效。一士妻自腰以下附肿，面目亦肿，喘急欲死，不能伏枕，大便溏泄，小便短少，服药罔效。时珍诊其脉沉而大，沉主水，大主虚，乃病后冒风所致，是名风水也。用千金神秘汤加麻黄，一服喘定十之五。再以胃苓汤吞深师薷术丸，二日小便长，肿消十之七，调理数日全安。益见古人方皆有至理，但神而明之，存乎其人而已。

【附方】旧四，新六。一切伤暑：《和剂局方》香薷饮：治暑月卧湿当风，或生冷不节，真邪相干，便致吐利，或发热头痛体痛，或心腹痛，或转筋，或干呕，或四肢逆冷，或烦闷欲死，并主之。用香薷一斤，厚朴（姜汁炙）、白扁豆（微炒）各半斤，剉散。每服五钱，水二盏，酒半盏，煎一盏，水中沉冷，连进二服立效。《活人书》：去扁豆，入黄连四两，姜汁同炒黄色用。水病洪肿：胡洽居士香薷煎：用于香薷五十斤（剉）。入釜中，以水淹过三寸，煮使气力都尽，去滓澄之，微火煎至可丸，丸如梧子大。一服五丸，日三服，日渐增之，以小便利则愈。（苏颂《图经本草》）通身水肿：深师薷术丸：治暴水风水气水，通身皆肿，服至小便利为效。用香薷叶一斤，水一斗，熬极烂去滓，再熬成膏，加白术末七两，和丸梧子大。每服十丸，米饮下，日五、夜一服。（《外台秘要》）四时伤寒，不正之气：用水香薷为末，热酒调服一二钱，取汗。（《卫生易简方》）心烦胁痛，连胸欲死者：香薷捣汁一二升服。（《肘后》）鼻衄不止：香薷研末，水服一钱。（《圣济总录》）舌上出血如钻孔者：香薷煎汁服一升，日三服。（《肘后方》）口中臭气：香薷一把，煎汁含之。（《千金方》）小儿发迟：陈香薷二两,水一盏,煎汁三分,入猪脂半两,和匀,日日涂之。(《永类钤方》)白秃惨痛:即上方入胡粉,和涂之。(《子母秘录》)

石香菜(宋《开宝》附)

【释名】石苏。

【集解】志曰:石香菜,生蜀郡陵、荣、资、简、州,及南中诸处,生山岩石缝中。二月、八月采,苗茎花实俱可用。

宗奭曰:处处有之,但山中临水附崖处或有之,不必山岩石缝也。九月、十月尚有花。

时珍曰:香薷、石香薷,一物也,但随所生而名尔。生平地者,叶大;崖石者叶细,可通用之。

【气味】辛香,温,无毒。

【主治】调中温胃,止霍乱吐泻,心腹胀满,脐腹痛肠鸣,(《开宝》)。功比香薷更胜(萧炳)。制硫黄(时珍)。

爵床(《本经》中品)

【释名】爵麻(《吴普》)、香苏(《别录》)、赤眼老母草(《唐本》)。

时珍曰:爵床不可解。按吴氏本草作爵麻,甚通。

【集解】别录曰:爵床生汉中川谷及田野。恭曰:此草生平泽熟田近道旁,似香菜,叶长而大,或如茬且细,俗名赤服老母草。

时珍曰:原野甚多。方茎对节,与大叶香薷一样。但香薷搓之气香,而爵床搓之不香微臭,以此为别。

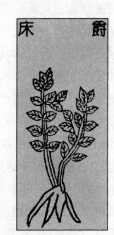

茎叶

【气味】咸,寒,无毒。

时珍曰:微辛。

【主治】腰脊痛,不得着床,俯仰艰难,除热,可作浴汤(本经)。疗血胀下气。治杖疮,捣汁涂之立瘥(苏恭)。

赤车使者(《唐本草》)

【释名】小锦枝(炮炙论。)

【集解】恭曰:赤车使者,苗似香菜、兰香,叶茎赤,根紫赤色,八月、九月采根,晒干。

保升曰:生荆州、襄州,根紫如茜根,二月、八月采。

时珍曰:此与爵床相类,但以根色紫赤为别尔。

根

【修治】敩曰:此草原名小锦枝。凡用并粗捣,以七岁童子小便拌蒸,晒干入药。

【气味】辛、苦,温,有毒。

权曰:有小毒。

【主治】风冷邪疰,蛊毒癥瘕,五脏积气。(苏恭)治恶风冷气。服之悦泽肌皮,好颜色(甄权)。

【发明】颂曰:古方治大风风痹,有赤车使者酒。今人稀用,鲜有识者。

时珍曰:上古辟瘟疫邪气,有赤车使者丸。此药不怪,苟加询采,必能得之,但古今名称或不同耳。

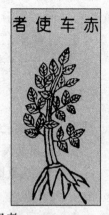

假苏(《本经》中品)

【校正】自菜部移入此。

【释名】姜芥(《别录》)、荆芥(《吴普》)、鼠蓂(《本经》)。

弘景曰:假苏方药不复用。

恭曰:此即菜中荆芥也,姜芥声讹尔。先居草部,今录入菜部。

士良曰:荆芥本草呼为假苏。假苏又别是一物。叶锐圆,多野生,以香气似苏,故呼为苏。

颂曰:医官陈巽言,江左人:谓假苏、荆芥实两物。苏恭以本草一名姜芥,荆姜声讹,谓为荆芥,非矣。

时珍曰:按《吴普本草》云:假苏一名荆芥,叶似落藜而细,蜀中生啖之。普乃东汉末人,去《别录》时未远,其言当不谬,故唐人苏恭祖其说。而陈士良、苏颂复启为两物之疑,亦臆说尔。曰苏、曰姜、曰芥,皆因气味辛香,如苏、如姜、如芥也。

【集解】《别录》曰:假苏生汉中川泽。

颂曰:今处处有之,叶似落藜而细,初生香辛可啖,人取作生菜。古方稀用,近世医家为要药,并取花实成穗者,曝干入药。又有胡荆芥,俗呼新罗荆芥。又有石荆芥,生山石间。体性相近,入药亦同。

时珍曰:荆芥原是野生,今为世用,遂多栽莳。二月布子生苗,炒食辛香。方茎细叶,似独帚叶而狭小,淡黄绿色。八月开小花,作穗成房,房如紫苏房,内有细子如葶苈子状,黄赤色,连穗收采用之。

【正误】藏器曰:张鼎《食疗本草》,荆芥一名析蓂,误矣。菥蓂自有本条,见草部。

时珍曰:汪机《本草会编》,言假苏是白苏,亦误矣。白苏乃荏也。见后。

茎穗

【气味】辛,温,无毒。

诜曰:作菜食久,动渴疾,熏人五脏神。反驴肉、无鳞鱼,详后发明下。

【主治】寒热鼠瘘,瘰疬生疮,破结聚气,下瘀血,除湿痹(《本经》)。去邪,除劳渴冷风,出汗,煮汁服之。捣烂醋和,敷疔肿肿毒(藏器)。单用治恶风贼风,口面㖞斜,遍身瘰痹,心虚忘事,益力添精,辟邪毒气,通利血脉,传送五脏不足气,助脾胃(甄权)。主血劳,风气壅满,背脊疼痛,虚汗,理丈夫脚气,筋骨烦疼,及阴阳毒伤寒头痛,头旋目眩,手足筋急(士良)。利五脏,消食下气,醒酒。作菜生熟皆可食,并煎茶饮之。以豉汁煎服,治暴伤寒,能发汗(《日华》)。治妇人血风及疮疥,为要药(苏颂)。产后中风身强直。研末酒服(孟诜)。散风热,清头目,利咽喉,消疮肿,治项强,目中黑花,及生疮阴癞,吐血衄血,下血血痢,崩中痔漏(时珍)。

【发明】元素曰:荆芥辛苦,气味俱薄,浮而升,阳也。

好古曰:肝经气分药也。能搜肝气。

时珍曰:荆芥入足厥阴经气分,其功长于祛风邪,散瘀血,破结气,消疮毒。盖厥阴乃风木也,主血,而相火寄之,故风病血病疮病为要药。其治风也,贾丞相称为再生丹,许学士谓有神圣功,戴院使许为产后要药,萧存敬呼为一捻金,陈无择隐为举卿古拜散,夫岂无故而得此隆誉哉?按《唐韵》:荆字,举卿切,芥字古拜切。盖二字之反切,隐语以秘其方也。

又曰:荆芥反鱼蟹河豚之说,本草医方并未言及,而稗官小说往往载之。按李廷飞《延寿书》云:凡食一切无鳞鱼,忌荆芥。食黄鳝鱼后食之,令人吐血,惟地浆可解。与蟹同食,动风。又《蔡绦铁围山丛话》云:予居岭峤,见食黄颡鱼犯姜芥者立死,甚于钩吻。洪迈《夷坚志》云:吴人魏几道,啖黄颡鱼羹,后采荆芥和茶饮。少顷足痒,上彻心肺,狂走,足皮欲裂。急服药,两日乃解。陶九成《辍耕录》云:凡食河豚,不可服荆芥药,大相反。予在江阴见一儒者,因此丧命。《苇航纪谈》云:凡服荆芥风药,忌食鱼。杨诚斋曾见一人,立致于死也。时珍按荆芥乃日用之药,其相反如此,故详录之,以为警戒。又按《物类相感志》言:河豚用荆芥同煮,三五次换水,则无毒。其说与诸书不同,何哉?大抵养生者,宁守前说为戒可也。

【附方】旧四,新二十七。头项风强:八月后,取荆芥穗作枕,及铺床下,立春日去之。(《千金方》)风热头痛:荆芥穗、石膏等分,为末。每服二钱,茶调下。(《永类钤方》)风热牙痛:荆芥根、乌桕根、葱根等分煎汤频含漱之。小儿惊痫:一百二十种。用荆芥穗二两,白矾(半生半枯)一两,为末,糊丸黍米大,朱砂为衣。每姜汤下二十丸,日二服。(《医学集成》)一切偏风,口眼㖞斜:用青荆芥一斤,青薄荷一斤,同入砂盆内研烂,生绢绞汁,于瓷器中煎成膏,漉去滓三分之一,将二分晒干,为末,以膏和丸梧子大。每服三十丸,白汤下,早暮各一服。忌动风物。(《经验后方》)中风口噤:荆芥穗为末,酒服二钱,立愈,名荆芥散。贾似道云:此方出《曾公谈录》,前后用之甚验。其子名顺者,病此已革,服之立定,真再生丹也。产后中风:华佗愈风散:治妇人产后中风口噤,手足瘈疭如角弓,或产后血运,不省人事,四肢强直,或筑心眼倒,吐泻欲死。用荆芥穗子,微焙为末。每服三钱,豆淋酒调服,或童子小便服之。口噤则挑齿灌之,龈噤则灌入鼻中,其效如神。大抵产后太暖,则汗出而腠理疏,则易于中风也。时珍曰:此方诸书盛称其妙。姚僧垣《集验方》以酒服,名如圣散,云药下可立待应效。陈氏方名举卿古拜散。萧存敬方用古老钱煎汤服,名一捻金。王贶《指迷方》加当归等分,水煎服。许叔微《本事方》云:此药委有奇效神圣之功。一妇人产后睡久,及醒则昏昏如醉,不省人事。医用此药及交加散,云:服后当睡,睡中必以左手搔头。用之果然。咎殷《产宝方》云:此病多因怒气伤肝,或忧气内郁,或坐草受风而成,急宜服此药也。戴原礼《证治要诀》名独行散。贾似道《悦生随抄》呼为再生丹。产后迷闷,因怒气发热迷闷者:独行散:用荆芥穗,以新瓦半炒半生为末。童子小便服一二钱。若角弓反张,以豆淋酒下。或剉散,童尿煎服极妙。盖荆芥乃产后要药,而角弓反张,乃妇人急候,得此症者,十存一二而已。(戴原礼《要诀》)

薄荷(《唐本草》)

【校正】自菜部移入此。

【释名】菝蕳(音跋活)、蕃荷菜(蕃,音鄱)、吴菝蕳(《食性》)、南薄荷(《衍义》)、金钱薄荷。

时珍曰:薄荷,俗称也。陈士良《食性本草》作菝蕳,扬雄《甘泉赋》作茇葀,吕忱《字林》作茭蕳,则薄荷之为讹称可知矣。孙思邈《千金方》作蕃荷,又方音之讹也。今人药用,多以苏州者为胜,故陈士良谓之吴菝蕳,以别胡菝蕳也。

宗奭曰:世称此为南薄荷,为有一种龙脑薄荷,所以别之。

机曰:小儿方多用金钱薄荷,谓其叶小颇圆如钱也,书作金银误矣。

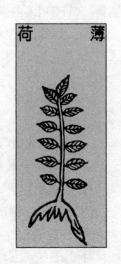

薄 荷

茎叶

【气味】辛,温,无毒。

思邈曰:苦、辛,平。

元素曰:辛、凉。

敩曰:茎性燥。

甄权曰:同薤作菹食,相宜。新病瘥人勿食之,令人虚汗不止。瘦弱人久食之,动消渴病。

【主治】贼风伤寒发汗,恶气心腹胀满,霍乱,宿食不消,下气,煮汁服之,发汗,大解劳乏,亦堪生食(《唐本》)。作菜久食,却肾气,辟邪毒,除劳气,令人口气香洁。煎汤洗漆疮(思邈)。通利关节,发毒汗,去愤气,破血止痢(甄权)。疗阴阳毒,伤寒头痛,四季宜食(士良)。治中风失音吐痰(《日华》)。主伤风头脑风,通关格,及小儿风涎,为要药(苏颂)。杵汁服,去心脏风热(孟诜)。清头目,除风热(李杲)。利咽喉口齿诸病,治瘰疬疮疥,风瘙瘾疹。捣汁含漱,去舌苔语涩。挼叶塞鼻,止衄血。涂蜂螫蛇伤(时珍)。

【附方】旧二,新八。清上化痰:利咽膈,治风热。以薄荷末,炼蜜丸芡子大。每噙一丸。白砂糖和之亦可。(《简便单方》)风气瘙痒:用大薄荷、蝉蜕等分,为末。每温酒调服一钱。(《永类钤方》)舌苔语蹇:薄荷自然汁,和白蜜、姜汁擦之。(《医学集成》)眼弦赤烂:薄荷,以生姜汁浸一宿,晒干为末。每用一钱,沸汤炮洗。(《明目经验方》)瘰疬结核,或破未破:以新薄荷二斤(取汁),皂荚一挺(水浸去皮,捣取汁)。同于银石器内熬膏。入连翘末半两,连白青皮、陈皮、黑牵牛(半生半炒)各一两,皂荚仁一两半,同捣和丸梧子大。每服三十丸,煎连翘汤下。(《济生方》)衄血不止:薄荷汁滴之。或以干者水煮,绵裹塞鼻。(许学士《本事方》)血痢不止:薄荷叶煎汤常服。(《普济》)水入耳中:薄荷汁滴入立效。(《经验方》)蜂虿螫伤:薄荷叶挼贴之。(《外台秘要》)火毒生疮:冬间向火,火气入内,两股生疮,汁水淋漓者。用薄荷煎汁频涂,立愈。(张杲《医说》)

积雪草(《本经》中品)

【释名】胡薄荷(《天宝方》)、地钱草(《唐本》)、连钱草(《药图》)、海苏。

弘景曰:积雪草方药不用,想此草以寒凉得名耳。

恭曰:此草叶圆如钱,荆楚人谓为地钱草,徐议《药草图》名连钱草,余见下。

【集解】《别录》曰:积雪草,生荆州川谷。

恭曰:此草叶圆大如钱,茎细而劲,蔓生溪涧侧,生处亦稀。

时珍曰:按苏恭注薄荷云:一种蔓生,功用相似。苏颂《图经》云:胡薄荷与薄荷相类,但味少甘,生江浙间,彼人多以作茶饮,俗呼为新罗薄荷,《天宝方》所用连钱草是也。据二说,则积雪草即胡薄荷,乃薄荷之蔓生者尔。又《瞿仙庚辛玉册》云:地钱,阴草也。生荆、楚、江、淮、闽、浙间,多在宫院寺庙砖砌间,叶圆似钱,引蔓铺地,香如细辛,不见开花也。

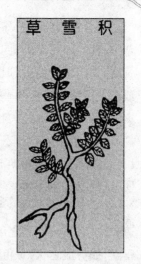

草雪积

茎叶

【气味】苦,寒,无毒。

大明曰:苦,辛。

颂曰:甘,平,无毒。

时珍曰:取汁结草砂,伏硫黄。

【主治】大热,恶疮痈疽,浸淫赤𤻴,皮肤赤,身热(《本经》)。捣敷热肿丹毒(苏恭)。主暴热,小儿寒热,腹内热结,捣汁服之(藏器)。单用治瘰疬鼠漏,寒热时节来往(甄权)。以盐援贴肿毒,并风疹疥癣(《日华》)。胡菝葀:主风气壅并攻胸膈,作汤饮之立效(士良)。研汁,点暴赤眼,良(时珍)。

【附方】旧二,新二。热毒痈肿:秋后收连钱草。阴干为末。水调敷之。生捣亦可。(寇氏《衍义》)女子少腹痛:颂曰:《天宝单行方》云:女子忽得小腹中痛,月经初来,便觉腰中切痛连脊间,如刀锥所刺,不可忍者。众医不别,谓是鬼疰,妄服诸药,终无所益,其疾转增。审察前状相当,即用此药。其药夏五月正放花时,即采曝干,捣筛为散。每服二方寸匕,和好醋二小合,搅匀,平旦空腹顿服之。每旦一服,以知为度。如女子阴冷者,即取前药五两,加桃仁二百枚(去皮尖),熬捣为散,以蜜为丸如梧子大。每旦空腹米饮及酒下三十丸,日再服,以愈为度。忌麻子、荞麦。(《图经本草》方)男女血病:九仙驱红散:治呕吐诸血及便血、妇人崩中神效。用积雪草五钱,当归(酒洗)、栀子仁(酒炒)、蒲黄(炒)、黄连(炒)、条黄芩(酒炒)、生地黄(酒洗)、陈槐花(炒)各一钱。上部加藕节一钱五分,下部加地榆一钱五分,水二盅,煎一盅服,神效。此方得之甚秘,此草与本草主治不同,不可晓也。(董炳《集验方》)牙痛塞耳:用连钱草(即积雪草),和水沟污泥同捣烂,随左右塞耳内。(《摘玄方》)

苏(《别录》中品)

【校正】自菜部移入此。

【释名】紫苏(《食疗》)、赤苏(《肘后方》)、桂荏。

时珍曰:苏从酥,音酥,舒畅也。苏性舒畅,行气和血,故谓之苏。曰紫苏者,以别白苏也。苏乃荏类,而味更辛如桂,故《尔雅》谓之桂荏。

【集解】弘景曰:苏叶下紫色而气甚香。其无紫色不香似荏者,名野苏,不堪用。

时珍曰：紫苏、白苏，皆以二、三月下种，或宿子在地自生。其茎方，其叶团而有尖，四围有锯齿，肥地者面背皆紫，瘠地者面青背紫，其面背皆白者即白苏，乃荏也。紫苏嫩时采叶，和蔬茹之，或盐及梅卤作菹食甚香，夏月作熟汤饮之。五、六月连根采收，以火煨其根，阴干则经久叶不落。八月开细紫花，成穗作房，如荆芥穗。九月半枯时收子，子细如芥子而色黄赤，亦可取油如荏油。《务本新书》云：凡地畔近道可种苏，以遮六畜。收子打油燃灯甚明，或熬之以油器物。《丹房镜源》云：苏子油，能柔五金八石。《沙州记》云：乞弗虏之地，不种五谷，惟食苏子。故王祯云：苏有遮护之功，又有灯油之用，不可阙也。今有一种花紫苏，其叶细齿密纽，如剪成之状，香色茎子并无异者，人称回回苏云。

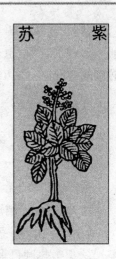

苏 紫

茎叶

【气味】辛，温，无毒。

李廷飞曰：不可同鲤鱼食，生毒疮。

【主治】下气，除寒中，其子尤良（《别录》）。除寒热，治一切冷气（孟诜）。补中益气，治心腹胀满，止霍乱转筋，开胃下食，止脚气，通大小肠（《日华》）。通心经，益脾胃，煮饮尤胜，与橘皮相宜（苏颂）。解肌发表，散风寒，行气宽中，消痰利肺，和血温中止痛，定喘安胎，解鱼蟹毒，治蛇犬伤（时珍）。以叶生食作羹，杀一切鱼肉毒（甄权）。

【发明】颂曰：若宣通风毒，则单用茎，去节尤良。

时珍曰：紫苏，近世要药也。其味辛，入气分；其色紫，入血分。故同橘皮、砂仁，则行气安胎；同藿香、乌药，则温中止痛；同香附、麻黄，则发汗解肌；同芎䓖、当归则和血散血；同木瓜、厚朴，则散湿解暑，治霍乱、脚气；同桔梗、枳壳，则利膈宽肠；同杏仁、莱菔子，则消痰定喘也。

[附方]旧二，新一十三。感寒上气：苏叶三两，橘皮四两，酒四升，煮一升半，分再服。（《肘后方》）伤寒气喘不止：用赤苏一把，水三升，煮一升，稍稍饮之。（《肘后》）劳复食复欲死者：苏叶煮汁二升，饮之。亦可入生姜、豆豉同煮饮。（《肘后》）卒宛不止：香苏浓煮，顿服三升，良。（《千金》）霍乱胀满，未得吐下：用生苏捣汁饮之，佳。干苏煮汁亦可。（《肘后方》）诸失血病：紫苏不限多少，入大锅内，水煎令干，去滓熬膏，以炒熟赤豆为末，和丸梧子大。每酒下三五十丸，常服之。（《斗门方》）金疮出血不止：以嫩紫苏叶、桑叶同捣贴之。（《永类钤方》）颠扑伤损：紫苏捣敷之。疮口自合。（《谈野翁试验方》）伤损血出不止：以陈紫苏叶蘸所出血，捼烂敷之。血不作脓，且愈后无瘢，甚妙也。（《永类钤方》）疯狗咬伤：紫苏叶嚼敷之。（《千金方》）蛇虺伤人：紫苏叶捣饮之。（《千金方》）食蟹中毒：紫苏煮汁饮二升。（《金匮要略》）飞丝入目，令人舌上生泡：用紫苏叶嚼烂，白汤

咽之。(危氏《得效方》)乳痈肿痛:紫苏煎汤频服,并捣封之。(《海上仙方》)咳逆短气:紫苏茎叶二钱,人参一钱。水一盏,煎服。(《普济》)

子

【气味】辛,温,无毒。

【主治】下气,除寒温中(《别录》)。治上气咳逆,冷气及腰脚中湿风结气。研汁煮粥长食,令人肥白身香(甄权)。调中,益五脏,止霍乱呕吐反胃,补虚劳,肥健人,利大小便,破癥结,消五膈,消痰止嗽,润心肺(《日华》)。治肺气喘急(宗奭)。治风顺气,利膈宽肠,解鱼蟹毒(时珍)。

【发明】弘景曰:苏子下气,与橘皮相宜。

时珍曰:苏子与叶同功。发散风气宜用叶,清利上下则宜用子也。

【附方】旧三,新六。顺气利肠:紫苏子、麻子仁等分,研烂,水滤取汁,同米煮粥食之。(《济生方》)治风顺气,利肠宽中:用紫苏子一升,微炒杵,以生绢袋盛,于三斗清酒中浸三宿,少少饮之。(《圣惠》)一切冷气:紫苏子、高良姜、橘皮等分,蜜丸梧子大。每服十丸,空心酒下。(《药性论》)风湿脚气:方同上。风寒湿痹,四肢挛急,脚肿不可践地:用紫苏子二两,杵碎。以水三升,研取汁,煮粳米二合,作粥,和葱、椒、姜、豉食之。(《圣惠方》)消渴变水,服此令水从小便出:用紫苏子(炒)三两,萝卜子(炒)三两,为末。每服二钱,桑根白皮煎汤服,日三次。(《圣济总录》)梦中失精:苏子一升。熬杵研末,酒服方寸匕,日再服。(《外台秘要》)食蟹中毒:紫苏子煮汁饮之。(《金匮要略》)上气咳逆:紫苏子入水研滤汁,同粳米煮粥食。(《简便方》)

荏(《别录》上品)

【校正】自菜部移入此。

【释名】荏音鱼。弘景白苏图经。

弘景曰:荏状如苏。东人呼为荏,以其似苏字,但除禾边故也。

颂曰:苏有数种:有水苏、白苏、鱼苏、山鱼苏。皆是荏类。

叶

【气味】辛,温,无毒。

【主治】调中,去臭气。(别录)捣敷虫咬及男子阴肿(藏器)。调气,润心肺,长肌肤,益颜色,消宿食,止上气咳嗽,去狐臭,敷虫咬(日华)。

【附方】(旧二)男女阴肿:男子:荏叶生捣,和醋封之。女人:绵裹内,三四易。(孟诜《食疗》。)蛇虺中人:以荏叶烂杵,猪脂和,薄敷上。(《梅师方》)

子

【气味】辛,温,无毒。

诜曰:亦少破气。多食,发心闷。

【主治】咳逆,下气,温中补体。(别录)生食,止渴润肺。蒸熟晒干,舂取米食,补中益气,通血脉,填精髓(孟诜)。止嗽(《日华》)。

水苏(《本经》中品)

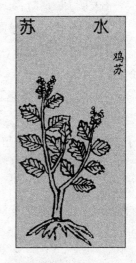

水 苏

鸡苏

【校正】自菜部移入此。

【释名】鸡苏(《吴普》)、香苏(《肘后》)、龙脑薄荷(《日用》)、芥蒩(音祖)、芥苴(并《别录》)。

时珍曰:此草似苏而好生水旁,故名水苏。其叶辛香,可以煮鸡,故有龙脑、香苏、鸡苏诸名。芥蒩、芥苴当作芥苏,乃是一名而误录尔,亦因味辛如芥,故名。宋惠民和剂局方,有龙脑薄荷丸,专治血病。元吴瑞《日用本草》,谓即水苏,必有所据也。周定王《救荒本草》,言薄荷即鸡苏,以生东平龙脑冈者为良,故名;陈嘉谟《本草蒙荃》,以薄荷种于苏州府学地名龙脑者,得名俱不同,何哉?

【集解】《别录》曰:水苏生九真池泽。七月采。

弘景曰:方药不用,莫能识;九真辽远,亦无能访之。

恭曰:此苏生下泽水侧,苗似旋覆,两叶相当,大香馥。青、齐、河间人名为水苏,江左右为荠苧,吴会谓之鸡苏,而陶氏更于菜部出鸡苏,误矣。

时珍曰:水苏、荠苧一类二种尔。水苏气香,荠苧气臭为异。水苏三月生苗,方茎中虚,叶似苏叶而微长。密齿,面皱色青,对节生,气甚辛烈,六七月开花成穗,如苏穗,水红色。穗中有细子,状如荆芥子,可种易生,宿根亦自生。沃地者苗高四五尺。

茎叶

【气味】辛,微温,无毒。

【主治】下气杀谷,除饮食。辟口臭,去邪毒,辟恶气。久服通神明,轻身耐老(《本经》)。主吐血衄血血崩(《别录》)。治肺痿血痢,崩中带下(《日华》)。主诸气疾及脚肿(苏颂)。酿酒渍酒及酒煮汁常服,治头风目眩,及产后中风。恶血不止,服之弥妙(孟诜)。作生菜食,除胃间酸水(藏器)。

【发明】时珍曰:鸡苏之功,专于理血下气,清肺辟恶消谷,故《太平和剂局方》治吐血衄血、唾血咳血、下血血淋、口臭口苦、口甜喉腥、邪热诸病,有龙脑薄荷丸方,药多不录。用治血病,果有殊效也。

【附方】旧六,新九。漏血欲死:鸡苏煮汁一升,服之。(《梅师方》)吐血下血:鸡苏茎叶,煎汁饮之。(《梅师方》)吐血咳嗽:龙脑薄荷焙研末。米饮服一钱,取效。衄血不止:《梅师方》:用鸡苏五合,香豉二合,同捣,搓如枣核大,纳鼻孔中,即止。《圣惠方》:用鸡苏二两,防风一两,为末。每服二钱,温水下,仍以叶塞鼻。《普济方》:用龙脑薄荷、生地黄等分,为末,冷水服。脑热鼻渊,肺壅多涕:鸡苏叶、麦门冬、川芎䓖、桑白皮(炒)、黄芪(炙)、甘草(炙)、生地黄(焙)等分,为末,炼蜜丸梧子大。每服四十丸,人参汤下。(《圣济总录》)风热头痛:热结上焦,致生风气、痰厥头痛。用水苏叶五两,皂荚(炙去皮子)三两,芫花(醋炒焦)一两,为末,炼蜜丸梧子大。每服二十丸,食后荆芥汤下。(《圣惠方》)耳猝聋闭:鸡苏叶生捣,绵裹塞之。(孟诜《食疗》)沐发令香:鸡苏煮汁,或烧灰淋汁,沐之。(《食疗》)头生白屑:方同上。暑月目昏,多眵泪生:龙脑薄荷叶捣烂,生绢绞汁,点之。(《圣济总录》)霍乱困笃:鸡苏三两。水二升,煎一升,分三服。(《圣惠》)中诸鱼毒:香苏浓煮汁饮之,良。(《肘后方》)蛇虺螫伤:龙脑薄荷叶研末,酒服,并涂之。(《易简方》)

荠苧(《拾遗》)

【释名】臭苏(《日华》)、青白苏。

时珍曰:《日华子》释水苏云:一名臭苏,一名青白苏,正此草也,误作水苏尔。其形似水苏而臭,似白苏而青,故有二名。

【集解】藏器曰:按苏恭言,江左名水苏为荠苧。按水苏叶有雁齿,气香而辛。荠苧叶稍长,其上有毛,气臭,亦可为生菜。

时珍曰:荠苧处处平地有之。叶似野苏而稍长,有毛气臭。山人茹之,叶不甚佳。

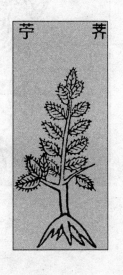

苧 荠

茎叶

【气味】辛,温,无毒。

【主治】冷气泄痢。生食,除胃间酸水。挼碎,敷蚁瘘(藏器)。

【附录】石荠苧

藏器曰:味辛,温,无毒。主风冷气,疮疥瘙痒,痔瘘下血,煮汁服之。生山石间,细叶紫花,高一二尺,山人用之。

本草纲目草部第十五卷

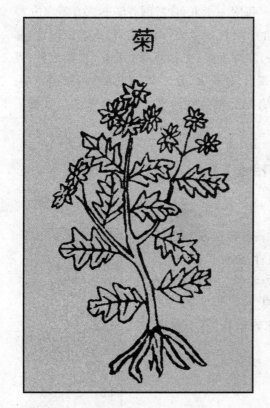

菊

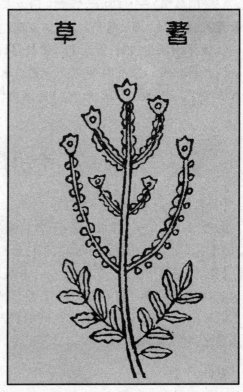

草薯

本草纲目草部第十五卷

菊（《本经》上品）

【释名】节华（《本经》）、女节（《别录》）、女华（《别录》）、女茎（《别录》）、日精（《别录》）、更生（《别录》）、傅延年（《别录》）、治蔷（《尔雅》）、金蕊（《纲目》）、阴成（《别录》）、周盈（《别录》）。

时珍曰：按陆佃《埤雅》云：菊本作蘜，从鞠。鞠，穷也。《月令》：九月，菊有黄华。华事至此而穷尽，故谓之蘜。节华之名，亦取其应节候也。崔实《月令》云：女节、女华，菊华之名也。治蔷、日精，菊根之名也。《抱朴子》云：仙方所谓日精、更生、周盈，皆一菊而根、茎、花、实之名异也。

颂曰：唐《天宝单方图》载白菊云：原生南阳山谷及田野中。颍川人呼为回蜂菊，汝南名茶苦蒿，上党及建安郡、顺政郡并名羊欢草，河内名地薇蒿。

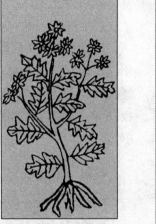

菊

【集解】《别录》曰：菊花生雍州川泽及田野。正月采根，三月采叶，五月采茎，九月采花，十一月采实，皆阴干。

宗奭曰：菊花近世有二十余种。惟单叶花小而黄，绿叶色深小而薄，九月应候而开者是也。邓州白菊单叶者，亦入药。余皆医经不用。

瑞曰：花大而香者，为甘菊；花小而黄者，为黄菊；花小而气恶者，为野菊。

时珍曰：菊之品凡百种，宿根自生，茎叶花色，品品不同。宋人刘蒙泉、范致能、史正志皆有《菊谱》，亦不能尽收也。其茎有株、蔓、紫、赤、青、绿之殊，其叶有大、小、厚、薄、尖、秃之异，其花有千叶单叶、有心无心、有子无子、黄白红紫、间色深浅、大小之别，其味有甘苦辛之辨，又有夏菊秋菊冬菊之分。大抵惟以单叶味甘者入药，《菊谱》所载甘菊、邓州黄、邓州白者是矣。甘菊始生于山野，今则人皆栽植之。其花细碎，品不甚高。蕊如蜂窠，中有细子，亦可撈种。嫩叶及花皆可炸食。白菊花稍大，味不甚甘，亦秋月采之。菊之无子者，谓之牡菊。烧灰撒地中，能死蛙黾。说出《周礼》。

花（叶、根、茎、实并同）

【气味】苦,平,无毒。

《别录》曰:甘。

损之曰:甘者入药,苦者不入药。

杲曰:苦、甘、寒,可升可降,阴中微阳也。

时珍曰:《本经》言菊花味苦,《别录》言菊花味甘。诸家以甘者为菊,苦者为苦薏,惟取甘者入药。谨按张华《博物志》,言菊有两种,苗花如一,惟味小异,苦者不中食。范致能《谱》序,言惟甘菊一种可食,仍入药饵。其余黄白二花,皆味苦,虽不可饵,皆可入药。其治头风,则白者尤良。据此二说则是菊类自有甘苦二种,食品须用甘菊,入药则诸菊皆可,但不得用野菊名苦薏者尔。故景焕《牧竖闲谈》云:真菊延龄,野菊泄人。正如黄精益寿、钩吻杀人之意。

之才曰:术及枸杞根、桑根白皮、青葙叶为之使。

【主治】诸风头眩肿痛,目欲脱,泪出,皮肤死肌,恶风湿痹。久服利血气,轻身耐老延年(《本经》)。疗腰痛去来陶陶,除胸中烦热,安肠胃,利五脉,调四肢(《别录》。陶陶,纵缓貌)。治头目风热,风旋倒地,脑骨疼痛,身上一切游风令消散,利血脉,并无所忌(甄权)。作枕明目,叶亦明目,生熟并可食(大明)。养目血,去翳膜(元素)。主肝气不足(好古)。

白菊

【气味】苦、辛,平,无毒。

【主治】风眩,能令头不白(弘景)。染髭发令黑。和巨胜、茯苓蜜丸服之,去风眩,变白不老,益颜色(藏器)。

【发明】震亨曰:黄菊花属土与金,有水与火,能补阴血,故养目。

时珍曰:菊春生夏茂,秋花冬实,备受四气,饱经露霜,叶枯不落,花槁不零,味兼甘苦,性禀平和。昔人谓其能除风热,益肝补阴,盖不知其得金水之精英尤多,能益金水二脏也。补水所以制火,益金所以平木,木平则风息,火降则热除,用治诸风头目,其旨深微。黄者入金水阴分;白者,入金水阳分;红者,行妇人血分。皆可入药,神而明之,存乎其人。其苗可蔬,叶可啜,花可饵,根实可药,囊之可枕,酿之可饮,自本至末,罔不有功。宜乎前贤比之君子,神农列之上品,隐士采入酒斝,骚人餐其落英。费长房言:九日饮菊酒,可以辟不祥。《神仙传》言:康风子、朱孺子皆以服菊花成仙。《荆州记》言:胡广久病风羸,饮菊潭水多寿。菊之贵重如此,是岂群芳可伍哉?钟会《菊有五美赞》云:圆花高悬,准天极也;纯黄不杂,后土色也;早植晚发,君子德也;冒霜吐颖,象贞质也;杯中体轻,神仙食也。《西京杂记》言:采菊花茎叶,杂秫米酿酒,至次年九月始熟,用之。

【附方】旧五,新六。服食甘菊:《玉函方》云:王子乔变白增年方:用甘菊,三月上寅日采苗,名曰玉英;六月上寅日采叶,名曰容成;九月上寅日采花,名曰金精;十二月上寅日采根茎,名曰长生。四味并阴干,百日取等分,以成日合捣千杵为末,每酒服一钱匕。或以蜜丸梧子大。酒服七丸,一日三服。百日,身轻润泽;一年,发白变黑;服之二年,齿落再生;五年,八十岁老翁,变为儿童也。孟诜云:正月采叶,五月五日采茎,九月九日采花。服食白菊:《太清灵宝方》引:九月九日白菊花二斤,茯苓一斤。并捣罗为末。每服二钱,温酒调下,日三服。或以炼过松脂和丸鸡子大,每服一丸。主头眩,久服令人好颜色不老。藏器曰:《抱朴子》言刘生丹法,用白菊汁、莲花汁、地血汁、樗汁,和丹蒸服也。白菊花酒:《天宝单方》:治丈夫、妇人久患头风眩闷,头发干落,胸中痰壅,每发即头旋眼昏,不觉欲倒者,是其候也。先灸两风池各二七壮,并服此酒及散,永瘥。其法:春末夏初,收白菊软苗,阴干捣末,空腹取一方寸匕和无灰酒服之,日再服,渐加三方寸匕。若不饮酒者,但和羹粥汁服,亦得。秋八月合花收曝干,切取三大斤,以生绢袋盛,贮三大斗酒中,经七日服之,日三次,常令酒气相续为佳。(苏颂《图经》)风热头痛:菊花、石膏、川芎各二钱,为末。每服一钱半,茶调下。(《简便方》)膝风疼痛:菊花、陈艾叶作护膝,久则自除也。(吴旻《扶寿方》)癍痘入目生翳障:用白菊花、谷精草、绿豆皮等分,为末。每用一钱,以干柿饼一枚,粟米泔一盏,同煮候泔尽,食柿,日食三枚。浅者五七日,远者半月,见效。(《仁斋直指方》)病后生翳:白菊花、蝉蜕等分,为散。每用二三钱,入蜜少许,水煎服。大人小儿皆宜,屡验。(《救急方》)疔肿垂死:菊花一握,捣汁一升,入口即活,此神验方也。冬月采根。(《肘后方》)女人阴肿:甘菊苗捣烂煎汤,先熏后洗。(危氏《得效方》)酒醉不醒:九月九日真菊花为末,饮服方寸匕。(《外台秘要》)眼目昏花:双美丸:用甘菊花一斤,红椒(去目)六两,为末,用新地黄汁和丸梧子大。每服五十丸,临卧茶清下。(《瑞竹堂方》)

花上水

【主治】益色壮阳,治一切风(大明)。

野菊(《拾遗》)

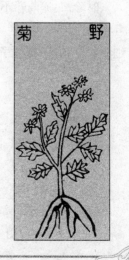

野菊

【释名】苦薏。

时珍曰:薏乃莲子之心,此物味苦似之,故与之同名。

【集解】藏器曰:苦薏生泽畔,茎如马兰,花如菊。菊甘而薏苦,语曰苦如薏是也。

时珍曰:苦薏处处原野极多,与菊无异,但叶薄小而多尖,花小而蕊多,如蜂窠状,气味苦辛惨烈。

根、叶、茎、花

【气味】苦、辛,温,有小毒。

震亨曰:野菊花,服之大伤胃气。

【主治】调中止泄,破血,妇人腹内宿血宜之(藏器)。治痈肿疔毒,瘰疬眼息(时珍)。

【附方】新四。痈疽疔肿:一切无名肿毒。《孙氏集效方》:用野菊花连茎捣烂,酒煎热服取汗,以渣敷之即愈。《卫生易简方》:用野菊花茎叶、苍耳草各一握,共捣,入酒一碗,绞汁服,以渣敷之,取汗即愈。或六月六日采苍耳叶,九月九日采野菊花,为末。每酒服三钱,亦可。天泡湿疮:野菊花根、枣木,煎汤洗之。(《医学集成》)瘰疬未破:野菊花根捣烂,煎酒服,以渣敷之。自消,不消亦自破也。(《瑞竹堂经验方》)

庵䕡(音淹闾。《本经》上品)

【释名】覆闾。

时珍曰:庵,草屋也。闾,里门也。此草乃蒿属,老茎可以盖覆庵闾,故以名之。《贞元广利方》谓之庵䕡蒿云。又史注云:庵庐,军行宿室也。则闾似当作庐。

【集解】《别录》曰:庵䕡子生雍州川谷,亦生上党及道边,十月采实阴干。

弘景曰:状如蒿艾之类,近道处处有之,仙经亦时用之,人家种此辟蛇也。

颂曰:今江淮亦有之。春生苗,叶如艾蒿,高二三尺。七月开花,八月结实,九月采实。

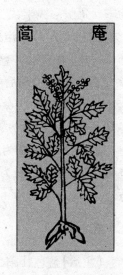

时珍曰:庵䕡叶不似艾,似菊叶而薄,多细丫,面背皆青。高者四、五尺,其茎白色,如艾茎而粗。八、九月开细花,淡黄色。结细实如艾实,中有细子,极易繁衍。艺花者以之接菊。

子

【气味】苦,微寒,无毒。

《别录》曰:微温。

普曰:神农、雷公、桐君、岐伯:苦,小温,无毒。

李当之:温。

权曰:辛,苦。

时珍曰:降也,阴中微阳,入足厥阴经血分。

之才曰：荆实、薏苡为之使。

【主治】五脏瘀血，腹中水气，胪胀留热，风寒湿痹，身体诸痛。久服轻身延年不老（《本经》）。疗心下坚，隔中寒热，周痹，妇人月水不通，消食明目。驱驴食之神仙（《别录》）。益气，主男子阴痿不起，治心腹胀满（甄权）。腰脚重痛，膀胱痛，及骨节烦痛，不下食（大明）。擂酒饮，治闪挫腰痛，及妇人产后血气痛（时珍）。

【发明】颂曰：《本经》言久服轻身不老，而古方少有服食者，惟入诸杂治药中，如胡洽治惊邪狸骨丸之类，大方中用之。孙思邈《千金翼》、《韦宙独行方》，主踠折瘀血，并单用庵䕡煮汁服，亦可末服。今人治打扑多用此法，或饮或散，其效最速。

时珍曰：《吴普本草》及《名医别录》，并言驱驴食庵䕡神仙，此亦谓其多寿尔。驱驴乃兽名，似骡而小，前足长，后足短，不能自食，每负蹶鼠为之啮食。

【附方】旧一，新二。瘀血不散变成痈肿：生庵䕡蒿捣汁一升，服之。（《广利方》）月水不通，妇人宿有风冷，留血积聚，月水不通：庵䕡子一升，桃仁二升（酒浸去皮尖）。研匀入瓶内，以酒二斗浸，封五日后，每饮三合，日三服。（《圣惠方》）产后血痛：庵䕡子一两。水一升，童子小便二杯，煎饮。（《频湖集简方》）

【附录】对庐

《别录》有名未用曰：味苦，寒，无毒。主疗疮久不瘳，生死肌，除大热，煮汁洗之。似庵䕡。八月采。

蓍（音尸。《本经》上品）

【释名】时珍曰：按班固《白虎通》载孔子云：蓍之为言耆也。老人历年多，更事久，事能尽知也。陆佃《埤雅》云：草之多寿者，故字从耆。《博物志》言：蓍千岁而三百茎，其本已老，故知吉凶。

【集解】《别录》曰：蓍实生少室山谷，八月、九月采实，日干。

恭曰：此草所在有之，其茎可为筮。陶氏误以楮实为之。楮实味甘，此味苦，今正之。

时珍曰：蓍乃蒿属，神草也。故《易》曰：蓍之德，圆而神。天子蓍长九尺，诸侯七尺，大夫五尺，士三尺。张华《博物志》言：以末大于本者为主，次蒿，次荆，皆以月望浴之。然则无蓍揲卦，亦可以荆、蒿代之矣。

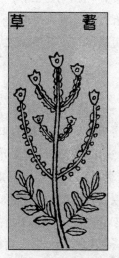

草 蓍

实

【气味】苦、酸，平，无毒。

【主治】益气充肌肤,明目聪慧先知。久服不饥不老轻身(《本经》)。

叶

【主治】痞疾(时珍)。

【附方】新一。腹中痞块:蓍叶、独蒜、穿山甲(末)、食盐。同以好醋捣成饼,量痞大小贴之,两炷香为度。其痞化为脓血,从大便出。(刘松石《保寿堂方》)

艾(《别录》中品)

【释名】冰台(《尔雅》)、医草(《别录》)、黄草(《埤雅》)、艾蒿。

时珍曰:王安石《字说》云:艾可乂疾,久而弥善,故字从乂。陆佃《埤雅》云:《博物志》言削冰令圆,举而向日,以艾承其影则得火。则艾名冰台,其以此乎?医家用灸百病,故曰灸草。一灼谓之一壮,以壮人为法也。

【集解】《别录》曰:艾叶生田野,三月三日采,曝干。

颂曰:处处有之,以复道及四明者为佳,云此种灸百病尤胜。初春布地生苗,茎类蒿,叶背白,以苗短者为良。三月三日,五月五日,采叶曝干。陈久方可用。

时珍曰:艾叶本草不著土产,但云生田野。宋时以汤阴复道者为佳,四明者图形。近代惟汤阴者谓之北艾;四明者谓之海艾。自成化以来,则以蕲州者为胜,用充方物,天下重之,谓之蕲艾。相传他处艾灸酒坛不能透,蕲艾一灸则直透彻,为异也。此草多生山原。二月宿根生苗成丛,其茎直生,白色,高四五尺。其叶四布,状如蒿,分为五尖,丫上复有小尖,面青背白,有茸而柔厚。七、八月,叶间出穗如车前穗,细花,结实累累盈枝,中有细子,霜后始枯。皆以五月五日连茎刈取,曝于收叶。先君月池子讳言闻,尝著《蕲艾传》一卷。有赞云:产于山阳,采以端午。治病灸疾,功非小补。又宗懔《荆楚岁时记》云:五月五日鸡未鸣时,采艾似人形者揽而取之,收以灸病,甚验。是日采艾为人,悬于户上,可禳毒气。其茎干之,染麻油引火点灸炷,滋润灸疮,至愈不疼。亦可代蓍策,及作烛心。

叶

【修治】宗奭曰:艾叶干捣,去青滓,取白,入石硫黄末少许,谓之硫黄艾,灸家用之。得米粉少许,可捣为末,入服食药用。

时珍曰:凡用艾叶,须用陈久者,治令细软,谓之熟艾。若生艾灸火,则伤人肌脉。故《孟子》云:七年之病,求三年之艾。拣取净叶,扬去尘屑,入石臼内木杵捣熟,罗去渣滓,取白者再捣,至柔烂如绵为度。用时焙燥,则灸火得力。入妇人丸散,须以熟艾,用醋煮干,捣成饼子,烘干再捣为末用。或以糯糊和作饼,及酒炒者,皆不佳。洪氏《容斋随笔》云:艾难著力,若入白茯苓三五片同碾,即时可作细末,亦一异也。

【气味】苦，微温，无毒。

恭曰：生寒，熟热。

元素曰：苦温，阴中之阳。

时珍曰：苦而辛，生温熟热，可升可降，阳也。入足太阴、厥阴、少阴之经。苦酒、香附为之使。

【主治】灸百病。可作煎，止吐血下痢，下部䘌疮，妇人漏血，利阴气，生肌肉，辟风寒，使人有子。作煎勿令见风（《别录》）。捣汁服，止伤血，杀蛔虫（弘景）。主衄血、下血，脓血痢，水煮及丸散任用（苏恭）。止崩血、肠痔血，拓金疮，止腹痛，安胎。苦酒作煎，治癣甚良。捣汁饮，治心腹一切冷气、鬼气（甄权）。治带下，止霍乱转筋，痢后寒热（大明）。治带脉为病，腹胀满，腰溶溶如坐水中（好古）。温中、逐冷、除湿（时珍）。

【附方】旧二十三，新二十九。伤寒时气，温病头痛，壮热脉盛：以干艾叶三升。水一斗，煮一升，顿服取汗。（《肘后方》）妊娠伤寒壮热，赤斑变为黑斑，溺血：用艾叶如鸡子大，酒三升，煮二升半，分为二服。（《伤寒类要》）妊娠风寒卒中，不省人事，状如中风：用熟艾三两，米醋炒极热，以绢包熨脐下，良久即苏。（《妇人良方》）中风口㖞：以苇筒长五寸，一头刺入耳内，四面以面密封，不透风，一头以艾灸之七壮。患右灸左，患左灸右。（《胜金方》）中风口噤：熟艾灸承浆一穴，颊车二穴，各五壮。（《千金方》）中风掣痛，不仁不随：并以干艾斟许，揉团纳瓦甑中，并下塞诸孔，独留一目，以痛处著甑目，而烧艾熏之，一时即知矣。（《肘后方》）舌缩口噤：以生艾捣敷之。干艾浸湿亦可。（《圣济录》）咽喉肿痛：《医方大成》：同嫩艾捣汁，细咽之。《经验方》：用青艾和茎叶一握，同醋捣烂，敷于喉上。冬月取干艾亦得。李亚所传方也。癫痫诸风：熟艾于阴囊下谷道正门当中间，随年岁灸之。（《斗门方》）鬼击中恶，卒然着人，如刀刺状，胸胁腹内疞刺切痛不可按，或即吐血、鼻中出血、下血，一名鬼排：以熟艾如鸡子大三枚，水五升，煎二升，顿服。（《肘后方》）小儿脐风撮口：艾叶烧灰填脐中，以帛缚定效。或隔蒜灸之，候口中有艾气立愈。（《简便方》）狐惑虫䘌病人齿无色，舌上白，或喜睡不知痛痒处，或下痢，宜急治下部：不晓此者，但攻其上，而下部生虫，食其肛，烂见五脏，便死也。烧艾于管中，熏下部令烟入，或少加雄黄更妙。罂中烧烟亦可。（《肘后方》）头风久痛：蕲艾揉为丸，时时嗅之，以黄水出为度。（《青囊杂纂》）头风面疮，痒出黄水：艾叶二两，醋一斤，砂锅煎取汁，每薄纸上贴之。一日一、两上。（《御药院方》）心腹恶气：艾叶捣汁饮之。（《药性论》）脾胃冷痛：白艾末，沸汤服二钱。（《卫生易简方》）蛔虫心痛如刺，口吐清水：白熟艾一升。水三升，煮一升服，吐虫出。或取生艾捣汁，五更食香脯一片，乃饮一升，当下虫出。（《肘后方》）口吐清水：干蕲艾煎汤啜之。（《怪证奇方》）霍乱洞下不止：以艾一把。水三升，煮一升，顿服。（《外台秘要》）老小白痢：艾姜丸：用陈北艾四两，干姜（炮）三两，为末，醋煮仓米糊丸梧子大。每服七十丸，空心米饮下，甚有奇效。（《永类方》）诸痢久下：艾叶、陈皮等分，煎汤服之。亦可为末，酒煮烂饭和丸，每盐汤下二三十丸。（《圣济总录》）暴泄不止：陈艾

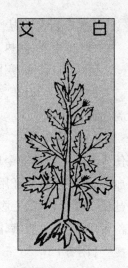

一把,生姜一块,水煎热服。(《生生编》)粪后下血:艾叶、生姜煎浓汁,服三合。(《千金方》)野鸡痔病:先以槐柳汤洗过,以艾灸上七壮,取效。郎中王及乘骡入西川,数日病痔大作,如胡瓜贯于肠头,其热如火,忽至僵仆,无计。有主邮者云:须灸即瘥。乃用上法灸三、五壮,忽觉一道热气入肠中,因大转泻,血秽并出,泻后遂失胡瓜所在矣。(《经验方》)妊娠下血:张仲景曰:妇人有漏下者,有半产后下血不绝者,有妊娠下血者,并宜胶艾汤主之。阿胶二两,艾叶三两,芎劳、甘草各二两,当归、地黄各三两,芍药四两,水五升,清酒三升,煮取三升,乃纳胶令消尽,每温服一升,日三服。(《金匮要略》)妊娠胎动或腰痛,或抢心,或下血不止,或倒产子死腹中:艾叶一鸡子大,酒四升,煮二升,分二服。(《肘后方》)胎动迫心作痛:艾叶鸡子大。以头醋四升,煎二升,分温服。(《子母秘录》)妇人崩中连日不止:熟艾鸡子大,阿胶(炒为末)半两,干姜一钱。水五盏,先煮艾姜至二盏半,倾出,入胶烊化,分三服,一日服尽。(初虞世《古今录验》)

实

【气味】苦、辛,暖,无毒。

【主治】明目,疗一切鬼气(甄权)。壮阳,助水脏腰膝,及暖子宫(大明)。

【发明】诜曰:艾子和干姜等分,为末,蜜丸梧子大。空心每服三十丸,以饭三五匙压之,日再服。治百恶气,其鬼神速走出。田野之人,与此甚相宜也。

【附录】夏台

《别录》有名未用曰:味甘,主百疾,济绝气。

弘景曰:此药神奇乃尔,不复识用,可恨也。

时珍曰:艾名冰台,此名夏台,艾灸百病能回绝气,此主百病济绝气,恐是一物重出也,故附于艾后。

千年艾(《纲目》)

【集解】时珍曰:千年艾出武当太和山中。小茎高尺许。其根如蓬蒿。其叶长寸余,无尖丫,面青背白。秋开黄花,如野菊而小,结实如青珠丹颗之状。三伏日采叶曝干。叶不似艾,而作艾香,搓之即碎,不似艾叶成茸也。羽流以充方物。

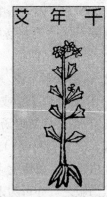

叶

【气味】辛、微苦,温,无毒。

【主治】男子虚寒,妇人血气诸痛,水煎服之(时珍)。

茵陈蒿(《本经》上品)

【释名】藏器曰:此虽蒿类,经冬不死,更因旧苗而生,故名茵陈,后加蒿字耳。

时珍曰:按张揖《广雅》及《吴普本草》并作因尘,不知何义?

【集解】《别录》曰:茵陈生太山及丘陵坡岸上,五月及立秋采,阴干。

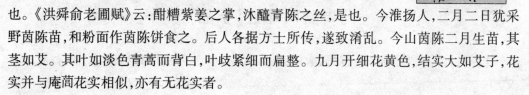

弘景曰:今处处有之,似蓬蒿而叶紧细。秋后茎枯,经冬不死,至春又生。

韩保升曰:叶似青蒿而背白。

大明曰:茵陈出和州及南山岭上,一名石茵陈。

敩曰:凡使须用叶有八角者,阴干,去根细剉,勿令犯火。

时珍曰:茵陈昔人多莳为蔬,故人药用山茵陈,所以别家茵陈也。《洪舜俞老圃赋》云:醋糟紫姜之掌,沐醯青陈之丝,是也。今淮扬人,二月二日犹采野茵陈苗,和粉面作茵陈饼食之。后人各据方士所传,遂致淆乱。今山茵陈二月生苗,其茎如艾。其叶如淡色青蒿而背白,叶歧紧细而扁整。九月开细花黄色,结实大如艾子,花实并与庵蕳花实相似,亦有无花实者。

茎叶

【气味】苦,平、微寒,无毒。

普曰:神农、岐伯、雷公:苦,无毒;黄帝:辛,无毒。

权曰:苦、辛,有小毒。

大明曰:石茵陈苦,凉,无毒。伏硇砂。

张元素曰:苦、甘,阴中微阳。入足太阳经。

【主治】风湿寒热邪气,热结黄疸。久服轻身益气耐老。面白悦长年。白兔食之仙(《本经》)。治通身发黄,小便不利,除头热,去伏瘕(《别录》)。通关节,去滞热,伤寒用之(藏器)。石茵陈:治天行时疾热狂,头痛头旋,风眼疼,瘴疟。女人癥瘕,并闪损乏绝(大明)。

【发明】弘景曰:《仙经》云:白蒿,白兔食之仙。而今茵陈乃云此,恐是误耳。

宗奭曰:张仲景治伤寒热甚发黄,身面悉黄者,用之极效。一僧因伤寒后发汗不彻,有留热，面身皆黄，多热，期年不愈。医作食黄治不对，而食不减。予与此药，服五日病减三分之一，十日减三分之二，二十日病悉去。方用山茵陈、山栀子各三分，秦艽、升麻各四钱，为散。每用三钱，水四合，煎二合，去滓，食后温服，以知为度。此药以山茵陈为本，故书之。

王好古曰：张仲景茵陈栀子大黄汤，治湿热也。栀子柏皮汤，治燥热也。如苗涝则湿黄，苗旱则燥黄。湿则泻之，燥则润之可也。此二药治阳黄也。韩只和、李思训治阴黄，用茵陈附子汤。大抵以茵陈为君主，而佐以大黄、附子，各随其寒热也。

【附方】旧二，新六。茵陈羹：除大热黄疸，伤寒头痛，风热瘴疟，利小便。以茵陈细切，煮羹食之。生食亦宜。（《食医心镜》）遍身风痒生疮疥：用茵陈煮浓汁洗之，立瘥。（《千金方》）病疠风病：茵陈蒿两握，水一斗五升，煮取七升。先以皂荚汤洗，次以此汤洗之，冷更作。隔日一洗，不然恐痛也。（崔行功《纂要》）风疾挛急：茵陈蒿一斤，秫米一石，曲三斤，和匀，如常法酿酒服之。（《圣济总录》）痫黄如金，好眠吐涎：茵陈蒿、白藓皮等分，水二盅，煎服，日二服。（《三十六黄方》）遍身黄疸：茵陈蒿一把，同生姜一块，捣烂，于胸前四肢，日日擦之。男子酒疸：用茵陈蒿四根，栀子七个，大田螺一个（连壳捣烂）。以百沸白酒一大盏，冲汁饮之，秘方也。眼热赤肿：山茵陈、车前子等分。煎汤调（茶调散），服数服。（《盲指方》）

青蒿（《本经》下品）

【释名】草蒿（《本经》）、方溃（《本经》）、䕌（音牵去声）、犱蒿（《蜀本》）、香蒿（《衍义》）。

保升曰：草蒿，江东人呼为犱蒿，为其气臭似犱也。北人呼为青蒿。《尔雅》云：蒿，䕌也。孙炎注云：荆楚之间，谓蒿为䕌。郭璞注云：今人呼青蒿香中炙啖者为䕌，是也。

时珍曰：《晏子》云：蒿，草之高者也。按《尔雅》诸蒿，独䕌得单称为蒿，岂以诸蒿叶背皆白，而此蒿独青，异于诸蒿故耶？

【集解】《别录》曰：青蒿生华阴川泽。

时珍曰：青蒿，二月生苗，茎粗如指而肥软，茎叶色并深青。其叶微似茵陈，而面背俱青。其根白硬。七八月开细黄花颇香。结实大如麻子，中有细子。

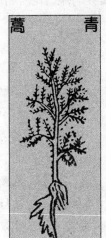
青蒿

【修治】敩曰：凡使，惟中为妙，到膝即仰，到腰即俯。使子勿使叶，使根勿使茎，四件若同使，翻然成痼疾。采得叶，用七岁儿七个溺，浸七日七夜，漉出晒干。

叶、茎、根、子

【气味】苦,寒,无毒。

时珍曰:伏硫黄。

【主治】疥瘙痂痒恶疮,杀虱,治留热在骨节间,明目(《本经》)。鬼气尸疰伏连,妇人血气,腹内满,及冷热久痢。秋冬用子,春夏用苗,并捣汁服。亦曝干为末,小便入酒和服(藏器)。补中益气,轻身补劳,驻颜色,长毛发,令黑不老,兼去蒜发,杀风毒。心痛热黄,生捣汁服,并贴之(大明)。治疟疾寒热(时珍)。生捣敷金疮,止血止疼良(苏恭)。烧灰隔纸淋汁,和石灰煎,治恶疮息肉靥瘢(孟诜)。

【发明】颂曰:青蒿治骨蒸热劳为最,古方单用之。

时珍曰:青蒿得春木少阳之气最早,故所主之证,皆少阳、厥阴血分之病也。按《月令通纂》,言伏内庚日,采青蒿悬于门庭内,可辟邪气。阴干为末,冬至、元旦各服二钱亦良。观此,则青蒿之治鬼疰伏尸,盖亦有所伏也。

(附方)旧四,新十四。男妇劳瘦:青蒿细到,水三升,童子小便五升,同煎取二升半。去滓入器中煎成膏,丸如梧子大。每空心及卧时,温酒吞下二十丸。(《斗门方》)虚劳寒热,肢体倦疼,不拘男妇:八、九月青蒿成实时采之,去枝梗,以童子小便浸三日,晒干为末。每服二钱,乌梅一个,煎汤服。(《灵苑方》)骨蒸鬼气:童子小便五大斗(澄清),青蒿五斗(八、九月拣带子者最好,细到。)相和,纳大釜中,以猛火煎取三大斗,去滓,溉釜令净,再以微火煎可二大斗,入猪胆一枚,同煎一大斗半,去火待冷,以瓷器盛之。每欲服时,取甘草二三两,炙熟为末,以煎和捣千杵为丸。空腹粥饮下二十丸,渐增至三十丸止。(崔元亮《海上方》)骨蒸烦热:青蒿一握,猪胆汁一枚,杏仁四十个(去皮尖,炒)。以童子小便一大盏,煎五分,空心温服。(《十便良方》)虚劳盗汗,烦热口干:用青蒿一斤(取汁熬膏),入人参末、麦门冬末各一两,熬至可丸,丸如梧子大,每食后米饮服二十丸,名青蒿丸。(《圣方总录》)疟疾寒热:《肘后方》:用青蒿一握,水二升,捣汁服之《仁存方》:用五月五日天未明时采青蒿(阴干)四两,桂心一两。为末。未发前,酒服二钱。《经验方》:用端午日采青蒿叶(阴干),桂心等分。为末。每服一钱,先寒用热酒;先热用冷酒,发日五更服之。切忌发物。温疟痰甚,但热不寒:用青蒿二两(童子小便浸焙),黄丹半两,为末。每服二钱,白汤调下。(《仁存方》)赤白痢下:五月五日采青蒿、艾叶等分,同豆豉捣作饼,日干,名蒿豉丹。每用一饼,以水一盏半煎服。(《圣济总录》)鼻中衄血:青蒿捣汁服之,并塞鼻中,极验。(《卫生易简方》)酒痔便血:青蒿(用叶不用茎,用茎不用叶),为末。粪前冷水,粪后水酒调服。(《永类钤方》)金疮扑损:《肘后方》:用青蒿捣封之,血止则愈。一方:用青蒿、麻叶、石灰等分,五月五日捣和晒干。临时为末,搽之。牙齿肿痛:青蒿一握,煎水漱之。(《济急方》)毒蜂螫人:嚼青蒿封之即安。(《肘后方》)耳出浓汁:青蒿末,绵裹纳耳中。(《圣惠方》)鼻中息肉:青蒿灰、石灰等分,淋汁熬膏点之。(《圣济总录》)

子

【气味】甘，冷，无毒。

【主治】明目开胃，炒用。治劳瘦，壮健人小便浸用之。治恶疮疥癣风疹，煎水洗之（大明）。治鬼气，为末酒服方寸匕（孟诜）。功同叶（时珍）。

【附方】新一。积热眼涩：三月三日或五月五日，采青蒿花或子，阴干为末，每井华水空心服二钱。久服明目，可夜看书，名青蒿散。（《十便良方》）

节间虫：见虫部。

黄花蒿（《纲目》）

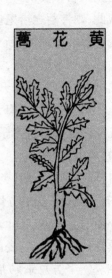

黄花蒿

【释名】臭蒿

【集解】大明曰：臭蒿一名草蒿。

时珍曰：香蒿臭蒿通可名草蒿。此蒿与青蒿相似，但此蒿色绿带淡黄，气辛臭不可食，人家采以罨酱黄酒曲者是也。

叶

【气味】辛、苦，凉，无毒。

【主治】小儿风寒惊热（时珍）。

子

【气味】辛，凉，无毒。

【主治】治劳，下气开胃，止盗汗及邪气鬼毒（大明）。

白蒿（《本经》上品）

【释名】蘩（《尔雅》）、由胡（《尔雅》）、蒌蒿（《食疗》）、蔏（音商）。

时珍曰：白蒿有水陆二种，《尔雅》通谓之蘩，以其易蘩衍也。曰：蘩，皤蒿。即今陆生艾蒿也，辛熏不美。曰：蘩，由胡。即今水生蒌蒿也，辛香而美。曰：蘩之丑，秋为蒿。则通指水陆二种而言，谓其春时各有种名，至秋老则皆呼为蒿矣。曰蘱，曰萧，曰萩，皆老蒿之通名，象秋气肃赖之气。

【集解】《别录》曰：白蒿生中山川泽，二月采。

弘景曰：蒿类甚多，而俗中不闻呼白蒿者。方药家既不用，皆无复识之。

恭曰：《尔雅》：蘩，皤蒿，即白蒿也，所在有之。叶颇似细艾，上有白毛错涩，粗于青蒿。从初生至枯,白于众蒿。

时珍曰:白蒿处处有之,有水、陆二种。本草所用,盖取水生者,故曰生中山川泽,不曰山谷平地也。二种形状相似,但陆生辛熏,不及水生者香美尔。《诗》云:呦呦鹿鸣,食野之苹。苹,即陆生皤蒿,俗呼艾蒿是矣。鹿食九种解毒之草,白蒿其一也。《诗》云:于以采蘩,于沼于沚。《左传》云:苹蘩蕴藻之菜,可以荐于鬼神,羞于王公。并指水生白蒿而言,则本草白蒿之为蒌蒿无疑矣。郑樵《通志》谓苹为蒌蒿,非矣。鹿乃山兽,蒌乃水蒿。陆玑《诗疏》谓苹为牛尾蒿,亦非矣。牛尾蒿色青不白,细叶直上,状如牛尾也。蒌蒿生陂泽中,二月发苗,叶似嫩艾而歧细,面青背白。其茎或赤或白,其根白脆。采其根茎,生熟菹曝皆可食,盖嘉蔬也。《景差大招》云:吴酸蒿蒌不沾薄。谓吴人善调酸,瀹蒌蒿为齑,不沾不薄而甘美,此正指水生者也。

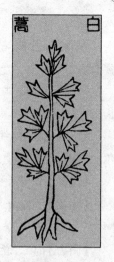

苗根

【气味】甘,平,无毒。

思邈曰:辛、平。

时珍曰:发疮疥。

【主治】五脏邪气,风寒湿痹,补中益气,长毛发令黑,疗心悬,少食常饥。久服轻身,耳目聪明不老(《本经》)。生捣,醋淹为菹食,甚益人;捣汁服,去热黄及心痛;曝为末,米饮空心服一匙,治夏月暴水痢;烧灰淋汁煎,治淋沥疾(孟诜)。利膈开胃,杀河豚鱼毒(时珍)。

【发明】弘景曰:服食家七禽散云:白兔食白蒿仙,与庵蔄同法耳。

时珍曰:《本经》列白蒿于上品,有功无毒,而古今方家不知用,岂不得服之之诀欤?

【附方】旧一。恶疮癞疾,但是恶疾遍体,面目有疮者,皆可服之:用白艾蒿十束如升大,煮取汁,以曲及米一如酿酒法,候熟稍服之。(《深师方》)

子

【气味】缺

【主治】鬼气。为末,酒服之,良(孟诜)。

角蒿(《唐本草》)

【集解】恭曰:角蒿叶似白蒿,花如瞿麦,红赤可爱,子似王不留行,黑色作角。七月、八月采。

保升曰：叶似蛇床、青蒿，子角似蔓菁，实黑而细，秋熟。所在皆有之。

宗奭曰：茎叶如青蒿，开淡红紫花，大约径三四分。花罢结角，长二寸许，微弯。

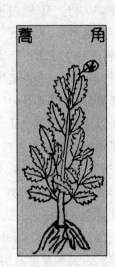

敩曰：凡使，勿用红蒿并邪蒿，二味真似角蒿，只是此香而角短尔。采得，于槐砧上细到用之。

【气味】辛、苦，平，有小毒。

【主治】干湿䘌，诸恶疮有虫者（《唐本》）。治口齿疮，绝胜（宗奭）。

【附方】旧二，新一。齿龈宣露，多是疳也：角蒿烧灰，夜涂上。切忌油腻、沙糖、干枣。（《外台秘要》）口疮不瘥，入胸中并生者：不拘大人、小儿，以角蒿灰涂之，有汁吐去，一宿效。（《千金方》）月蚀耳疮：用蒿灰掺之，良。（《集简方》）

藙蒿（《拾遗》）

【释名】莪蒿（《尔雅》）、萝蒿（同上）、抱娘蒿。

时珍曰：陆农师云：藙之为言高也。莪，亦峨也，莪科高也。可以覆蚕，故谓之萝。抱根丛生，故曰抱娘。

【集解】时珍曰：藙蒿生高岗，似小蓟，宿根先于百草。《尔雅》云：莪，萝是也。《诗·小雅》云：菁菁者莪。陆玑注云：即莪蒿也。生泽国渐洳处。叶似斜蒿而细科，三月生。茎、叶可生食，又可蒸食，香美颇似蒌蒿。但味带麻，不似蒌蒿甘香。

【气味】辛，温，无毒。

【主治】破血下气，煮食之（藏器）。

马先蒿（《本经》中品）

【释名】马新蒿（《唐本》）、马矢蒿（《本经》）、练石草（《别录》）、烂石草（同上）、虎麻。

时珍曰：蒿气如马矢，故名。马先，乃马矢字讹也。马新，又马先之讹也。

弘景曰：练石草，一名烂石草，即马矢蒿。今方药不复用之。

【集解】《别录》曰：马先蒿、练石草，并生南阳川泽。

恭曰：叶大如茺蔚，花红白色。二月、八月采茎叶，阴干用。八月、九月实熟，俗谓之

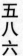

虎麻是也。一名马新蒿,所在有之。芜蔚苗短小,其子夏中熟。二物初生,极相似也。

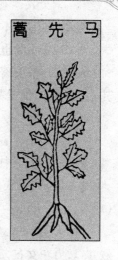

马 先 蒿

禹锡曰:按《尔雅》云:蔚,牡菣。注云,即蒿之无子者。《诗》云:匪我伊蔚。陆玑云:牡蒿也。三月始生,七月开花,似胡麻花而紫赤。八月生角,似小豆角,锐而长。一名马新蒿,是也。

颂曰:郭璞以牡菣为无子,而陆玑云有子,二说小异。今当用有子者为正。

时珍曰:《别录》牡蒿、马先蒿,原是二条。陆玑所谓有子者,乃马先蒿,而复引无子之牡蒿释之,误矣。牡蒿详见本条。

【气味】苦,平,无毒。

《别录》曰:练石草:寒。

【主治】寒热鬼疰,中风湿痹,女子带下病,无子(《本经》)。练石草:治五癃,破石淋,膀胱中结气,利水道小便(《别录》)。恶疮(弘景)。

【附方】旧一。大疯癞疾,骨肉疽败,眉须堕落,身体痒痛:以马先蒿(一名马矢蒿,一名烂石草),炒捣末。每服方寸匕,食前温酒下,一日三服,一年都瘥。(《肘后方》)

阴地厥(宋《图经》)

【集解】颂曰:生邓州顺阳县内乡山谷。叶似青蒿,茎青紫色,花作小穗,微黄,根似细辛。七月采根苗用。

时珍曰:江浙亦有之。外家采制丹砂、硫黄。

根苗

【气味】甘、苦,微寒,无毒。

【主治】肿毒风热(苏颂)。

【附方】新一。男妇吐血后,胸膈虚热:阴地厥、紫河车、贯众、甘草各半两。每服三钱,水煎服。(《圣济总录》)

牡蒿(《别录》下品)

【释名】齐头蒿。

时珍曰:《尔雅》:蔚,牡菣,蒿之无子者。则牡之名以此也。诸蒿叶皆尖,此蒿叶独多而秃,故有齐头之名。

【集解】《别录》曰:牡蒿,生田野。五月、八月采。

弘景曰:方药不复用。

恭曰:齐头蒿也,所在有之。叶似防风,细薄而无光泽。

时珍曰:齐头蒿三、四月生苗,其叶扁而本狭,末尖有秃歧。嫩时可茹。鹿食九草,此其一也。秋开细黄花,结实大如车前实,而内子微细不可见,故人以为无子也。

苗

【气味】苦、微甘,温,无毒。

【主治】充肌肤,益气,令人暴肥。不可久服,血脉满盛(《别录》)。擂汁服,治阴肿(时珍)。

【附方】新一。疟疾寒热:齐头蒿根、滴滴金根各一把。擂生酒一盅,未发前服。以滓敷寸口,男左女右,二日便止。(《海上名方》)

九牛草(宋《图经》)

【集解】颂曰:生筠州山冈上。二月生苗,独茎,高一尺。叶似艾叶,圆而长,背有白毛,面青。五月采苗用。

时珍曰:陈嘉谟《本草蒙筌》以此为蕲艾,谬矣。

苗

【气味】微苦,有小毒。

【主治】解风劳,治身体痛。与甘草同煎服,不入众药用(苏颂)。

茺蔚(《本经》上品)

【释名】益母(《本经》)、益明(《本经》)、贞蔚(《别录》)、萑(《尔雅》。音推)、野天麻(《会编》)、猪麻(《纲目》)、火枚(《本经》)、郁臭草(《图经》)、苦低草(《图经》)、夏枯草(《外台》)、土质汗(《外台》)。

时珍曰:此草及子皆充盛密蔚,故名茺蔚。其功宜于妇人及明目益精,故有益母、益明之称。其茎方类麻,故谓之野天麻。俗呼为猪麻,猪喜食之也。夏至后即枯,故亦有夏枯之名。《近效方》谓之土质汗。林亿云:质汗出西番,乃热血合诸药煎成,治金疮折伤。益母亦可作煎,治折伤,故名为土质汗也。

禹锡曰:《尔雅》:萑,蓷。注云:今茺蔚也。又名益母。刘歆云:蓷,臭秽也。臭秽,即茺蔚也。陆玑云:蓷,益母也。故曾子见之感思。

【集解】《别录》曰:茺蔚生海滨池泽,五月采。

弘景曰：今处处有之。叶如荏，方茎，子形细长，有三棱。方用亦稀。

颂曰：今园圃及田野极多。郭璞注《尔雅》云：叶似荏，方茎白华，华生节间。节节生花，实似鸡冠子，黑色，茎作四方棱，五月采。又云九月采实，医方稀有用实者。

宗奭曰：茺蔚初春生时，亦可浸洗，淘去苦水，煮作菜食。凌冬不凋悴也。

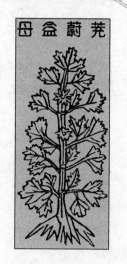

时珍曰：茺蔚近水湿处甚繁。春初生苗如嫩蒿，入夏长三四尺，茎方如黄麻茎。其叶如艾叶而背青，一梗三叶，叶有尖歧。寸许一节，节节生穗，丛簇抱茎。四、五月间，穗内开小花，红紫色，亦有微白色者。每萼内有细子四粒，粒大如同蒿子，有三棱，褐色，药肆往往以作巨胜子货之。其草生时有臭气，夏至后即枯，其根白色。苏颂《图经》谓其叶似荏，其子黑色，似鸡冠子，九月采实，寇宗奭《衍义》谓其凌冬不凋者，皆误传也。此草有白花、紫花二种，茎、叶、子、穗皆一样。但白者能入气分，红者能入血分，别而用之可也。按《闺阁事宜》云：白花者为益母；紫花者为野天麻。《返魂丹注》云：紫花者为益母，白花者不是。陈藏器《本草》云：茺蔚生田野间，人呼为郁臭草。天麻生平泽，似马鞭草，节节生紫花，花中有子，如青葙子。孙思邈《千金方》云：天麻草，茎如火麻，冬生苗，夏着赤花，如鼠尾花。此皆似以茺蔚、天麻为二物，盖不知其是一物二种。凡物花皆有赤白，如牡丹、芍药、菊花之类是矣。又按郭璞《尔雅注》云：萑，音推，即茺蔚，又名益母。叶似荏，白华，华生节间。又云：蓷，音推，方茎，叶长而锐，有穗，穗间有花紫缥色，可以为饮，江东呼为牛蓣。据此则是萑、蓷名本相同，但以花色分别之，其为一物无疑矣。宋人重修本草，以天麻草误注天麻，尤为谬失。陈藏器《本草》又有錾菜，云生江南阴地，似益母，方茎对节白花，主产后血病。此即茺蔚之白花者，故其功主血病亦相同。

子

【修治】时珍曰：凡用，微炒香，亦或蒸熟，烈日曝燥，舂簸去壳，取仁用。

【气味】辛、甘，微温，无毒。

《别录》曰：甘，微寒。

时珍曰：甘、辛，温。灰制硫黄。

【主治】明目益精，除水气，久服轻身（《本经》）。疗血逆大热，头痛心烦（《别录》）。产后血胀（大明）。舂仁生食，补中益气，通血脉，填精髓，止渴润肺（吴瑞）。治风解热，顺气活血，养肝益心，安魂定魄，调女人经脉，崩中带下，产后胎前诸病。久服令人有子（时珍）。

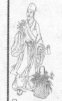

茎

大明曰：苗、叶、根同功。

【气味】藏器曰：寒。

时珍曰：茎、叶：味辛、微苦。化：味微苦、甘。根：味甘。并无毒。

镜源曰：制硫黄、雌黄、砒石。

【主治】瘾疹痒，可作浴汤（《本经》）。捣汁服，主浮肿，下水，消恶毒疔肿、乳痈丹游等毒，并敷之。又服汁，主子死腹中，及产后血胀闷。滴汁入耳中，主聤耳。捣敷蛇虺毒（苏恭）。入面药，令人光泽，治粉刺（藏器）。活血破血，调经解毒，治胎漏产难，胎衣不下，血晕、血风、血痛，崩中漏下，尿血、泻血，疳痢、痔疾，打扑内损瘀血，大便、小便不通（时珍）。

【发明】时珍曰：益母草之根、茎、花、叶实，并皆入药，可同用。若治手、足厥阴血分风热，明目益精，调女人经脉，则单用茺蔚子为良。若治肿毒疮疡，消水行血，妇人胎产诸病，则宜并用为良。盖其根、茎、花、叶专于行，而子则行中有补故也。

【附方】旧十三，新十。济阴返魂丹：昝殷《产宝》曰：此方，乃吉安文江高师禹，备礼求于名医所得者，其效神妙，活人甚多，能治妇人胎前、产后诸疾危证。用野天麻，又名益母，又名火枕，又名负担，即茺蔚子也。叶似艾叶，茎类火麻，方梗凹面，四、五、六月节节开花，红紫色如蓼花，南北随处皆有，白花者不是。于端午、小暑，或六月六日，花正开时，连根收采阴干，用叶及花子。忌铁器，以石器碾为细末，炼蜜丸如弹子大，随证嚼服用汤使。其根烧存性为末，酒服，功与黑神散不相上下。其药不限丸数，以病愈为度。或丸如梧子大，每服五七十丸。又可捣汁滤净，熬膏服之。胎前脐腹痛，或作声者，米饮下；胎前产后，脐腹刺痛，胎动不安，下血不止，当归汤下；产后，以童子小便化下一丸，能安魂定魄，血气自然调顺，诸病不生。又能破血痛，养脉息，调经络，并温酒下。胎衣不下，及横生不顺，死胎不下，经日胀满，心闷心痛，并用炒盐汤下。产后血晕，眼黑血热，口渴烦闷，如见鬼神，狂言不省人事，以童子小便和酒化下；产后结成血块，脐腹奔痛，时发寒热，有冷汗，或面垢颜赤，五心烦热，并用童子小便、酒下，或薄荷自然汁下。产后恶露不尽，结滞刺痛，上冲心胸满闷，童子小便、酒下。产后泻血水，以枣汤下。产后痢疾，米汤下。产后血崩漏下，糯米汤下。产后赤白带下，煎胶艾汤下；月水不调，温酒下。产后中风，牙关紧急，半身不遂，失音不语，童便、酒下。产后气喘咳嗽，胸膈不利，恶心吐酸水，面目浮肿，两胁疼痛，举动失力，温酒下。产后月内咳嗽，自汗发热，久则变为骨蒸，童便、酒下；产后鼻衄，舌黑口干，童便酒下。产后两太阳穴痛，呵欠心忪，气短羸瘦，不思饮食，血风身热，手足顽麻，百节疼痛，并米饮化下。产后大小便不通，烦躁口苦者，薄荷汤下。妇人久无子息，温酒下。益母膏：《近效方》：治产妇诸疾，及折伤内损有瘀血，每天阴则痛，神方也。三月采益母草一名负担，一名夏枯草，连根叶茎花洗择令净，于箔上摊曝水干，以竹刀切长五寸,勿用铁刀,置于大锅中,以水浸过二三寸,煎煮,候草烂水减三之二,漉去草,取汁约五六斗,入盆中澄半日,以绵滤去浊滓,以清汁入釜中,慢火煎取一斗,如稀饧状,瓷瓶封收。每取梨大,暖酒和服,日再服。或和羹粥亦可。如远行,即更炼至可丸收之。服至七日,则疼渐平复也。产妇恶露不尽及血晕,一二服便瘥。其药无忌。又能治风,益心力。(《外台秘要》)女人难产:益母草捣汁七大合,煎减半,顿服立止。无新者,以干者一大握,水七合,煎服。(韦宙《独行方》)胎死腹中:益母草捣熟,以暖水少许,和绞取汁,顿服之。(韦宙《独行方》)产后血晕,心气欲绝:益母草研汁,服一盏,绝妙。(《子母秘录》)产后血闭不下者:益母草汁一小盏,入酒一合,温服。(《圣惠方》)带下赤白:益母草花开时采,捣为末。每服二钱,食前温汤下。(《集验方》)小便尿血:益母草捣汁,服一升立瘥。此苏澄方也。(《外台秘要》)赤白杂痢困重者:益母草(日干)、陈盐梅(烧存性),等分为末。每服三钱,白痢干姜汤、赤痢甘草汤下。名二灵散。(《卫生家宝方》)小儿疳痢垂死者:益母草嫩叶,同米煮粥食之,取足,以瘥为度,甚佳。饮汁亦可。(《广济方》)痔疾下血:益母草叶,捣汁饮之。(《食医心镜》)

錾菜(音惭。《拾遗》)

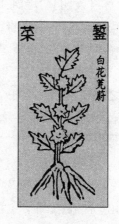

菜 錾 白花茺蔚

【集解】藏器曰:錾菜生江南阴地,似益母,方茎对节,白花。

时珍曰:此即益母之白花者,乃《尔雅》所谓萑是也。其紫花者,《尔雅》所谓蒮是也。萑、蒮皆同一音,乃一物二种。故此条亦主血病,与益母功同。郭璞独指白花者为益母,咎殷谓白花者非益母,皆欠详审。嫩苗可食,故谓之菜。寇宗奭言茺蔚嫩苗可煮食,正合此也。

苗

【气味】辛,平,无毒。

【主治】破血,产后腹痛,煮汁服(藏器)。

薇衔(薇,音眉。《本经》上品)

【释名】糜衔(《本经》)、鹿衔(《唐本》)、吴风草(《唐本》)、无心(《吴普》)、无颠(《吴普》)、承膏(《别录》)、承肌(《吴普》)。

恭曰:南人谓之吴风草。一名鹿衔草,言鹿有疾,衔此草即瘥也。

时珍曰:据苏说,则薇衔、糜衔当作麋衔也。鹿、麋一类也。按郦道元《水经注》云:魏兴锡山多生薇衔草,有风不偃,无风独摇。则吴风亦当作无风,乃通。

藏器曰:一名无心草,非草之无心者,方药少用。

【集解】《别录》曰:薇衔生汉中川泽及冤句、邯郸。七月采茎叶,阴干。

恭曰:此草丛生,似茺蔚及白头翁,其叶有毛,赤茎。又有大、小二种:楚人谓大者为大吴风草,小者为小吴风草。

保升曰:叶似茺蔚,丛生有毛,其花黄色,其根赤黑色。

茎叶

【气味】苦,平,无毒。

《别录》曰:微寒。

之才曰:得秦皮良。

【主治】风湿痹,历节痛,惊痫吐舌,悸气贼风,鼠瘘痈肿(《本经》)。暴症,逐水,疗痿蹶。久服轻身明目(《别录》)。妇人服之,绝产无子(藏器)。煎水,洗瘰疬、甲疽、恶疮(时珍,出《外科精义》)。

【发明】时珍曰:麋衔乃《素问》所用治风病自汗药,而后世不知用之,诚缺略也。《素问》:黄帝曰:有病身热懈惰,汗出如浴,恶风少气,此为何病? 岐伯曰:病名酒风。治之以泽泻、术各三、五分,麋衔五分,合以三指撮为后饭。后饭者,先服药也。

【附方】新二。年深恶疮:无心草根、钓苓根、狼毒、白丁香各五钱,麝香一字,为末掺之。又方:无心草根、干姜各二钱,钓苓根三钱,为末掺之。(并《外科精义》)小儿破伤风病,拘急口噤:没心草半两,白附子(炮)二钱半,为末。每服一字,薄荷酒灌下。(《圣济录》)

【附录】无心草(宋《图经》)

颂曰:生秦州及商州,凤翔各县皆出之。三月开花,五月结实,六、七月采根苗,阴干用。性温,无毒。主积血,逐气块,益筋节,补虚损,润颜色,疗澼泄腹痛。

时珍曰:麋衔一名无心草,此草功用与之相近,其图形亦相近,恐即一物也,故附之俟访考焉。鼠耳草,亦名无心,与此不同。

夏枯草(《本经》下品)

【释名】夕句(《本经》)、乃东(《本经》)、燕面(《别录》)、铁色草。

震亨曰:此草夏至后即枯。盖禀纯阳之气,得阴气则枯,故有是名。

【集解】《别录》曰:夏枯草生蜀郡川谷,四月采。

恭曰:处处有之,生平泽。

颂曰:冬至后生,叶似旋覆。三月、四月开花,作穗紫白色,似丹参花,结子亦作穗。

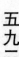

五月便枯,四月采之。

时珍曰:原野间甚多,苗高一二尺许,其茎微方。叶对节生,似旋覆叶而长大,有细齿,背白多纹。茎端作穗,长一二寸,穗中开淡紫小花,一穗有细子四粒。丹溪云无子,亦欠察矣。嫩苗渝过,浸去苦味,油盐拌之可食。

【正误】宗奭曰:今谓之郁臭。自秋便生,经冬不悴,春开白花,夏结子。

震亨曰:郁臭草有臭味,即芜蔚是也;夏枯草无臭味,明是两物。俱生于春,夏枯先枯而无子;郁臭,后枯而结子。

茎叶

【气味】苦、辛、寒,无毒。

之才曰:土瓜为之使。伏汞砂。

【主治】寒热瘰疬鼠瘘头疮,破癥,散瘿结气,脚肿湿痹,轻身(《本经》)。

【附方】旧一,新六。明日补肝,肝虚目睛痛,冷泪不止,筋脉痛,羞明怕日:夏枯草半两,香附子一两。为末。每服一钱,腊茶汤调下。(《简要济众》)赤白带下:夏枯草(花开时采,阴干)为末。每服二钱,米饮下。食前。(《徐氏家传方》)血崩不止:夏枯草为末,每服方寸匕,米饮调下。(《圣惠方》)产后血晕,心气欲绝者:夏枯草捣绞汁服一盏,大妙。(《徐氏家传方》)扑伤金疮:夏枯草(口嚼烂),罯上即愈。(《卫生易简》)汗斑白点:夏枯草煎浓汁,日日洗之。(《乾坤生意》)瘰疬马刀,不问已溃、未溃,或日久成漏:用夏枯草六两,水二盅,煎七分,食远温服。虚甚者,则煎汁熬膏服,并涂患处,兼以十全大补汤加香附、贝母、远志尤善。此物生血,乃治瘰疬之圣药也。其草易得,其功甚多。(薛己《外科经验方》)

刘寄奴草(《唐本草》)

【释名】金寄奴(大明)、乌藤菜(《纲目》)。

时珍曰:按李延寿《南史》云:宋高祖刘裕,小字寄奴。微时伐荻新洲,遇一大蛇,射之。明日往,闻杵臼声。寻之,见童子数人皆青衣,于榛林中捣药。问其故。答曰:我主为刘寄奴所射,今合药敷之。裕曰:神何不杀之?曰:寄奴王者,不可杀也。裕叱之,童子皆散,乃收药而反。每遇金疮敷之即愈。人因称此草为刘寄奴草。郑樵《通志》云:江南人因汉时谓刘为卯金刀,乃呼刘为金。是以又有金寄奴之名。江东人谓之乌藤菜云。

【集解】恭曰:刘寄奴草生江南。茎似艾蒿,长三四尺,叶似山兰草而尖长,一茎直上有穗,叶互生,其子似稗而细。

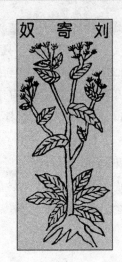

奴寄刘

保升曰：今出越州，蒿之类也。高四五尺，叶似菊，其花白色，其实黄白色作穗，夏月收苗日干之。

颂曰：今河中府、孟州、汉中、滁州亦有之。春生苗。茎似艾蒿，上有四棱，高二三尺以来。叶青似柳，四月开碎小黄白花，形如瓦松，七月结实似黍而细，根淡紫色似莴苣。六月、七月采苗及花子通用。

时珍曰：刘寄奴一茎直上。叶似苍术，尖长糙涩，面深背淡。九月茎端分开数枝，一枝攒簇十朵小花，白瓣黄蕊，如小菊花状。花罢有白絮，如苦荬花之絮。其子细长，亦如苦荬子。所云实如黍稗者，似与此不同，其叶亦非蒿类。

子（苗同）

【修治】敩曰：凡采得，去茎叶，只用实。以布拭去薄壳令净，拌酒蒸，从巳至申，曝干用。时珍曰：茎、叶、花、子皆可用。

【气味】苦，温，无毒。

【主治】破血下胀。多服令人下痢（苏恭）。下血止痛，治产后余疾，止金疮血，极效（《别录》）。心腹痛，下气，水胀血气，通妇人经脉癥结，止霍乱水泻（大明）。小儿尿血，新者研末服（时珍）。

【附方】旧一，新七。大小便血：刘寄奴为末，茶调空心服二钱，即止。（《集简方》）折伤瘀血在腹内者：刘寄奴、骨碎补、延胡索各一两。水二升，煎七合，入酒及童子小便各一合，顿温服之。（《千金方》）血气胀满：刘寄奴穗实为末。每服三钱，酒煎服。不可过多，令人吐利。此破血之仙药也。（《卫生易简方》）霍乱成痢：刘寄奴草煎汁饮。（《圣济总录》）汤火伤灼：刘寄奴捣末。先以糯米浆鸡翎扫上，后乃掺末。并不痛，亦无痕，大验之方。凡汤火伤，先以盐末掺之，护肉不坏，后乃掺药为妙。（《经验方》）风入疮口肿痛：刘寄奴为末。掺之即止。（《圣惠方》）小儿夜啼：刘寄奴半两，地龙（炒）一分，甘草一寸。水煎，灌少许。（《圣济总录》）赤白下痢，阴阳交带，不问赤白：刘寄奴、乌梅、白姜等分。水煎服。赤加梅，白加姜。（《艾元英如宜方》）

曲节草（宋《图经》）

【释名】六月凌（音令。《图经》）、六月霜（《纲目》）、绿豆青（《图经》）、蛇蓝。

时珍曰：此草性寒，故有凌、霜、绿豆之名。

【集解】颂曰：曲节草生筠州。四月生苗，茎方色青有节，叶似刘寄奴而青软，七、八月着花似薄荷，结子无用。五月、六月采茎叶，阴干。

茎叶

【气味】甘,平,无毒。

【主治】发背疮,消痈肿,拔毒。同甘草作末,米汁调服(苏颂)。

丽春草(宋《图经》)

【释名】仙女蒿(《图经》)、定参草。

颂曰:丽春草,生檀嵎山川谷,檀嵎山在高密界。河南淮阳郡、颍川及谯郡、汝南郡等,并呼为龙芊草。河北近山、邺郡、汲郡,并名丛兰艾。上党紫团山亦有,名定参草,又名仙女蒿。今所在有之。甚疗痫黄,人莫能知。

时珍曰:此草有殊功,而不著其形状。今罂粟亦名丽春草,九仙子亦名仙女娇,与此同名,恐非一物也。当俟博访。

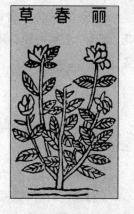

花及根

【气味】甘,微温,无毒。

【主治】痫黄黄疸(苏颂)。

【发明】颂曰:唐天宝中,颍川郡杨正进方,名医皆用有效。其方云:丽春草疗因时患伤热,变成痫黄,遍身壮热,小便黄赤,眼如金色,面又青黑,心头气痛,绕心如刺,头旋欲倒,兼胁下有痃气,及黄疸等,经用有验。其药春三月采花,阴干一升,捣散。每平明空腹取三方寸匕,和生麻油一盏顿服,日一服,隔五日再进,以知为度。其根疗黄疸,捣汁一盏,空腹顿服,须臾即利三两行,其疾立已。一剂不能全愈,隔七日更一剂,永瘥。忌酒、面、猪、鱼、蒜、粉、酪等。

旋覆花(《本经》下品)

【释名】金沸草(《本经》)、金钱花(《纲目》)、滴滴金(《纲目》)、盗庚(《尔雅》)、夏菊(《纲目》)、戴椹(《别录》)。

宗奭曰:花绿繁茂,圆而覆下,故曰旋覆。

时珍曰:诸名皆因花状而命也。《尔雅》云:覆,盗庚也。盖庚者,金也,谓其夏开黄花,盗窃金气也。《酉阳杂俎》云:金钱花,一名毗尸沙,自梁武帝时始进入中国。

【集解】《别录》曰:旋覆生平泽川谷。五月采花,日干,二十日成。

弘景曰:出近道下湿地,似菊花而大。别有旋葍根,出河南,北国亦有,形似芎䓖,惟合旋葍膏用之,余无所用,非此旋覆花根也。

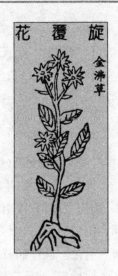

保升曰:叶似水苏,花黄如菊,六月至九月采花。

颂曰:今所在皆有。二月以后生苗,多近水旁,大似红蓝而无刺,长一二尺以来,叶似柳,茎细。六月开花如菊花,小铜钱大,深黄色。上党田野人呼为金钱花,七八月采花。今近道人家园圃所莳金钱花,花叶并同,极易繁盛,恐即旋覆也。

宗奭曰:旋覆叶如大菊,又如艾蒿。秋开花大如梧桐子,花淡黄色,其香过于菊。别有旋花,乃鼓子花,非此花也。见本条。

时珍曰:花状如金钱菊。水泽边生者,花小瓣单;人家栽者,花大蕊簇,盖壤瘠使然。其根细白。俗传露水滴下即生,故易繁,盖亦不然。

花

【修治】斅曰:采得花,去蕊并壳皮及蒂子,蒸之,从巳至午,晒干用。

【气味】咸,温,有小毒。

《别录》曰:甘,微温,冷利。

权曰:甘,无毒。

大明曰:无毒。

宗奭曰:苦、甘、辛。

【主治】结气胁下满,惊悸,除水,去五脏间寒热,补中下气(《本经》)。消胸上痰结,唾如胶漆,心胁痰水,膀胱留饮,风气湿痹,皮间死肉,目中䁻䁱,利大肠,通血脉,益色泽(《别录》)。主水肿,逐大腹,开胃,止呕逆不下食(甄权)。行痰水,去头目风(宗奭)。消坚软痞,治噫气(好古)。

【发明】颂曰:张仲景治伤寒汗下后,心下痞坚,噫气不除,有七物旋覆代赭汤;杂治妇人,有三物旋覆汤。胡洽居士治痰饮在两胁胀满,有旋覆花丸,用之尤多。成无己曰:硬则气坚,旋覆之咸,以软痞坚也。

震亨曰:寇宗奭言其行痰水去头目风,亦走散之药。病人涉虚者,不宜多服,冷利大肠,宜戒之。

时珍曰:旋覆乃手太阴肺、手阳明大肠药也。所治诸病,其功只在行水、下气、通血脉尔。李卫公言:嗅其花能损目。唐慎微《本草》误以旋花根方收附此下,今改正之。

【附方】旧一,新三。中风壅滞:旋覆花,洗净焙研,炼蜜丸梧子大。夜卧以茶汤下五丸至七丸、十丸。(《经验后方》)半产漏下,虚寒相抟,其脉弦芤:旋覆花汤:用旋覆花三两,葱十四茎,新绛少许。水三升,煮一升,顿服。(《金匮要略》)月蚀耳疮:旋覆花烧研,羊脂和涂之。(《集简方》)小儿眉癣,小儿眉毛眼睫,因癣退不生:用野油花(即旋覆花)、

赤箭(即天麻苗)、防风等分,为末。洗净,以油调涂之。(《总微论》)

叶

【主治】敷金疮,止血(大明)。治疗疮肿毒(时珍)。

根

【主治】风湿(《别录》)。

青葙(《本经》下品)

【释名】草蒿(《本经》)、萋蒿(《本经》)、昆仑草(《唐本》)、野鸡冠(《纲目》)、鸡冠苋(《纲目》)、子名草决明(《本经》)。

时珍曰:青葙名义未详。胡麻叶亦名青蘘,此草又多生于胡麻地中,与之同名,岂以其相似而然耶?青蒿,亦名草蒿,其功相似,而名亦相同,何哉?其子明目,与决明子同功,故有草决明之名。其花、叶似鸡冠,嫩苗似苋,故谓之鸡冠苋。郑樵《通志》言俗名牛尾蒿者,误矣。

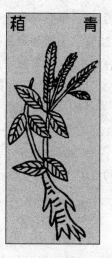

【集解】《别录》曰:青葙生平谷道旁。三月采茎叶,阴干。五月、六月采子。

弘景曰:处处有之。似麦栅花,其子甚细。别有草蒿,或作草蘹,主疗殊相类,形名又相似可疑,而实两种也。

恭曰:此草苗高尺余,叶细软,花紫白色,实作角,子黑而扁光,似苋实而大,生下湿地,四月、五月采,荆襄人名为昆仑草。

颂曰:今江淮州郡近道亦有之。二月生青苗,长三四尺。叶阔似柳而软。茎似蒿,青红色。六月、七月内生花,上红下白。子黑光而扁,似莨菪。根亦似蒿根而白,直下独茎生根。六月、八月采子。

时珍曰:青葙生田野间,嫩苗似苋可食,长则高三四尺。苗、叶、花、实与鸡冠花一样无别。但鸡冠花穗或有大而扁、或团者。此则梢间出花穗,尖长四、五寸,状如兔尾,水红色,亦有黄白色者。子在穗中,与鸡冠子及苋子一样难辨。苏恭言其结角,误矣。萧炳言黄花者名陶朱术,与陈藏器所说不同。又有天灵草,亦此类也,并附于下。

茎叶

【修治】敩曰:凡用先烧铁杵臼,乃捣用之。

【气味】苦,微寒,无毒。

【主治】邪气，皮肤中热，风瘙身痒，杀三虫（《本经》）。恶疮疥虮痔蚀，下部䘌疮（《别录》）。捣汁服，大疗温疬（苏恭）。止金疮血（大明）。

子

【气味】苦，微寒，无毒。

权曰：苦，平。

【主治】唇口青（《本经》）。治五脏邪气，益脑髓，镇肝，明耳目。坚筋骨，去风寒湿痹（大明）。治肝脏热毒冲眼，赤障青盲翳肿，恶疮疥疮（甄权）。

【发明】炳曰：理眼，有青葙子丸。

宗奭曰：青葙子，《经》中不言治眼，惟《药性论》《日华子》始言治肝明目。今人多用治眼，殊与《经》意不相当。

时珍曰：青葙子治眼，与决明子、苋实同功。《本经》虽不言治眼，而云一名草决明，主唇口青，则其明目之功可知矣。目者肝之窍，唇口青者足厥阴经之证，古方除热亦多用之，青葙子之为厥阴药，又可知矣。况用之治目，往往有验，尤可征。据《魏略》云：初平中有青牛先生，常服青葙子丸，年百余岁，如五六十者。

【附方】旧一。鼻衄不止，眩冒欲死：青葙子汁三合，灌入鼻中。（《贞元广利方》）

【附录】桃朱术

炳曰：青葙，一种花黄者，名陶朱术，苗相似。

藏器曰：桃朱术生园中，细如芹，花紫，子作角。以镜向旁敲之，则子自发。五月五日乃收子，带之令妇人为夫所爱。

雁来红

时珍曰：茎、叶、穗、子并与鸡冠同。其叶九月鲜红，望之如花，故名，吴人呼为老少年。一种六月叶红者，名十样锦。

天灵草

时珍曰：按《土宿真君本草》云：状如鸡冠花，叶亦如之，折之有液如乳，生江、湖、荆南陂池间。五月取汁，可制雄、硫，煮雌炼砂。

思蕢子

敩曰：思蕢子、鼠细子，二件真似青葙子，只是味不同。思蕢子味粗，煎之有涎。

鸡冠（宋《嘉祐》）

【释名】时珍曰：以花状命名。

【集解】时珍曰:鸡冠处处有之。三月生苗,入夏高者五、六尺;矬者,才数寸。其叶青柔,颇似白苋菜而窄,梢有赤脉。其茎赤色,或圆、或扁,有筋起。六、七月梢间开花,有红、白、黄三色。其穗圆长而尖者,俨如青葙之穗;扁卷而平者,俨如雄鸡之冠。花大有围一二尺者,层层卷出可爱。子在穗中,黑细光滑,与苋实一样。其穗如秕麦状。花最耐久,霜后始蔫。

苗

【气味】甘,凉,无毒。

【主治】疮痔及血病(时珍)。

子

【气味】甘,凉,无毒。

【主治】止肠风泻血,赤白痢(藏器)。崩中带下,入药炒用(大明)。

花

【气味】同上。

【主治】痔漏下血,赤白下痢,崩中赤白带下,分赤白用(时珍)。

【附方】新十一。吐血不止:白鸡冠花,醋浸煮七次,为末。每服二钱,热酒下。(《经验方》)结阴便血:鸡冠花、椿根白皮等分,为末,炼蜜丸梧子大。每服三十丸,黄芪汤下,日二服。(《圣济总录》)粪后下血:白鸡冠花并子(炒),煎服。(《圣惠方》)五痔肛肿久不愈,变成瘘疮:用鸡冠花、凤眼草各一两。水二碗,煎汤频洗。(《卫生宝鉴》)下血脱肛:白鸡冠花、防风等分,为末,糊丸梧子大,空心米饮每服七十丸。一方:白鸡冠花(炒)、棕榈灰、羌活一两。为末。每服二钱,米饮下。(《永类钤方》)经水不止:红鸡冠花一味,晒干为末。每服二钱,空心酒调下。忌鱼腥、猪肉。(孙氏《集效方》)产后血痛:白鸡冠花,酒煎服之。(《李楼奇方》)妇人白带:白鸡冠花晒干,为末。每旦空心酒服三钱。赤带,用红者。(孙氏《集效方》)白带沙淋:白鸡冠花、苦壶卢等分,烧存性,空心火酒服之。(《摘玄》)赤白下痢:鸡冠花,煎酒服。赤,用红;白,用白。(《集简方》)

红蓝花(宋《开宝》)

【释名】红花(《开宝》)、黄蓝。

颂曰:其花红色,叶颇似蓝,故有蓝名。

【集解】志曰:红蓝花,即红花也,生梁汉及西域。《博物志》云:张骞得种于西域。今

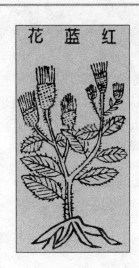
花蓝红

魏地亦种之。

颂曰:今处处有之。人家场圃所种,冬月布子于熟地,至春生苗,夏乃有花。花下作梂猬多刺,花出梂上。圃人乘露采之,采已复出,至尽而罢。梂中结实,白颗如小豆大。其花曝干,以染真红,又作胭脂。

时珍曰:红花,二月、八月、十二月皆可以下种,雨后布子,如种麻法。初生嫩叶、苗,亦可食。其叶如小蓟叶。至五月开花,如大蓟花而红色。侵晨采花捣熟,以水淘,布袋绞去黄汁又捣,以酸粟米泔清又淘,又绞袋去汁,以青蒿覆一宿,晒干。或捏成薄饼,阴干收之。入药搓碎用。其子五月收采,淘净捣碎煎汁,入醋,拌蔬食,极肥美。又可为车脂及烛。

花

【气味】辛,温,无毒。

元素曰:入心养血,谓其苦温,阴中之阳,故入心。佐当归,生新血。

好古曰:辛而甘苦温,肝经血分药也。入酒,良。

【主治】产后血晕口噤,腹内恶血不尽绞痛,胎死腹中,并酒煮服。亦主蛊毒(《开宝》)。多用破留血,少用养血(震亨)。活血润燥,止痛散肿,通经(时珍)。

【发明】时珍曰:血生于心包,藏于肝,属于冲任。红花汁与之同类,故能行男子血脉,通女子经水。多则行血,少则养血。按《养疴漫笔》云:新昌徐氏妇,病产晕已死,但胸膈微热。有名医陆氏曰:血闷也。得红花数十斤,乃可活。遂亟购得,以大锅煮汤,盛三桶于窗格之下,舁妇寝其上熏之,汤冷再加。有顷指动,半日乃苏。按此亦得唐许胤宗,以黄芪汤熏柳太后风病之法也。

【附方】旧四,新四。六十二种风,张仲景治六十二种风,兼腹内血气刺痛:用红花一大两,分为四分。以酒一大升,煎盅半,顿服之。不止再服。(《图经本草》)一切肿疾:红花,熟,捣,取汁,服。不过三服,便瘥。(《外台秘要》)喉痹壅塞不通者:红蓝花捣,绞取汁一小升服之,以瘥为度。如冬月无生花,以干者浸湿绞汁,煎服,极验。(《海上方》)热病胎死:红花,酒煮汁,饮二三盏。(《熊氏补遗》)胎衣不下:方同上。(《杨氏产乳》)产后血晕,心闷气绝:红花一两,为末,分作二服,酒二盏,煎一盏,连服。如口噤,斡开灌之,或入小便尤妙。(《子母秘录》)聤耳出水:红蓝花三钱半,枯矾五钱。为末。以绵杖缴净,吹之。无花,则用枝叶。一方去矾。(《圣惠方》)噎膈拒食:端午采头次红花(无灰酒拌,焙干)、血竭(瓜子样者)等分为末。无灰酒一盏,隔汤顿热,徐咽。初服二分;次日,四分;三日,五分。(杨起《简便方》)

子

【主治】天行疮痘,水吞数颗(《开宝》)。功与花同(苏颂)。

【附方】旧二,新一。血气刺痛:红蓝子一升。捣碎,以无灰酒一大升拌子,曝干,重捣筛,蜜丸梧子大,空心酒下四十丸。(张仲景方)疮疽不出:红花子、紫草茸各半两,蝉蜕二钱半,水酒盅半,煎减半,量大小加减服。(庞安常《伤寒论》)女子中风,血热烦渴:以红蓝子五合。熬捣,旦日取半大匙,以水一升,煎取七合,去渣,细细咽之。(《贞元广利方》)

苗

【主治】生捣,涂游肿(《开宝》)。

番红花(《纲目》)

花红番

【释名】泊夫蓝(《纲目》)、撒法郎。

【集解】时珍曰:番红花,出西番回回地面及天方国,即彼地红蓝花也。元时,以入食馔用。按张华《博物志》言:张骞得红蓝花种于西域,则此即一种,或方域地气稍有异耳。

【气味】甘,平,无毒。

【主治】心忧郁积,气闷不散,活血。久服令人心喜。又治惊悸(时珍)。

【附方】新一。伤寒发狂,惊怖恍惚:用撒法郎二分,并水一盏,浸一夕,服之。天方国人所传。(王玺《医林集要》)

燕脂(《纲目》)

【释名】䶂赦。

时珍曰:按伏侯《中华古今注》云:燕脂起自纣,以红蓝花汁凝作之。调脂饰女面,产于燕地,故曰燕脂。或作䶂赦。匈奴人名妻为阏氏,音同燕脂,谓其颜色可爱如燕脂也。俗作臙肢、胭支者,并谬也。

【集解】时珍曰:燕脂有四种:一种以红蓝花汁染胡粉而成,乃《苏鹗演义》所谓燕脂叶似蓟,花似蒲,出西方,中国谓之红蓝,以染粉为妇人面色者也。一种以山燕脂花汁染粉而成,乃《段公路北户录》所谓端州山间有花丛生,叶类蓝,正月开花似蓼,土人采含苞者为燕脂粉,亦可染帛,如红蓝者也。一种以山榴花汁作成者,郑虔《胡本草》中载之。一种以紫矿染绵而成者,谓之胡燕脂,李珣《南海药谱》载之,今南人多用紫矿燕脂,俗呼紫梗是也。大抵皆可入血病药用。又落葵子亦可取汁和粉饰面,亦谓之胡燕脂,见菜部。

【气味】甘,平,无毒。

【主治】小儿瘄耳,浸汁滴之(《开宝》)。活血,解痘毒(时珍)。

【附方】新五。乳头裂破:燕脂、蛤粉为末。敷之。(危氏《得效方》)婴孩鹅口,白厚如纸:用坯子燕脂,以乳汁调涂之,一宿效。男用女乳,女用男乳。(《集简方》)漏疮肿痛:猪胆七个,绵燕脂十个洗水,和匀,搽七次即可。(《救急方》)防痘入目:燕脂嚼汁点之。(《集简方》)痘疮倒陷:干燕脂三钱,胡桃(烧存性)一个,研末,用胡荽煎酒服一钱,再服取效。(《救急方》)

大蓟、小蓟(《别录》中品)

【释名】虎蓟(弘景)、马蓟(《范汪》)、猫蓟(弘景)、刺蓟(《日华》)、山牛蒡(《日华》)、鸡项草(《图经》)、千针草(《图经》)、野红花(《纲目》)。

弘景曰:大蓟是虎蓟,小蓟是猫蓟,叶并多刺,相似。田野甚多,方药少用。

时珍曰:蓟犹髻也,其花如髻也。曰虎、曰猫,因其苗状狰狞也。曰马者,大也。牛蒡,因其根似牛蒡根也。鸡项,因其茎似鸡之项也。千针、红花,皆其花状也。郑樵《通志》谓《尔雅》之荍,曰狗毒者即此,未知是否?

藏器曰:蓟门以多蓟得名,当以北方者为胜也。

【集解】《别录》曰:大小蓟,五月采。

恭曰:大小蓟,叶虽相似,功力有殊。大蓟生山谷,根疗痈肿;小蓟生平泽,不能消肿,而俱能破血。

颂曰:小蓟处处有之,俗名青刺蓟。二月生苗,二三寸时,并根作菜,茹食甚美。四月高尺余,多刺,心中出花,头如红蓝花而青紫色,北人呼为千针草。四月采苗,九月采根,并阴干用。大蓟苗根与此相似,但肥大尔。

宗奭曰:大、小蓟皆相似,花如髻。但大蓟高三四尺,叶皱;小蓟高一尺许,叶不皱,以此为异。作菜虽有微芒,不害人。

大蓟根叶(同)

【气味】甘,温,无毒。

弘景曰:有毒。

权曰:苦,平。

大明曰:叶凉。

【主治】女子赤白沃,安胎,止吐血鼻衄,令人肥健(《别录》)。捣根绞汁服半升,主崩中血下立瘥(甄权)。叶:治肠痈,腹脏瘀血,作晕扑损,生研,酒并小便任服。又恶疮疥癣,同盐研罨之(大明)。

小蓟根、苗(同。)

【气味】甘,温,无毒。

大明曰:凉。

【主治】养精保血(《别录》)。破宿血,生新血,暴下血血崩,金疮出血,呕血等,绞取汁温服。作煎和糖,合金疮,及蜘蛛蛇蝎毒,服之亦佳(藏器)。治热毒风,并胸膈烦闷,开胃下食,退热,补虚损。苗:去烦热,生研汁服(并大明)。作菜食,除风热。夏月热烦不止,捣汁半升服,立瘥(孟诜)。

【发明】大明曰:小蓟力微,只可退热,不似大蓟能健养下气也。

恭曰:大小蓟皆能破血。但大蓟兼疗痈肿,而小蓟专主血,不能消肿也。

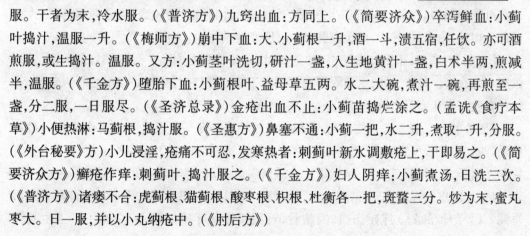

【附方】旧六,新九。心热吐血口干:用刺蓟叶及根,捣绞取汁,每顿服二小盏。(《圣惠方》)舌硬出血不止:刺蓟捣汁,和酒服。干者为末,冷水服。(《普济方》)九窍出血:方同上。(《简要济众》)卒泻鲜血:小蓟叶捣汁,温服一升。(《梅师方》)崩中下血:大、小蓟根一升,酒一斗,渍五宿,任饮。亦可酒煎服,或生捣汁。温服。又方:小蓟茎叶洗切,研汁一盏,入生地黄汁一盏,白术半两,煎减半,温服。(《千金方》)堕胎下血:小蓟根叶、益母草五两。水二大碗,煮汁一碗,再煎至一盏,分二服,一日服尽。(《圣济总录》)金疮出血不止:小蓟苗捣烂涂之。(孟诜《食疗本草》)小便热淋:马蓟根,捣汁服。(《圣惠方》)鼻塞不通:小蓟一把,水二升,煮取一升,分服。(《外台秘要》方)小儿浸淫,疮痛不可忍,发寒热者:刺蓟叶新水调敷疮上,干即易之。(《简要济众方》)癣疮作痒:刺蓟叶,捣汁服之。(《千金方》)妇人阴痒:小蓟煮汤,日洗三次。(《普济方》)诸瘘不合:虎蓟根、猫蓟根、酸枣根、枳根、杜衡各一把,斑蝥三分。炒为末,蜜丸枣大。日一服,并以小丸纳疮中。(《肘后方》)

续断(《本经》上品)

【释名】属折(《本经》)、接骨(《别录》)、龙豆(《本经》)、南草(《别录》)。

时珍曰:续断、属折、接骨,皆以功命名也。

【集解】《别录》曰:续断生常山山谷,七月、八月采,阴干。

普曰:出梁州,七月七日采。

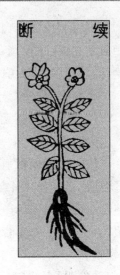

时珍曰:续断之说不一。桐君言是蔓生,叶似荏。李当之、范汪并言是虎蓟。《日华子》言是大蓟,一名山牛蒡。苏恭、苏颂皆言叶似苎麻,根似大蓟,而《名医别录》复出大、小蓟条,颇难依据。但自汉以来,皆以大蓟为续断,相承久矣。究其实,则二苏所云,似与桐君相符,当以为正。今人所用,以川中来,色赤而瘦,折之有烟尘起者为良焉。郑樵《通志》谓范汪所说者乃南续断,不知何据?盖以别川续断耳。

根

【修治】敩曰:凡采得根,横切剉之,又去向里硬筋,以酒浸一伏时,焙干,入药用。

【气味】苦,微温,无毒。

《别录》曰:辛。

普曰:神农、雷公、黄帝、李当之:苦,无毒;扁鹊:辛,无毒。

之才曰:地黄为之使,恶雷丸。

【主治】伤寒,补不足,金疮痈疡折跌,续筋骨,妇人乳难。久服益气力(《本经》)。妇人崩中漏血,金疮血内漏,止痛生肌肉,及踠伤恶血腰痛,关节缓急(《别录》)。去诸温毒,通宣血脉(甄权)。助气,补五劳七伤,破癥结瘀血,消肿毒,肠风痔瘘,乳痈瘰疬,妇人产前后一切病,胎漏,子宫冷,面黄虚肿,缩小便,止泄精尿血(大明)。

【发明】时珍曰:宋张叔潜秘书,知剑州时,其阁下病血痢。一医用平胃散一两,入川续断末二钱半。每服二钱,水煎服即愈。绍兴壬子,会稽时行痢疾。叔潜之子以方传人,往往有验。小儿痢服之效。

【附方】旧二,新二。小便淋沥:生续断捣绞汁服。即马蓟根也。(《古今录验》)妊娠胎动,两、三月堕,预宜服此:川续断(酒浸)、杜仲(姜汁炒去丝)各二两。为末,枣肉煮烂杵和丸梧子大。每服三十丸,米饮下。产后诸疾血晕,心闷烦热,厌厌气欲绝,心头硬,乍寒乍热:续断皮一握。水三升,煎二升,分三服。如人行一里,再服,无所忌。此药救产后垂死。(《子母秘录》)打扑伤损,闪肭骨节:用接骨草叶捣烂罨之,立效。(《卫生易简方》)

苦芺(音袄。《别录》下品)

【释名】钩、芺(《尔雅》)、苦板。

时珍曰:凡物稚曰芺,此物嫩时可食,故以名之。

【集解】弘景曰:苦芺处处有之,伧人取茎生食之。

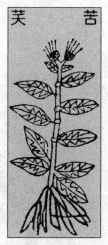

保升曰:所在下湿地有之,茎圆无刺,可生啖,子若猫蓟。五月五日采苗,曝干。

恭曰:今人以为漏芦,非也。

时珍曰:《尔雅》钩、芺。即此苦芺也。芺大如拇指,中空,茎头有苔似蓟,初生可食。许慎《说文》言:江南人食之下气。今浙东人清明节采其嫩苗食之,云一年不生疮疖。亦捣汁和米为食,其色清,久留不败。《造化指南》云:苦板大者名苦蘵,叶如地黄,味苦,初生有白毛,入夏抽茎有毛,开白花甚繁,结细实。其无花实者,名地胆草,汁苦如胆也。处处湿地有之。入炉火家用。

苗

【气味】苦,微寒,无毒。

【主治】面目通身漆疮。烧灰敷之,亦可生食(《别录》)。烧灰疗金疮,甚验(弘景)。治丹毒(大明)。煎汤洗痔,甚验(汪颖)。下气解热(时珍)。

漏芦(《本经》上品)

【释名】野兰(《本经》)、荚蒿(苏恭)、鬼油麻(《日华》)。

时珍曰:屋之西北黑处谓之漏;凡物黑色谓之芦。此草秋后即黑,异于众草,故有漏芦之称。《唐韵》作蔗,其荚如麻,故俗呼为鬼油麻云。

【集解】《别录》曰:漏芦生乔山山谷。八月采根,阴干。

弘景曰:乔山应是黄帝所葬处,乃在上郡。今出近道。市人取苗用之。俗中取根名鹿骊根,苦酒摩以疗疮疥。

恭曰:此药俗名荚蒿,茎叶似白蒿,花黄,生荚,长似细麻之荚,大如箸许,有四五瓣,七、八月后皆黑,异于众草,蒿之类也。常用其茎叶及子,未见用根。其鹿骊,山南谓之木藜芦,有毒,非漏芦也。今人以马蓟似苦芺者为漏芦,亦非也。

敩曰:一种真似漏芦,只是味苦、酸,误服令人吐不止。

时珍曰:按沈存中《笔谈》云:今方家所用漏芦乃飞廉也。飞廉一名漏芦,苗似苦芺,根如牛蒡绵头者是也。采时用根。今闽中所谓漏芦,茎如油麻,高六七寸,秋深枯黑如漆,采时用苗,乃真漏芦也。余见飞廉下。

根苗

【修治】敩曰:凡采得漏芦,细剉,以生甘草相对拌蒸之,从巳至申,拣出晒干用。

【气味】苦、咸,寒,无毒。

《别录》曰：大寒。

藏器曰：有毒。

杲曰：无毒。足阳明本经药也。

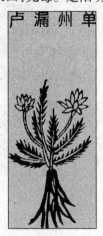

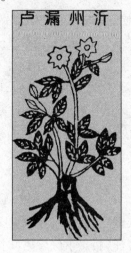

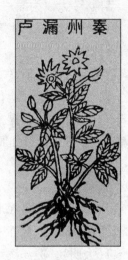

大明曰：连翘为之使。

【主治】皮肤热毒，恶疮疽痔，湿痹，下乳汁。久服轻身益气，耳目聪明，不老延年（《本经》）。止遗溺，热气疮痒如麻豆，可作浴汤（《别录》）。通小肠，泄精尿血，肠风，风赤眼，小儿壮热，扑损，续筋骨，乳痈、瘰疬、金疮，止血排脓，补血长肉，通经脉（大明）。

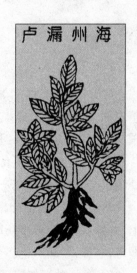

【发明】弘景曰：此药久服甚益人，而服食方罕见用之。近道出者，惟疗瘰疬耳，市人皆取苗用。

时珍曰：漏芦下乳汁，消热毒，排脓止血，生肌杀虫。故东垣以为手足阳明药，而古方治痈疽发背，以漏芦汤为首称也。庞安常《伤寒论》治痈疽及预解时行痘疹热，用漏芦叶，云无则以山栀子代之。亦取其寒能解热，盖不知其能入阳明之故也。

【附方】旧二，新六。腹中蛔虫：漏芦为末，以饼臛和方寸匕，服之（《外台秘要》）。小儿无辜疳病肚胀，或时泄痢，冷热不调：以漏芦一两，杵为散。每服一钱，以猪肝一两，入盐少许，以水同煮熟，空心顿食之（《圣惠方》）。冷劳泄痢：漏芦一两，艾叶（炒）四两。为末，米醋三升，入药末一半，同熬成膏，入后末和丸梧子大，每温水下三十丸（《圣济总录》）。产后带下：方同上。乳汁不下，乃气脉壅塞也，又治经络凝滞，乳内胀痛，邪畜成痈，服之自然内消：漏二两半，蛇蜕十条（炙焦），栝蒌十个（烧存性）。为末。每服二钱，温酒调下，良久以热羹汤投之，以通为度（《和剂方》）。历节风痛，筋脉拘挛：古圣散：用漏芦

(麸炒)半两,地龙(去土炒)半两,为末。生姜二两取汁,入蜜三两,同煎三五沸,入好酒五合,盛之。每以三杯,调末一钱,温服(《圣济总录》)。一切痈疽发背,初发二日,但有热证,便宜服漏芦汤,退毒下脓,乃是宣热拔毒之剂,热退即住服:漏芦(用有白茸者)、连翘、生黄芪、沉香各一两,生粉草半两,大黄(微炒)一两,为细末。每服二钱,姜枣汤调下(李迅《痈疽集验方》)。白秃头疮:五月收漏芦草,烧灰,猪膏和涂之(《圣济总录》)。

飞廉(《本经》上品)

【释名】漏芦(《别录》)、木禾(《别录》)、飞雉(同上)、飞轻(《本经》)、伏兔(《别录》)、伏猪(同)、天荠(同)。

时珍曰:飞廉,神禽之名也。其状鹿身豹文,雀头蛇尾,有角,能致风气。此草附茎有皮如箭羽,复疗风邪,故有飞廉、飞雉、飞轻诸名。

【集解】《别录》曰:飞廉生河内川泽,正月采根,七月、八月采花,阴干。

弘景曰:处处有之。极似苦芙,惟叶多刻缺,叶下附茎,轻有皮起似箭羽,其花紫色。俗方殆无用,而道家服其枝茎,可得长生,又入神枕方。今既别有漏芦,则此漏芦乃别名尔。

恭曰:此有两种:一种生平泽中,是陶氏所说者。一种生山冈上者,叶颇相似,而无刻缺,且多毛,其茎亦无羽,其根直下,更无旁枝,生则肉白皮黑,中有黑脉,日干则黑如玄参。用茎叶及根,疗疳蚀杀虫,与平泽者俱有验。今俗以马蓟似苦芙者为漏芦,并非是也。

保升曰:叶似苦芙,茎似软羽,花紫色,子毛白。所在平泽皆有,五月、六月采,日干。

敩曰:凡使,勿用赤脂蔓,与飞廉形状相似,只赤脂蔓见酒则色便如血,以此可表识之。

颂曰:今秦州所图漏芦,花似单叶寒菊,紫色,五七枝同一干。海州所图漏芦,花紫碧色,如单叶莲花,花萼下及根旁有白茸裹之,根黑色,如蔓荆而细,又类葱本,与陶苏所说飞廉相近,然彼但谓之漏芦。今医家罕有用飞廉者,不能识。

时珍曰:飞廉,亦蒿类也。苏颂《图经》疑海州所图之漏芦是飞廉。沈存中《笔谈》亦言飞廉根如牛蒡而绵头。古方漏芦散下云,用有白茸者则是有白茸者,乃飞廉无疑矣。今考二物气、味、功、用俱不相远,似可通用,岂或一类有数种,而古今名称各处不同乎?

根及花

【修治】敩曰:凡用根,先刮去粗皮,杵细,以苦酒拌一夜,漉出,日干细杵用。

【气味】苦,平,无毒。

权曰:苦、咸,有毒。

之才曰:得乌头良,恶麻黄。

【主治】骨节热,胫重酸疼。久服令人身轻(《本经》)。头眩顶重,皮间邪风,如蜂螫针刺,鱼子细起,热疮痈疽痔,湿痹,止风邪咳嗽,下乳汁。久服益气明目不老,可煮可干用(《别录》)。主留血(《甄权》)。疗疳蚀,杀虫(苏恭)。小儿疳痢,为散,浆水服,大效(萧炳)。治头风旋晕(时珍)。

【发明】时珍曰:葛洪《抱朴子》书,言飞廉单服可轻身延寿。又言服飞廉煎,可远涉疾行,力数倍于常。《本经》、《别录》所列亦是良药,而后人不知用,何哉?

【附方】旧一。疳䘌蚀口及下部:用飞廉蒿烧灰捣筛,以两钱匕着痛处。甚痛,则忍之;若不痛,非疳也。下部虫如马尾大,相缠出无数。十日瘥,二十日平复。(《千金翼方》)

苎麻(《别录》下品)。

【释名】时珍曰:苎麻作纻,可以绩纻,故谓之纻。凡麻丝之细者,为絟,粗者为纻。

陶弘景云:苎即今绩苎麻是也。麻字从广,从林(音派),象屋下林麻之形。广音掩。

【集解】颂曰:苎麻旧不著所出州土,今闽、蜀、江、浙多有之。剥其皮可以绩布。苗高七八尺。叶如楮叶而无叉,面青背白,有短毛。夏秋间着细穗青花。其根黄白而轻虚,二月、八月采。按陆玑《草木疏》云:苎一科数十茎,宿根在土中,至春自生,不须栽种。荆扬间岁三刈,诸园种之岁再刈,便剥取其皮,以竹刮其表,厚处自脱,得里如筋者煮之,用缉布。今江、浙、闽中尚复如此。

宗奭曰:苎如荨麻,花如白杨而长成穗,每一朵凡数十穗,青白色。

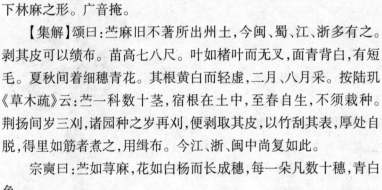

时珍曰:苎,家苎也。又有山苎,野苎也。有紫苎,叶面紫;白苎,叶面青,其背皆白。可刮洗煮食救荒,味甘美。其子茶褐色,九月收之,二月可种。宿根亦自生。

根

【气味】甘,寒,无毒。权曰:甘,平。

大明曰：甘、滑、冷，无毒。

【主治】安胎，贴热丹毒（《别录》）。治心膈热，漏胎下血，产前后心烦，天行热疾，大渴大狂，服金石药人心热，署毒箭蛇虫咬（大明）。沤苎汁，止消渴（《别录》）。

【发明】震亨曰：苎根大能补阴而行滞血，方药或恶其贱，似未曾用也。

藏器曰：苎性破血，将苎麻与产妇枕之，止血晕。产后腹痛，以苎安腹上即止也。又蚕咬人毒入肉，取苎汁饮之。今人以苎近蚕种，则蚕不生是矣。

【附方】旧四，新八。痰哮咳嗽：苎根（煅存性），为末，生豆腐蘸三五钱，食即效。未全，可以肥猪肉二三片蘸食，甚妙。（《医学正传》）小便不通：《圣惠方》：用麻根、蛤粉各半两，为末。每服二钱，空心新汲水下。《摘玄方》：用苎根洗研，摊绢上，贴少腹连阴际，须臾即通。小便血淋：苎根煎汤频服，大妙。亦治诸淋。（《圣惠方》）五种淋疾：苎麻根两茎，打碎。以水一碗半，煎半碗，顿服即通，大妙。（《斗门方》）妊娠胎动，忽下黄汁如胶，或如小豆汁，腹痛不可忍者：苎根（去黑皮，切）二升，银一斤，水九升，煎四升。每服以水一升，入酒半升，煎一升，分作二服。一方：不用银。（《梅师方》）肛门肿痛：生苎根捣烂，坐之良。（《濒湖集简方》）脱肛不收：苎根捣烂，煎汤熏洗之。（《圣惠方》）痈疽发背，初起未成者：苎根（熟）捣敷上，日夜数易，肿消则瘥。（《图经本草》）五色丹毒：苎根煮浓汁，日三浴之。（《外台秘要》）鸡鱼骨哽：《谈野翁试验方》：用苎麻根捣汁，以匙挑灌之，立效。《医方大成》：用野苎麻根捣碎，丸如龙眼大，鱼骨鱼汤下；鸡骨鸡汤下。

叶

【气味】同根。

【主治】金疮伤折血出，瘀血（时珍）。

【发明】时珍曰：苎麻叶甚散血，五月五日收取，和石灰捣作团，晒干收贮。遇有金疮折损者，研末敷之，即时血止，且易痂也。按李仲南《永类方》云：凡诸伤瘀血不散者，五六月收野苎叶、苏叶，擂烂，敷金疮上。如瘀血在腹内，顺流水绞汁服即通，血皆化水。以生猪血试之，可验也。秋冬用干叶亦可。

【附方】新三。骤然水泻，日夜不止，欲死，不拘男妇：用五月五日采麻叶，阴干为末。每服二钱，冷水调下。勿吃热物，令人闷倒。只吃冷物。小儿半钱。（《杨子建护命方》）冷痢白冻：方同上。蛇虺咬伤：青麻嫩头捣汁，和酒等分，眼三盏。以渣敷之，毒从窍中出，以渣弃水中即不发。看伤处有窍是雄蛇，无窍是雌蛇，以针挑破伤处成窍，敷药。（《摘玄方》）

苘麻（苘，音顷。《唐本草》）

【释名】白麻。

时珍曰：苘一作檾，又作蒜，种必连顷，故谓之蒜也。

【集解】恭曰：苘，即檾麻也。今人取皮作布及索者。实似大麻子，九月、十月采，阴干。

颂曰：处处有之。北人种以绩布，及打绳索。苗高四五尺，或六七尺，叶似苎而薄，花黄，实壳如蜀葵，其中子黑色。

时珍曰：苘麻今之白麻也。多生卑湿处，人亦种之。叶大似桐叶，团而有尖。六七月开黄花。结实如半磨形，有齿，嫩青老黑。中子扁黑，状如黄葵子。其茎轻虚洁白。北人取皮作麻。以茎蘸硫黄作淬灯，引火甚速。其嫩子，小儿亦食之。

实

【气味】苦，平，无毒。

【主治】赤白冷热痢，炒研为末，每蜜汤服一钱。痈肿无头者，吞一枚（苏恭）。生眼翳瘀肉，起倒睫拳毛（时珍）。

根

【主治】亦治痢，古方用之（苏颂）。

【附方】新三。一切眼疾：苘麻子一升。为末。以猯猪肝批片，蘸末炙熟，再蘸再炙，末尽乃为末。每服一字，陈米饮下，日三服。（《圣济总录》）目生翳膜，久不愈者：用蒜实，以柳木作碢，磨去壳，马尾筛取黄肉去焦壳，每十两可得四两，非此法不能去壳也。用猪肝薄切，滚药慢炙熟，为末，醋和丸梧子大。每服三十丸，白汤下。一方：以蒜实内袋中蒸熟，暴为末，蜜丸。温水下。（《圣济总录》）

大青（《别录》中品）

【释名】时珍曰：其茎叶皆深青，故名。

【集解】《别录》曰：大青三四月采茎，阴干。

弘景曰：今出东境及近道，紫茎长尺许，茎、叶皆用。

颂曰：今江东州郡及荆南、眉、蜀、濠、淄诸州皆有之。春生青紫茎，似石竹苗叶，花红紫色，似马蓼，亦似芫花，根黄，三月、四月采茎叶，阴干用。

时珍曰：处处有之。高二三尺，茎圆。叶长三四寸，面青背淡，对节而生。八月开小花，红色成簇。结青实大如椒颗。九月色赤。

茎叶

【气味】苦，大寒，无毒。

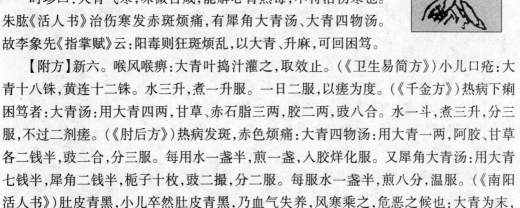

权曰:甘。

时珍曰:甘、微咸,不苦。

【主治】时气头痛,大热口疮(《别录》)。除时行热毒,甚良(弘景)。治温疫寒热(甄权)。治热毒风,心烦闷,渴疾口干,小儿身热疾风疹,及金石药毒。涂署肿毒(大明)。主热毒痢、黄疸、喉痹、丹毒(时珍)。

【发明】颂曰:古方治伤寒黄汗、黄疸等,有大青汤。又治伤寒头身强、腰脊痛,葛根汤内亦用大青。大抵时疾多用之。

时珍曰:大青气寒,味微苦咸,能解心胃热毒,不特治伤寒也。朱肱《活人书》治伤寒发赤斑烦痛,有犀角大青汤、大青四物汤。故李象先《指掌赋》云:阳毒则狂斑烦乱,以大青、升麻,可回困笃。

【附方】新六。喉风喉痹:大青叶捣汁灌之,取效止。(《卫生易简方》)小儿口疮:大青十八铢,黄连十二铢。水三升,煮一升服。一日二服,以瘥为度。(《千金方》)热病下痢困笃者:大青汤:用大青四两,甘草、赤石脂三两,胶二两,豉八合。水一斗,煮三升,分三服,不过二剂瘥。(《肘后方》)热病发斑,赤色烦痛:大青四物汤:用大青一两,阿胶、甘草各二钱半,豉二合,分三服。每用水一盏半,煎一盏,入胶烊化服。又犀角大青汤:用大青七钱半,犀角二钱半,栀子十枚,豉二撮,分二服。每服水一盏半,煎八分,温服。(《南阳活人书》)肚皮青黑,小儿卒然肚皮青黑,乃血气失养,风寒乘之,危恶之候也:大青为末,纳口中,以酒送下。(《保幼大全方》)

小青(宋《图经》)

【集解】颂曰:小青生福州,三月生花,彼土人当月采叶用之。

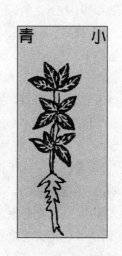

叶

【气味】缺。

【主治】生捣,敷痈肿疮疖甚效(苏颂)。治血痢腹痛,研汁服,解蛇毒(时珍)。

【附方】新三。蛇虺螫伤:《卫生易简方》:用小青一握(细研),入香白芷半两。酒调服。手挼患处,候黄水出为效。《摘玄方》:用小青、大青、牛膝叶同捣汁,和酒服,以渣敷之。中暑发昏:小青叶(井水浸去泥),控干,入沙糖擂汁,急灌之。(《寿域方》)

葫芦巴（宋《嘉祐》）

【释名】苦豆。

【集解】禹锡曰：葫芦巴出广州并黔州。春生苗，夏结子，子作细荚，至秋采。今人多用岭南者。或云是番萝卜子，末审的否？

颂曰：今出广州。或云种出海南诸番，盖其地芦菔子也。舶客将种莳于岭外亦生，然不及番中来者真好。今医家治元脏虚冷为要药，而唐已前方不见用，本草不著，盖是近出。

【修治】时珍曰：凡入药，淘净，以酒浸一宿，晒干，蒸熟或炒过用。

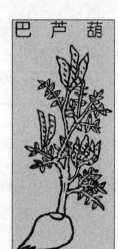

【气味】苦，大温，无毒。

杲曰：纯阳。

【主治】元脏虚冷气。得附子、硫黄，治肾虚冷，腹胁胀满，面色青黑。得茴香子、桃仁，治膀胱气甚效（嘉祐）。治冷气疝瘕，寒湿脚气，益右肾，暖丹田（时珍）。

【发明】宗奭曰：膀胱气，用此合桃仁（麸炒）等分。为末，半为散，半以酒糊和丸梧子大。每服五七十丸，空心盐酒下；其散，以热米饮下，与丸子相间，空心服，日各一二服。

时珍曰：葫芦巴，右肾命门药也。元阳不足，冷气潜伏，不能归元者，宜之。宋《惠民和剂局方》，有葫芦巴丸，治大人、小儿，小肠奔豚偏坠，及小腹有形如卵，上下走痛，不可忍者。用葫芦巴八钱，茴香六钱，巴戟（去心）、川乌头（炮去皮）各二钱，楝实（去核）四钱，吴茱萸五钱。并炒为末，酒糊丸梧子大。每服十五丸，小儿五丸，盐酒下。太医薛已云：一人病寒疝，阴囊肿痛，服五苓诸药不效，与此而平也。又张子和《儒门事亲》云：有人病目不睹，思食苦豆，即葫芦巴，频频不缺。不周岁而目中微痛，如虫行入眦，渐明而愈。按此亦因其益命门之功，所谓益火之原，以消阴翳是也。

【附方】新六。小肠气痛：葫芦巴（炒）研末，每服二钱，茴香酒下。（《直指方》）肾脏虚冷，腹胁胀满：葫芦巴（炒）二两，熟附子、硫黄各七钱五分。为末，酒煮曲糊丸梧桐子大，每盐汤下三四十丸。（《圣济总录》）冷气疝瘕：葫芦巴（酒浸晒干）、荞麦（炒，研面）各四两，小茴香一两。为末，酒糊丸梧子大。每服五十丸，空心盐汤或盐酒下。服至两月，大便出白脓，则除根。（方广《心法附余》）阴癞肿痛偏坠，或小肠疝气，下元虚冷，久不愈者，沉香内消丸主之：沉香、木香各半两，葫芦巴（酒浸炒）、小茴香（炒）各二两。为末，酒糊丸梧子大。每服五七十丸，盐酒下。气攻头痛：葫芦巴（炒）、三棱（酒浸焙）各半两，干姜（炮）二钱半，为末，姜汤或温酒每服二钱。（《济生方》）寒湿脚气，腿膝疼痛，行步无力:葫芦巴(酒浸一宿,焙)、破故纸(炒香)各四两。为末。以木瓜切顶去瓤,安药在内令满,用顶合住签定,烂蒸,捣丸梧子大。每服七十丸,空心温酒下。(《杨氏家藏方》)

蠡实(《本经》中品)

【释名】荔实(《别录》)、马蔺子(《唐本》)、马楝子(《图经》)、马薤(《礼记注》)、马帚(《尔雅》)、铁扫帚(《救荒》)、剧草(《本经》)、旱蒲(《礼记》)、豕首(《本经》)、三坚。

弘景曰:方药不用,俗无识者。惟天名精亦名豕首。

恭曰:此即马蔺子也。《月令》:仲冬荔挺出。郑玄注云:荔,马薤也。《通俗文》云:一名马蔺。本草谓之荔实。

颂曰:马蔺子,北人讹为马楝子。《广雅》云:马薤,荔也。高诱云:荔挺出,荔草挺出也。讲礼者不识,呼为荔挺,又作马荂,并误矣。马荂亦名豚耳,即马齿也。

时珍曰:《尔雅》云:莶,音瓶,马帚也。此即荔草,谓其可为马刷,故名。今河南北人呼为铁扫帚,是矣。

【集解】《别录》曰:蠡实生河东川谷,五月采实,阴干。

颂曰:今陕西诸郡及鼎、澧州亦有之,近汴尤多。叶似薤而长厚,三月开紫碧花,五月结实作角子,如麻大而赤色有棱,根细长,通黄色,人取以为刷。三月开花,五月采实,并阴干用。许慎《说文》云:荔似蒲而小,根可为刷。高诱云:河北平泽率生之。江东颇多,种于阶庭,但呼为旱蒲,不知即马薤也。

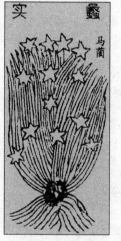

时珍曰:蠡草生荒野中,就地丛生,一本二三十茎,苗高三四尺,叶中抽茎,开花结实。

【正误】宗奭曰:蠡实,陶隐居言方药不用,俗无识者。本草诸家所注不相应。若果是马蔺,则《日华子本草》不当更言可为蔬菜。盖马蔺叶出土已硬,又无味,马牛皆不食,岂堪人食?今不敢以蠡实为马蔺,更俟博识。

时珍曰:《别录》蠡实亦名荔实,则蠡乃荔字之讹也。张揖《广雅》云:荔又名马蔺,其说已明。又按周定王《救荒本草》言:其嫩苗味苦,炸熟换水浸去苦味,油盐调食,则马蔺亦可作菜矣。寇氏但据陶说疑之,欠考矣。陶氏不识药多矣。今正其误。

实

【修治】时珍曰:凡入药炒过用,治疝则以醋拌炒之。

【气味】甘,平,无毒。

保升曰:寒。

颂曰:山人服之,云大温,甚有奇效。

【主治】皮肤寒热，胃中热气，风寒湿痹，坚筋骨，令人嗜食。久服轻身（《本经》）。止心烦满，利大小便，长肌肤肥大（《别录》）。疗金疮血内流，痈肿，有效（苏恭）。妇人血气烦闷，产后血晕，并经脉不止，崩中带下，消一切疮疖，止鼻衄吐血，通小肠，消酒毒，治黄病，杀蕈毒，敷蛇虫咬（大明）。治小腹疝痛，腹内冷积，水痢诸病（时珍）。

【附方】旧二，新六。诸冷极病，医所不治者：马蔺子几升洮净，空腹服一合，酒下，日三服。（《千金方》）寒疝诸疾，寒疝不能食，及腹内一切诸疾，消食肥肌：马蔺子一升，每日取一把，以面拌煮吞之，服尽愈。（姚僧垣《集验方》）喉痹肿痛：《卫生易简方》：用蠡实一合，升麻五分，水一升，煎三合，入少蜜搅匀，细呷，大验。《圣惠方》：用马蔺子二升，升麻一两。为末，蜜丸。水服一钱。又方：马蔺子八钱，牛蒡子六钱。为末，空心温水服方寸匕。水痢百病：张文仲《备急方》：用马蔺子，以六月六日面熬，各等分，为末，空心米饮服方寸匕。如无六月六日面，常面亦可，牛骨灰亦可。又方：马蔺子、干姜、黄连各等分，为散，熟汤服二方寸匕，入腹即断也。冷、热皆治，常用神效，不得轻之。忌猪肉、冷水。肠风下血，有疙瘩疮，破者不治：马蔺子一斤（研破酒浸，夏三、冬七日，晒干），何首乌半斤，雄黄、雌黄各四两，为末，以浸药酒打糊丸梧子大。每服三十丸，温酒下，日三服，见效。（《普济方》）

花、茎及根、叶

【主治】去白虫（《本经》）。疗喉痹，多服令人溏泄（《别录》）。主痈疽恶疮（时珍）。

【发明】颂曰：蠡草、花、实，皆入药。《列仙传》云：寇先生宋人，好种荔，食其葩实，是矣。

时珍曰：按《叶水东日记》云：北方田野人患胸腹饱胀者，取马楝花擂凉水服，即泄数行而愈。据此则多服令人泄之说有验，而蠡实之为马蔺更无疑矣。

【附方】旧三，新七。睡死不寤：蠡实根一握，杵烂，以水绞汁，稍稍灌之。（《外台秘要》）喉痹口噤：马蔺花二两，蔓荆子一两，为末，温水服一钱。喉痹肿痛，喘息欲死者：《外台秘要》：用马蔺根、叶二两，水一升半，煮一盏，细饮之，立瘥。《圣惠方》：用根捣汁三合，蜜一合，慢火熬成，徐徐点之，日五七度。一方：单汁饮之，口噤者灌下。无生者，以刷煎汁。沙石热淋：马蔺花七枚（烧），故笔头二七枚（烧），粟米一合（炒）。为末。每服三钱，酒下，日二服。名通神散。小便不通：马蔺花（炒）、茴香（炒）、葶苈（炒），为末，每酒服二钱。（《十便良方》）一切痈疽，发背恶疮：用铁扫帚，同松毛、牛膝，以水煎服。（《乾坤生意》）面上瘢黡：取铁扫帚，地上自落叶，并子，煎汤频洗，数次自消。（《寿域神方》）面疱鼻齄：马蔺子花，杵敷之佳。（《肘后方》）

【附录】必似勒（《拾遗》）

藏器曰：辛，温，无毒。主冷气，胃闭不消食，心腹胀满。生昆仑，状似马蔺子。

恶实(《别录》中品)

【释名】鼠粘(《别录》)、牛蒡(《别录》)、大力子(《纲目》)、蒡翁菜(《纲目》)、便牵牛(《纲目》)、蝙蝠刺。

时珍曰：其实状恶而多刺钩，故名。其根叶皆可食，人呼为牛菜，术人隐之，呼为大力也。俚人谓之便牵牛。河南人呼为夜叉头。

颂曰：实壳多刺，鼠过之则缀惹不可脱，故谓之鼠粘子，亦如羊负来之比。

【集解】《别录》曰：恶实生鲁山平泽。

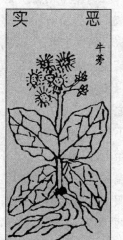

恭曰：鲁山在邓州东北。此草叶大如芋，子壳似栗状，实细长如茺蔚子。

颂曰：恶实即牛蒡子也，处处有之。叶大如芋叶而长。实似葡萄核而褐色，外壳似栗棣，而小如指头，多刺。根有极大者，作菜茹益人。秋后采子入药。

时珍曰：牛蒡古人种子，以肥壤栽之。剪苗沟淘为蔬，取根煮曝为脯，云甚益人，今人亦罕食之。三月生苗，起茎高者三四尺。四月开花成丛，淡紫色。结实如枫梂而小，萼上细刺百十攒簇之，一朵有子数十颗。其根大者如臂，长者近尺，其色灰黲。七月采子，十月采根。

子

【修治】敩曰：凡用拣净，以酒拌蒸，待有白霜重出，以布拭去，焙干，捣粉用。

【气味】辛，平，无毒。

藏器曰：苦。

元素曰：辛，温，阳中之阴，升也。

杲曰：辛，平，阳也，降也。

【主治】明目补中，除风伤(《别录》)。风毒肿，诸瘘(藏器)。研末浸酒，每日服三二盏，除诸风，去丹石毒，利腰膝。又食前熟挼三枚吞之，散诸结节筋骨烦热毒(甄权)。吞一枚，出痈疽头(苏恭)。炒研煎饮，通利小便(孟诜)。润肺散气，利咽膈，去皮肤风，通十二经(元素)。消斑疹毒(时珍)。

【发明】杲曰：鼠粘子其用有四：治风湿瘾疹，咽喉风热，散诸肿疮疡之毒，利凝滞腰膝之气，是也。

【附方】旧四，新十二。风水身肿欲裂：鼠粘子二两，炒研为末。每温水服二钱，日三服。(《圣惠方》)风热浮肿,咽喉闭塞:牛蒡子一合(半生半熟),为末。热酒服一寸匕。(《经验方》)痰厥头痛:牛蒡子(炒)、旋覆花等分,为末。腊茶清服一钱,日二服。(《圣惠方》)头痛连睛:鼠粘子、石膏等分,为末,茶清调服。(《医方摘要》)咽膈不利,疏风壅,涎唾多:牛蒡子(微炒)、荆芥穗各一两,炙甘草半两,为末。食后汤服二钱,当缓缓取效。(寇氏《本草衍义》)悬痈喉痛,风热上抟也:恶实(炒)、甘草(生)等分,水煎含咽,名启关散。(《普济方》)喉痹肿痛:牛蒡子六分,马蔺子八分,为散。每空心温水服方寸匕,日再服。仍以牛蒡子三两,盐二两,研匀,炒热包熨喉外。(《广济方》)咽喉痘疹:牛蒡子二钱,桔梗一钱半,粉甘草节七分,水煎服。(《痘疹要诀》)风热瘾疹:牛蒡子(炒)、浮萍等分,以薄荷汤服二钱,日二服。(初虞世《古今录验》)风龋牙痛:鼠粘子(炒),煎水含,冷吐之。(《延年方》)小儿痘疮,时出不快,壮热狂躁,咽膈壅塞,大便秘涩,小儿咽喉肿,胸膈不利:若大便利者,勿服。牛蒡子(炒)一钱二分,荆芥穗二分,甘草节四分。水一盏,同煎至七分,温服。已出亦可服。名必胜散。(《和剂局方》)妇人吹乳:鼠粘二钱,麝香少许,温酒细吞下。(《袖珍方》)便痈肿痛:鼠粘子二钱,炒研末,入蜜一匙,朴硝一匙,空心温酒服。(《袖珍方》)蛇蝎蛊毒:大力子,煮汁服。(《卫生易简方》)水蛊腹大:恶实(微炒)一两,为末,面糊丸梧子大,每米饮下十丸。(张文仲方)历节肿痛,风热攻手指,赤肿麻木,甚则攻肩背两膝,遇暑热则大便秘:牛蒡子三两,新豆豉(炒)、羌活各一两,为末。每服二钱,白汤下。(《本事方》)

根、茎

【气味】苦,寒,无毒。

权曰:甘、平。

藏器曰:根须蒸熟曝干用。不尔,令人欲吐。

【主治】伤寒寒热汗出,中风面肿,消渴热中,逐水。久服轻身耐老(《别录》)。根:主牙齿痛,劳疟诸风,脚缓弱风毒,痈疽,咳嗽伤肺,肺壅疝瘕,冷气积血(苏恭)。根:浸酒服,去风及恶疮。和叶捣碎,敷杖疮金疮,永不畏风(藏器)。主面目烦闷,四肢不健,通十二经脉,洗五脏恶气。可常作菜食,令人身轻(甄权)。切根如豆,拌面作饭食,消胀壅。茎叶煮汁作浴汤,去皮间习习如虫行。又入盐花生捣,拓一切肿毒(孟诜)。

【发明】颂曰:根作脯食甚良。茎叶宜煮汁酿酒服。冬月采根,蒸曝入药。刘禹锡《传信方》:疗暴中风,用紧细牛蒡根,取时避风,以竹刀或荆刀刮去土,生布拭了,捣绞取汁一大升,和好蜜四大合,温分两服,得汗出便瘥。此方得之岳鄂郑中丞。郑因食热肉一顿,便中暴风。外甥卢氏为颍阳令,有此方。服,当时便瘥。

【附方】旧五,新一十六。时气余热不退,烦躁发渴,四肢无力,不能饮食:用牛蒡根捣汁,服一小盏,效。(《圣惠方》)天行时疾:生牛蒡根,捣汁五合,空腹分为二服。服讫,取桑叶一把,炙黄,以水一升,煮取五合,顿服取汗,无叶用枝。(孙真人《食忌》)热攻心烦恍惚:以牛蒡根(捣汁)一升,食后分为二服。(《食医心镜》)伤寒搐搦,汗后覆盖不密,致腰背手足搐搦者,牛蒡根散主之:牛蒡根十条,麻黄、牛膝、天南星各六钱剉,于盆内研细,好酒一升同研,以新布绞取汁。以炭火半秤烧一地坑令赤,扫净,倾药汁入坑内,再烧令黑色,取出于乳钵内细研。每服一钱,温酒下,日三服。(朱肱《活人书》)一切风疾十年、二十年者:牛蒡根一升,生地黄、枸杞子、牛膝各三升,用袋盛药,浸无灰酒三升内,每任意饮之。(《外台秘要》方)老人中风,口目瞤动,烦闷不安:牛蒡根(切)一升(去皮晒干,杵为面),白米四合(淘净)。和作饼饦,豉汁中煮,加葱、椒五味,空心食之。恒服极效。(《寿亲养老书》)老人风湿久痹,筋挛骨痛。服此壮肾,润皮毛,益气力:牛蒡根一升(切),生地黄一升(切),大豆二升(炒),以绢袋盛,浸一斗酒中,五六日,任性空心温服二、三盏,日二服。(《集验方》)头面忽肿,热毒风气内攻,或连手足赤肿,触着痛者:牛蒡子根(一名蝙蝠刺),洗净研烂,酒煎成膏,绢摊贴肿处。仍以热酒服一二匙,肿消痛减。(《斗门方》)头风掣痛,不可禁者,摩膏主之:取牛蒡茎叶,捣取浓汁二升,无灰酒一升,盐花一匙头,慢火煎稠成膏,以摩痛处,风毒自散。摩时须极力令热,乃效。冬月用根。(《篋中方》)头风白屑:牛蒡叶捣汁,熬稠涂之。至明,皂荚水洗去。(《圣惠方》)喉中热肿,鼠粘根一升,水五升,煎一升,分三服。(《延年方》)小儿咽肿:牛蒡根捣汁,细咽之(《普济方》)热毒牙痛,热毒风攻头面,齿龈肿痛不可忍:牛蒡根一斤(捣汁),入盐花一钱。银器中熬成膏。每用涂齿龈上,重者不过三度,瘥。(《圣惠方》)项下瘰疬:鼠粘子根一升。水三升,煮取一升半,分三服。或为末,蜜丸常服之。(《救急方》)耳卒肿痛:牛蒡根(切),绞汁二升,银锅内熬膏涂之。(《圣济总录》)小便不通,脐腹急痛:牛蒡叶汁、生地黄汁二合,和匀,入蜜二合。每服一合,入水半盏,煎三五沸,调滑石末一钱服。(《圣济总录》)疖子肿毒:鼠粘子叶贴之。(《千金方》)石痈出脓,坚实寒热:鼠粘子叶为末,和鸡子白封之。(《外台秘要》)诸疮肿毒:牛蒡根三茎(洗)。煮烂捣汁,入米煮粥,食一碗,甚良。(《普济方》)积年恶疮,反花疮、漏疮不瘥者:牛蒡根捣,和腊月猪脂,日日封之。(《千金方》)月水不通,结成癥块,腹肋胀大,欲死:牛蒡根二斤(剉)。蒸三遍,以生绢袋盛之,以酒二斗浸五日,每食前温服一盏。(《普济方》)

枲耳(《本经》中品)

【释名】胡枲(《本经》)、常思(弘景)、苍耳(《尔雅》)、卷耳(《诗经》)、爵耳(《诗疏》)、猪耳(《纲目》)、耳珰(《诗疏》)、地葵(《本经》)、蒇(音施)、羊负来(弘景)、道人头(《图经》)、进贤菜(《记事珠》)、喝起草(《纲目》)、野茄(《纲目》)、缣丝草。

颂曰:诗人谓之卷耳,《尔雅》谓之苍耳,《广雅》谓之枲耳,皆以实得名也。陆玑《诗疏》云:其实正如妇人耳珰,今或谓之耳珰草。郑康成谓是白胡荽,幽州人呼为爵耳。《博物志》云:洛中有人驱羊入蜀,胡枲子多刺,粘缀羊毛,遂至中土,故名羊负来。俗呼为道人头。

弘景曰:伧人皆食之,谓之常思菜。以叶覆麦作黄衣者,方用甚稀。

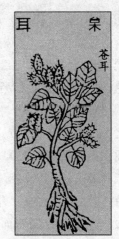

耳枲

苍耳

时珍曰:其叶形如枲麻,又如茄,故有枲耳及野茄诸名。其味滑如葵,故名地葵,与地肤同名。诗人思夫赋卷耳之草,故名常思菜。张揖《广雅》作常枲,亦通。

【集解】《别录》曰:枲耳生安陆川谷及六安田野,实熟时采。

颂曰:今处处有之。陆氏《诗疏》云:其叶青白似胡荽,白华细茎,蔓生,可煮为茹,滑而少味。四月中生子,正如妇人耳珰。郭璞云:形如鼠耳,丛生如盘。今之所有皆类此,但不作蔓生。

时珍曰:按周定王《救荒本草》云:苍耳叶青白,类粘糊菜叶。秋间结实,比桑椹短小而多刺。嫩苗炸熟,水浸淘拌食,可救饥。其子炒去皮,研为面,可作烧饼食,亦可熬油点灯。

实

【修治】大明曰:入药炒熟,捣去刺用,或酒拌蒸过用。

【气味】甘,温,有小毒。

《别录》曰:苦。

权曰:甘,无毒。

恭曰:忌猪肉、马肉、米泔,害人。

【主治】风头寒痛,风湿周痹,四肢拘挛痛,恶肉死肌,膝痛。久服益气,耳目聪明,强志轻身(《本经》)。治肝热,明目(甄权)。治一切风气,填髓暖腰脚,治瘰疬疥癣及瘙痒(大明)。炒香浸酒服,去风补益(时珍)。

【附方】旧三,新四。久疟不瘥:苍耳子,或根、茎亦可,焙研末,酒糊丸梧子大。每酒服三十丸,日二服。生者捣汁服亦可。(《朱氏集验方》)大腹水肿,小便不利:苍耳子(灰)、葶苈(末)等分。每服二钱,水下,日二服。(《千金方》)风湿挛痹,一切风气:苍耳子三两(炒)。为末,以水一升半,煎取七合,去滓呷之。(《食医心镜》)牙齿痛肿:苍耳子五升,水一斗,煮取五升,热含之。冷即吐去,吐后复含,不过一剂瘥。茎、叶亦可,或入盐少许。(孙真人《千金翼》)鼻渊流涕:苍耳子(即缣丝草子)(炒)。研为末,每白汤点服一、二钱。(《证治要诀》)眼目昏暗:枲耳实一升为末,白米半升作粥,日食之。(《普济方》)嗜酒不已:毡中苍耳子七枚,烧灰投酒中饮之,即不嗜。(陈藏器《本草》)

茎、叶

【修治】敩曰:凡采得去心,取黄精,以竹刀细切拌之,蒸从巳至亥时出,去黄精,阴干用。

【气味】苦、辛，微寒，有小毒。

恭曰：忌猪肉、马肉、米泔。伏硇砂。

【主治】溪毒（《别录》）。中风伤寒头痛（孟诜）。大风癫痫，头风湿痹，毒在骨髓，腰膝风毒。夏月采曝为末，水服一二匕，冬月酒服。或为丸，每服二三十丸，日三服。满百日，病出如病疥，或痒，汁出，或斑驳甲错皮起，皮落则肌如凝脂。令人省睡，除诸毒螫，杀虫疳湿匿。久服益气，耳目聪明，轻身强志（苏恭）。捣叶安舌下，出涎，去目黄好睡。烧灰和腊猪脂，封疗肿出根；煮酒服，主狂犬咬毒（藏器）。

【附方】旧十二，新十七。万应膏，治一切痈疽发背，无头恶疮，肿毒疗疖，一切风痒，臁疮杖疮，牙疼喉痹：五月五日采苍耳根叶数担，洗净晒萎细剉，以大锅五口，入水煮烂，以筛滤去粗滓，布绢再滤。复入净锅，武火煎滚，文火煎稠，搅成膏，以新罐贮封。每以敷贴，即愈。牙疼即敷牙上，喉痹敷舌上或噙化，二三次即效。每日用酒服一匙，极有效。（《集简方》）一切风毒，并杀三虫肠痔，能进食：若病胃胀满，心闷发热，即宜服之；五月五日午时附地刈取枭耳叶，洗暴燥，捣下筛，每服方寸匕，酒或浆水下，日二、夜三。若觉吐逆，则以蜜丸服，准计方寸匕数也。风轻者，日二服。若身体作粟或麻豆出，此为风毒出也。可以针刺溃去黄汁，乃止。七月七、九月九，亦可采用。（《千金方》）一切风气：苍耳嫩叶一石（切），和麦蘖五升作块，于蒿艾中罯二十日成曲。取米一斗，炊作饭，看冷暖，入曲三升酿之，封二七日成熟。每空心暖服，神验。封此酒可两重布，不得令密，密则溢出。忌马肉、猪肉。（孟诜《食疗本草》）诸风头晕：苍耳叶晒干为末，每服一钱，酒调下，日三服。若吐，则以蜜丸梧子大，每服二十丸。十日全好矣。（《杨氏经验方》）血风脑晕：方见发明下。毒攻手足，肿痛欲断：苍耳捣汁渍之，并以滓敷之，立效。春，用心；冬，用子。（《千金翼》）卒中水毒，初觉头目微痛，恶寒，骨节强急，日醒暮剧，手足逆冷，三日则虫蚀下部；六、七日脓溃，食至五脏，杀人也：捣常思草，绞汁服一二升，并以绵染，导其下部。（《肘后方》）毒蛇溪毒，沙虱、射工等所伤，口噤眼黑，手足强直，毒攻腹内成块，逡巡不救：苍耳嫩苗一握。取汁，和酒温灌之，以滓厚敷伤处。（《胜金方》）疫病不染：五月五日午时多采苍耳嫩叶，阴干收之。临时为末，冷水服二钱，或水煎举家皆服，能辟邪恶。（《千金方》）风瘙瘾疹，身痒不止：用苍耳茎、叶、子等分，为末。每服二钱，豆淋酒调下。（《圣惠方》）面上黑斑：苍耳叶焙为末，食后米饮调服一钱，一月愈。（《摘玄方》）赤白汗斑：苍耳嫩叶尖，和青盐擂烂，五、六月间擦之，五七次效。（《摘玄方》）大风疠疾：《袖珍方》：用嫩苍耳、荷叶等分，为末。每服二钱，温酒下，日二服。《乾坤生意》：用苍耳叶为末，以大枫子油和丸梧子大。每服三、四十丸，以茶汤下，日二服。又方：五月五日或六月六日，五更带露采苍耳草，捣取汁，熬作锭子。取半斤鳢鱼一尾，剖开不去肚肠，入药一锭，线缝，以酒二碗，慢火煮熟令吃，不过三五个鱼即愈也。忌盐一百日。卒得恶疮：苍耳、桃皮作屑，纳疮中。（《百一方》）反花恶疮，有肉如饭粒，破之血出，随生反出：用苍耳叶捣汁，服三合,并涂之,日二上。(《圣济总录》)一切疔肿:诜曰:危困者,用苍耳根、叶捣,和小儿尿绞汁,冷服一升,日三服,拔根甚验。《养生方》:用苍耳根、苗烧灰,和醋淀涂之,干再上。不十次,即拔根出。邵真人方:苍耳根三两半,乌梅肉五个,连须葱三根。酒二盏,煎一盏,热服取汗。齿风动痛:苍耳一握,以浆水煮,入盐含漱。(《外台秘要》)缠喉风病:苍耳根一把,老姜一块。研汁,入酒服。(《圣济总录》)亦目生疮作痛:道人头末二两,乳香一钱,每用一钱,烧烟搐鼻。(《圣济总录》)鼻衄不止:苍耳茎叶捣汁一小盏服。(《圣惠方》)五痔下血:五月五日采苍耳茎、叶为末。水服方寸匕,甚效。(《千金翼》)赤白下痢:苍耳草(不拘多少)洗净,用水煮烂去滓,入蜜用武火熬成膏。每服一二匙,白汤下。(《医方摘玄》)产后诸痢:苍耳叶捣绞汁,温服半中盏,日三、四服。(《圣惠方》)误吞铜钱:苍耳头一把,以水一升,浸水中十余度,饮水愈。(《肘后方》)花蜘蛛毒咬人,与毒蛇无异:用野缣丝(即道人头)。捣汁一盏服,仍以渣敷之。(《摘玄方》)

花

【主治】白癜顽痒(时珍)。

天名精(《本经》上品)

【校正】时珍曰:据苏、沈二说,并入《唐本》鹤虱,《开宝》地菘,《别录》有名未用坴松。

【释名】天蔓荆(《别录》)、天门精(《别录》)、地菘(《唐本》)、坴松(《别录》)。坴与地同、玉门精(《别录》)、麦句姜(《本经》)、蟾蜍兰(《别录》)、蛤蟆蓝(《本经》)、蚵蚾草(《纲目》)、豕首(《本经》)、彘颅(《别录》)、活鹿草(《异苑》)、刘恸草(恸音,胡革反)、皱面草(《纲目》)、母猪芥(《纲目》),实名鹤虱,根名杜牛膝。

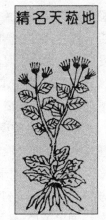
精名天菘地

恭曰:天名精,即活鹿草也。《别录》一名天蔓荆,南人名为地菘,叶与蔓荆、菘菜相类,故有此名。其味甘辛,故有姜称。状如蓝,而蛤蟆好居其下,故名蛤蟆蓝。香气似兰,故又名蟾蜍兰。

时珍曰:天名精乃天蔓荆之讹也。其气如豕彘,故有豕首、彘颅之名。昔人谓之活鹿草,俗人因其气腺,讹为狐狸腺者,是也。《尔雅》云:茢薽,豕首也。郭璞注云:江东呼为豨首,可以炒蚕蛹食。

藏器曰:郭璞注《尔雅》蘧麦,云即麦句姜者,非也。陶公注钓樟条云:有一草似狼牙,气辛臭,名为地菘,人呼为刘恸草,主金疮。按《异苑》云:宋元嘉中,青州刘恸射一獐,剖五脏以此草塞之,蹶然而起。恸怪而拔草,便倒,如此三度。恸因密录此草种之,主折伤,愈多人,因以名之。既有活鹿之名,雅与獐事相合。陶、苏俱说是地菘,定非二物。

【正误】弘景曰:天名精即今之豨莶,亦名豨首。夏月杵汁服之,除热病。味至苦而云甘,或非是也。

恭曰:豨首苦而臭,名精辛而香,全不相类也。

禹锡曰:苏恭云:天名精南人名地菘。陈藏器《本草解纷》,亦言天名精为地菘。《开宝本草》不当重出地菘条,例宜刊削。

时珍曰:按沈括《笔谈》云:世人既不识天名精,又妄认地菘为火杴,本草又出鹤虱一条,都成纷乱。不知地菘即天名精,其叶似菘,又似蔓荆,故有二名,鹤虱即其实也。又《别录》有名未用坒松,即此地菘,亦系误出,今并正之,合而为一。

叶(根同。)

【气味】甘,寒,无毒。

《别录》曰:坒松:辛,无毒。

时珍曰:微辛、甘,有小毒。生汁吐人。

之才曰:垣衣、地黄为之使。

【主治】瘀血血瘕欲死,下血止血,利小便,久服轻身耐老(《本经》)。除小虫,去痹,除胸中结热,止烦渴,逐水,大吐下(《别录》)。破血生肌,止鼻衄,杀三虫,除诸毒肿,疗疮瘘痔,金疮内射,身痒瘾疹不止者,揩之立已(《唐本》)。地菘:主金疮,止血,解恶虫蛇螫毒,挼以敷之(《开宝》)。吐痰止疟,治牙痛口紧喉痹(时珍)。坒松:主眩痹(《别录》有名未用)。

【附方】旧二,新九。男女吐血:皱面草(即地菘),晒干为末。每服一、二钱,以茅花泡汤调服,日二次。(《卫生易简》)咽喉肿塞:《伤寒蕴要》:治痰涎壅滞,喉肿水不可下者。地菘(一名鹤虱草),连根、叶捣汁,鹅翎扫入,去痰最妙。《圣济总录》:用杜牛膝、鼓锤草,同捣汁灌之。不得下者,灌鼻得吐为妙。又方:杜牛膝(春夏用茎,秋冬用根)一把,青矾半两,同研,点患处,令吐脓血痰沫,即愈。缠喉风肿:蚵蚾草(即皱面草)。细研,以生蜜和丸弹子大,每噙一二丸,即愈。干者为末,蜜丸亦可。名救生丸。(《经效济世方》)诸骨哽咽:地菘、马鞭草各一握(去根),白梅肉一个,白矾一钱,捣作弹丸,绵裹含咽,其骨自软而下也。(《普济方》)风毒瘰疬赤肿:地菘捣敷,干即易之。(《圣惠方》)疔疮肿毒:鹤虱草叶,浮酒糟,同捣敷之,立效。(孙氏《集效方》)发背初起:地菘杵汁一升,日再服,瘥乃止。(《伤寒类要》)恶疮肿毒:地菘捣汁,日服三四次。(《外台秘要》)恶蛇咬伤:地菘捣敷之。(《易简方》)

鹤虱(《唐本草》)

【气味】苦,平,有小毒。

大明曰:凉,无毒。

【主治】蛔,蛲虫。为散,以肥肉臛汁服方寸匕,亦入丸散用(《唐本》)。虫心痛。以淡醋和半匕服,立瘥(《开宝》)。杀五脏虫,止疟,敷恶疮(大明)。

【发明】颂曰:鹤虱,杀虫方中为最要药。《古今录验方》:疗蛔咬心痛,取鹤虱十两。捣筛,蜜丸梧子大。以蜜汤空腹吞四五十丸。忌酒肉。韦云患心痛十年不瘥,于杂方内见,合服之便愈。李绛《兵部手集方》:治小儿蛔虫啮心腹痛。亦单用鹤虱研末,以肥猪肉汁下之。五岁,一服二分,虫出即止也。

【附方】新一。大肠虫出不断,断之复生,行坐不得:鹤虱末,水调半两服,自愈。(《怪疾奇方》)

豨莶(音喜杴。《唐本》)

【校正】并入《唐本》猪膏莓。

【释名】希仙(《纲目》)、火杴草(《唐本》)、猪膏莓(《唐本》)、虎膏(《唐本》)、狗膏(《唐本》)、粘糊菜(《救荒》)。

时珍曰:《韵书》:楚人呼猪为豨,呼草之气味辛毒为莶。此草气臭如猪而味莶螫,故谓之豨莶。猪膏、虎膏、狗膏,皆因其气,以及治虎、狗伤也。火杴当作虎莶,俗音讹尔,近人复讹豨莶为希仙矣。《救荒本草》言:其嫩苗炸熟,浸去苦味,油盐调食,故俗谓之粘糊菜。

【集解】恭曰:豨莶,田野皆识之。一名火杴。叶似酸浆而狭长,花黄白色。三月、四月采苗叶曝干。又曰:猪膏莓,生平泽下湿地,所在皆有。一名虎膏,一名狗膏。叶似苍耳,茎圆有毛。

颂曰:豨莶处处有之。春生苗,叶似芥叶而狭长,文粗。茎高二三尺。秋初有花如菊。秋末结实,颇似鹤虱。夏采叶。曝干用。

藏器曰:猪膏草,叶似荏有毛。

保升曰:猪膏叶似苍耳,两枝相对,茎叶俱有毛,黄白色。五月、六月采苗,日干。

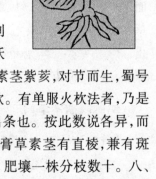

时珍曰:按苏恭《唐本草》谓豨莶似酸浆,猪膏莓似苍耳,列为二种。而成纳《进豨莶丸表》,言此药与本草所述相异,多生沃壤,高三尺许,节叶相对。张咏《豨莶丸表》,言此草金棱银线,素茎紫荄,对节而生,蜀号火杴,茎叶颇同苍耳。又按沈括《笔谈》云:世人妄认地菘为火杴。有单服火杴法者,乃是地菘,不当用火杴。火杴乃本草名猪膏莓者,后人不识,重复出条也。按此数说各异,而今人风痹多用豨莶丸,将何适从耶?时珍尝聚诸草订视,则猪膏草素茎有直棱,兼有斑点,叶似苍耳而微长,似地菘而稍薄,对节而生,茎叶皆有细毛。肥壤一株分枝数十。八、九月开小花,深黄色,中有长子如茼蒿子,外萼有细刺粘人。地菘则青茎,圆而无棱,无斑无毛,叶皱似菘芥,亦不对节。观此则似与成张二氏所说相合。今河南陈州采豨莶充方物,其状亦是猪膏草,则沈氏谓豨莶即猪膏莓者,其说无疑矣。苏恭所谓似酸浆者,乃龙葵,非豨莶,盖误认尔。但沈氏言世间单服火杴,乃是地菘,不当用猪膏莓,似与成张之说相反。今按豨莶、猪膏莓条,并无治风之说。惟《本经》地菘条,有去痹除热,久服轻身耐老之语,则治风似当用地菘。然成、张进御之方,必无虚谬之理。或者二草皆有治风之功乎? 而今服猪膏莓之豨莶者,复往往有效。其地菘不见有服之者。则豨莶之为猪膏,尤不必疑矣。

豨莶

【气味】苦,寒,有小毒。

又曰:猪膏莓:辛、苦,平,无毒。

藏器曰:有小毒。

苏恭曰:猪膏无毒,误矣。

【主治】豨莶:治热䘌烦满不能食。生捣汁三合服,多则令人吐。又曰:猪膏莓:主金疮止痛,断血生肉,除诸恶疮,消浮肿。捣封之,汤渍散敷并良(苏恭)。主久疟痰阴,捣汁服取吐。捣敷虎伤、狗咬、蜘蛛咬、蚕咬、蠼螋溺疮(藏器)。治肝肾风气,四肢麻痹,骨痛膝弱,风湿诸疮(时珍)。

【附方】新五。风寒泄泻:火杴丸:治风气行于肠胃,泄泻。火杴草为末,醋糊丸梧子大。每服三十丸,白汤下。(《圣济总录》)痈疽肿毒,一切恶疮:豨莶草(端午采者)一两,乳香一两,白矾(烧)半两。为末。每服二钱,热酒调下。毒重者连进三服,得汗妙。(《乾坤秘韫》)发背疔疮:豨莶草、五叶草(即五爪龙)、野红花(即小蓟)、大蒜等分。擂烂,入热酒一碗,绞汁服,得汗立效。(《乾坤生意》)疔疮肿毒:端午采豨莶草,日干为末。每服半两,热酒调下。汗出即愈,极有效验。(《集简方》)反胃吐食:火杴草焙为末,蜜丸梧子大,每沸汤下五十丸。(《百一选方》)

【附录】类鼻

《别录》有名未用曰:味酸,温,无毒。主痿痹。生田中高地。叶如天名精。美根,五月采。

时珍曰:此似猪膏草也。古今名谓或不同,故附于此。

羊屎柴

时珍曰:按《乾坤生意》云:一名牛屎柴,生山野中。叶类鹤虱,四月开白花。其叶主痈疽发背,捣敷之。冬月用根。可以毒鱼。

箬(《纲目》)

【释名】篛(与箬同)、辽叶。

时珍曰：箬若竹而弱，故名。其生疏辽，故又谓之辽。

【集解】时珍曰：箬生南方平泽。其根与茎皆似小竹，其节箨

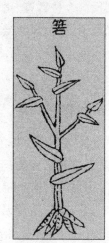

箬

与叶皆似芦荻，而叶之面青背淡，柔而韧，新旧相代，四时常青。南人取叶作笠，及裹茶盐，包米粽，女人以衬鞋底。

叶

【气味】甘，寒，无毒。

【主治】男女吐血、衄血、呕血、咯血、下血。并烧存性，温汤服一钱匕。又通小便，利肺气喉痹，消痈肿(时珍)。

【附方】新一十二。一切眼疾：笼箬烧灰，淋汁洗之，久之自效。(《经验方》)咽喉闭痛：辽叶、灯心草(烧灰)等分。吹之，甚妙。(《集简方》)耳忽作痛或红肿内胀：将经霜青箬露在外，将朽者烧存性，为末。敷入耳中，其疼即止。(杨起《简便方》)肺壅鼻衄：箬叶(烧灰)、白面三钱。研匀，井花水服二钱。(《圣济总录》)经血不止：箬叶灰、蚕纸灰等分，为末。每服二钱，米饮下。(《圣济总录》)肠风便血：茶篓内箬叶，烧存性。每服三匙，空心糯米汤下。或入麝香少许。(王璆《百一选方》)男妇血淋，亦治五淋：多年煮酒瓶头箬叶(三五年至十年者，尤佳)。每用七个，烧存性，入麝香少许，陈米饮下，日三服。有人患此，二服愈。福建煮过夏月酒多有之。(《百一选方》)尿白如注，小腹气痛：茶笼内箬叶烧存性，入麝香少许。米饮下。(《经验方》)小便涩滞不通：干箬叶一两(烧灰)，滑石半两，为末，每米饮服三钱。(《普济方》)男妇转脬：方同上。吹奶乳痈：五月五日粽箬烧灰，酒服二钱，即散，累效。(《济急仙方》)痘疮倒靥：箬叶灰一钱，麝香少许。酒服。(张德恭《痘疹便览方》)

芦(《别录》下品)

【校正】并入《拾遗》江中采出芦。

【释名】苇(音伟)、葭(音加)，花名蓬蕽(《唐本》)，笋名蘿(音拳)。

时珍曰：按毛苌《诗疏》云：苇之初生曰葭；未秀曰芦；长成曰苇。苇者，伟大也。芦者，色卢黑也。葭者，嘉美也。

【集解】恭曰：芦根生下湿地。茎叶似竹，花若荻花，名蓬蕽。二月、八月采根，日干用。

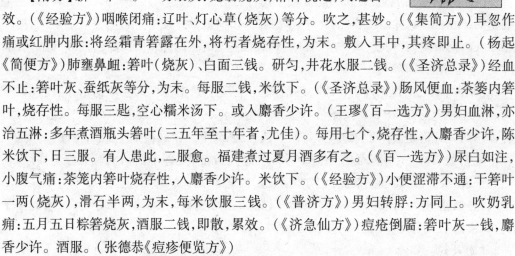

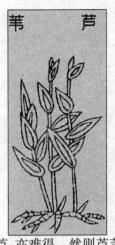
苇芦

颂曰:今在处有之,生下湿陂泽中。其状都似竹,而叶抱茎生,无枝。花白作穗若茅花。根亦若竹根而节疏。其根取水底味甘辛者。其露出及浮水中者,并不堪用。按郭璞注《尔雅》云:葭,即芦也;苇,即芦之成者。葭,苼,似苇而小,中实,江东呼为乌蓲(音丘)。或谓之莲,即荻也。至秋坚成,即谓之萑(音桓)。蒹似萑而细长,高数尺,江东谓之蒹。其花皆名芀(音调)。其萌皆名蘿,堪食如竹笋。若然,则芦、苇通为一物也。所谓蒹,乃今作帘者是也。所谓葭者,今以当薪者是也。而人罕能别蒹、葭与芦苇也。又北人以苇与芦为二物。水旁下湿所生者,皆名苇,其细不及指大;人家池囿所植者,皆名芦。其干差大,深碧色者,谓之碧芦,亦难得。然则芦苇皆可通用矣。

时珍曰:芦有数种:其长丈许中空、皮薄、色白者,葭也,芦也,苇也。短小于苇而中空、皮厚、色青苍者,葭也,苼也,荻也,萑也。其最短小而中实者蒹也,廉也。皆以初生、已成得名。其身皆如竹,其叶皆长如箬叶。其根入药,性味皆同。其未解叶者,古谓之紫蘀。

敩曰:芦根须要逆水生,并黄泡肥厚者,去须节并赤黄皮用。

根

【气味】甘,寒,无毒。

【主治】消渴客热,止小便利(《别录》)。疗反胃呕逆不下食,胃中热,伤寒内热,弥良(苏恭)。解大热,开胃,治噎哕不止(甄权)。寒热时疾烦闷,泻痢大渴,孕妇心热(大明)。

笋

【气味】小苦,冷,无毒。

宁原曰:忌巴豆。

【主治】膈间客热,止渴,利小便,解河豚及诸鱼蟹毒(宁原)。解诸肉毒(时珍)。

【发明】时珍曰:按《雷公炮炙论》序云:益食加觞,须煎芦、朴。注云:用逆水芦根并厚朴二味等分,煎汤服。盖芦根甘能益胃,寒能降火故也。

【附方】旧六,新六。骨蒸肺痿不能食者,苏游芦根饮主之:芦根、麦门冬、地骨皮、生姜各十两,橘皮、茯苓各五两,水二斗,煮八升,去滓,分五服,取汗乃瘥。(《外台秘要》)劳复食复欲死:并以芦根煮浓汁饮。(《肘后方》)呕哕不止,厥逆者:芦根三斤(切)。水煮浓汁,频饮二升。必效。若以童子小便煮服,不过三服愈。(《肘后方》)五噎吐逆,心膈气滞,烦闷不下食:芦根五两(刲)。以水三大盏,煮取二盏,去滓温服。(《金匮玉函方》)反胃上气:芦根、茅根各二两。水四升,煮二升,分服。(《千金方》)霍乱烦闷:芦根三钱,麦门冬一钱。水煎服。(《千金方》)霍乱胀痛:芦根一升,生姜一升,橘皮五两。水八升,煎三升,分服。(《太平圣惠方》)食狗肉毒,心下坚,或腹胀口干,忽发热妄语:芦根煮汁服。(《梅师方》)中马肉毒:方同上。(《圣惠》)鲩鲙鱼毒:方同上。(《肘后方》)食蟹中毒:方同上。(《千金》)中药箭毒:方同上。(《千金》)

茎、叶

【气味】甘,寒,无毒。

【主治】霍乱呕逆,肺痈烦热,痈疽。烧灰淋汁,煎膏,蚀恶肉,去黑子(时珍)。箬:治金疮,生肉灭瘢(徐之才)。江中采出芦:令夫妇和同,用之有法(藏器)。

【发明】时珍曰:古方煎药,多用劳水及陈芦火,取其水不强,火不盛也。芦中空虚,故能入心肺,治上焦虚热。

【附方】新七。霍乱烦渴腹胀:芦叶一握,水煎服。又方:芦叶五钱,糯米二钱半,竹茹一钱。水煎,入姜汁、蜜各半合,煎两沸,时时呷之。(《圣惠方》)吐血不止:芦荻外皮烧灰,勿令白,为末,入蚌粉少许,研匀。麦门冬汤服一二钱。三服可救一人。(《圣惠方》)肺痈咳嗽,烦满微热,心胸甲错:苇茎汤:用苇茎(切)二升,水二斗,煮汁五升,入桃仁五十枚,薏苡仁、瓜瓣各半升,煮取二升,服。当吐出脓血而愈。(张仲景《金匮玉函方》)发背溃烂:陈芦叶为末,以葱椒汤洗净,敷之神效。(《乾坤秘韫》)痈疽恶肉:白炭灰、荻灰等分。煎膏涂之。蚀尽恶肉,以生肉膏贴之。亦去黑子。此药只可留十日,久则不效。(葛洪《肘后方》)小儿秃疮:以盐汤洗净,蒲苇灰敷之。(《圣济总录》)

蓬莪

【气味】甘,寒,无毒。

【主治】霍乱。水煮浓汁服,大验(苏恭)。煮汁服,解中鱼蟹毒(苏颂)。烧灰吹鼻,止衄血。亦入崩中药(时珍)。

【附方】新二。干霍乱病,心腹胀痛:芦蓬茸一把,水煮浓汁,顿服二升。(《肘后方》)诸般血病:水芦花、红花、槐花、白鸡冠花、茅花等分。水二盏,煎一盏服。(万表《积善堂方》)

甘蕉(《别录》下品)

【释名】芭蕉(《衍义》),天苴(《史记注》)、芭苴。

时珍曰:按陆佃《埤雅》云:蕉不落叶,一叶舒则一叶焦,故谓之焦。俗谓干物为巴,巴亦蕉意也。《稽圣赋》云:竹布实而根苦,蕉舒花而株槁。芭苴乃蕉之音转也。蜀人谓之天苴。曹叔雅《异物志》云：芭蕉结实，其皮赤如火，其肉甜如蜜，四、五枚可饱人，而滋味常在牙齿间，故名甘蕉。

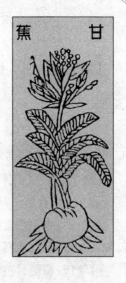

甘蕉

【气味】甘，大寒，无毒。

恭曰：性冷，不益人。多食动冷气。

【主治】生食，止渴润肺。蒸熟晒裂，舂取仁食，通血脉，填骨髓（孟诜）。生食，破血，合金疮，解酒毒。干者，解肌热烦渴（吴瑞）。除小儿客热，压丹石毒（时珍）。

根

【气味】甘，大寒，无毒。

恭曰：寒。

颂曰：甘蕉、芭蕉，性相同也。

【主治】痈肿结热（《别录》）。捣烂敷肿，去热毒。捣汁服，治产后血胀闷（苏恭）。主黄疸（孟诜）。治天行热狂，烦闷消渴，患痈毒并金石发动，躁热口干，并绞汁服之。又治头风游风（大明）。

【附方】旧四，新六。发背欲死：芭蕉根捣烂涂之。（《肘后方》）一切肿毒：方同上。赤游风疹：方同上。风热头痛：方同上。风虫牙痛：芭蕉自然汁一碗，煎热含嗽。（《普济方》）天行热狂：芭蕉根捣汁饮之。（《日华子本草》）消渴饮水，骨节烦热：用生芭蕉根捣汁，时饮一二合。（《圣惠方》）血淋涩痛：芭蕉根、旱莲草各等分。水煎服，日二。（《圣惠方》）产后血胀：捣芭蕉根绞汁，温服二三合。疮口不合：芭蕉根取汁，抹之良。（《直指方》）

蕉油（以竹筒插入皮中，取出，瓶盛之）

【气味】甘，冷，无毒。

【主治】头风热，止烦渴，及汤火伤。梳头，止女人发落，令长而黑（大明）。暗风痫病，涎作晕闷欲倒者，饮之取吐，极有奇效（苏颂）。

【附方】新一。小儿截惊：以芭蕉汁、薄荷汁煎匀，涂头顶，留囟门，涂四肢，留手足心勿涂，甚效。（《邓笔峰杂兴》）

叶

【主治】肿毒初发，研末，和生姜汁涂之（时珍，《圣惠方》）。

【附方】新一。岐毒初起：芭蕉叶，熨斗内烧存性，入轻粉，麻油调涂，一日三上，或消或破，皆无痕也。（《仁斋直指方》）

花

【主治】心痹痛。烧存性研,盐汤点服二钱(《日华》)。

襄荷(《别录》中品)

【校正】自菜部移入此,并入有名未用蘘草为一。

【释名】覆菹(《别录》)、蘘草(《别录》)、猼苴(音博)、菖苴(《说文》)、嘉草。

弘景曰:本草白蘘荷,而今人呼赤者为蘘荷,白者为覆菹。盖食以赤者为胜;入药以白者为良,叶同一种尔。

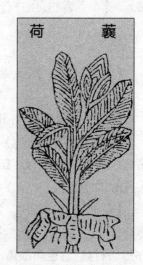

时珍曰:覆菹,许氏《说文》作菖苴,司马相如《上林赋》作猼且,与芭蕉音相近。《离骚·大招》云:醢豚若狗脍苴蒪。王逸注云:苴蒪(音博),蘘荷也。见本草。而今之本草无之,则脱漏亦多矣。

【集解】《别录》曰:蘘草生淮南山谷。

颂曰:蘘荷,荆襄江湖间多种之,北地亦有。春初生,叶似甘蕉,根似姜芽而肥,其叶冬枯,根堪为菹。其性好阴,在木下生者尤美。潘岳《闲居赋》云:蘘荷依阴,时藿向阳,是也。宗懔《荆楚岁时记》云:仲冬以盐藏蘘荷,用备冬储,又以防虫。史游《急就篇》云:蘘荷冬日藏,其来远矣。然有赤白二种:白者入药,赤者堪啖,及作梅果多用之。

宗奭曰:蘘荷,八、九月间腌贮,以备冬月作蔬果。治病止用白者。

时珍曰:苏颂《图经》言:荆襄江湖多种,今访之无复识者。惟杨慎《丹铅录》云:《急就章》注:蘘荷即今甘露。考之本草形性相同。甘露即芭蕉也。崔豹《古今注》云:蘘荷,似芭蕉而白色,其子花生根中,花未败时可食,久则消烂矣。根似姜。宜阴翳地,依荫而生。又按王旻《山居录》云:蘘荷宜树阴下,二月种之。一种永生,不须锄耘,但加粪耳。八月初踏其苗令死,则根滋茂。九月初取其傍生根为菹,亦可酱藏。十月中以糠覆其根下,则过冬不冻死也。

【修治】敩曰:凡使勿用革牛草,真相似,其革牛草腥涩。凡使白蘘荷,以铜刀刮去粗皮一重,细切,入砂盆中研如膏,取自然汁炼作煎,新器摊冷,如干胶状,刮取用之。

根

【气味】辛,温,有小毒。

思邈曰:辛,微温,涩,无毒。

【主治】中蛊及疟,捣汁服(《别录》)。溪毒,沙虱,蛇毒(弘景)。诸恶疮。根心:主稻麦芒人目中不出,以汁注目即出(苏恭)。赤眼涩痛,捣汁点之(时珍)。

蘘草

【气味】苦、甘,寒,无毒。

大明曰:平。

【主治】温疟寒热,酸嘶邪气,辟不祥(《别录》)。

【发明】弘景曰:中蛊者服蘘荷汁,并卧其叶,即呼蛊主姓名。多食损药力,又不利脚。人家种之,亦云辟蛇。

颂曰:按干宝《搜神记》云:外姊夫蒋士先,得疾下血,言中蛊。其家密以蘘荷置于席下。忽大笑曰:蛊我者,张小小也。乃收小小,小小亡走。自此解蛊药多用之,往往验也。《周礼》庶氏以嘉草除蛊毒,宗懔谓嘉草即蘘荷是也。陈藏器云:蘘荷、茜根为主蛊之最,谓此。

时珍曰:《别录》菜部蘘荷,谓根也;草部蘘草,谓叶也。其主治亦颇相近,今并为一云。

【附方】旧八,新一。卒中蛊毒,下血如鸡肝,昼夜不绝,脏腑败坏待死者:以蘘荷叶密置病人席下,勿令知之,必自呼蛊主姓名也。(《梅师方》)喉中似物吞吐不出,腹胀羸瘦:取白蘘荷根捣汁服,蛊立出也。(《梅师方》)喉舌疮烂:酒渍蘘荷根半日,含漱其汁,瘥乃止。(《外台秘要》方)吐血,衄血:向东蘘荷根一把,捣汁三升服之。(《肘后方》)妇人腰痛:方同上。月信涩滞:蘘荷根细切,水煎取二升,空心入酒和服。(《经验方》)风冷失声,咽喉不利:蘘荷根二两,捣绞汁,入酒一大盏,和匀,细细服,取瘥。(《肘后方》)伤寒时气,温病初得,头痛壮热,脉盛者:用生蘘荷根、叶合捣,绞汁服三、四升。(《肘后》)杂物入目:白蘘荷根(取心),捣,绞取汁,滴入目中,立出。(《普济方》)

麻黄(《本经》中品)

【释名】龙沙(《本经》)、卑相(《别录》)、卑盐(《别录》)。

时珍曰:诸名殊不可解。或云其味麻,其色黄,未审然否? 张揖《广雅》云:龙沙,麻黄也。狗骨,麻黄根也。不知何以分别如此?

【集解】《别录》曰:麻黄生晋地及河东,立秋采茎,阴干令青。

弘景曰:今出青州、彭城、荥阳、中牟者为胜,色青而多沫。蜀中亦有,不好。

恭曰:郑州鹿台及关中沙苑河旁沙洲上最多,同州沙苑既多,其青、徐者亦不复用。

禹锡曰:按段成式《酉阳杂俎》云:麻黄茎头开花,花小而黄,丛生。子如覆盆子,可食。

颂曰：今近汴京多有之，以荥阳、中牟者为胜。春生苗，至夏五月则长及一尺以来。梢上有黄花，结实如百合瓣而小，又似皂荚子，味甜，微有麻黄气，外皮红，里仁子黑。根紫赤色。俗说有雌雄二种：雌者于三月、四月内开花，六月结子。雄者无花，不结子。至立秋后收茎阴干。

时珍曰：其根皮色黄赤，长者近尺。

茎

【修治】弘景曰：用之折去节根，水煮十余沸，以竹片掠去上沫，沫令人烦，根节能止汗故也。

【气味】苦，温，无毒。

《别录》曰：微温。

普曰：神农、雷公：苦，无毒；扁鹊：酸；李当之：平。

权曰：甘，平。

元素曰：性温，味苦而甘辛，气味俱薄，轻清而浮，阳也，升也。手太阴之药，入足太阳经，兼走手少阴、阳明。

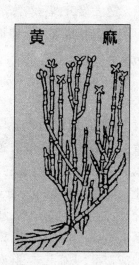

黄麻

时珍曰：麻黄微苦而辛，性热而轻扬。僧继洪云：中牟有麻黄之地，冬不积雪，为泄内阳也。故过用则泄真气。观此则性热可知矣。服麻黄自汗不止者，以冷水浸头发，仍用扑法即止。凡服麻黄药，须避风一日，不尔病复作也。凡用须佐以黄芩，则无赤眼之患。

之才曰：厚朴、白薇为之使。恶辛夷、石苇。

【主治】中风伤寒头痛，温疟，发表出汗，去邪热气，止咳逆上气，除寒热，破癥坚积聚（《本经》）。五脏邪气缓急，风胁痛，字乳余疾，止好唾，通腠理，解肌，泄邪恶气，消赤黑斑毒。不可多服，令人虚（《别录》）。治身上毒风瘑痹，皮肉不仁，主壮热温疫，山岚瘴气（甄权）。通九窍，调血脉，开毛孔皮肤（大明）。去营中寒邪，泄卫中风热（元素）。散赤目肿痛，水肿风肿，产后血滞（时珍）。

【附方】旧五，新七。天行热病，初起一二日者：麻黄一大两（去节）。以水四升煮，去沫，取二升，去滓，着米一匙及豉，为稀粥。先以汤浴后，乃食粥，厚覆取汗，即愈。（孟诜《必效方》）伤寒雪煎：麻黄十斤（去节），杏仁四升（去皮，熬），大黄一斤十三两。先以雪水五石四斗，渍麻黄于东向灶釜中。三宿后，纳大黄搅匀，桑薪煮至二石，去滓。纳杏仁同煮至六七斗，绞去滓，置铜器中。更以雪水三斗，合煎令得二斗四升，药成，丸如弹子大。有病者以沸白汤五合，研一丸服之，立汗出。不愈，再服一丸。封药勿令泄气。（《千金方》）伤寒黄疸，表热者，麻黄醇酒汤主之：麻黄一把（去节绵裹）。美酒五升，煮取半升，顿服取小汗。春月用水煮。（《千金方》）里水黄肿：张仲景云：一身面目黄肿，其脉沉，小便不利，甘草麻黄汤主之。麻黄四两（水五升，煮去沫），入甘草二两，煮取三升。每服一升，重覆汗出。不汗再服。慎风寒。《千金》云：有患气虚久不瘥，变成水病，从腰以上肿者，宜此发其汗。水肿脉沉属少阴，其脉浮者为风，虚胀者为气，皆非水也。麻黄附子汤汗之：麻黄三两（水七升，煮去沫），入甘草二两，附子（炮）一枚。煮取二升半，每服八分，日三服，取汗。（张仲景《金匮要略》）风痹冷痛：麻黄（去根）五两，桂心二两，为末，酒二升，慢火熬如饧。每服一匙，热酒调下，至汗出为度。避风。（《圣惠方》）小儿慢脾风，因吐泄后而成：麻黄（长五寸）十个（去节），白术（指面大）二块，全蝎二个（生薄荷叶包煨）。为末。二岁以下一字，三岁以上半钱，薄荷汤下。（《圣惠方》）尸咽痛痹，语声不出：麻黄以青布裹，烧烟筒中熏之。（《圣惠方》）产后腹痛及血下不尽：麻黄去节，为末。酒服方寸匕，一日二、三服，血下尽，即止。（《子母秘录》）心下悸病：半夏麻黄丸：用半夏、麻黄等分，末之，炼蜜丸小豆大。每饮服三丸，日三服。（《金匮要略》）痘疮倒靥：寇宗奭曰：郑州麻黄（去节）半两，以蜜一匙同炒良久，以水半升煎数沸，去沫再煎去三分之一，去滓乘热服之。避风，其疮复出也。一法：用无灰酒煎，其效更速。仙源县笔工李用之子，病斑疮风寒倒靥已困，用此一服便出，如神。中风诸病：麻黄一秤（去根），以王相日、乙卯日，取东流水三石三斗，以净铛盛五七斗，先煮五沸，掠去沫，逐旋添水，尽至三五斗，漉去麻黄，澄定，滤去滓，取清再熬至一斗，再澄再滤，取汁再熬，至升半为度，密封收之，一二年不妨。每服一二匙，热汤化下取汗。熬时要勤搅，勿令着底，恐焦了。仍忌鸡犬阴人见之。此刘守真秘方也。（《宣明方》）

根节

【气味】甘，平，无毒。

【主治】止汗，夏月杂粉扑之（弘景）。

【发明】权曰：麻黄根节止汗，以故竹扇杵末同扑之。又牡蛎粉、粟粉并麻黄根等分，为末，生绢袋盛贮。盗汗出，即扑，手摩之。

时珍曰：麻黄发汗之气驶不能御，而根节止汗效如影响，物理之妙，不可测度如此。自汗有风湿、伤风、风温、气虚、血虚、脾虚、阴虚、胃热、痰饮、中暑、亡阳、柔痓诸证，皆可随证加而用之。当归六黄汤加麻黄根，治盗汗尤捷。盖其性能行周身肌表，故能引诸药外至卫分而固腠理也。本草但知扑之之法，而不知服饵之功尤良也。

【附方】新八。盗汗阴汗：麻黄根、牡蛎粉为末，扑之。盗汗不止：麻黄根、椒目等分，为末。每服一钱，无灰酒下。外以麻黄根、故蒲扇为末，扑之。（《奇效良方》）小儿盗汗：麻黄根三分，故蒲扇灰一分，为末。以乳服三分，日三服。仍以干姜三分同为末，三分扑之。（《古今录验》）诸虚自汗，夜卧即甚，久则枯瘦：黄芪、麻黄根各一两，牡蛎米泔浸洗煅过，为散。每服五钱，水二盏，小麦百粒，煎服。（《和济局方》）虚汗无度：麻黄根、黄芪等分，为末，飞面糊作丸梧子人。每用浮麦汤下百丸，以止为度。（《谈野翁试验方》)产后虚汗:黄芪、当归各一两,麻黄根二两。每服一两,煎汤下。阴囊湿疮,肾有劳热:麻黄根、石硫黄各一两,米粉一合。为末。敷之。(《千金方》)内外障翳:麻黄根一两,当归身一钱。同炒黑色,入麝香少许,为末。搐鼻,频用。此南京相国寺东黑孩儿方也。(《普济》)

【附录】云花草

时珍曰:按葛洪《肘后方》治马疥,有云花草,云状如麻黄,而中坚实也。

木贼(宋《嘉祐》)

【释名】时珍曰:此草有节,面糙涩。治木骨者,用之磋擦则光净,犹云木之贼也。

【集解】禹锡曰:木贼,出秦、陇、华、成诸郡近水地。苗长尺许,丛生。每根一干,无花叶,寸寸有节,色青,凌冬不凋。四月采之。

颂曰:所在近水地有之,采无时,今用甚多。

时珍曰:丛丛直上,长者二三尺,状似凫茈苗及粽心草,而中空有节,又似麻黄茎而稍粗,无枝叶。

茎

【气味】甘、微苦,无毒。

时珍曰:温。

【主治】目疾,退翳膜,消积块,益肝胆,疗肠风,止痢,及妇人月水不断,崩中赤白(嘉祐)。解肌,止泪止血,去风湿,疝痛,大肠脱肛(时珍)。

【发明】禹锡曰:木贼得牛角䚡、麝香,治休息久痢。得禹余粮、当归、芎藭,治崩中赤白。得槐蛾、桑耳,治肠风下血。得槐子、枳实,治痔疾出血。

震亨曰:木贼去节烘过,发汗至易,本草不曾言及。

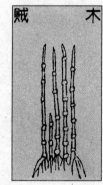

时珍曰:木贼气温,味微甘苦,中空而轻,阳中之阴,升也,浮也。与麻黄同形同性,故亦能发汗解肌,升散火郁风湿,治眼目诸血疾也。

【附方】旧三,新九。目昏多泪:木贼(去节)、苍术(泔浸)各一两。为末。每服二钱,茶调下。或蜜丸亦可。急喉痹塞:木贼以牛粪火烧存性,每冷水服一钱,血出即安也。(《圣惠方》)舌硬出血:木贼煎水漱之,即止。(《圣惠方》)血痢不止:木贼五钱,水煎温服,一日一服。(《圣惠方》)泻血不止:方同上,日二服。(《广利方》)肠痔下血,多年不止:用木贼、枳壳各二两,干姜一两,大黄二钱半,并于铫内炒黑存性,为末。每粟米饮服二钱,甚效也。(苏颂《图经本草》)大肠脱肛:木贼烧存性,为末掺之,按入即止。一加龙骨。(《三因方》)妇人血崩,血气痛不可忍,远年近日不瘥者,雷氏木贼散主之:木贼一两,香附子一两,朴硝半两,为末。每服三钱,色黑者,酒一盏煎,红赤者,水一盏煎,和滓服,日二服。脐下痛者,加乳香、没药、当归各一钱,同煎。忌生冷硬物猪鱼油腻酒面。(《医垒元戎》)月水不断:木贼(炒)三钱,水一盏,煎七分,温服,日一服。(《圣惠方》)胎动不安:木贼(去节)、川芎等分,为末。每服三钱,水一盏,入金银一钱,煎服。(《圣济总录》)小肠疝气:木贼细剉,微炒为末,沸汤点服二钱,缓服取效。一方:用热酒下。(寇氏《本草衍义》)误吞铜钱:木贼为末,鸡子白调服一钱。(《圣惠方》)

【附录】问荆

藏器曰:味苦,平,无毒。主结气瘤痛,上气气急,煮汁服之。生伊洛洲渚间,苗如木贼,节节相接,一名接续草。

石龙刍(《本经》上品)

【释名】龙须(《本经》)、龙修(《山海经》)、龙华(《别录》)、龙珠(《本经》)、悬莞(《别录》)、草续断(《本经》)、缙云草(《纲目》)、方宾(《别录》)、西王母簪。

时珍曰:刈草包束曰刍。此草生水石之处,可以刈束养马,故谓之龙刍。《述异记》:周穆王东海岛中养八骏处,有草名龙刍,是矣。故古语云:一束龙刍,化为龙驹。亦孟子刍豢之义。龙须、王母簪,因形也。缙云,县名,属今处州,仙都山产此草,因以名之。崔豹《古今注》云:世言黄帝乘龙卜天,群臣攀龙须坠地生草,名曰龙须者,谬也。江东以草织席,名西王母席,亦岂西王母骑虎而堕其须乎?

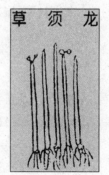

【集解】《别录》曰:石龙刍生梁州山谷湿地,五月、七月采茎曝干。以九节多珠者良。

时珍曰:龙须丛生,状如粽心草及凫茈,苗直上,夏月茎端开小穗花,结细实,并无枝叶。今吴人多栽莳织席,他处自生者不多也。《本经》明言龙刍一名龙须,而陶弘景言龙刍似龙须但多节,似以为二物者,非矣。

茎

【气味】苦,微寒,无毒。

《别录》曰:微温。

【主治】心腹邪气,小便不利淋闭,风湿鬼疰恶毒。久服补虚赢,轻身,耳目聪明,延年(《本经》)。补内虚不足,痞满,身无润泽,出汗,除茎中热痛,疗蛔虫及不消食(《别录》)。

败席

【主治】淋及小便卒不通,弥败有垢者方尺,煮汁服之(藏器)。

龙常草(《别录》有名未用)

【释名】粽心草。

时珍曰:俚俗五月采,系角黍之心,呼为粽心草是也。

【集解】《别录》曰:生河水旁,状如龙刍,冬夏生。

时珍曰:按《尔雅》云:蔗,鼠莞也。郑樵解为龙刍。郭璞云:纤细似龙须,可为席,蜀中出者好。恐即此龙常也。盖是龙须之小者尔。故其功用亦相近云。

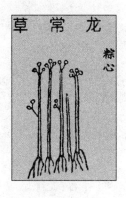

草常龙

粽心

茎

【气味】咸,温,无毒。

【主治】轻身,益阴气,疗痹寒湿(《别录》)。

灯心草(宋《开宝》)

【释名】虎须草(《纲目》)、碧玉草(《纲目》)。

【集解】志曰:灯心草生江南泽地,丛生,茎圆细而长直,人将为席。

宗奭曰:陕西亦有之。蒸熟待干,折取中心白穰燃灯者,是谓熟草。又有不蒸者,但生干剥取为生草。入药宜用生草。

时珍曰:此即龙须之类,但龙须紧小而瓤实,此草稍粗而瓤虚白。吴人栽莳之,取瓤为灯炷,以草织席及荐。他处野生者不多。外丹家以之伏硫、砂。《雷公炮炙论》序云:硇遇赤须,永留金鼎。注云:赤须亦呼虎须草,煮硇能住火。不知即此虎须否也?

茎及根

【修治】时珍曰:灯心难研,以粳米粉浆染过,晒干研末,入水澄之,浮者是灯心也,晒干用。

【气味】甘,寒,无毒。

元素曰:辛、甘,阳也。

吴绶曰：淡，平。

【主治】五淋，生煮服之。败席煮服，更良（《开宝》）。泻肺，治阴窍涩不利，行水，除水肿癃闭（元素）。治急喉痹，烧灰吹之甚捷。烧灰涂乳上，饲小儿，止夜啼（震亨）。降心火，止血通气，散肿止渴。烧灰入轻粉、麝香，治阴疳（时珍）。

【附方】旧一，新九。破伤出血：灯心草，嚼烂敷之，立止。（《胜金方》）衄血不止：灯心一两，为末，入丹砂一钱，米饮每服二钱。（《圣济总录》）喉风痹塞：《瑞竹堂方》：用灯心一握（阴阳瓦烧存性），又炒盐一匙，每吹一捻，数次立愈。一方：用灯心灰二钱，蓬砂末一钱。吹之。一方：灯心、箬叶（烧灰）等分。吹之。《惠济方》：用灯心草、红花烧灰，酒服一钱，即消。痘疮烦喘，小便不利者：灯心一把，鳖甲二两，水一升半，煎六合，分二服。（庞安常《伤寒论》）夜不合眼难睡：灯草煎汤代茶饮，即得睡。（《集简方》）通利水道：白飞霞自制天一丸：用灯心（十斤，米粉浆染，晒干研末，入水澄去粉，取浮者晒干）二两五钱，赤白茯苓（去皮）共五两，滑石（水飞）五两，猪苓二两，泽泻三两，人参一斤（切片熬膏）。和药丸如龙眼大，朱砂为衣。每用一丸，任病换引。大段小儿生理向上，本天一生水之妙，诸病以水道通利为捷径也。（《韩氏医通》）

灯花烬见火部。

本草纲目草部第十六卷

本草原典

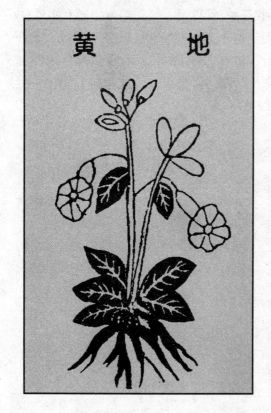

黄　　　地

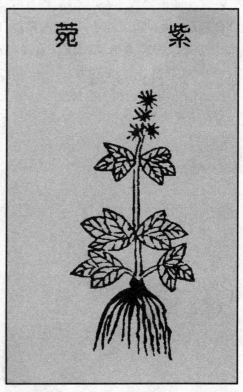

菀　　紫

本草纲目草部第十六卷

地黄（《本经》上品）

【释名】芐（音户）、芑（音起）、地髓（《本经》）。

大明曰：生者以水浸验之。浮者名天黄；半浮半沉者名人黄；沉者名地黄。入药沉者为佳，半沉者次之，浮者不堪。

时珍曰：《尔雅》云：芐，地黄。郭璞云：江东呼为芐。罗愿云：芐以沉下者为贵，故字从下。

【集解】《别录》曰：地黄生咸阳川泽黄土地者佳，二月、八月采根阴干。

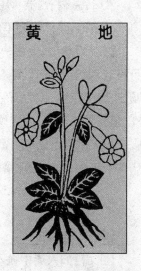

时珍曰：今人惟以怀庆地黄为上，亦各处随时兴废不同尔。其苗初生塌地，叶如山白菜而毛涩，叶面深青色，又似小芥叶而颇厚，不叉丫。叶中撺茎，上有细毛。茎梢开小筒子花，红黄色。结实如小麦粒。根长四五寸，细如手指，皮赤黄色，如羊蹄根及胡萝卜根，曝干乃黑，生食作土气。俗呼其苗为婆婆奶。古人种子，今惟种根。王旻《山居录》云：地黄嫩苗，摘其旁叶作菜，甚益人。本草以二月、八月采根，殊未穷物性。八月残叶犹在，叶中精气，未尽归根。二月新苗已生，根中精气已滋于叶。不如正月、九月采者殊好，又与蒸曝相宜。《礼记》云：羊芐豕薇，则自古已食之矣。

嘉谟曰：江浙壤地种者，受南方阳气，质虽光润而力微；怀庆山产者，禀北方纯阴，皮有疙瘩而力大。

干地黄

【修治】藏器曰：干地黄，《本经》不言生干及蒸干方家所用二物各别，蒸干即温补；生干即平宣，当依此法用。

时珍曰：《本经》所谓干地黄者，即生地黄之干者也。其法取地黄一百斤，择肥者六十斤洗净，晒令微皱。以拣下者洗净，木臼中捣绞汁尽，投酒更捣，取汁拌前地黄，日中晒干,或火焙干用。

【气味】甘,寒,无毒。

《别录》曰:苦。

权曰:甘,平。

好古曰:甘、苦,寒,气薄味厚,沉而降,阴也。入手足少阴厥阴及手太阳之经。酒浸,上行外行;日干者平;火干者温,功用相同。

元素曰:生地黄大寒,胃弱者斟酌用之,恐损胃气。

之才曰:得清酒、麦门冬良。恶贝母,畏芜荑。

权曰:忌葱、蒜、萝卜、诸血,令人营卫涩,须发白。

斅曰:忌铜、铁器,令人肾消并发白,男损营,女损卫。

时珍曰:姜汁浸则不泥膈;酒制则不妨胃。鲜用则寒;干用则凉。

【主治】伤中,逐血痹,填骨髓,长肌肉。作汤除寒热积聚,除痹,疗折跌绝筋。久服轻身不老,生者尤良(《本经》)。主男子五劳七伤,女子伤中胞漏下血,破恶血,溺血,利大小肠,去胃中宿食,饱力断绝,补五脏内伤不足,通血脉,益气力,利耳目(《别录》)。助心胆气,强筋骨长志,安魂定魄,治惊悸劳劣,心肺损,吐血鼻衄,妇人崩中血晕(大明)。产后腹痛。久服变白延年(甄权)。凉血生血,补肾水真阴,除皮肤燥,去诸湿热(元素)。主心病掌中热痛,脾气痿蹶嗜卧,足下热而痛(好古)。治齿痛唾血。

生地黄

【气味】大寒。

【主治】妇人崩中血不止,及产后血上薄心闷绝伤身胎动下血,胎不落,堕坠踠折,瘀血留血,鼻衄吐血,皆捣饮之(《别录》)。解诸热,通月水,利水道。捣贴心腹,能消瘀血(甄权)。

【发明】好古曰:生地黄入手少阴,又为手太阳之剂,故钱仲阳泻丙火与木通同用以导赤也。诸经之血热,与他药相随,亦能治之。溺血、便血皆同。

权曰:病人虚而多热者,宜加用之。

戴原礼曰:阴微阳盛,相火炽强,来乘阴位,日渐煎熬,为虚火之证者,宜地黄之属,以滋阴退阳。

宗奭曰:《本经》只言干、生二种,不言熟者。如血虚劳热,产后虚热,老人中虚燥热者,若与生干,当虑太寒,故后世改用蒸曝熟者。生熟之功殊别,不可不详。

时珍曰:《本经》所谓干地黄者,乃阴干、日干、火干者,故又云生者尤良。《别录》复云生地黄者,乃新掘鲜者,故其性大寒。其熟地黄乃后人复蒸晒者。诸家本草皆指干地黄为熟地黄,虽主治证同,而凉血、补血之功稍异,故今别出熟地黄一条于下。

熟地黄

【修治】颂曰：作熟地黄法：取肥地黄三二十斤净洗，别以拣下瘦短者三二十斤捣绞取汁，投石器中，浸漉令浃，甑上浸三四过，时时浸漉转蒸讫，又曝使汁尽。其地黄当光黑如漆，味甘如饴。须瓷器收之，以其脂柔喜润也。

敩曰：采生地黄去皮，瓷锅上柳木甑蒸之，摊令气歇，拌酒再蒸，又出令干。勿犯铜铁器，令人肾消并发白，男损营，女损卫也。

时珍曰：近时造法：拣取沉水肥大者，以好酒入缩砂仁末在内，拌匀，柳木甑于瓦锅内蒸令气透，晾干。再以砂仁酒拌蒸晾。如此九蒸九晾乃止。盖地黄性泥，得砂仁之香而窜，合和五脏冲和之气，归宿丹田故也。今市中惟以酒煮熟售者，不可用。

【气味】甘、微苦，微温，无毒。

元素曰：甘、微苦，寒。假酒力洒蒸，则微温而大补。味厚气薄，阴中之阳，沉也。入手足少阴厥阴之经。治外治上，须酒制。忌萝卜、葱、蒜、诸血。得牡丹皮、当归，和血生血凉血，滋阴补髓。

【主治】填骨髓，长肌肉，生精血，补五脏内伤不足，通血脉，利耳目，黑须发。男子五劳七伤，女子伤中胞漏，经候不调，胎产百病（时珍）。补血气，滋肾水，益真阴，去脐腹急痛，病后胫股酸痛（元素）。坐而欲起，目䀮䀮无所见（好古）。

【附方】旧十二，新五十三。服食法：地黄根净洗，捣绞汁，煎令稠，入白蜜更煎，令可丸，丸如梧子大。每晨温酒送下三十丸，日三服。亦可以青州枣和丸。或别以干地黄末入膏，丸服亦可。百日面如桃花，三年身轻不老。《抱朴子》云：楚文子服地黄八年，夜视有光。（《神仙方》）地黄煎，补虚除热，治吐血唾血，取乳石，去痈疖等疾：生地黄不拘多少，三捣三压，取汁令尽，以瓦器盛之，密盖勿泄气，汤上煮减半，绞去滓，再煎如饧，丸弹子大。每温酒服一丸，日二服。（《千金》）地髓煎：生地黄十斤（洗净，捣压取汁），鹿角胶一斤半，生姜半斤（绞取汁），蜜二升，酒四升。文武火煮地黄汁数沸，即以酒研紫苏子四两，取汁入煎一二十沸，下胶；胶化，下姜汁、蜜再煎；候稠，瓦器盛之。每空心酒化一匕服，大补益。（同上）地黄粥：大能利血生精。地黄（切）二合，与米同入罐中煮之，候熟，以酥二合，蜜一合，同炒香入内，再煮熟食。（《臞仙神隐》）

叶

【主治】恶疮似癞，十年者，捣烂日涂，盐汤先洗（《千金方》）。

时珍曰：按《抱朴子》云：韩子治用地黄苗喂五十岁老马，生三驹，又一百三十岁乃死也。

张鷟《朝野佥载》云：雉被鹰伤，衔地黄叶点之；虎中药箭，食清泥解之。鸟兽犹知解毒，何况人乎？

实

【主治】四月采，阴干捣末，水服方寸匕，日三服，功与地黄等（苏颂）。

弘景曰：出渭城者有子，淮南七精散用之。

花

【主治】为末服食，功同地黄（苏颂）。肾虚腰脊痛，为末，酒服方寸匕，日三（时珍）。

【附方】新一。内障青盲，风赤生翳，及坠睛日久，瞳损失明：地黄花（晒）、黑豆花（晒）、槐花（晒）各一两，为末。猪肝一具，同以水二斗，煮至上有凝脂，掠尽瓶收。每点少许，日三四次。（《圣惠方》）

【附录】胡面莽（《拾遗》）。

藏器：味甘，温，无毒。主去痃癖及冷气，止腹痛，煮服。生岭南，叶如地黄。

牛膝（《本经》上品）

【释名】牛茎（《广雅》）、百倍（《本经》）、山苋菜（《救荒》）、对节菜。

弘景曰：其茎有节，似牛膝，故以为名。

时珍曰：《本经》又名百倍，隐语也，言其滋补之功，如牛之多力也。其叶似苋，其节对生，故俗有山苋、对节之称。

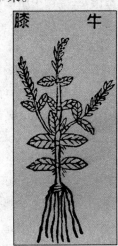

牛膝

【集解】《别录》曰：牛膝生河内川谷及临朐。二月、八月、十月采根，阴干。

普曰：叶如夏蓝，茎本赤。

弘景曰：今出近道蔡州者，最长大柔润。其茎有节，茎紫节大者为雄，青细者为雌，以雄为胜。

大明曰：怀州者长白，苏州者色紫。

颂曰：今江淮、闽粤、关中亦有之，然不及怀州者为真。春生苗，茎高二三尺，青紫色，有节如鹤膝及牛膝状。叶尖圆如匙，两两相对。于节上生花作穗，秋结实甚细。以根极长，大至三尺而柔润者为佳。茎叶亦可单用。

时珍曰：牛膝处处有之，谓之土牛膝，不堪服食。惟北土及川中人家栽莳者为良。秋间收子，至春种之。其苗方茎暴节，叶皆对生，颇似苋叶而长且尖觩。秋月开花，作穗结子，状如小鼠负虫，有涩毛，皆贴茎倒生。九月采取根，水中浸两宿，挼去皮，裹扎曝干，虽白直可贵，而挼去白汁入药，不如留皮者力大也。嫩苗可作菜茹。

根

【修治】敩曰：凡使去头芦，以黄精自然汁浸一宿，漉出，到，焙干用。

时珍曰：今惟以酒浸入药，欲下行则生用；滋补则焙用，或酒拌蒸过用。

【气味】苦、酸，平，无毒。

普曰：神农：甘；雷公：酸，无毒。李当之：温。

之才曰：恶萤火、龟甲、陆英，畏白前，忌牛肉。

【主治】寒湿痿痹，四肢拘挛，膝痛不可屈伸，逐血气，伤热火烂，堕胎。久服轻身耐老（《本经》）。疗伤中少气，男子阴消，老人失溺，补中续绝，益精利阴气，填骨髓，止发白，除脑中痛及腰脊痛，妇人月水不通，血结（《别录》）。治阴痿，补肾，助十二经脉，逐恶血（甄权）。治腰膝软怯冷弱，破癥结，排脓止痛，产后心腹痛并血晕，落死胎（大明）。强筋，补肝脏风虚（好古）。同苁蓉浸酒服，益肾。竹木刺入肉，嚼烂罨之，即出（宗奭）。治久疟寒热。五淋尿血，茎中痛，下痢，喉痹口疮齿痛，痈肿恶疮伤折（时珍）。

【附方】旧十三，新七。劳疟积久，不止者：长大牛膝一握。生切，以水六升，煮二升，分三服。清早一服，未发前一服，临发时一服。（《外台秘要》）消渴不止，下元虚损：牛膝五两（为末），生地黄汁五升浸之，日曝夜浸，汁尽为度，蜜丸梧子大，每空心温酒下三十丸。久服壮筋骨，驻颜色，黑发，津液自生。（《经验后方》）卒暴癥疾：腹中有如石刺，昼夜啼呼。牛膝二斤，以酒一斗渍之，密封，于灰火中温令味出。每服五合至一升，随量饮。（《肘后方》）痢下肠蛊，凡痢下应先白后赤，若先赤后白为肠蛊：牛膝二两（捣碎）。以酒一升渍经一宿每服一两杯，日三服。（《肘后方》）妇人血块：土牛膝根洗切，焙捣为末，酒煎温服，极效。福州人单用之。（《图经本草》）女人血病：万病丸：治女人月经淋闭，月信不来，绕脐寒疝痛，及产后血气不调，腹中结瘕癥不散诸病：牛膝（酒浸一宿焙）、干漆（炒令烟尽）各一两（为末），生地黄汁一升，入石器内，慢火熬至可丸，丸如梧子大。每服二丸，空心米饮下。（《拔萃方》）妇人阴痛：牛膝五两，酒三升，煮取一升半，去滓，分三服。（《千金方》）生胎欲去：牛膝一握（捣）。以无灰酒一盏，煎七分，空心服。仍以独根土牛膝涂麝香，插入牝户中。（《妇人良方》）胞衣不出：牛膝八两，葵子一合，水九升，煎三升，分三服。（《延年方》）产后尿血：川牛膝水煎频服。（《熊氏补遗》）喉痹乳蛾：新鲜牛膝根一握，艾叶七片，捣和人乳，取汁灌入鼻内。须臾痰涎从口鼻出，即愈。无艾亦可。一方：牛膝捣汁，和陈醋灌之。口舌疮烂：牛膝浸酒含漱，亦可煎饮。（《肘后方》）牙齿疼痛：牛膝研末含漱。亦可烧灰致牙齿间。（《千金方》）折伤闪肭：杜牛膝捣罨之。（《卫生易简方》）金疮作痛：生牛膝捣敷，立止。（《梅师方》）猝得恶疮，人不识者：牛膝根捣敷之。（《千金方》）痈疖已溃：用牛膝根略刮去皮，插入疮口中，留半寸在外，以嫩橘叶及地锦草各一握，捣其上。牛膝能去恶血，二草温凉止痛，随干随换，有十全之功也。（陈日华《经验方》）风瘙瘾疹及痦瘟：牛膝末，酒服方寸匕，日三服。（《千金方》）骨疽癞病：方同上。

茎叶

【气味】缺。

【主治】寒湿痿痹,老疟淋秘,诸疮。功同根。春夏宜用之(时珍)。

【附方】旧三,新一。气湿痹痛,腰膝痛:用牛膝叶一斤(切),以米三合,于豉汁中煮粥,和盐、酱,空腹食之。(《圣惠方》)老疟不断:牛膝茎叶一把(切)。以酒三升渍服,令微有酒气。不即断,更作,不过三剂止。(《肘后方》)溪毒寒热,东间有溪毒中人,似射工,但无物。初病恶寒发热烦懊,骨节强痛。不急治,生虫食脏杀人:用雄牛膝(茎紫色节大者)一把,以酒、水各一杯同捣,绞汁温饮,日三服。(《肘后方》)眼生珠管:牛膝并叶捣汁,日点三四次。(《圣惠方》)

紫菀(《本经》中品)

【释名】青菀(《别录》)、紫茜(《别录》)、返魂草(《纲目》)、夜牵牛。

时珍曰:其根色紫而柔宛,故名许慎《说文》作此菀。《斗门方》谓之返魂草。

【集解】《别录》曰:紫菀生汉中、房陵山谷及真定、邯郸。二月、三月采根,阴干。

弘景曰:近道处处有之。其生布地,花紫色,本有白毛,根甚柔细。有白者名白菀,不复用。

大明曰:形似重台,根作节,紫色润软者佳。

颂曰:今耀、成、泗、寿、台、孟诸州、兴国军皆有之。三月内布地生苗,其叶二、四相连。五月、六月内开黄白紫花,结黑子。余如陶说。

恭曰:白菀,即女菀也。疗体与紫菀相同,无紫菀时亦用之。

颖曰:紫菀连根叶采之,醋浸,入少盐收藏,作菜辛香,号名仙菜。盐不宜多,多则腐也。

时珍曰:按陈自明云:紫菀以牢山所出根如北细辛者为良,沂兖以东皆有之。今人多以车前、旋覆根赤土染过伪之。紫菀肺病要药,肺本自亡津液,又服走津液药,为害滋甚,不可不慎。

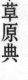

根

【修治】𢾿曰:凡使,先去须。有白如练色者,号曰羊须草,自然不同。去头及土,用东流水洗净,以蜜浸一宿,至明于火上焙干用。一两用蜜二分。

【气味】苦,温,无毒。

《别录》曰:辛。

权曰:苦,平。

之才曰：款冬为之使。恶天雄、瞿麦、藁本、雷丸、远志，畏茵陈。

【主治】咳逆上气，胸中寒热结气，去蛊毒痿蹶，安五脏（《本经》）。疗咳唾脓血，止喘悸，五劳体虚，补不足，小儿惊痫（《别录》）。治尸疰，补虚下气，劳气虚热，百邪鬼魅（甄权）。调中，消痰止渴，润肌肤，添骨髓（大明）。益肺气，生息贲（好古）。

【附方】旧三，新四。肺伤咳嗽：紫菀五钱，水一盏，煎七分，温服，日三次。（《卫生易简方》）久嗽不瘥：紫菀、款冬花各一两，百部半两，捣罗为末。每服三钱，姜三片，乌梅一个，煎汤调下，日二，甚佳（《图经本草》）小儿咳嗽，声不出者：紫菀末、杏仁等分，入蜜同研，丸芡子大。每服一丸，五味子汤化下。（《全幼心鉴》）吐血咳嗽，吐血后咳者：紫菀、五味（炒）为末，蜜丸芡子大，每含化一丸。（《指南方》）产后下血：紫菀末，水服五撮。（《圣惠方》）缠喉风痹，不通欲死者：用返魂草根一茎，洗净纳入喉中，待取恶涎出即瘥，神效。更以马牙硝津咽之，即绝根本。一名紫菀，南人呼为夜牵牛。（《斗门方》）妇人小便，卒不得出者：紫菀为末，井华水服三撮，即通。小便血者，服五撮立止。（《千金方》）

女菀（《本经》中品）

【释名】白菀（《别录》）、织女菀（《别录》）、女复（《广雅》）、茆（音柳）。

时珍曰：其根似女体柔婉，故名。

【集解】《别录》曰：女菀生汉中山谷或山阳。正月、二月采，阴干。

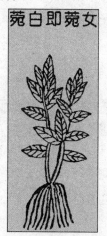

菀白即菀女

弘景曰：比来医方无复用之。复有白菀似紫菀，恐非此也。

恭曰：白菀即女菀，有名未用重出一条，故陶说疑之。功与紫菀相似。

宗奭曰：女菀即白菀，非二物也。《唐修本草》删去白菀，甚合宜。

时珍曰：白菀，即紫菀之色白者也。雷敩言：紫菀白如练色者，名羊须草，恐即此物也。

根

【气味】辛、温、无毒。

之才曰：畏卤碱。

【主治】风寒洗洗，霍乱泄痢，肠鸣上下无常处，惊痫寒热百疾（《本经》）。疗肺伤咳逆出汗，久寒在膀胱支满，饮酒夜食发病（《别录》）。

【发明】时珍曰：按葛洪《肘后方》载：治人面黑令白方：用真女菀三分，铅丹一分，为末。醋浆服一刀圭，日三服。十日大便黑；十八日如漆；二十一日全白便止，过此太白矣。

年三十后不可服。忌五辛。孙思邈《千金方》用酒服,男十日,女二十日,黑色皆从大便出也。又《名医录》云:宋兴国时,有女任氏色美,聘进士王公辅,不遂意,郁久面色渐黑。母家求医。一道人用女真散,酒下二钱,一日二服。数日面貌微白,一月如故。恳求其方,则用黄丹、女菀二物等分尔。据此,则葛氏之方,已试有验者矣。然则紫菀治手太阴血分,白菀手太阴气分药也。肺热则面紫黑,肺清则面白。三十岁以后则肺气渐减,不可复泄,故云不可服之也。

麦门冬(《本经》上品)

【释名】虋冬(音门),秦名羊韭,齐名爱韭,楚名马韭,越名羊蓍(并《别录》),禹韭(《吴普》)、禹余粮(《别录》)、忍冬(《吴普》)、忍凌(《吴普》)、不死药(《吴普》)、阶前草。

(弘景)曰:根似穬麦,故谓之麦门冬。

时珍:麦须曰虋,此草根似麦而有须,其叶如韭,凌冬不凋,故谓之麦虋冬,及有诸韭、忍冬诸名。俗作门冬,便于字也。可以服食断谷,故又有余粮、不死之称。《吴普本草》:一名仆垒,一名随脂。

【集解】《别录》曰:麦门冬叶如韭,冬夏长生。生函谷川谷及堤坂肥土石间久废处。二月、三月、八月、十月采根,阴干。

普曰:生山谷肥地,丛生,叶如韭,实青黄。采无时。

弘景曰:函谷即秦关。处处有之,冬月作实如青珠,以四月采根,肥大者为好。

藏器曰:出江宁者小润;出新安者大白。其苗大者如鹿葱;小者如韭叶,大小有三四种,功用相似,其子圆碧。

颂曰:所在有之。叶青似莎草,长及尺余,四季不凋。根黄白色有须,根如连珠形。四月开淡红花,如红蓼花。实碧而圆如珠。江南出者叶大,或云吴地者尤胜。

时珍曰:古人惟用野生者。后世所用多是种莳而成。其法:四月初采根,于黑壤肥沙地栽之。每年六月、九月、十一月三次上粪及耘灌。夏至前一日取根,洗晒收之。其子亦可种,但成迟尔。浙中来者甚良,其叶似韭而多纵纹且坚韧为异。

根

【修治】弘景曰:凡用,取肥大者,汤泽,抽去心,不尔令人烦。大抵一斤须减去四五两也。

时珍曰:凡入汤液,以滚水润湿,少顷抽去心,或以瓦焙软,乘热去心;若入丸散,须瓦焙热,即于风中吹冷,如此三四次,即易燥,且不损药力。或以汤浸捣膏和药,亦可;滋补药,则以酒浸擂之。

【气味】甘,平,无毒。

《别录》曰:微寒。

普曰:神农、岐伯:甘,平;黄帝、桐君、雷公:甘,无毒;李当之:甘,小温。

杲曰:甘、微苦、微寒,阳中微阴,降也。入手太阴经气分。

之才曰:地黄、车前为之使;恶款冬、苦瓠、苦芙;畏苦参、青蘘、木耳;伏石钟乳。

【主治】心腹结气,伤中伤饱,胃络脉绝,羸瘦短气。久服轻身不老不饥(《本经》)。疗身重目黄,心下支满,虚劳客热,口干燥渴,止呕吐,愈痿蹶,强阴益精,消谷调中保神,定肺气,安五脏,令人肥健,美颜色,有子(《别录》)。去心热,止烦热,寒热体劳,下痰饮(藏器)。治五劳七伤,安魂定魄,止嗽,治肺痿吐脓,时疾热狂头痛(大明)。治热毒大水,面目肢节浮肿,下水,主泄精(甄权)。治肺中伏火,补心气不足,主血妄行,及经水枯,乳汁不下(元素)。久服轻身明目。和车前、地黄丸服,去温瘴,变白,夜视有光(藏器)。断谷为要药(弘景)。

【附方】旧三,新九。麦门冬煎,补中益心,悦颜色,安神益气,令人肥健,其力甚快:取新麦门冬根去心,捣熟绞汁,和白蜜,银器中重汤煮,搅不停手,候如饴乃成。温酒日日化服之。(《图经本草》)消渴饮水:用上元板桥麦门冬(鲜肥者)二大两。宣州黄连(九节者)二大两,去两头尖三五节,小刀子调理去皮毛了,吹去尘,更以生布摩拭秤之,捣末。以肥大苦瓠汁浸麦门冬,经宿然后去心,即于臼中捣烂,纳黄连末和捣,并手丸如梧子大。食后饮下五十丸,日再。但服两日,其渴必定。若重者,即初服一百五十丸,二日服一百二十丸,三日一百丸,四日八十丸,五日五十丸。合药要天气晴明之夜,方浸药。须净处,禁妇人鸡犬见之。如觉可时,每日只服二十五丸。服讫觉虚,即取白羊头一枚治净,以水三大斗煮烂,取汁一斗以来,细细饮之。勿食肉,勿入盐。不过三剂平复也。(崔元亮《海上集验方》)劳气欲绝:麦门冬一两,甘草(炙)二两,粳米半合,枣二枚,竹叶十五片,水二升,煎一升,分三服。(《南阳活人书》)虚劳客热:麦门冬煎汤频饮。(《本草衍义》)吐血衄血,诸方不效者:麦门冬(去心)一斤,捣取自然汁,入蜜二合,分作二服,即止。(《活人心统》)衄血不止:麦门冬(去心)、生地黄各五钱。水煎服,立止。(《保命集》)齿缝出血:麦门冬煎汤漱之。(《兰室宝鉴》)咽喉生疮,脾肺虚热上攻也:麦门冬一两,黄连半两,为末,炼蜜丸梧子大。每服二十丸,麦门冬汤下。(《普济方》)乳汁不下:麦门冬(去心),焙为末。每用三钱,酒磨犀角约一钱许,温热调下,不过二服便下。(《熊氏补遗》)下痢口渴,引饮无度:麦门冬(去心)三两,乌梅肉二十个,细判,以水一升,煮取七合,细细呷之。(《必效》)金石药发:麦门冬六两,人参四两,甘草(炙)二两,为末,蜜丸梧子大。每服五十丸,饮下,日再服。(《本草图经》)男女血虚:麦门冬三斤(取汁熬成膏)、生地黄三斤(取汁熬成膏)等分。一处滤过,入蜜四之一,再熬成,瓶收。每日白汤点服。忌铁器。(《医方摘要》)

萱草（宋《嘉祐》）

【释名】忘忧（《说文》）、疗愁（《纲目》）、丹棘（《古今注》）、鹿葱（《嘉祐》）、鹿剑（《土宿》）、妓女（《吴普》）、宜男。

时珍曰：萱本作谖。谖，忘也。《诗》云：焉得谖草？言树之背。谓忧思不能自遣，故欲树此草，玩味以忘忧也。吴人谓之疗愁。《董子》云：欲忘人之忧，则赠之丹棘，一名忘忧故也。其苗烹食，气味如葱，而鹿食九种解毒之草，萱乃其一，故又名鹿葱。《周处风土记》云：怀妊妇人佩其花，则生男。故名宜男。李九华《延寿书》云：嫩苗为蔬，食之动风，令人昏然如醉，因名忘忧。此亦一说也。嵇康《养生论》：《神农经》言中药养性，故合欢蠲忿，萱草忘忧。亦谓食之也。郑樵《通志》乃言萱草一名合欢者，误矣。合欢见木部。

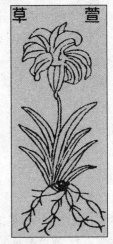

【集解】颂曰：萱草处处田野有之，俗名鹿葱。五月采花，八月采根。今人多采其嫩苗及花跗作菹食。

时珍曰：萱宜下湿地，冬月丛生。叶如蒲、蒜辈而柔弱，新旧相代，四时青翠。五月抽茎开花，六出四垂，朝开暮蔫，至秋深乃尽，其花有红黄紫三色。结实三角，内有子大如梧子，黑而光泽。其根与麦门冬相似，最易繁衍。《南方草木状》言：广中一种水葱，状如鹿葱，其花或紫或黄，盖亦此类也。或言鹿葱花有斑纹，与萱花不同时者，谬也。肥土所生，则花厚色深，有斑纹，起重台，开有数月；瘠土所生，则花薄而色淡，开亦不久。嵇含《宜男花序》亦云：荆楚之土号为鹿葱，可以荐菹，尤可凭据。今东人采其花跗干而货之，名为黄花菜。

苗花

【气味】甘，凉，无毒。

【主治】煮食，治小便赤涩，身体烦热，除酒疸（大明）。消食，利湿热（时珍）。作菹，利胸膈，安五脏，令人好欢乐，无忧，轻身明目（苏颂）。

根

【主治】沙淋，下水气。酒疸黄色遍身者，捣汁服（藏器）。大热衄血，研汁一大盏，和生姜汁半盏，细呷之（宗奭）。吹乳、乳痈肿痛，擂酒服，以滓封之（时珍）。

【发明】震亨曰：萱属木，性下走阴分，一名宜男，宁无微意存焉？

【附方】新四。通身水肿：鹿葱根叶，晒干为末。每服二钱，入席下尘半钱，食前米饮服。(《圣惠方》)小便不通:萱草根煎水频饮。(《杏林摘要》)大便后血:萱草根和生姜,油炒,酒冲服。(《圣济总录》)食丹药毒:萱草根,研汁服之。(《事林广记》)

捶胡根(《拾遗》)

【集解】藏器曰:生江南川谷荫地,苗如萱草,其根似天门冬。凡用抽去心。

【气味】甘,寒,无毒。

【主治】润五脏,止消渴,除烦去热,明目,功如麦门冬(藏器)。

淡竹叶(《纲目》)

【释名】根名碎骨子。

时珍曰:竹叶象形。碎骨言其下胎也。

【集解】时珍曰:处处原野有之。春生苗,高数寸,细茎绿叶,俨如竹米落地所生细竹之茎叶。其根一窠数十须,须上结子,与麦门冬一样,但坚硬尔,随时采之。八、九月抽茎,结小长穗,俚人采其根苗,捣汁和米作酒曲,甚芳烈。

【气味】甘,寒,无毒。

【主治】叶:去烦热,利小便,清心。根:能堕胎催生(时珍)。

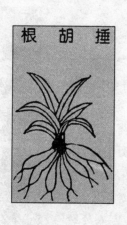

根胡捶

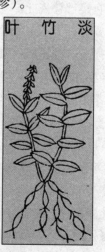

叶竹淡

鸭跖草(跖音只。宋《嘉祐》补)

【释名】鸡舌草(《拾遗》)、碧竹子(同上)、竹鸡草(《纲目》)、竹叶菜(同上)、淡竹叶(同上)、耳环草(同上)、碧蝉花(同上)、蓝姑草。

藏器曰:鸭跖生江东、淮南平地。叶如竹,高一二尺,花深碧,好为色,有角如鸟嘴。

时珍曰：竹叶菜处处平地有之。三、四月出苗，紫茎竹叶，嫩时可食。四、五月开花，如蛾形，两叶如翅，碧色可爱。结角尖曲如鸟喙，实在角中，大如小豆。豆中有细子，灰黑而皱，状如蚕屎。巧匠采其花，取汁作画色及彩羊皮灯，青碧如黛也。

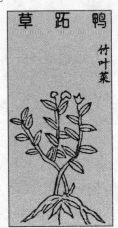

苗

【气味】苦，大寒，无毒。

【主治】寒热瘴疟，痰饮疔肿，肉癥涩滞，小儿丹毒，发热狂痫，大腹痞满，身面气肿，热痢、蛇犬咬、痈疽等毒（藏器）。和赤小豆煮食，下水气湿痹、利小便（大明）。消喉痹（时珍）。

【附方】新四。小便不通：竹鸡草一两，车前草一两，捣汁入蜜少许，空心服之。（《集简方》）下痢赤白：蓝姑草（即淡竹叶菜），煎汤日服之。（《活幼全书》）喉痹肿痛：鸭跖草汁点之。（《袖珍方》）五痔肿痛：耳环草（一名碧蝉儿花），挼软纳患处，即效。（危亦林《得效方》）

葵（《本经》上品）

【校正】自菜部移入此。

【释名】露葵（《纲目》）、滑菜。

时珍曰：按《尔雅翼》云：葵者，揆也。葵叶倾日，不使照其根，乃智以揆之也。古人采葵必待露解，故曰露葵。今人呼为滑菜，言其性也。古者葵为五菜之主，今不复食之，故移入此。

【集解】《别录》曰：冬葵子生少室山。

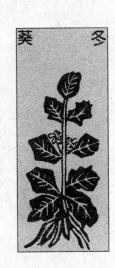

弘景曰：以秋种葵，覆养经冬，至春作子者，谓之冬葵，入药性至滑利。春葵子亦滑，不堪药用，故是常葵耳。术家取葵子微炒，令烨炸（音毕乍），散着湿地，遍踏之，朝种暮生，远不过宿。

恭曰：此即常食之葵也。有数种，多不入药用。

颂曰：葵处处有之。苗叶作菜茹，更甘美。冬葵子古方入药最多。葵有蜀葵、锦葵、黄葵、终葵、菟葵，皆有功用。

时珍曰：葵菜古人种为常食，今之种者颇鲜。有紫茎、白茎二种，以白茎为胜。大叶小花，花紫黄色，其最小者名鸭脚葵。其实大如指顶，皮薄而扁，实内子轻虚如榆荚仁。四、五月种者可留子。六、七月种者为秋葵；八、九月种者为冬葵，经年收采；正月复种者为春葵。然宿根至春亦生。按王祯《农书》云：葵，阳草也。其菜易生，郊野甚多，不拘肥瘠地皆有之。为百菜之主，备四时之馔。本丰而耐旱，味甘而无毒。可防荒俭，可以范腊,其枯梗可为榜簇,根子又能疗疾,咸无遗弃。诚蔬茹之要品,民生之资益者也。而今人不复食之,亦无种者。

叶

【气味】甘,寒,滑,无毒。为百菜主,其心伤人(《别录》)。

弘景曰:葵叶尤冷利,不可多食。

颂曰:苗叶作菜茹甚甘美,但性滑利,不益人。

诜曰:其性虽冷,若热食之,令人热闷动风气。四季月食之,发宿疾。天行病后食之,令人失明。霜葵生食,动五种留饮,吐水。凡服百药,忌食其心,心有毒也。黄背紫茎者,勿食之。不可合鲤鱼黍米鲊食,害人。

时珍曰:凡被狂犬咬者,永不可食,食之即发。食葵须用蒜,无蒜勿食之。又伏硫黄。

【主治】脾之菜也。宜脾,利胃气,滑大肠(思邈)。宜导积滞,妊妇食之,胎滑易生(苏颂)。煮汁服,利小肠,治时行黄病。干叶为末及烧灰服,治金疮出血(甄权)。除客热,治恶疮,散脓血,女人带下,小儿热毒下痢丹毒,并宜食之(汪颖)。服丹石人宜食(孟诜)。润燥利窍,功与子同(同上)。

【发明】张从正曰:凡久病大便涩滞者,宜食葵菜,自然通利,乃滑以养窍也。

时珍曰:按唐王焘《外台秘要》云:天行斑疮,须臾通身,皆戴白浆,此恶毒气也。高宗永徽四年,此疮自西域东流于海内。但煮葵菜叶以蒜齑啖之,则止。又《圣惠方》亦云:小儿发斑,用生葵菜叶绞汁,少少与服,散恶毒气。按此即今痘疮也。今之治者,惟恐其大、小二便频数,泄其元气,痘不起发。葵菜滑窍,能利二便,似不相宜,而昔人赖之。岂古今运气不同,故治法亦随时变易欤?

【附方】旧三,新四。天行斑疮:方见上。肉锥怪疾:有人手足甲忽长,倒生刺肉,如锥痛不可忍者,但食葵菜即愈。(夏子益《奇疾方》)诸瘘不合:先以甜清温洗,拭净,取葵菜微火烘暖贴之。不过二三百叶,引脓尽,即肉生也。忌诸鱼、蒜、房事。(《必效方》)汤火伤疮:葵菜为末敷之。(《食物本草》)蛇蝎螫伤:葵菜捣汁服之。(《千金方》)误吞铜钱:葵菜捣汁冷饮。(《普济方》)丹石发动,口干咳嗽者:每食后饮冬月葵齑汁一盏,便卧少时。(《食疗本草》)

根

【气味】甘,寒,无毒。

【主治】恶疮,疗淋,利小便,解蜀椒毒(《别录》)。小儿吞钱不出,煮汁饮之,神妙(甄权)。治疳疮出黄汁(孟诜)。利窍滑胎,止消渴,散恶毒气(时珍)。

【附方】旧五,新七。二便不通胀急者:生冬葵根二斤(捣汁三合),生姜四两(取汁一合)。和匀,分二服。连用即通也。消渴引饮,小便不利:葵根五两,水三大盏,煮汁,平旦服，日一服。（并《圣惠方》）消中尿多，日夜尿七八升：冬葵根五斤，水五斗，煮三斗，每日平旦服二升。（《外台秘要》）漏胎下血，血尽子死：葵根茎烧灰。酒服方寸匕，日三。（《千金方》）瘭疽恶毒，肉中忽生一黡子，大如豆粟，或如梅李，或赤或黑、或白或青，其黡有核，核有深根，应心，能烂筋骨，毒入脏腑即杀人：但饮葵根汁，可折其热毒。（姚僧垣《集验方》）妒乳乳痈：葵茎及子为末。酒服方寸匕，日二。（昝殷《产宝》）身面疖疮，出黄汁者：葵根烧灰，和猪脂涂之。（《食疗本草》）小儿蓐疮：葵根烧末敷之。（《子母秘录》）小儿紧唇：葵根烧灰，酥调涂之。（《圣惠方》）口吻生疮：用经年葵根，烧灰敷之。（《外台秘要》）蛇虺螫伤：葵根捣涂之。（《古今录验》）解防葵毒：葵根捣汁饮之。（《千金方》）

冬葵子

《别录》曰：十二月采之。

机曰：子乃春生，不应十二月可采也。

【气味】甘，寒，滑，无毒。

黄芩为之使。

【主治】五脏六腑，寒热羸瘦，五癃，利小便；久服坚骨长肌肉，轻身延年（《本经》）；疗妇人乳难内闭，肿痛（《别录》）；出痈疽头（孟诜）；下丹石毒（弘景）；通大便，消水气，滑胎治痢（时珍）。

【发明】时珍曰：葵气味俱薄，淡滑为阳，故能利窍通乳，消肿滑胎也。其根、叶与子功用相同。按陈自明《妇人良方》云：乳妇气脉壅塞，乳汁不行、及经络凝滞、奶房胀痛、留蓄作痈毒者，用葵菜子（炒香）、缩砂仁等分，为末。热酒服二钱。此药滋气脉，通营卫，行津液，极验。乃上蔡张不愚方也。

【附方】旧九，新一十四。大便不通，十日至一月者：《肘后方》：冬葵子三升，水四升，煮取一升服。不瘥更作。《圣惠》：用葵子（末）、人乳汁等分，和服立通。关格胀满，大小便不通，欲死者：《肘后方》：用葵子二升，水四升，煮取一升，纳猪脂一丸如鸡子，顿服。《千金》：用葵子为末，猪脂和丸梧子大。每服五十丸，效止。小便血淋：葵子一升，水三升，煮汁，日三服。（《千金方》）妊娠患淋：冬葵子一升，水三升，煮二升，分服。（《千金方》）妊娠下血：方同上。产后淋沥不通：用葵子一合，朴硝八分，水二升，煎八合，下硝服之。（《集验方》）妊娠水肿身重，小便不利，洒淅恶寒，起即头眩：用葵子、茯苓各三两。为散。饮服方寸匕，日三服，小便利则愈。若转胞者，加发灰，神效。（《金匮要略》）生产困闷：冬葵子一合，捣破。水二升，煮汁半升，顿服，少时便产。昔有人如此服之，登厕，立扑儿于厕中也。（《食疗》）倒生口噤：冬葵子炒黄为末。酒服二钱匕，效。（《产书》）乳汁不通：方见发明。胎死腹中：葵子为末，酒服方寸匕。若口噤不开者，灌之，药下即苏。（《千金方》）胞衣不下：冬葵子一合，牛膝一两，水二升，煎一升服。（《千金方》）血痢产痢：冬葵子为末。每服二钱，入蜡茶一钱，沸汤调服，日三。（《圣惠方》）疟疾邪热：冬葵子阴干为末,酒服二钱。午日取花捼手,亦去疟。(《圣惠方》)痈肿无头:孟诜曰:三日后,取葵子二百粒,水吞之,当日即开也。《经验后方》云:只吞一粒即破。如吞两粒,则有两头也。便毒初起:冬葵子末,酒服二钱。(《儒门事亲》)面上疱疮:冬葵子、柏子仁、茯苓、瓜瓣各一两。为末。食后酒服方寸匕,日三服。(陶隐居方)解蜀椒毒:冬葵子煮汁饮之。(《千金方》)伤寒劳复:葵子二升,粱米一升,煮粥食,取汗立安。(《圣惠》)

蜀葵(宋《嘉祐》)

【校正】自菜部移入此。并入有名未用《别录》吴葵华。

【释名】戎葵(《尔雅》)、吴葵。

藏器曰:《尔雅》云:菺(音坚),戎葵也。郭璞注云:今蜀葵也。叶似葵,花如木槿花。戎蜀其所自来,因以名之。

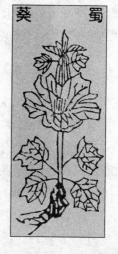

时珍曰:罗愿《尔雅翼》吴葵作胡葵,云胡,戎也。夏小正云:四月小满后五日,吴葵华,《别录》吴葵,即此也。而唐人不知,退入有名未用。《嘉祐本草》重于菜部出蜀葵条。盖未读《尔雅注》及《千金方》,吴葵一名蜀葵之文故也。今并为一。

【集解】颂曰:蜀葵似葵,花如木槿花,有五色。小花者名锦葵,功用更强。

时珍曰:蜀葵处处人家植之。春初种子,冬月宿根亦自生苗,嫩时亦可茹食。叶似葵菜而大,亦似丝瓜叶,有岐叉。过小满后长茎,高五六尺。花似木槿而大,有深红、浅红、紫、黑、白色、单叶、千叶之异。昔人谓其疏茎密叶、翠萼艳花、金粉檀心者,颇善状之。惟红、白二色入药。其实大如指头,皮薄而扁,内仁如马兜铃仁及芜荑仁,轻虚易种。其秸剥皮,可缉布作绳。一种小者名锦葵,即荆葵也。《尔雅》谓之荍(音乔)。其花大如五铢钱,粉红色,有紫缕纹。掌禹锡《补注本草》,谓此即戎葵,非矣。然功用亦相似。

苗

【气味】甘,微寒,滑,无毒。

思邈曰:不可久食,钝人志性。若被狗啮者食之,永不瘥也。

李廷飞曰:合猪肉食,人无颜色。

【主治】除客热,利肠胃(思邈)。煮食,治丹石发,热结,大人、小儿热毒下痢(藏器);作蔬食,滑窍治淋,润燥易产(时珍);捣烂涂火疮,烧研敷金疮(大明)。

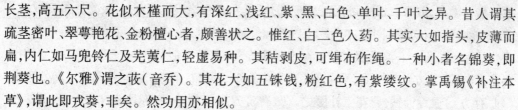

根茎

【主治】客热，利小便，散脓血恶汁(藏器)。

【发明】宗奭曰：蜀葵，四时取红色、单叶者根，阴干，治带下，排脓血恶物，极验也。

【附方】新七。小便淋痛：葵花根洗判，水煎五、七沸，服之如神。(《卫生宝鉴》)小便血淋：葵花根二钱，车前子一钱，水煮，日服之。(《简便单方》)小便尿血：葵茎，无灰酒服方寸匕，日三。(《千金》)肠胃生痈：怀忠丹：治内痈有败血，腥秽殊甚，脐腹冷痛，用此排脓下血：单叶红蜀葵根、白芷各一两，白枯矾、白芍药各五钱。为末，黄蜡溶化，和丸梧子大，每空心米饮下二十丸。待脓血出尽，服十宣散补之。(《坦仙皆效方》)诸疮肿痛不可忍者：葵花根(去黑皮)，捣烂，入井华水调稠贴之。(《普济方》)小儿吻疮，经年欲腐：葵根烧研敷之。(《圣惠方》)小儿口疮：赤葵茎(炙干)为末，蜜和含之。(《圣惠方》)

吴葵华(《别录》)

【气味】咸，寒，无毒。

《禹锡》曰：蜀葵华：甘，冷，无毒。

【主治】理心气不足(《别录》)。小儿风疹痰疟(《嘉祐》)。治带下，目中溜火，和血润燥，通窍，利大小肠(时珍)。

【发明】张元素曰：蜀葵花，阴中之阳也。赤者治赤带；白者治白带；赤者治血燥；白者治气燥，皆取其寒滑润利之功也。又紫葵花，入染髭发方中用。

【附方】旧三，新四。二便关格，胀闷欲死，二三日则杀人：蜀葵花一两(捣烂)，麝香半钱。水一大盏，煎服。根亦可用。痰疟邪热：蜀葵花白者，阴干为末，服之。午日取花按手，亦能去疟。(苏颂《图经本草》)妇人带下，脐腹冷痛，面色痿黄，日渐虚困：用葵花一两，阴干为末，每空心温酒服二钱匕。赤带用赤葵，白带用白葵。(《圣惠方》)横生倒产：葵花为末，酒服方寸匕。(《千金方》)酒齄赤鼻：蜀葵花研末，腊猪脂和匀，夜敷旦洗。(《仁存方》)误吞针钱：葵花煮汁服之。(《普济方》)蜂蝎螫毒：五月五日午时，收蜀葵花、石榴花、艾心等分，阴干为末，水调涂之。(《肘后方》)

子

【气味】甘，冷，无毒。

【主治】淋涩，通小肠，催生落胎，疗水肿，治一切疮疥并瘢疵赤靥(大明)。

【发明】时珍曰：按杨士瀛《直指方》云：蜀葵子炒，入宣毒药中最验。又催生方：用子二钱，滑石三钱，为末。顺流水服五钱，即下。

【附方】旧一，新二。大小便闭不通者：用白花胡葵子为末，煮浓汁服之。(《千金方》)石淋破血：五月五日，收葵子炒研，食前温酒下一钱，当下石出。(《圣惠方》)痈肿无

头:蜀葵子为末,水调敷之。(《经验后方》)

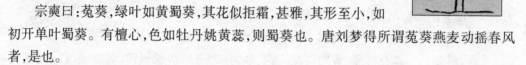

菟葵(《唐本草》)

【释名】天葵(《图经》)、莃(音希)、雷丸草(《外丹本草》)。

【集解】恭曰:菟葵苗如石龙芮,而叶光泽,花白似梅,其茎紫黑,煮啖极滑。所在下泽田间皆有,人多识之。六月、七月采茎叶,曝干入药。

禹锡曰:郭璞注《尔雅》云:菟葵似葵而小,叶状如藜,有毛,汋之可食而滑。

宗奭曰:菟葵,绿叶如黄蜀葵,其花似拒霜,甚雅,其形至小,如初开单叶蜀葵。有檀心,色如牡丹姚黄蕊,则蜀葵也。唐刘梦得所谓菟葵燕麦动摇春风者,是也。

时珍曰:按郑樵《通志》云:菟葵,天葵也。状如葵菜,叶大如钱而厚,面青背微紫,生于崖石。凡丹石之类,得此而后能神。所以《雷公炮炙论》云:如要形坚,岂忘紫背,谓其能坚铅也。此说得于天台一僧。又按南宫从《岣嵝神书》云:紫背天葵出蜀中,灵草也。生于水际。取自然汁煮汞则坚,亦能煮八石拒火也。又按初虞世《古今录验》云:五月五前斋戒,看桑下有菟葵者,至五日午时,至桑下咒曰:系黎乎俱当苏婆诃。咒毕,乃以手摩桑阴一遍,口啮菟葵及五叶草嚼熟,以唾涂手,熟揩令遍。再斋七日,不得洗手。后有蛇虫蝎虿咬伤者,以此手摩之,即愈也。时珍窃谓:古有咒由一科,此亦其类,但不知必用菟葵,取何义也? 若谓其相制,则治毒虫之草亦多矣。

苗

【气味】甘,寒,无毒。

【主治】下诸石五淋,止虎蛇毒。诸疮捣汁饮之。涂疮能解毒止痛(《唐本》)。

黄蜀葵(宋《嘉祐》)

【校正】自菜部移入此。

【释名】时珍曰:黄蜀葵别是一种,宜入草部,而《嘉祐本草》定入菜部,为其与蜀葵同名,而气味主治亦同故也。今移于此。

【集解】禹锡曰:黄蜀葵花,近道处处有之。春生苗叶,颇似蜀葵,而叶尖狭多刻缺,夏末开花浅黄色,六、七月采,阴干之。

宗奭曰:黄蜀葵与蜀葵别种,非是蜀葵中黄者也。叶心下有紫檀色,摘下剔散,日干之。不尔,即浥烂也。

时珍曰：黄葵二月下种，或宿子在土自生，至夏始长。叶大如蓖麻叶，深绿色，开岐丫，有五尖如人爪形，旁有小尖。六月开花，大如碗，鹅黄色，紫心六瓣而侧，且开午收暮落，人亦呼为侧金盏花。随即结角，大如拇指，长二寸许，本大末尖，六棱有毛，老则黑色。其棱自绽，内有六房，如脂麻房。其子累累在房内，状如苘麻子，色黑。其茎长者六七尺，剥皮可作绳索。

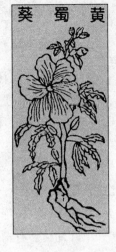

葵蜀黄

花

【气味】甘，寒，滑，无毒。

【主治】小便淋及催生。治诸恶疮脓水久不瘥者，作末敷之即愈，为疮家要药(《嘉祐》)。消痈肿。浸油，涂汤火伤(时珍)。

【附方】新八。沙石淋痛：黄蜀葵花一两，炒为末，每米饮服一钱，名独圣散。(《普济方》)难产催生：如圣散：治胎脏干涩难产，剧者并进三服，良久腹中气宽，胎滑即下也。用黄葵花焙研末，熟汤调服二钱。无花，用子半合研末，酒淘去滓，服之。(《产宝鉴》)胎死不下：即上方，用红花酒下。痈疽肿毒：黄蜀葵花，用盐掺，收瓷器中，密封，经年不坏。每用敷之，自平自溃。无花，用根叶亦可。(《直指方》)小儿口疮：黄葵花，烧末敷之。(《肘后方》)小儿木舌：黄蜀葵花(为末)一钱，黄丹五分。敷之。(《直指方》)汤火灼伤：用瓶盛麻油，以箸就树夹取黄葵花，收入瓶内，勿犯人手，密封收之。遇有伤者，以油涂之甚妙。(《经验方》)小儿秃疮：黄蜀葵花、大黄、黄芩等分，为末。米泔净洗，香油调搽。(《普济方》)

子及根

【气味】甘，寒，滑，无毒。

【主治】痈肿，利小便，五淋水肿，产难，通乳汁(时珍)。

【发明】颂曰：冬葵、黄葵、蜀葵，形状虽各不同，而性俱寒滑，故所主疗不甚相远。

时珍曰：黄葵子古方少用，今为催生及利小便要药。或单用，或入汤散皆宜，盖其性滑，与冬葵子同功故也。花、子与根，性功相同，可以互用。无花用子，无子用根。

【附方】旧二，新三。临产催生：宗奭曰：临产时以四十九粒研烂，温水服之，良久即产。《经验后方》：用子焙研三钱，井华水服。无子用根，煎汁服。便痈初起：淮人用黄蜀葵子十七粒，皂角半梃，为末，以石灰同醋调涂之。(《永类钤方》)痈肿不破：黄葵子研，酒服，一粒则一头，神效。(《卫生易简方》)打扑伤损：黄葵子研，酒服二钱。(《海上方》)

龙葵(《唐本草》)

【校正】并入《图经》老鸦眼睛草。

【释名】苦葵(《图经》)、苦菜(《唐本》)、天茄子(《图经》)、水茄(《纲目》)、天泡草(《纲目》)、老鸦酸浆草(《纲目》)、老鸦眼睛草(《图经》)。

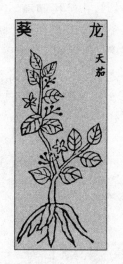

时珍曰:龙葵,言其性滑如葵也。苦以菜味名,茄以叶形名;天泡、老鸦眼睛皆以子形名也。与酸浆相类,故加老鸦以别之。五爪龙亦名老鸦眼睛草;败酱、苦苣并名苦菜,名同物异也。

【集解】弘景曰:益州有苦菜,乃是苦蘵菜。

时珍曰:龙葵、龙珠,一类二种也,皆处处有之。四月生苗,嫩时可食,柔滑。渐高二三尺,茎大如箸,似灯笼草而无毛。叶似茄叶而小。五月以后,开小白花,五出黄蕊。结子正圆,大如五味子,上有小蒂,数颗同缀,其味酸。中有细子,亦如茄子之子。但生青熟黑者为龙葵,生青熟赤者为龙珠,功用亦相仿佛,不甚辽远。苏颂《图经》菜部既注龙葵,复于外类重出老鸦眼睛草,盖不知其即一物也。又谓老鸦眼睛是蜀羊泉,误矣。蜀羊泉叶似菊、开紫花、子类枸杞。(详见草部本条)杨慎《丹铅录》,谓龙葵即吴葵,反指本草为误,引《素问》、《千金》四月吴葵华为证。盖不知《千金方》言吴葵即蜀葵,已自明白矣。今并正之。

苗

【气味】苦、微甘,滑,寒,无毒。

【主治】食之解劳少睡,去虚热肿(《唐本》)。治风,补益男子元气,妇人败血(苏颂)。消热散血,压丹石毒宜食之(时珍)。

【附方】旧一。去热少睡:龙葵菜同米,煮作羹粥食之。(《食医心镜》)

茎、叶、根

【气味】同苗。

【主治】捣烂和土,敷疔肿火丹疮,良(孟诜)。疗痈疽肿毒,跌扑伤损,消肿散血(时珍)。根与木通、胡荽煎汤服,通利小便(苏颂)。

(附方)旧四,新九。通利小便:方见上。从高坠下欲死者:取老鸦眼睛草茎叶捣汁服,以渣敷患处。(《唐瑶经验方》)火焰丹肿:老鸦眼睛草叶,入醋细研敷之,能消赤肿。(苏颂《图经本草》)痈肿无头:龙葵茎叶捣敷。(《经验方》)发背痈疽成疮者:苏颂《图经》云:用龙葵一两(为末),麝香一分。研匀,涂之甚善。《袖珍方》云:一切发背痈疽恶疮。用蛤蟆一个,同老鸦眼睛草茎叶捣烂,敷之即散,神效。诸疮恶肿:老鸦眼睛草擂酒服,以渣敷之。(《普济方》)疗肿毒疮,黑色焮肿者,乃服丹石毒也;赤色者,肉面毒也:用龙葵根一握(洗切),乳香末、黄连三两,杏仁六十枚,和捣作饼,厚如三钱,依疮大小敷之,觉痒即换去。痒不可忍,切勿搔动。候炊久,疮中似石榴子戢戢然,乃去药。时时以甘草汤温洗,洗后以蜡贴之。终身不得食羊血。如无龙葵,以蔓荆根代之。(《圣济总录》)天泡湿疮:龙葵苗叶捣敷之。吐血不止:天茄子苗半两,人参二钱半,为末。每服二钱,新汲水下。(《圣济总录》)辟除蚤虱:天茄叶铺于席下,次日尽死。多年恶疮:天茄叶贴之,或为末贴。

子(七月采之)

【主治】疗肿(《唐本》)。明目轻身甚良(甄权)。治风,益男子元气,妇人败血(苏颂)。

龙珠(《拾遗》)

【释名】赤珠。

颂曰:龙葵子赤者名赤珠,象形也。

【集解】甄权曰:龙葵,赤珠者,名龙珠,揆去汁可食,能变白令黑。

藏器曰:龙珠生道旁,子圆似龙葵,但熟时正赤耳。

时珍曰:龙珠、龙葵,虽以子之黑赤分别,其实一物二色,强分为二也。

苗

【气味】苦,寒,无毒。

【主治】能变白发,令人不睡。主诸热毒,石气发动,调中解烦(藏器)。

【发明】权曰:龙珠,服之变白令黑,耐老。若能生食得苦者,不食他菜,十日后即有灵异也。不与葱、薤同啖。根亦入药用。

子

【气味】同菜。

【主治】疗肿(藏器)。

酸浆(《本经》中品)

【校正】菜部苦耽,草部酸浆、灯笼草,俱并为一。

【释名】醋浆(《本经》)、苦葴(音针)、苦耽(《嘉祐》)、灯笼草(《唐本》)、皮弁草(《食疗》)、天泡草(《纲目》)、王母珠(《嘉祐》)、洛神珠(同上),小者名苦蕻。

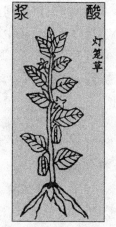

藏器曰:《尔雅》云:葴,寒浆也。郭璞注云:即今酸浆,江东人呼为苦葴。小者为苦蕻,亦呼为小苦耽。崔豹《古今注》云:蕻,一名蕻子,实形如皮弁,其子圆如珠。

时珍曰:酸浆,以子之味名也;苦葴、苦耽,以苗之味名也;灯笼、皮弁,以角之形名也;王母、洛神珠,以子之形名也。按杨慎《卮言》云:本草灯笼草、苦耽、酸浆,皆一物也。修本草者非一时一人,故重复耳。燕京野果名红姑娘,外垂绛囊,中含赤子如珠,酸甘可食,盈盈绕砌,与翠草同芳,亦自可爱。盖姑娘乃瓜囊之讹,古者瓜姑同音,娘囊之音亦相近耳。此说得之,故今以《本经》酸浆、《唐本草》灯笼草、宋《嘉祐本草》苦耽,俱并为一焉。

【集解】《别录》曰:酸浆:生荆楚川泽及人家田园中,五月采,阴干。

时珍曰:龙葵、酸浆,一类二种也;酸浆、苦蕻,一种二物也。但大者为酸浆、小者为苦蕻,以此为别。败酱亦名苦蕻,与此不同:其龙葵、酸浆苗叶一样,但龙葵茎光无毛,五月入秋开小白花,五出黄蕊,结子无壳,累累数颗同枝,子有蒂盖,生青熟紫黑;其酸浆同时开小花黄白色,紫心白蕊,其花如杯状,无瓣,但有五尖,结一铃壳,凡五棱,一枝一颗,下悬如灯笼之状,壳中一子,状如龙葵子,生青熟赤。以此分别,便自明白。按《庚辛玉册》云:灯笼草四方皆有,惟川陕者最大。叶似龙葵,嫩时可食。四、五月开花结实,有四叶盛之如灯笼,河北呼为酸浆。据此及杨慎之说,则灯笼、酸浆之为一物,尤可证矣。唐慎微以三叶酸草附于酸浆之后,盖不知其名同物异也。其草见草之九,酢浆下。

苗、叶、茎、根

【气味】苦,寒,无毒。

禹锡曰:有小毒。

恭曰:苦,大寒,无毒。

时珍曰:方士取汁煮丹砂,伏白矾,煮三黄,炼硝、硫。

【主治】酸浆:治热烦满,定志益气,利水道(《本经》)。捣汁服,治黄病,多效(弘景)。灯笼草:治上气咳嗽风热,明目,根茎花、实并宜(《唐本》)。苦耽苗子:治传尸伏连,鬼气疰忤邪气,腹内热结,目黄不下食,大小便涩,骨热咳嗽,多睡劳乏,呕逆痰壅,疰癖痞满,小儿无辜痃子,寒热大腹,杀虫落胎,去蛊毒,并煮汁饮,亦生捣汁服。研膏,敷小儿闪癖(《嘉祐》)。

【发明】震亨曰:灯笼草,苦能除湿热,轻能治上焦,故主热咳咽痛。此草治热痰咳嗽,佛耳草治寒痰咳嗽也。与片芩清金丸同用,更效。

时珍曰:酸浆利湿除热。除热故清肺治咳;利湿故能化痰治疟。一人病虚乏咳嗽有痰,愚以此加入汤中用之,有效。

【附方】新三。热咳咽痛:灯笼草为末,白汤服,名清心丸。仍以醋调敷喉外。(《丹溪纂要》)喉疮作痛:灯笼草,炒焦研末,酒调呷之。(《医学正传》)灸疮不发:酸浆叶贴之。

子

【气味】酸,平,无毒。

《别录》曰:寒。

【主治】热烦满,定志益气,利水道,产难吞之立产(《本经》)。食之,除热,治黄病。尤益小儿(苏颂)。治骨蒸劳热,尸疰痃瘦,痰癖热结,与苗茎同功(《嘉祐》)。

【附方】新二。酸浆实丸,治三焦肠胃伏热,妇人胎热难产:用酸浆实五两,苋实三两,马蔺子(炒)、大盐榆白皮(炒)二两,柴胡、黄芩、栝蒌根、闾茹各一两,为末,炼蜜丸梧子大。每服三十丸,木香汤下。(《圣济总录》)

天泡湿疮:天泡草铃儿生捣敷之。亦可为末,油调敷。(《邓才杂兴方》)

蜀羊泉(《本经》中品)

【释名】羊泉(《别录》)、羊饴(《别录》)、漆姑草。

时珍曰:诸名莫解。能治漆疮,故曰漆姑。

【集解】颂曰:或言老鸦眼睛草即漆姑草,漆姑乃蜀羊泉,人不能决识。

时珍曰:漆姑有二种:苏恭所说是羊泉,陶、陈所说是小草。苏颂所说老鸦眼睛草,乃龙葵也。又黄蜂作窠,衔漆姑草汁为蒂,即此草也。

【气味】苦,微寒,无毒。

【主治】头秃恶疮热气,疥瘙痂癣虫(《本经》)。疗龋齿,女子阴中内伤,皮间实积(《别录》)。主小儿惊,生毛发,捣涂漆疮(苏恭)。蚰蜒气呵者,捣烂入黄丹盒之(时珍,出《摘玄方》)。

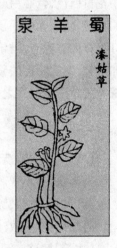

泉羊蜀

漆姑草

【附方】新一。黄疸疾:漆草一把,捣汁和酒服。不过三、五次,即愈。(《摘玄方》)

鹿蹄草(《纲目》)

【释名】小秦王草(《纲目》)、秦王试剑草。

时珍曰:鹿蹄象叶形。能合金疮,故名试剑草。又山慈姑亦名鹿蹄,与此不同。

【集解】时珍曰:按轩辕述《宝藏论》云:鹿蹄多生江广平陆及寺院荒处,淮北绝少,川陕亦有。苗似堇菜,而叶颇大,背紫色,春生紫花。结青实,如天茄子。可制雌黄、丹砂。

【气味】缺。

【主治】金疮出血,捣涂即止。又涂一切蛇虫犬咬毒(时珍)。

败酱(《本经》中品)

【释名】苦菜(《纲目》)、苦萌(《纲目》)、泽败(《别录》)、鹿肠(《本经》)、鹿首(《别录》)、马草(《别录》)。

弘景曰:根作陈败豆酱气,故以为名。

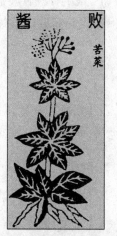

时珍曰:南人采嫩者,曝蒸作菜食,味微苦而有陈酱气,故又名苦菜,与苦荬、龙葵同名。亦名苦萌,与酸浆同名,苗形则不同也。

【集解】《别录》曰:败酱生江夏川谷,八月采根,曝干。

弘景曰:出近道。叶似豨莶,根形如柴胡。

恭曰:此药不出近道,多生冈岭间。叶似水莨及薇衔,丛生,花黄根紫,作陈酱色,其叶殊不似豨莶也。

颂曰:江东亦有之,状如苏恭所说。

时珍曰:处处原野有之,俗名苦菜,野人食之,江东人每采收储焉。春初生苗,深冬始凋。初时叶布地生,似菘菜叶而狭长,有锯齿,绿色,面深背浅;夏秋茎高二三尺而柔弱,数寸一节,节间生叶,四散如伞。颠顶开白花成簇,如芹花、蛇床子花状,结小实成簇。其根白紫,颇似柴胡,吴普言其根似桔梗,陈自明言其根似蛇莓根者,皆不然。

根(苗同)

【修治】敩曰:凡收得便粗杵,入甘草叶相拌对蒸,从巳至未,去甘草叶,焙干用。

【气味】苦,平,无毒。

《别录》曰:咸,微寒。

权曰:辛、苦,微寒。

大明曰:酸。

时珍曰:微苦带甘。

【主治】暴热火疮赤气,疥瘙疽痔,马鞍热气(《本经》)。除痈肿浮肿结热,风痹不足,产后腹痛(《别录》)。治毒风瘑痹,破多年凝血,能化脓为水,产后诸病,止腹痛,余疹烦渴(甄权)。治血气心腹痛,破癥结,催生落胞,血晕鼻衄吐血,赤白带下,赤眼障膜胬肉,聤耳,疮疖疥癣丹毒,排脓补瘘(大明)。

【发明】时珍曰:败酱,乃手足阳明、厥阴药也。善排脓破血,故仲景治痈及古方妇人科皆用之。乃易得之物,而后人不知用,盖未遇识者耳。

【附方】旧二,新三。肠痈有脓:薏苡仁附子败酱散:用薏苡仁十分,附子二分,败酱五分。捣为末。每以方寸匕,水二升,煎一升,顿服。小便当下,即愈。(张仲景《金匮玉函》)产后恶露七八日不止:败酱、当归各六分,续断、芍药各八分,芎劳、竹茹各四分,生地黄(炒)十二分,水二升,煮取八合,空心服。(《外台秘要》)产后腰痛,乃血气流入腰腿,痛不可转者:败酱、当归各八分,芎劳、芍药、桂心各六分,水二升,煮八合,分二服。忌葱。(《广济方》)产后腹痛如锥刺者:败酱草五两,水四升,煮二升。每服二合,日三服,良。(《卫生易简方》)蠼螋尿疮绕腰者:败酱煎汁涂之,良。(《杨氏产乳》)

迎春花(《纲目》)

【集解】时珍曰:处处人家栽插之,丛生,高者二三尺,方茎厚叶。叶如初生小椒叶而无齿,面青背淡。对节生小枝,一枝三叶。正月初开小花,状如瑞香,花黄色,不结实。

叶

【气味】苦、涩,平,无毒。

【主治】肿毒恶疮,阴干研末,酒服二三钱,出汗便瘥(《卫生易简方》)。

款冬花(《本经》中品)

【释名】款冻(郭璞)、颗冻(《尔雅》)、氏冬(《别录》)、钻冻(《衍义》)、菟奚(《尔雅》)、橐吾(《本经》)、虎须(《本经》)。

时珍曰:按《述征记》云:洛水至岁末凝厉时,款冬生于草冰之中,则颗冻之,名以此而得。后人讹为款冬,乃款冻尔。款者至也,至冬而花也。

宗奭曰:百草中,惟此不顾冰雪,最先春也,故世谓之钻冻。虽在冰雪之下,至时亦生芽,春时人采以代蔬。入药须微见花者良。如已芬芳,则都无气力。今人多使如箸头者,恐未有花也。

【气味】辛,温,无毒。

《别录》曰:甘。

好古曰:纯阳,入手太阴经。

之才曰:杏仁为之使,得紫菀良,恶皂荚、硝石、玄参,畏贝母、辛夷、麻黄、黄芪、黄芩、黄连、青葙。

【主治】咳逆上气善喘，喉痹，诸惊痫寒热邪气(《本经》)。消渴，喘息呼吸(《别录》)。疗肺气心促急，热乏劳咳，连连不绝，涕唾稠粘，肺痿肺痈，吐脓血(甄权)。润心肺，益五脏，除烦消痰，洗肝明目，及中风等疾(大明)。

【发明】颂曰：《本经》主咳逆，古今方用为温肺治嗽之最。崔知悌疗久咳熏法：每旦取款冬花如鸡子许，少蜜拌花使润，纳一升铁铛中。又用一瓦碗钻一孔，孔内安一小笔管，以面泥缝，勿令漏气。铛下着炭火，少时烟从筒出，以口含吸，咽之。如胸中少闷，须举头，即将指头按住筒口，勿使漏。至烟尽乃止。如是五日一为之。待至六日，饱食羊肉铺饦一顿，永瘥。

宗奭曰：有人病嗽多日，或教然款冬花三两，于无风处以笔管吸其烟，满口则咽之，数日果效。

【附方】新二。痰嗽带血：款冬花、百合(蒸焙)等分为末，蜜丸龙眼大。每卧时嚼一丸，姜汤下。(《济生方》)口中疳疮：款冬花、黄连等分，为细末，用唾津调成饼子。先以蛇床子煎汤漱口，乃以饼子敷之，少顷确住，其疮立消也。(杨诚《经验方》)

鼠曲草(《日华》)

【校正】并入有名未用鼠耳，及东垣《药类法象》佛耳草。

【释名】米曲(《纲目》)、鼠耳(《别录》)、佛耳草(《法象》)、无心草(《别录》)、香茅(《拾遗》)、黄蒿(《会编》)、茸母。

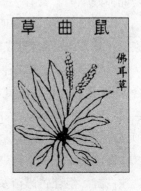

时珍曰：曲，言其花黄如曲色，又可和米粉食也。鼠耳言其叶形如鼠耳，又有白毛蒙茸似之，故北人呼为茸母。佛耳，则鼠耳之讹也。今淮人呼为毛耳朵，则香茅之茅，似当作毛。按段成式《杂俎》云：蚍蜉酒草，鼠耳也，一名无心草。岂蚍蜉食此，故有是名耶？

【气味】甘，平，无毒。

《别录》曰：鼠耳：酸，无毒。

杲曰：佛耳草：酸，性热。款冬花为之使。宜少食之，过则损目。

【主治】鼠耳：主痹寒寒热，止咳(《别录》)。鼠曲：调中益气，止泄除痰，压时气，去热嗽。杂米粉作糗食，甜美(《日华》)。佛耳：治寒嗽及痰，除肺中寒，大升肺气(李杲)。

【发明】震亨曰：治寒痰嗽，宜用佛耳草；热痰嗽，宜用灯笼草。

时珍曰：《别录》云治寒热止咳，东垣云治寒嗽，言其标也；《日华》云治热嗽，言其本也。大抵寒嗽,多是火郁于内而寒覆于外也。按陈氏《经验方》云:三奇散:治一切咳嗽,不问久近昼夜无时。用佛耳草五十文,款冬花二百文,熟地黄二两,焙研末。每用二钱,于炉中烧之,以筒吸烟咽下,有涎吐去。予家一获久病此,医治不效。偶在沅州得一婢,用此法,两服而愈也。

决明(《本经》上品)

【释名】时珍曰:此马蹄决明也,以明目之功而名。又有草决明、石决明,皆同功者。草决明即青葙子,陶氏所谓萋蒿是也。

【集解】《别录》曰:决明子生龙门川泽,十月十日采,阴干百日。

弘景曰:龙门在长安北,今处处有之,叶如茳芒。子形似马蹄,呼为马蹄决明,用之当捣碎。又别有草决明,是萋蒿子,在下品中。

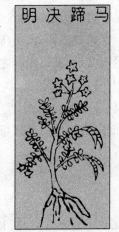

颂曰:今处处人家园圃所莳。夏初生苗,高三、四尺许,根带紫色,叶似苜蓿而大,七月开黄花,结角。其子如青绿豆而锐,十月采之。按《尔雅》:薢茩,决光。郭璞释云:药草决明也。叶黄锐,赤华,实如山茱萸。或曰莱也。关西谓之薢茩(音皆苟),其说与此种颇不类。又有一种马蹄决明,叶如江豆,子形似马蹄。

宗奭曰:决明,苗高四、五尺,春亦为蔬。秋深结角,其子生角中如羊肾。今湖南北人家所种甚多,或在村野成段。蜀本《图经》言叶似苜蓿而阔大者,甚为允当。

时珍曰:决明有二种:一种马蹄决明,茎高三四尺,叶大于苜蓿,而本小末奓,昼开夜合,两两相贴。秋开淡黄花五出,结角如初生细豇豆,长五、六寸。角中子数十粒,参差相连,状如马蹄,青绿色,入眼目药最良;一种茳芒决明,《救荒本草》所谓山扁豆是也。苗茎似马蹄决明,但叶之本小末尖,正似槐叶,夜亦不合。秋开深黄花五出,结角大如小指,长二寸许。角中子成数列,状如黄葵子而扁,其色褐,味甘滑。二种苗叶皆可作酒曲,俗呼为独占缸。但茳芒嫩苗及花与角子,皆可瀹茹及点茶食,而马蹄决明苗角皆韧苦,不可食也。苏颂言薢茩即决明,殊不类,恐别一物也。

子

【气味】咸,平,无毒。

《别录》曰:苦、甘,微寒。

之才曰:蓍实为之使,恶大麻子。

【主治】青盲,目淫肤,赤白膜,眼赤痛泪成出。久服益精光,轻身(《本经》)。疗唇口青（《别录》）。助肝气，益精。以水调末涂，消肿毒。燋太阳穴，治头痛。又贴脑心，止鼻洪。作枕，治头风明目，胜于黑豆（《日华》）。治肝热风眼赤泪。每旦取一匙按净，空心吞之，百日后夜见物光（甄权）。益肾，解蛇毒（震亨）。叶作菜食，利五脏明目，甚良（甄权）。

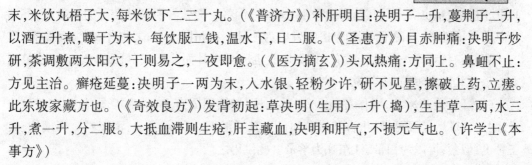

明决芒茳

【发明】时珍曰：《相感志》言：圃中种决明，蛇不敢入。丹溪朱氏言：决明解蛇毒，本于此也。王旻《山居录》言：春月种决明，叶生采食，其花阴干亦可食。切忌泡茶，多食无不患风。按马蹄决明苗角皆韧而苦，不宜于食。纵食之，有利五脏明目之功，何遂至于患风耶？又刘绩《霏雪录》言：人家不可种决明，生子多跛。此迂儒误听之说也，不可信。

【附方】旧一，新七。积年失明：决明子二升为末，每食后粥饮服方寸匕。（《外台秘要》）青盲雀目：决明一升，地肤子五两，为末，米饮丸梧子大，每米饮下二三十丸。（《普济方》）补肝明目：决明子一升，蔓荆子二升，以酒五升煮，曝干为末。每饮服二钱，温水下，日二服。（《圣惠方》）目赤肿痛：决明子炒研，茶调敷两太阳穴，干则易之，一夜即愈。（《医方摘玄》）头风热痛：方同上。鼻衄不止：方见主治。癣疮延蔓：决明子一两为末，入水银、轻粉少许，研不见星，擦破上药，立瘥。此东坡家藏方也。（《奇效良方》）发背初起：草决明（生用）一升（捣），生甘草一两，水三升，煮一升，分二服。大抵血滞则生疮，肝主藏血，决明和肝气，不损元气也。（许学士《本事方》）

【附录】茳芒（《拾遗》）

藏器曰：陶云：决明叶如茳芒。按茳芒生道旁，叶小于决明，性平无毒，火炙作饮极香，除痰止渴，令人不睡，调中，隋稠禅师采作五色饮以进炀帝者，是也。又有茳芏，字从土，音吐，一名江蓠子，乃草似莞，生海边，可为席者，与决明叶不相类。

时珍曰：茳芒亦决明之一种，故俗犹称独占缸（说见前集解下）。

合明草（《拾遗》）

藏器曰：味甘，寒，无毒。主暴热淋，小便赤涩，小儿瘈病，明目下水，止血痢，捣绞汁服。生下湿地，叶如四出花，向夜叶即合。

地肤（《本经》上品）

【释名】地葵（《本经》）、地麦（《别录》）、落帚（《日华》）、独帚（《图经》）、王蕢（《尔雅》）、王帚（郭璞）、扫帚（弘景）、益明（《药性》）、涎衣草（《唐本》）、白地草（《纲目》）、鸭舌草（《图经》）、千心妓女（《土宿本草》）。

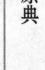

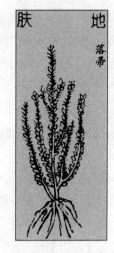

时珍曰:地肤、地麦,因其子形似也;地葵,因其苗味似也;鸭舌,因其形似也;妓女,因其枝繁而头多也;益明,因其子功能明目也;子落则老,茎可为帚,故有帚、慧诸名。

【集解】《别录》曰:地肤子生荆州平泽及田野,八月、十月采实,阴干。

弘景曰:今田野间亦多,皆取茎苗为扫帚。其子微细,入补药丸散用,仙经不甚用。

恭曰:田野人名为地麦草,北人名涎衣草。叶细茎赤,出熟田中。苗极弱,不能胜举。今云堪为扫帚,恐未之识也。

大明曰:地肤即落帚子也。子色青,似一眠起蚕沙之状。

颂曰:今蜀川、关中近地皆有之。初生薄地,五六寸,根形如蒿,茎赤叶青,大似荆芥。三月开黄白花,结子青白色,八月、九月采实。神仙七精散云:地肤子,星之精也。或曰其苗即独帚也,一名鸭舌草。陶弘景所谓茎苗可为扫帚者,苏恭言其苗弱不胜举,二说不同,而今医家皆以为独帚。密州图上者,云根作丛生,每窠有二、三十茎,茎有赤有黄,七月开黄花,其实地肤也。至八月而黡干成,可采。此正与独帚相合。恐西北出者短弱,故苏说云耳。

时珍曰:地肤嫩苗,可作蔬茹,一科数十枝,攒簇团团直上,性最柔弱,故将老时可为帚,耐用。苏恭云不可帚,止言其嫩苗而已。其子最繁。《尔雅》云:葥王彗。郭璞注云:王帚也。似藜,可以为扫帚,江东呼为落帚。此说得之。

子

【气味】苦,寒,无毒。

时珍曰:甘,寒。

【主治】膀胱热,利小便,补中益精气。久服耳目聪明,轻身耐老(《本经》)。去皮肤中热气,使人润泽,散恶疮疝瘕,强阴(《别录》)。治阴卵癫疾,去热风,可作汤沐浴。与阳起石同服,主丈夫阴痿不起,补气益力(甄权)。治客热丹肿(《日华》)。

【发明】藏器曰:众病皆起于虚。虚而多热者,加地肤子、甘草。

【附方】旧三,新七。风热赤目:地肤子(焙)一升,生地黄半斤,取汁和作饼,晒干研末。每服三钱,空心酒服。(《圣惠方》)目痛眦目:凡目痛及眦目中伤有热瞑者,取地肤子白汁,频注目中。(王焘《外台秘要》)雷头风肿,不省人事:落帚子同生姜研烂,热冲酒服,取汗即愈。(《圣济总录》)胁下疼痛:地肤子为末,酒服方寸匕。(《寿域神方》)疝气危急:地肤子(即落帚子),炒香研末。每服一钱,酒下。(《简便方》)狐疝阴癫,超越举重,卒得阴癫,及小儿狐疝,伤损生癫:并用地肤子五钱,白术二钱半,桂心五分,为末。饮或酒服三钱,忌生葱、桃、李。(《必效方》)久疝腰痛积年,有时发动:六月、七月取地肤子,干末。酒服方寸匕,日五六服。(《肘后》)血痢不止:地肤子五两,地榆、黄芩各一两,为末。每服方寸匕,温水调下。(《圣惠方》)妊娠患淋,热痛酸楚,手足烦疼:地肤子十二两,水四升,煎二升半,分服。(《子母秘录》)肢体疣目:地肤子、白矾等分,煎汤频洗。(《寿域神方》)

苗叶

【气味】苦,寒,无毒。

时珍曰:甘、苦。烧灰煎霜,制砒石、粉霜、水银、硫黄、雄黄、硇砂。

【主治】捣汁服,主赤白痢,烧灰亦善。煎水洗目,去热、暗雀、盲、涩痛(《别录》)。主大肠泄泻,和气,涩肠胃,解恶疮毒(苏颂)。煎水日服,治手足烦疼,利小便诸淋(时珍)。

【发明】时珍曰:按虞抟《医学正传》云:抟兄年七十,秋间患淋,二十余日,百方不效。后得一方,取地肤草捣自然汁,服之遂通。至贱之物,有回生之功如此。时珍按《圣惠方》治小便不通,用地麦草一大把,水煎服。古方亦常用之。此物能益阴气,通小肠。无阴则阳无以化,亦东垣治小便不通,用黄柏、知母滋肾之意。

【附方】新一。物伤睛陷,胬肉突出:地肤(洗去土)二两。捣绞汁,每点少许。冬月以干者煮浓汁。(《圣惠方》)

瞿麦(瞿音劬。《本经》中品)

【释名】蘧麦(《尔雅》)、巨句麦(《本经》)、大菊(《尔雅》)、大兰(《别录》)、石竹(《日华》)、南天竺草(《纲目》)。

弘景曰:子颇似麦,故名瞿麦。

时珍曰:按陆佃解《韩诗外传》云:生于两旁谓之瞿。此麦之穗旁生故也。《尔雅》作蘧。有渠、衢二音。《日华本草》云:一名燕麦、一名杜姥草者,误矣。燕麦即雀麦,雀瞿二字相近,传写之讹尔。

【集解】《别录》曰:瞿麦生太山山谷,立秋采实阴干。

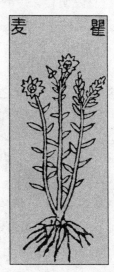

麦瞿

弘景曰:今出近道。一茎生细叶,花红紫赤色可爱,合子叶刈取之,子颇似麦子。有两种,一种微大,花边有叉丫,未知何者是也?今市人皆用小者;复一种,叶广相似而有毛,花晚而甚赤。按《经》云采实,其中子细,燥热便脱尽矣。

颂曰:今处处有之。苗高一尺以来,叶尖小青色,根紫黑色,形如细蔓荆。花红紫赤色,亦似映山红,二月至五月开。七月结实作穗,子颇似麦。河阳河中府出者,苗可用。淮甸出者根细,村民取作刷帚。《尔雅》谓之大菊,《广雅》谓之茋萎是也。

时珍曰:石竹叶似地肤叶而尖小,又似初生小竹叶而细窄,其茎纤细有节,高尺余,梢间开花。田野生者,花大如钱,红紫色。人家栽者,花稍小而妩媚,有红白、粉红、紫赤斑烂数色,俗呼为洛阳花。结实如燕麦,内有小黑子。其嫩苗炸熟水淘过,可食。

穗

【修治】敩曰:凡使只用蕊壳,不用茎叶。若一时同使,即空心令人气噎、小便不禁也。用时以篁竹沥浸一伏时,漉晒。

【气味】苦,寒,无毒。

《别录》曰:辛。

权曰:甘。

之才曰:蘘草、牡丹为之使,恶螵蛸,伏丹砂。

【主治】关格诸癃结,小便不通,出刺,决痈肿,明目去翳,破胎堕子,下闭血(《本经》)。养肾气,逐膀胱邪逆,止霍乱,长毛发(《别录》)。主五淋(甄权)。月经不通,破血块排脓(《大明》)。

叶

【主治】痔瘘并泻血,作汤粥食;又治小儿蛔虫,及丹石药发;并眼目肿痛及肿毒,捣敷;治浸淫疮并妇人阴疮(大明)。

【发明】杲曰:瞿麦利小便为君主之用。

颂曰:古今方通心经、利小肠为最要。

宗奭曰:八正散用瞿麦,今人为至要药。若心经虽有热,而小肠虚者服之,则心热未退,而小肠别作病矣。盖小肠与心为传送,故用此入小肠。本草并不治心热。若心无大热,止治其心,或制之不尽,当求其属以衰之可也。

时珍曰:近古方家治产难,有石竹花汤,治九孔出血,有南天竺饮,皆取其破血利窍也。

【附方】旧六,新五。小便石淋,宜破血:瞿麦子捣为末,酒服方寸匕,日三服,三日当下石。(《外台秘要》)小便不利有水气,栝蒌瞿麦丸主之:瞿麦二钱半,栝蒌根二两,大附子一个,茯苓、山芋各三两,为末,蜜和丸梧子大。一服三丸,日三。未知,益至七八丸。以小便利、腹中温为知也。(张仲景《金匮方》)下焦结热,小便淋闷,或有血出,或大小便出血:瞿麦穗一两,甘草(炙)七钱五分,山栀子仁(炒)半两,为末。每服七钱,连须葱头七个,灯心五十茎,生姜五片,水二碗,煎至七分,时时温服。名立效散。(《千金方》)子死腹中或产经数日不下:以瞿麦煮浓汁服之。(《千金方》)九窍出血,服药不止者:南天竺草

(即瞿麦)拇指大一把,山栀子仁三十个,生姜一块,甘草(炙)半两,灯草一小把,大枣五枚。水煎服。(《圣济总录》)目赤肿痛浸淫等疮:瞿麦炒黄为末,以鹅涎调涂眦头即开,或捣汁涂之。(《圣惠方》)眯目生翳,其物不出者,生肤翳者:瞿麦、干姜(炮)为末。井华水调服二钱,日二服。(《圣惠方》)鱼脐疔疮:瞿麦烧灰,和油敷之,甚佳。(崔氏方)咽喉骨哽:瞿麦为末。水服方寸匕,日二。(《外台秘要》)竹木入肉:瞿麦为末。水服方寸匕。或煮汁,日饮三次。(《梅师方》)箭刀在肉及咽喉胸膈诸隐处不出:酒服瞿麦末方寸匕,日三服。(《千金方》)

王不留行(《本经》上品)

【释名】禁宫花(《日华》)、剪金花(《日华》)、金盏银台。

时珍曰:此物性走而不住,虽有王命不能留其行,故名。《吴普本草》作一名王不流行,盖误也。

【集解】《别录》曰:王不留行生太山山谷,二月、八月采。

弘景曰:今处处有之。叶似酸浆,子似菘子。人言是蓼子,不尔。多入痈瘘方用。

保升曰:所在有之。叶似菘监,其花红白色。子壳似酸浆,其中实圆黑似菘子,大如黍粟。三月收苗,五月收子。根苗花子并通用。

颂曰:今江浙及并河近处皆有之。苗茎俱青,高七、八寸以来。根黄色,如荠根。叶尖如小匙头,亦有似槐叶者。四月开花,黄紫色。随茎而生,如菘子状,又似猪蓝花。五月采苗茎,晒干用。俗谓之剪金草。河北生者,叶圆花红,与此小别。

时珍曰:多生麦地中。苗高者一二尺。三、四月开小花,如铎铃状,红白色。结实如灯笼草子,壳有五棱,壳内包一实,大如豆。实内细子,大如菘子,生白熟黑,正圆如细珠可爱。陶氏言叶似酸浆,苏氏言花如菘子状者,皆欠详审,以子为花叶状也。灯笼草,即酸浆也。苗、子皆入药。

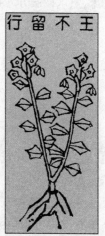

苗、子

【修治】敩曰:凡采得拌湿蒸之,从巳至未。以浆水浸一宿,焙干用。

【气味】苦,平,无毒。

普曰:神农:苦,平;岐伯、雷公:甘。

元素曰:甘、苦,平。阳中之阴。

【主治】金疮止血,逐痛出刺,除风痹内寒。久服轻身耐老增寿(《本经》)。止心烦鼻衄,痈疽恶疮瘘乳,妇人难产(《别录》)。治风毒,通血脉(甄权)。游风风疹,妇人血经不匀，发背（《日华》）。下乳汁（元素）。利小便，出竹木刺（时珍）。

【发明】元素曰：王不留行，下乳引导用之，取其利血脉也。

时珍曰：王不留行能走血分，乃阳明冲任之药。俗有"穿山甲、王不留，妇人服了乳长流"之语，可见其性行而不住也。按王执中《资生经》云：一妇人患淋卧久，诸药不效。其夫夜告予，予按既效方治诸淋，用剪金花十余叶煎汤，遂令服之。明早来云：病减八分矣。再服而愈。剪金花，一名禁宫花、一名金盏银台、一名王不留行是也。

颂曰：张仲景治金疮，有王不留行散；《贞元广利方》治诸风痉，有王不留行汤，皆最效。

【附方】旧一，新八。鼻衄不止：剪金花连茎叶阴干，浓煎汁温服，立效。（《指南方》）粪后下血：王不留行末，水服一钱。（《圣济总录》）金疮亡血：王不留行散：治身被刀斧伤。亡血：用王不留行十分（八月八日采之），蒴藋细叶十分（七月七日采之），桑东南根白皮十分（三月三日采之）。川椒三分，甘草十分，黄芩、干姜、芍药、厚朴各二分。以前三味烧存性，后六味为散，合之。每大疮饮服方寸匕，小疮但粉之。产后亦可服。（张仲景《金匮要略》）妇人乳少，因气郁者：涌泉散：王不留行、穿山甲（炮）、龙骨、瞿麦穗、麦门冬等分，为末。每服一钱，热酒调下，后食猪蹄羹，仍以木梳梳乳，一日三次。（《卫生宝鉴》方）头风白屑：王不留行、香白芷等分，为末。干掺，一夜篦去。（《圣惠》）痈疽诸疮：王不留行汤。治痈疽妒乳，月蚀白秃，及面上久疮，去虫止痛：用王不留行、东南桃枝、东引茱萸根皮各五两，蛇床子、牡荆子、苦竹叶、疾蒺子各三升，大麻子一升。以水二斗半，煮取一斗，频频洗之。（《千金方》）误吞铁石，骨刺不下，危急者：王不留行、黄柏等分，为末，汤浸蒸饼，丸弹子大，青黛为衣，线穿挂风处。用一丸，冷水化灌之。（《百一选方》）竹木针刺，在肉中不出，疼痛：以王不留行为末，熟水调服方寸匕，兼以根敷，即出。（《梅师方》）疔肿初起：王不留行子为末，蟾酥丸黍米大。每服一丸，酒下，汗出即愈。（《集简方》）

剪春罗（《纲目》）

【释名】剪红罗

【集解】时珍曰：剪春罗二月生苗，高尺余。柔茎绿叶，叶对生，抱茎。入夏开花，深红色，花大如钱，凡六出，周回如剪成可爱。结实大如豆，内有细子。人家多种之为玩。又有剪红纱花，茎高三尺，叶旋覆。夏秋开花，状如石竹花而稍大，四围如剪，鲜红可爱。结穗亦如石竹，穗中有细子。方书不见用者。计其功，亦应利小便、主痈肿也。

【气味】甘，寒，无毒。

【主治】火带疮绕腰生者，采花或叶捣烂，蜜调涂之。为末亦可（时珍，出《证治要诀》）。

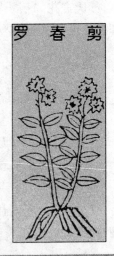

剪春罗

金盏草(《救荒》)

【校正】并入宋《图经》杏叶草。

【释名】杏叶草(《图经》)、长春花。

时珍曰:金盏,其花形也。长春,言耐久也。

【集解】颂曰:杏叶草,一名金盏草,生常州。蔓生篱下,叶叶相对。秋后有子如鸡头实,其中变生一小虫,脱而能行。中夏采花。

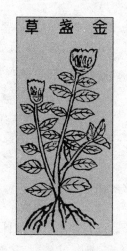

周定王曰:金盏儿花,苗高四五寸。叶似初生莴苣叶,厚而狭,抱茎而生。茎柔脆,茎头开花,大如指头,金黄色,状如盏子,四时不绝。其叶味酸,炸熟水浸过,油盐拌食。

时珍曰:夏月结实,在萼内,宛如尺蠖虫数枚蟠屈之状,故苏氏言其化虫,实非虫也。

【气味】酸,寒,无毒。

【主治】肠痔下血久不止(苏颂)。

葶苈(《本经》下品)

【释名】丁历(《别录》)、革蒿(革,音典)、大室(《本经》)、大适(《本经》)、狗荠(《郭璞》)。

时珍曰:名义不可强解。

【集解】《别录》曰:葶苈生藁城平泽及田野,立夏后采实,阴干。

弘景曰:出彭城者最胜,今近道亦有。母即公荠也,子细黄至苦,用之当熬。

颂曰:今汴东、陕西、河北州郡皆有之,曹州者尤佳。初春生苗叶,高六七寸,似荠。根白色,枝茎俱青。三月开花,微黄。结角,子扁小如黍粒微长,黄色。《月令》:孟夏之月,靡草死。许慎、郑玄注皆云靡草,荠、葶苈之属是也。一说葶苈单茎向上,叶端出角,粗且短。又有一种狗芥草,叶近根下作歧,生角细长。取时必须分别此二种也。

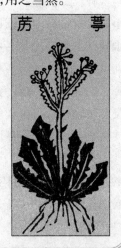

敩曰:凡使勿用赤须子,真相似,只是味微甘苦耳。葶苈子之苦,入顶也。

时珍曰:按《尔雅》云:草,葶苈也。

郭璞注云:实叶皆似荠,一名狗荠。然则狗荠即是葶苈矣。

盖葶苈有甜苦二种,狗荠味微甘,即甜葶苈也。或云甜葶苈是蕨蓂子,考其功用亦似不然。

子

【修治】敩曰:凡使葶苈,以糯米相合,置丁燠上,微焙,待米熟,去米,捣用。

【气味】辛,寒,无毒。

《别录》曰:苦,大寒。得酒良。

权曰:酸,有小毒。入药炒用。

杲曰:沉也,阴中阳也。

张仲景曰:葶苈敷头疮,药气入脑,杀人。

之才曰:榆皮为之使,得酒良,恶白僵蚕、石龙芮。

时珍曰:宜大枣。

【主治】癥瘕积聚结气,饮食寒热,破坚逐邪,通利水道(《本经》)。下膀胱水,伏留热气,皮间邪水上出,面目浮肿,身暴中风热痱痒,利小腹。久服令人虚(《别录》)。疗肺壅上气咳嗽,止喘促,除胸中痰饮(《开宝》)。通月经(时珍)。

【附方】旧十,新十。阳水暴肿,面赤烦渴,喘急,小便涩,其效如神:甜葶苈一两半(炒研末),汉防己末二两,以绿头鸭血及头,合捣万杵,丸梧子大。甚者,空腹白汤下十丸,轻者五丸,日三四服,五日止,小便利为验。一加猪苓末二两。(《经验方》)通身肿满:苦葶苈(炒)四两,为末,枣肉和丸梧子大。每服十五丸,桑白皮汤下,日三服。此方,人不甚信,试之自验。水肿尿涩:《梅师方》:用甜葶苈二两,炒为末,以大枣二十枚,水一大升,煎一小升,去枣,入葶苈末,煎至可丸如梧子大。每饮服六十丸,渐加,以微利为度。崔氏方:用葶苈三两,绢包饭上蒸熟,捣万杵,丸梧子大,不须蜜和。每服五丸,渐加至七丸,以微利为佳。不可多服,令人不堪。若气发,服之得利,气下即止。此方治水气无比。萧驸马水肿,服此得瘥。《外科精义》:治男、妇、大、小头面、手足肿。用苦葶苈炒研,枣肉和丸小豆大。每服十丸,煎麻子汤下,日三服。五七日小便多,则消肿也。忌咸酸生冷。大腹水肿:《肘后方》:用苦葶苈二升,炒为末,割鹳雄鸡血及头,合捣丸梧子大。每小豆汤下十丸,日三服。又方:葶苈二升,春酒五升,渍一夜。稍服一合,小便当利。又方:葶苈一两,杏仁二十枚,并熬黄色,捣。分十服,小便去当瘥。腹胀积聚:葶苈子一升(熬),以酒五升浸七日,日服三合。(《千金方》)肺湿痰喘:甜葶苈(炒)为末,枣肉丸服。(《摘玄方》)痰饮咳嗽:含膏丸:用曹州葶苈子一两(纸衬炒令黑),知母一两,贝母一两,为末,枣肉半两,砂糖一两半,和丸弹子大。每以新绵裹一丸,含之咽津。甚者不过三丸。(《箧中方》)咳嗽上气不得卧,或遍体气肿,或单面肿,或足肿,并主之:葶苈子三升,微火熬研,以绢袋盛,浸清酒五升中,冬七日,夏三日。初服如胡桃许大,日三夜一,冬月日二夜二。量其气力,取微利一、二为度。如患急者,不待日满,亦可绞服。(崔知悌方)肺痈喘急不得卧,葶苈大枣泻肺汤主之：葶苈炒黄捣末，蜜丸弹子大。每用大枣二十枚，水三升，煎取二升，乃入葶苈一丸，更煎取一升，顿服。亦主支饮不得息。（仲景《金匮玉函方》）月水不通：葶苈一升，为末，蜜丸弹子大，绵裹纳阴中二寸，一宿易之，有汁出，止。（《千金方》）卒发颠狂：葶苈一升，捣三千杵，取白犬血和丸麻子大。酒服一丸，三服取瘥。（《肘后》）头风疼痛：葶苈子为末，以汤淋汁沐头，三、四度即愈。（《千金翼》）痈虫蚀齿：葶苈、雄黄等分，为末，腊月猪脂和成，以绵裹槐枝蘸点。（《金匮要略》）白秃头疮：葶苈末涂之。（《子母秘录》）瘰疬已溃：葶苈二合，豉一升，捣作饼子，如钱大，厚二分，安疮孔上，艾作炷灸之，令温热，不可破肉，数易之而灸。但不可灸初起之疮，恐葶苈气入脑伤人也。（《永类方》）马汗毒气入腹：葶苈子一两（炒研），水一升浸汤服，取下恶血。（《续十全方》）

车前（《本经》上品）

【释名】当道（《本经》）、芣苢（音浮以）、马舄（音昔）、牛遗（并《别录》）、牛舌草（《诗疏》）、车轮菜（《救荒》）、地衣（《纲目》）、蛤蟆衣（《别录》）。

时珍曰：按《尔雅》云：芣苢，马舄。马舄，车前。陆玑《诗疏》云：此草好生道边及牛马迹中，故有车前、当道、马舄、牛遗之名。舄，足履也。幽州人谓之牛舌草。蛤蟆喜藏伏于下，故江东称为蛤蟆衣。又《韩诗外传》言：直曰车前；瞿曰芣苢，恐亦强说也。瞿乃生于两旁者。

【集解】《别录》曰：车前生真定平泽丘陵阪道中，五月五日采，阴干。

弘景曰：人家及路边甚多。《韩诗》言芣苢是木似李，食其实宜子孙者，谬矣。

恭曰：今出开州者胜。

颂曰：今江湖、淮甸、近汴、北地处处有之。春初生苗，叶布地如匙面，累年者长及尺余。中抽数茎，作长穗如鼠尾。花甚细密，青色微赤。结实如葶苈，赤黑色。今人五月采苗，七月、八月采实。人家园圃或种之，蜀中尤尚。北人取根日干，作紫菀卖之，甚误所用。陆玑言嫩苗作茹大滑，今人不复啖之。

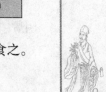

前车

时珍曰：王旻《山居录》，有种车前剪苗食法，则昔人常以为蔬矣。今野人犹采食之。

子

【修治】时珍曰：凡用须以水淘洗去泥沙，晒干。入汤液，炒过用；入丸散，则以酒浸一夜，蒸熟研烂，作饼晒干，焙研。

【气味】甘，寒，无毒。

《别录》曰:咸。

权曰:甘,平。

大明曰:常山为之使。

【主治】气癃止痛,利水道小便,除湿痹。久服轻身耐老(《本经》)。男子伤中,女子淋沥,不欲食,养肺强阴益精,令人有子,明目疗赤痛(《别录》)。去风毒,肝中风热,毒风冲眼,赤痛障翳,脑痛泪出,压丹石毒,去心胸烦热(甄权)。养肝(萧炳)。治妇人难产(陆玑)。导小肠热,止暑湿泻痢(时珍)。

【附方】旧六,新六。小便血淋作痛:车前子晒干为末,每服二钱,车前叶煎汤下。(《普济方》)石淋作痛:车前子二升,以绢袋盛,水八升,煮取三升,服之,须臾石下。(《肘后方》)老人淋病,身体热甚:车前子五合,绵裹煮汁,入青粱米四合,煮粥食。常服明目。(《寿亲养老书》)孕妇热淋:车前子五两,葵根(切)一升,以水五升,煎取一升半,分三服,以利为度。(《梅师方》)滑胎易产:车前子为末,酒服方寸匕。不饮酒者,水调服。《诗》云:采采芣苢,能令妇人乐有子也。陆玑注云:治妇人产难故也。(《妇人良方》)横产不出:车前子末,酒服二钱。(《子母秘录》)阴冷闷疼,渐入囊内,肿满杀人:车前子末,饮服方寸匕,日二服。(《千金方》)隐疹入腹,体肿舌强:车前子末粉之,良。(《千金方》)阴下痒痛:车前子煮汁频洗。(《外台秘要》)久患内障:车前子、干地黄、麦门冬等分,为末,蜜丸如梧子大,服之。累试有效。(《圣惠方》)补虚明目:驻景丸:治肝肾俱虚,眼昏黑花,或生障翳,迎风有泪,久服补肝肾,增目力:车前子、熟地黄(酒蒸焙)各三两,菟丝子(酒浸)五两,为末,炼蜜丸梧子大。每温酒下三十丸,日二服。(《和剂局方》)风热目暗涩痛:车前子、宣州黄连各一两,为末。食后温酒服一钱,日二服。(《圣惠方》)

草及根

【修治】敩曰:凡使须一窠有九叶,内有蕊,茎可长一尺二寸者。和蕊叶根,去土了,称一镒者,力全。使叶勿使蕊茎,剉细,于新瓦上摊干用。

【气味】甘,寒,无毒。

土宿真君曰:可伏硫黄,结草砂,伏五矾、粉霜。

【主治】金疮,止血衄鼻,瘀血血瘕,下血,小便赤。止烦下气,除小虫(《别录》)。主阴㿗(之才)。叶:主泄精病,治尿血,能补五脏,明目,利小便,通五淋(甄权)。

【发明】弘景曰:其叶捣汁服,疗泄精甚验。

宗奭曰:陶说大误矣。此药甘滑,利小便,泄精气。有人作菜频食,小便不禁,几为所误也。

【附方】旧四,新七。小便不通:车前草一斤,水三升,煎取一升半,分三服。一方:入冬瓜汁。一方:入桑叶汁。(《百一方》)初生尿涩不通:车前捣汁,入蜜少许,灌之。(《全幼心鉴》)小便尿血:车前草(捣汁)五合,空心服。(《外台秘要》)鼻衄不止:生车前叶,捣汁饮之甚善。(《图经本草》)金疮血出:车前叶捣敷之。(《千金方》)热痢不止:车前叶捣汁一盏,入蜜一合,煎温服。(《圣惠方》)产后血渗,入大小肠:车前草(汁)一升,入蜜一合,和煎一沸,分二服。(崔氏方)湿气腰痛:蛤蟆草(连根)七科,葱白(连须)七科,枣七枚,煮酒一瓶,常服,终身不发。(《简便方》)喉痹乳蛾:蛤蟆衣、凤尾草擂烂,入霜梅肉、煮酒各少许,再研绞汁,以鹅翎刷患处,随手吐痰,即消也。(赵潜《养疴漫笔》)目赤作痛:车前草自然汁,调朴硝末,卧时涂眼胞上,次早洗去。小儿目痛:车前草汁,和竹沥点之。(《圣济总录》)目中微臀:车前叶、枸杞叶等分,手中揉汁出,以桑叶两重裹之,悬阴处一夜,破桑叶取点,不过三五度。(《十便良方》)

狗舌草(《唐本草》)

【集解】恭曰:狗舌生渠堑湿地,丛生,叶似车前而无纹理,抽茎开花,黄白色。四月、五月采茎,曝干。

【气味】苦,寒,有小毒。

【主治】蛊疥瘙疮,杀小虫。为末和涂之,即瘥(苏恭)。

马鞭草(《别录》下品)

【校正】并入《图经》龙牙草。

【释名】龙牙草(《图经》)、凤颈草。

恭曰:穗类鞭鞘,故名马鞭。

藏器曰:此说未近,乃其节生紫花如马鞭节耳。

时珍曰:龙牙、凤颈,皆因穗取名。苏颂《图经》外类重出龙牙,今并为一。又今方士谬立诸草为各色龙牙之名,甚为淆乱,不足凭信。

【集解】弘景曰:村墟陌甚多。茎似细辛,花紫色,叶微似蓬蒿也。

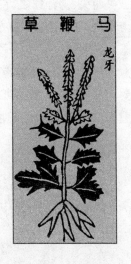

恭曰:苗似狼牙及芜蔚,抽三四穗,紫花,似车前,穗类鞭鞘,都不似蓬蒿也。

保升曰:花白色,七月、八月采苗叶,日干用。

颂曰:今衡山、庐山、江淮州郡皆有之。苗类益母而茎圆,高二三尺。又曰:龙牙草生施州,高二尺以来。春、夏有苗叶,至秋、冬而枯。采根洗净用。

时珍曰:马鞭下地甚多。春月生苗,方茎,叶似益母,对生,夏秋开细紫花,作穗如车前穗,其子如蓬蒿子而细,根白而小。陶言叶似蓬蒿,韩言花色白,苏言茎圆,皆误矣。

苗叶

【气味】苦，微寒，无毒（保升）。

大明曰：辛，凉，无毒。

权曰：苦，有毒。伏丹砂、硫黄。

【主治】下部䘌疮（《别录》）。癥癖血瘕，久疟，破血杀虫。捣烂煎取汁，熬如饴，每空心酒服一匕（藏器）。治妇人血气肚胀，月候不匀，通月经（大明）。治金疮，行血活血（震亨）。捣涂痈肿及蠼螋尿疮，男子阴肿（时珍）。

【附方】旧六，新九。疟痰寒热：马鞭草捣汁五合，酒二合，分二服。（《千金方》）鼓胀烦渴，身干黑瘦：马鞭草细剉，曝干，勿见火。以酒或水同煮，至味出，去滓温服。以六月中旬，雷鸣时采者有效。（《卫生易简方》）大腹水肿：马鞭草、鼠尾草各十斤，水一石，煮取五斗，去滓，再煎令稠，以粉和丸大豆大。每服二三丸，加至四、五丸，神效。（《肘后方》）男子阴肿大如升，核痛，人所不能治者：马鞭草捣涂之。（《集验方》）妇人疝痛，名小肠气：马鞭草一两，酒煎滚服，以汤浴身，取汗甚妙。（《纂要奇方》）妇人经闭，结成瘕块，肋胀大欲死者：马鞭草（根苗）五斤（剉细）。水五斗，煎至一斗，去滓，熬成膏。每服半匙，食前温酒化下，日二服。（《圣惠方》）酒积下血：马鞭草（灰）四钱，白芷（灰）一钱，蒸饼丸梧子大，每米饮下五十丸。（《摘玄方》）鱼肉癥瘕，凡食鱼鲙及生肉，在胸膈不化，成癥瘕：马鞭草捣汁，饮一升，即消。（《千金方》）马喉痹风，深肿连颊，吐气数者：马鞭草一握，勿见风，截去两头，捣汁饮之，良。（《千金方》）乳痈肿痛：马鞭草一握，酒一碗，生姜一块，擂汁服，渣敷之。（《卫生易简方》）白癞风疮：马鞭草为末，每服一钱，食前荆芥、薄荷汤下，日三服。忌铁器。（《太平圣惠方》）人疥马疥：马鞭草不犯铁器，捣自然汁半盏，饮尽，十日内愈，神效。（董炳《集验方》）赤白下痢：龙牙草五钱，陈茶一撮，水煎服，神效。（《医方摘要》）发背痈毒，痛不可忍：龙牙草捣汁饮之，以滓敷患处。（《集简方》）杨梅恶疮：马鞭草煎汤，先熏后洗，气到便爽，痛肿随减。（陈嘉谟《本草蒙筌》）

根

【气味】辛、涩，温。无毒。

【主治】赤白下痢初起，焙捣罗末，每米饮服一钱匕，无所忌（苏颂）。

蛇含（《本经》下品）

【校正】并入《图经》紫背龙牙。

【释名】蛇衔（《本经》）、威蛇（大明）、小龙牙（《纲目》）、紫背龙牙。

恭曰：陶氏本草作蛇合，合乃含字之误也。含衔义同。（见古本草）。

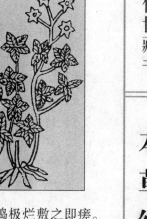

时珍曰：按刘敬叔《异苑》云：有田父见一蛇被伤，一蛇衔一草着疮上，经日伤蛇乃去。田父因取草治蛇疮皆验，遂名曰蛇衔草也。其叶似龙牙而小，背紫色，故俗名小龙牙，又名紫背龙牙。苏颂《图经》重出紫背龙牙，今并为一。

【主治】惊痫。寒热邪气，除热，金疮疽痔，鼠瘘恶疮头疡（《本经》）。疗心腹邪气，腹痛湿痹，养胎，利小儿（《别录》）。治小儿寒热丹疹（甄权）。止血协风毒，痈肿赤眼。汁敷蛇虺蜂毒（大明）。紫背龙牙：解一切蛇毒。治咽喉中痛，含咽之便效（苏颂）。

【发明】藏器曰：蛇含治蛇咬。今以草纳蛇口中，纵伤人亦不能有毒也。种之，亦令无蛇。

颂曰：古今治丹毒疮肿方通用之。《古今录验》治赤疹，用蛇衔草，捣极烂敷之即瘥。亦疹由冷湿搏于肌中，甚即为热，乃成赤疹。天热则剧，冷则减是也。

时珍曰：按葛洪《抱朴子》云：蛇衔膏连已断之指。今考葛洪《肘后方》载蛇衔膏云：治痈肿瘀血，产后积血，耳目诸病，牛领马鞍疮。用蛇衔、大黄、附子、芍药、大戟、细辛、独活、黄芩、当归、莽草、蜀椒各一两，薤白十四枚。上为末，以苦酒淹一宿，以猪膏二斤，七星火上煎沸，成膏收之。每温酒服一弹丸，日再服。病在外，摩之敷之；在耳，绵裹塞之；在目，点之。若入龙衔藤一两，则名龙衔膏也。所谓连断指者，不知即此膏否？

【附方】旧三，新一。产后泻痢：小龙牙根一握，浓煎服之甚效，即蛇含是也。（《斗门方》）金疮出血：蛇含草捣敷之。（《肘后方》）身面恶癣：紫背草，入生矾研。敷二三次断根。（《直指方》）蜈蚣蝎伤：蛇衔，捼敷之。（《古今录验》）

女青（《本经》下品）

【释名】雀瓢（《本经》）。

【集解】《别录》曰：女青，蛇衔根也。生朱崖，八月采，阴干。

弘景曰：若是蛇衔根，不应独生朱崖。俗用者是草叶，别是一物，未详孰是？术云：带此屑一两，则疫疠不犯，弥宜识真者。又云：今市人用一种根，形状如续断，茎叶至苦，乃云是女青根，出荆州。

时珍曰：女青有二：一是藤生，乃苏恭所说似萝藦者；一种草生，则蛇衔根也。蛇衔有大、小二种：叶细者蛇衔，用苗茎叶；大者为龙衔，用根。故王焘《外台秘要》龙衔膏，用龙衔根煎膏治痈肿金疮者，即此女青也。陈藏器言女青、萝藦不能分别，张揖《广雅》言女青是葛类，皆指藤生女青，非此女青也。《别录》明说女青是蛇衔根，一言可据。诸家止因其生朱崖致疑，非矣。方土各有相传不同尔，况又不知有两女青乎？又《罗浮山记》云：山有男青似女青。此则不知是草生藤生者也。

根

【气味】辛,平,有毒。

权曰:苦,无毒。蛇衔为使。

【主治】蛊毒,逐邪恶气,杀鬼温疟,辟不祥(《本经》)。

【附方】旧三。人卒暴死:捣女青屑一钱,安咽中,以水或酒送下,立活也。(《南岳魏夫人内传》)吐利卒死,及大人小儿,卒腹皮青黑赤,不能喘息:即急用女青末纳口中,酒送下。(《子母秘录》)辟禳瘟疫:正月上寅日,捣女青末,三角绛囊盛,系帐中,大吉。(《肘后方》)

鼠尾草(《别录》下品)

【释名】荕(音勋)、山陵翘(《吴普》)、乌草(《拾遗》)、水青(《拾遗》)。

时珍曰:鼠尾以穗形命名。《尔雅》云:荕,鼠尾也。可以染皂,故名乌草,又曰水青。苏颂《图经》谓鼠尾一名陵时者,乃陵翘之误也。

【集解】《别录》曰:鼠尾生平泽中,四月采叶,七月采花,阴干。

弘景曰:田野甚多,人采作滋染皂。

保升曰:所在下湿地有之,惟黔中人采为药。叶如蒿,茎端夏生四五穗,穗若车前,花有赤、白二种。

藏器曰:紫花,茎叶俱可染皂用。

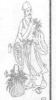

花、叶

【气味】苦,微寒,无毒。

藏器曰:平。

【主治】鼠瘘寒热,下痢脓血不止。白花者主白下;赤花者主赤下(《别录》)。主疟疾水蛊(时珍)。

【发明】弘景曰:古方疗痢多用之。当浓煮令可丸服之,或煎如饴服。今人亦用作饮,或末服亦得,日三服。

【附方】旧一,新二。大腹水蛊:方见马鞭草下。久痢休息,时止时作:鼠尾草花捣末。饮服一钱。(《圣惠方》)下血连年:鼠尾草、地榆各二两。水二升,煮一升,顿服。二十年者,不过再服。亦可为末,饮服之。(《千金方》)反花恶疮,内生恶肉,如饭粒,破之血出,

随生反出于外：鼠尾草根切，同猪脂捣敷。（《圣济总录》）

狼把草（宋《开宝》）

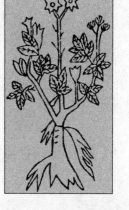

草把狼

【校正】并入《拾遗》郎耶草。

【释名】郎耶草。

时珍曰：此即陈藏器《本草》郎耶草也。闽人呼爷为郎罢，则狼把当作郎罢乃通。又方士言此草即鼠尾草，功用亦近之，但无的据耳。

【集解】藏器曰：狼把草生山道旁，与秋穗子并可染皂。

又曰：郎耶草生山泽间，高三四尺，叶似雁齿，如鬼针苗。鬼针，即鬼钗也。其叶有丫，如钗脚状。

禹锡曰：狼把草出近世，古方未见用者，惟陈藏器言之而不详。太宗皇帝御书记其主疗血痢，甚为精至。谨用书于《本草图经》外类篇首。

【气味】苦，平，无毒

【主治】黑人发，令人不老。又云：郎耶草：主赤白久痢，小儿大腹痞满，丹毒寒热。取根茎煮汁服（藏器）。狼把草：主丈夫血痢，不疗妇人。根：治积年疳痢。取草二斤，捣绞取汁一小升，纳白面半鸡子许，和匀，空腹顿服。极重者，不过三服。或收苗阴干，捣末，蜜水半盏，服一方寸匕（《图经》）。可染须发，治积年癣，天阴即痒，搔出黄水者，捣末掺之（时珍）。

狗尾草（《纲目》）

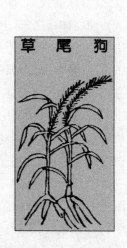

草尾狗

【释名】莠（音酉）、光明草（《纲目》）、阿罗汉草。

时珍曰：莠草秀而不实，故字从秀。穗形象狗尾，故俗名狗尾。其茎治目痛，故方士称为光明草、阿罗汉草。

【集解】时珍曰：原野垣墙多生之。苗叶似粟而小，其穗亦似粟，黄白色而无实。采茎筒盛，以治目病。恶莠之乱苗，即此也。

茎

【主治】疣目，贯发穿之，即干灭也。凡赤眼拳毛倒睫者，翻转目睑，以一二茎蘸水戛去恶血，甚良（时珍）。

鳢肠(《唐本草》)

【释名】莲子草(《唐本》)、旱莲草(《图经》)、金陵草(《图经》)、墨烟草(《纲目》)、墨头草(《纲目》)、墨菜(《纲目》)、猢孙头(《必用》)、猪牙草。

时珍曰:鳢,乌鱼也,其肠亦乌。此草柔茎,断之有墨汁出,故名,俗呼墨菜是也。细实颇如莲房状,故得莲名。

【集解】恭曰:鳢肠生下湿地,所在坑渠间多有。苗似旋覆。二月、八月采,阴干。

颂曰:处处有之,南方尤多。此有二种,一种叶似柳而光泽,茎似马齿苋,高一二尺,开花细而白,其实若小莲房,苏恭谓似旋覆者是也,一种苗梗枯瘦,颇似莲花而黄色,实亦作房而圆,南人谓之连翘者;二种折其苗皆有汁出,须臾而黑,俗谓之旱莲子,亦谓之金陵草。

时珍曰:旱莲有二种:一种苗似旋覆而花白细者,是鳢肠;一种花黄紫而结房如莲房者,乃是小莲翘也,炉火家亦用之,见连翘条。

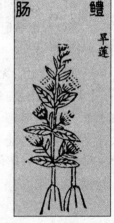

草

【气味】甘、酸,平,无毒。

【主治】血痢。针灸疮发,洪血不可止者,敷之立已。汁涂眉发,生速而繁(《唐本》)。乌髭发,益肾阴(时珍)。止血排脓,通小肠,敷一切疮并蚕痫(大明)。膏点鼻中,添脑(萧炳)。

【附方】旧一,新十一。金陵煎,益髭发,变白为黑:金陵草一秤,六月以后收采,拣青嫩无泥土者,不用洗,摘去黄叶,烂捣,新布绞取汁,以纱绢滤过,入通油器钵盛之,日中煎五日。又取生姜一斤绞汁,白蜜一斤合和,日中煎,以柳本篦搅勿停手,待如稀饧,药乃成矣。每旦日及午后各服一匙,以温酒一盏化下。如欲作丸,日中再煎,令可丸,大如梧子,每服三十丸。及时多合为佳,其效甚速。(孙真人《千金月令方》)乌须固齿:《摄生妙用方》:七月取旱莲草(连根)一斤(用无灰酒洗净),青盐四两(腌三宿)。同汁入油锅中,炒存性,研末。日用擦牙,连津咽之。又法:旱莲取汁,同盐炼干,研末擦牙。《寿亲养老新书》旱莲散:乌髭固牙。温尉云:纳合相公用此方,年七十须发不白,恳求始得。后遇张经历朝请,始传分两也。旱莲草一两半,麻枯饼三两,升麻、青盐各三两半,诃子(连核)二十个,皂角三梃,月蚕沙二两(为末)。薄醋面糊丸弹子大,晒干入泥瓶中,火煨令烟出存性,取出研末。日用揩牙。偏正头痛:鳢肠草汁滴鼻中。(《圣济总录》)一切眼疾,翳膜遮障,凉脑,治头痛,能生发。五月五日平旦合之:莲子草一握,蓝叶一握,油一斤,同浸,密封四十九日。每卧时,以铁匙点药摩顶上,四十九遍,久久甚佳。

(《圣济总录》)系臂截疟:旱莲草捶烂,男左女右,置寸口上,以古文钱压定,帛系住,良久起小泡,谓之天灸。其疟即止,甚效。(王执中《资生经》)小便溺血:金陵草(一名墨头草)、车前草各等分,杵取自然汁,每空心服三杯,愈乃止。(《医学正传》)肠风脏毒,下血不止:旱莲子草,瓦上焙,研末。每服二钱,米饮下。(《家藏经验方》)痔漏疮发:旱莲草一把,连根须洗净,用石臼擂如泥,以极热酒一盏冲入,取汁饮之,滓敷患处,重者不过三服即安。太仆少卿王鸣凤患此,策杖方能移步,服之得瘥。累治有验。(刘松石《保寿堂方》)疗疮恶肿:五月五日收旱莲草阴干,仍露一夜收。遇疾时嚼一叶贴上,外以消毒膏护之,二三日疗脱。(《圣济总录》)风牙疼痛:猢孙头草,入盐少许,于掌心揉擦即止。(《集玄方》)

连翘(《本经》下品)

【校正】并入有名未用《本经》翘根。

【释名】连(《尔雅》)、异翘(《尔雅》)、旱莲子(《药性》)、兰华(《本经》)、三廉(《本经》),根名连轺(仲景)、折根(《本经》)。

恭曰:其实似莲作房,翘出众草,故名。

宗奭曰:连翘亦不翘出众草,太山山谷间甚多。其子折之,片片相比如翘,应以此得名耳。

时珍曰:按《尔雅》云:连,异翘。则是本名连,又名异翘,人因合称为连翘矣。连轺亦作连苕,即《本经》下品翘根是也。唐苏恭《修本草》退入有名未用中,今并为一。旱莲乃小翘,人以为鳢肠者,故同名。

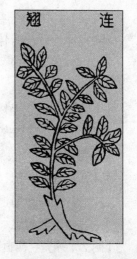

【气味】苦,平,无毒。

元素曰:性凉味苦,气味俱薄,轻清而浮,升也阳也。手搓用之。

好古曰:阴中阳也。入手足少阳手阳明经,又入手少阴经。

时珍曰:微苦、辛。

【主治】寒热鼠瘘瘰疬,痈肿恶疮瘿瘤,结热蛊毒(《本经》)。去白虫(《别录》)。通利五淋,小便不通,除心家客热(甄权)。通小肠,排脓,治疮疖,止痛,通月经(大明)。散诸经血结气聚,消肿(李杲)。泻心火,除脾胃湿热,治中部血证,以为使(震亨)。治耳聋浑浑焞焞(好古)。

【发明】元素曰:连翘之用有三:泻心经客热,一也;去上焦诸热,二也;为疮家圣药,三也。

杲曰:十二经疮药中不可无此,乃结者散之之义。

好古曰：手足少阳之药,治疮疡、瘤瘿结核有神,与柴胡同功,但分气血之异尔。与鼠粘子同用治疮疡,别有神功。

时珍曰：连翘状似人心,两片合成,其中有仁甚香,乃少阴心经、厥阴包络气分主药也。诸痛、痒、疮疡皆属心火,故为十二经疮家圣药,而兼治手、足少阳,手阳明三经气分之热也。

【附方】旧一,新二。瘰疬结核：连翘、脂麻等分,为末,时时食之。(《简便方》)项边马刀,属少阳经：用连翘二斤,瞿麦一斤,大黄三两,甘草半两。每用一两,以水一碗半,煎七分,食后热服。十余日后,灸临泣穴二七壮,六十日决效。(张洁古《活法机要》)痔疮肿痛：连翘煎汤熏洗,后以刀上飞过绿矾入麝香贴之。(《集验方》)

茎叶

【主治】心肺积热(时珍)。

翘根

【气味】甘、寒、平、有小毒。

普曰：神农、雷公：甘,有毒。

李当之：苦。

好古曰：苦,寒。

【主治】下热气,益阴精,令人面悦好,明目。久服轻身耐老(《本经》)。以作蒸饮酒病人(《别录》)。治伤寒瘀热欲发黄(时珍)。

【发明】《本经》曰：翘根生嵩高平泽,二月、八月采。

弘景曰：方药不用,人无识者。

好古曰：此即连翘根也。能下热气,故张仲景治伤寒瘀热在里,麻黄连轺赤小豆汤用之。注云：即连翘根也。

【附方】新一。痈疽肿毒：连翘草及根各一升,水一斗六升,煮汁三升服取汗。(《外台秘要》)

陆英(《本经》下品)

【释名】解见下文。

【集解】《别录》曰：陆英生熊耳川谷及冤句,立秋采。

恭曰：此即蒴藋也。古方无蒴藋,惟言陆英。后人不识,浪出蒴藋条。此叶似芹及接骨花,三物亦同一类。故芹名水英,此名陆英,接骨树名木英,此三英也,花叶并相似。

志曰:苏恭以陆英、蒴藋为一物。今详陆英味苦、寒、无毒,蒴藋味酸、温、有毒,既此不同,难谓一种,盖其类尔。

宗奭曰:蒴藋与陆英性味及出产皆不同,治疗又别,自是二物,断无疑矣。

藋蒴英陆

颂曰:本草陆英生熊耳川谷及冤句。蒴藋不载所出州土,但云生田野,今所在有之。春抽苗,茎有节,节间生枝,叶大似水芹。春夏采叶,秋冬采根茎。陶苏皆以为一物。马志以性味不同,疑非一种,亦不能细别。但《尔雅》:木谓之华,草谓之荣,不荣而实谓之秀,荣而不实谓之英。此物既有英名,当是其花。故《本经》云:立秋采,正是其花时也。

时珍曰:陶、苏本草、甄权《药性论》,皆言陆英即蒴藋,必有所据。马志、寇宗奭虽破其说,而无的据,仍当是一物。分根、茎、花、叶、用,如苏颂所云也。

【气味】苦,寒,无毒。

权曰:陆英,一名蒴藋,味苦、辛,有小毒。

【主治】骨间诸痹,四肢拘挛疼酸,膝寒痛,阴痿,短气不足,脚肿(《本经》)。能捋风毒,脚气上冲,心烦闷绝。水气虚肿。风瘙皮肌恶痒,煎汤入少酒浴之,妙(甄权)。

蒴藋(音朔吊。《别录》下品)

【释名】堇草(《别录》)、芨(《别录》)、接骨草。

【集解】《别录》曰:蒴藋生田野。春、夏采叶,秋、冬采茎根。

弘景曰:田野墟村甚多。

恭曰:此陆英也,剩出此条。《尔雅》云:芨,堇草。郭璞注云:乌头苗也。检三堇别名亦无此者。《别录》言此一名堇草,不知所出处。

宗奭曰:蒴藋花白,子初青如绿豆颗,每朵如盏面大,又平生,有一二百子,十月方熟红。

时珍曰:每枝五叶(说见陆英下)。

【气味】酸,温,有毒。

大明曰:苦,凉,有毒。

【主治】风瘙隐疹,身痒湿痹,可作浴汤(《别录》)。浴癞痫风痹(大明)。

【附方】旧十二,新七。手足偏风:蒴藋叶,火燎,厚铺床上,趁热眠于上,冷复易之。冬月取根,舂碎熬热用。(《外台秘要》)风湿冷痹:方同上。寒湿腰痛:方同上。脚气胫肿骨疼:蒴藋根研碎,和酒糟三分,根一分,合蒸热,封裹肿上,日二即消。亦治不仁。(《千金方》)浑身水肿,坐卧不得:取蒴藋根去皮,捣汁一合,和酒一合,暖服,当微吐利。(《梅师方》)头风作痛:蒴藋根二升,酒二升,煮服,汗出止。(《千金方》)头风旋晕,起倒无定:蒴藋、独活、白石膏各一两,枳实(炒)七钱半。每服三钱,酒一盏,煎六分服。(《圣惠方》)产后血晕,心闷烦热:用接骨草(即蒴藋)破如算子一握,水一升,煎半升,分二服。或小便出血者,服之亦瘥。(《卫生易简方》)产后恶露不除:续骨木二十两(剉)。水一斗,煮三升,分三服,即下。(《千金方》)疟疾不止:蒴藋一大握,炙令黄色,以水浓煎一盏,欲发前服。(《斗门方》)卒暴癥块坚如石,作痛欲死:取蒴藋根一小束,洗净细擘,以酒二升,渍三宿,温服五合至一升,日三服。若欲速用,于热灰中温出药味服之。此方无毒,已愈十六人矣,神验。药尽再作之。(《古今录验》)鳖瘕坚硬,肿起如盆,眠卧不得:蒴藋根白皮一握。捣汁和水服。(《千金方》)下部闭塞:蒴藋根一把。捣汁水和,绞去滓。强人每服一升。(《外台秘要》)一切风疹:蒴藋煮汤,和少酒涂之,无不瘥。(《梅师方》)小儿赤游,上下游行,至心即死:蒴藋,煎汁洗之。(《子母秘录》)五色丹毒:蒴藋叶,捣敷之。(《千金方》)痈肿恶肉不消者:蒴藋灰、石灰各淋取汁,合煎如膏。敷之,能蚀恶肉,亦去痣疵。此药过十日即不中用也。(《千金方》)手足疣目:蒴藋赤子,揉烂,涂目上。(《圣惠方》)熊罴伤人:蒴藋一大把。以水一升渍,须臾,取汁饮,以滓封之。(张文仲《备急方》)

水英(宋《图经》)

【释名】鱼津草。

颂曰:唐《天宝单方图》言:此草原生永阳池泽及河海边。临汝人呼为牛荭草,河北信都人名水节,河内连内黄呼为水棘,剑南、遂宁等郡名龙移草,淮南诸郡名海荏。岭南亦有,土地尤宜,茎叶肥大,名海精木,亦名鱼津草。

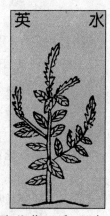

时珍曰:此草不著形状气味,无以考证。芹菜亦名水英,不知是此否也?

【气味】缺。

【主治】骨风(苏颂)。

【发明】颂曰:蜀人采其花合面药。凡丈夫、妇人无故两脚肿满连膝胫中痛,屈申急强者,名骨风。其疾不宜针灸及服药,惟每日取此草五斤,以水一石,煮三斗,及热浸脚,并淋膝上,日夜三四度。不经五日即瘥,数用神验。其药春取苗,夏采叶及花,秋冬用根。肿甚者,加生椒目三升,水二斗。用毕,即摩粉避风。忌油腻、生菜、猪、鱼等物。

蓝(《本经》上品)

【释名】时珍曰:按陆佃《埤雅》云:《月令》:仲夏令民无刈蓝以染。郑玄言:恐伤长养之气也。然则刈蓝先王有禁,制字从监,以此故也。

【集解】《别录》曰:蓝实生河内平泽,其茎叶可以染青。

弘景曰:此即今染缲碧所用者,以尖叶者为胜。

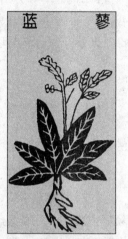

恭曰:蓝有三种:一种叶围径二寸许,厚三、四分者,堪染青,出岭南,太常名为木蓝子;陶氏所说乃是菘蓝,其汁抨为淀甚青者;《本经》所用乃是蓼蓝实也,其苗似蓼而味不辛,不堪为淀,惟作碧色尔。

颂曰:蓝处处有之,人家蔬圃作畦种。至三月、四月生苗,高三二尺许,叶似水蓼,花红白色,实亦若蓼子而大,黑色。五月、六月采实。但可染碧,不堪作淀,此名蓼蓝,即医方所用者也。别有木蓝,出岭南,不入药。有菘蓝,可为淀,亦名马蓝,《尔雅》所谓:“葴,马蓝是也。”又福州一种马蓝,四时俱有,叶类苦荬菜,土人连根采服,治败血。江宁一种吴蓝,二月内生,如蒿,叶青花白,亦解热毒。此二种虽不类,而俱有蓝名,且古方多用吴蓝,或恐是此,故并附之。

宗奭曰:蓝实即大蓝实也。谓之蓼蓝者,非是,乃《尔雅》所谓马蓝者。解诸药毒不可阙也。实与叶两用。注不解实,只解叶,为未尽。

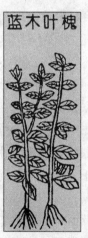

时珍曰:蓝凡五种,各有主治,惟蓝实专取蓼蓝者。蓼蓝:叶如蓼,五、六月开花,成穗细小,浅红色,子亦如蓼,岁可三刈,故先王禁之。菘蓝:叶如白菘。马蓝:叶如苦荬,即郭璞所谓大叶冬蓝,俗中所谓板蓝者。二蓝花子并如蓼蓝。吴蓝:长茎如蒿而花白,吴人种之。木蓝:长茎如决明,高者三四尺,分枝布叶,叶如槐叶,七月开淡红花,结角长寸许,累累如小豆角,其子亦如马蹄决明子而微小,迥与诸蓝不同,而作淀则一也。别有甘蓝,可食,(见本条)。苏恭以马蓝为木蓝,苏颂以菘蓝为马蓝,宗奭以蓝实为大叶蓝之实,皆非矣。今并开列于下。

蓝实

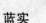

【气味】苦,寒,无毒。

权曰:甘。

【主治】解诸毒,杀蛊蚑疰鬼螫毒。久服头不白,轻身(《本经》。蚑音其,小儿鬼也)。

填骨髓,明耳目,利五脏,调六腑,通关节,治经络中结气,使人健少睡,益心力(甄权)。疗毒肿(苏颂)。

蓝叶汁（此蓼蓝也）

【气味】苦、甘、寒,无毒。

【主治】杀百药毒,解狼毒、射罔毒(《别录》)。弘景曰:解毒不得生蓝汁,以青缯布渍汁亦善)。汁涂五心,止烦闷,疗蜂螫毒(弘景)。斑蝥、芫青、樗鸡毒。朱砂、砒石毒(时珍)。

马蓝

【主治】妇人败血。连根焙捣下筛,酒服一钱匕(苏颂)。

吴蓝

【气味】苦、甘,冷,无毒。

【主治】寒热头痛,赤眼,天行热狂,疔疮,游风热毒,肿毒风疹除烦止渴,杀疳,解毒药毒箭,金疮血闷,毒刺虫蛇伤,鼻衄吐血,排脓,产后血晕,小儿壮热,解金石药毒、狼毒、射罔毒(大明)。

【发明】震亨曰:蓝属水,能使败血分归经络。

时珍曰:诸蓝形虽不同,而性味不远,故能解毒除热。惟木蓝叶力似少劣,蓝子则专用蓼蓝者也。至于用淀与青布,则是刈蓝浸水入石灰澄成者,性味不能不少异,不可与蓝汁一概论也。有人病呕吐,服玉壶诸丸不效,用蓝汁入口即定,盖亦取其杀虫降火尔。如此之类,不可不知。

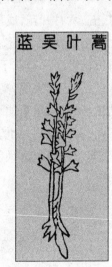

颂曰:蓝汁治虫豸伤。刘禹锡《传信方》著其法云:取大蓝汁一碗,入雄黄、麝香二物少许,以点咬处,仍细服其汁,神异之极也。张荐员外在剑南为张延赏判官,忽被斑蜘蛛咬项上。一宿,咬处有二道赤色,细如箸,绕项上,从胸前下至心。经两宿,头面肿痛,大如数升碗,肚渐肿,几至不救。张公出钱五百千,并荐家财又数百千,募能疗者。忽一人应召,云可治。张公甚不信之,欲验其方。其人云:不惜方,但疗人性命尔。遂取大蓝汁一碗,以蜘蛛投之,至汁而死。又取蓝汁加麝香、雄黄,更以一蛛投入,随化为水。张公因甚异之,遂令点于咬处。两日悉平,作小疮而愈。

【附方】旧十,新七。小儿赤痢:捣青蓝汁二升,分四服。(《子母秘录》)小儿中蛊,下血欲死:捣青蓝汁,频服之。(《圣惠方》)阴阳易病,伤寒初愈,交合阴阳,必病拘急,手足拳,小腹急热,头不能举,名阴阳易,当汗之。满四日难治:蓝一把,雄鼠屎三十枚,水煎服,取汗。(《肘后方》)惊痫发热:干蓝、凝水石等分。为末,水调敷头上。(《圣惠方》)上气咳嗽,呷呀息气,喉中作声,唾粘:以蓝叶水浸捣汁一升,空腹频服。须臾以杏仁研汁,煮粥食之。一两日将息,依前法更服,吐痰尽方瘥。(《梅师方》)飞血赤目热痛:干蓝叶(切)二升,车前草半两,淡竹叶(切)三握。水四升,煎二升,去滓温洗。冷即再暖,以瘥为度。(《圣济总录》)腹中鳖癥:蓝叶一斤(捣)。以水三升,绞汁服一升,日二次。(《千金方》)应声虫病,腹中有物作声,随人语言,名应声虫病:用板蓝汁一盏。分五服,效。(夏子益《奇疾方》)卒中水毒:捣蓝青汁,敷头身令匝。(《肘后方》)服药过剂烦闷,及中毒烦闷欲死:捣蓝汁服数升。(《肘后方》)卒自缢死:以蓝汁灌之。(《千金方》)毒箭伤人:蓝青捣饮并敷之。如无蓝,以青布渍汁饮。(《肘后方》)唇边生疮,连年不瘥:以八月蓝叶一斤,捣汁洗之,不过三度瘥。(《千金方》)齿䘌肿痛:紫蓝,烧灰敷之,日五度。(《广济方》)白头秃疮:粪蓝,煎汁频洗。(《圣济录》)天泡热疮:蓝叶捣敷之,良。(《集简方》)疮疹不快:板蓝根一两,甘草一分。为末。每服半钱或一钱,取雄鸡冠血三二点,同温酒少许调下。(《钱氏小儿方》)

蓝淀(《纲目》)

【释名】时珍曰:淀,石殿也,其滓澄殿在下也。亦作淀,俗作靛。南人掘地作坑,以蓝浸水一宿,入石灰搅至千下,澄去水,则青黑色。亦可干收,用染青碧。其搅起浮沫,掠出阴干,谓之靛花,即青黛(见下)。

【气味】辛、苦,寒,无毒。

【主治】解诸毒,敷热疮,小儿秃疮热肿(藏器)。止血杀虫,治噎膈(时珍)。

【发明】时珍曰:淀乃蓝与石灰作成,其气味与蓝稍有不同,而其止血、拔毒、杀虫之功,似胜于蓝。按《广五行记》云:唐永徽中,绛州一僧,病噎不下食数年,临终命其徒曰:吾死后,可开吾胸喉,视有何物苦我如此? 及死,其徒依命,开视胸中,得一物,形似鱼而有两头,遍体悉似肉鳞。安钵中,跳跃不已。戏投诸味,虽不见食,皆化为水。又投诸毒物,亦皆销化。一僧方作蓝淀,因以少淀投之,即怖惧奔走,须臾化成水。世传淀水能治噎疾,盖本于此。今方士或以染缸水饮人治噎膈,皆取其杀虫也。

【附方】旧三,新一。时行热毒,心神烦躁:用蓝淀一匙。新汲水一盏服。(《圣惠方》)小儿热丹:蓝淀,敷之。(《子母秘录方》)口鼻急疳,数日欲死:以蓝淀敷之,令遍,日十度,夜四度。(《千金翼》)误吞水蛭:青靛调水饮,即泻出。(《普济方》)

青黛（宋《开宝》）

【释名】靛花（《纲目》）、青蛤粉。

时珍曰：黛，眉色也。刘熙《释名》云：火去眉毛，以此代之，故谓之黛。

【集解】志曰：青黛从波斯国来。今以太原并庐陵、南康等处，染淀瓮上沫紫碧色者用之，与青黛同功。

时珍曰：波斯青黛，亦是外国蓝靛花，既不可得，则中国靛花亦可用。或不得已，用青布浸汁代之。货者复以干淀充之，然有石灰，入服饵药中当详之。

【气味】咸，寒，无毒。

权曰：甘，平。

【主治】解诸药毒，小儿诸热，惊痫发热，天行头痛寒热，并水研服之。亦磨敷热疮恶肿，金疮下血，蛇犬等毒（《开宝》）。解小儿疳热，杀虫（甄权）。小儿丹热，和水服之。同鸡子白、大黄末，敷疮痛、蛇虺螫毒（藏器）。泻肝，散五脏郁火，解热，消食积（震亨）。去热烦，吐血咯血，斑疮阴疮，杀恶虫（时珍）。

【发明】宗奭曰：青黛乃蓝为之者。有一妇人患脐下腹上，下连二阴，遍生湿疮，状如马爪疮，他处并无，热痒而痛，大小便涩，出黄汁，食亦减，身面微肿。医作恶疮治，用鳗鲡鱼、松脂、黄丹之药涂之，热痛甚。问其人嗜酒食，喜鱼蟹发风等物，急令洗其膏药，以马齿苋四两，杵烂，入青黛一两，再研匀涂之，即时热减，痛痒皆去。仍以八正散，日三服之，分败客热，药干即上。如此二日，减三分之一，五日减三分之二，二十日愈。此盖中下焦蓄风热毒气也，若不出，当作肠痈内痔。仍须禁酒色、发风物，然不能禁，后果患内痔。

【附方】旧三，新十。心口热痛：姜汁调青黛一钱服之。（《医学正传》）内热吐血：青黛二钱，新汲水下。（《圣惠方》）肺热咯血：青饼子：用青黛一两，杏仁（以牡蛎粉炒过）一两。研匀，黄蜡化和，作三十饼子。每服一饼，以干柿半个夹定，湿纸裹，煨香嚼食，粥饮送下，日三服。（华佗《中藏经》）小儿惊痫：青黛量大小，水研服之。（《生生编》）小儿夜啼：方同上。小儿疳痢：宫气方歌云：孩儿杂病变成疳，不问强羸女与男。烦热毛焦鼻口燥，皮肤枯槁四肢瘫。腹中时时更下痢，青黄赤白一般般。眼涩面黄鼻孔赤，谷道开张不可看。此方便是青黛散，孩儿百病服之安。耳疳出汁：青黛、黄柏末，干搽。（《谈野翁方》）烂弦风眼：青黛、黄连泡汤，日洗。（《明目方》）产后发狂：四物汤加青黛，水煎服。（《摘玄》）伤寒赤斑：青黛二钱。水研服。（《活人书》）豌豆疮毒，未成脓者：波斯青黛一枣许。水研服。（《梅师方》）瘰疬未穿：靛花、马齿苋同捣。日日涂敷，取效。（《简便方》）诸毒虫伤：青黛、雄黄等分，研末，新汲水服二钱。（《古今录验》）

【附录】雀翘

《别录》有名未用曰：味咸。益气明目。生蓝中。叶细黄，茎赤有刺。四月实，锐黄中黑。五月采,阴干。一名去母,一名更生。

甘蓝(《拾遗》)

【校正】自菜部移入此。

【释名】蓝菜(《千金》)

【集解】藏器曰:此是西土蓝也。叶阔可食。

时珍曰:此亦大叶冬蓝之类也。按胡洽居士云:河东、陇西羌胡多种食之,汉地少有。其叶长大而厚,煮食甘美。经冬不死,春亦有英。其花黄,生角结子。其功与蓝相近也。

【气味】甘,平,无毒。

【主治】久食,大益肾,填髓脑,利五脏六腑,利关节,通经络中结气,去心下结伏气,明耳目,健人,少睡,益心力,壮筋骨。作菹经宿色黄,和盐食,治黄毒(藏器)。

子

【主治】人多睡(思邈)。

蓼(《本经》中品)

【校正】自菜部移入此。

【释名】时珍曰:蓼类皆高扬,故字从翏,音料,高飞貌。

【集解】《别录》曰:蓼实生雷泽川泽。

弘景曰:此类多人所食。有三种:一是青蓼,人家常用,其叶有圆有尖,以圆者为胜,所用即此也;一是紫蓼,相似而紫色;一是香蓼,相似而香,并不甚辛,好食。

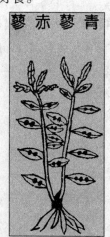

保升曰:蓼类甚多,有青蓼、香蓼、水蓼、马蓼、紫蓼、赤蓼、木蓼七种。紫、赤二蓼,叶小狭而厚;青、香二蓼,叶亦相似而俱薄;马、水二蓼,叶俱阔大,上有黑点;木蓼,一名天蓼,蔓生,叶似柘叶。六蓼花皆红白,子皆大如胡麻,赤黑而尖扁;惟木蓼花黄白,子皮青滑。诸蓼并冬死,惟香蓼宿根重生,可为生菜。

颂曰:木蓼亦有大小二种,皆蔓生。陶氏以青蓼入药,余亦无用。《三茅君传》有作白蓼酱方,药谱无白蓼,疑即青蓼也。

宗奭曰:蓼实即草部下品水蓼之子也。彼言水蓼是用茎,此言蓼实是用子也。春初以壶芦盛水浸湿,高挂火上,日夜使暖,遂生红芽,取为蔬,以备五辛盘。

时珍曰:韩保升所说甚明。古人种蓼为蔬,收子入药。故《礼记》烹鸡、豚、鱼、鳖,皆实蓼于其腹中,而和羹脍亦须切蓼也。后世饮食不用,人亦不复栽,惟造酒曲者用其汁耳。今但以平泽所生香蓼、青蓼、紫蓼为良。

实

【气味】辛,温,无毒。

诜曰:多食吐水,壅气损阳。

【主治】明目温中,耐风寒,下水气,面目浮肿痈疡(《本经》)。归鼻,除肾气,去疬疡,止霍乱,治小儿头疮(甄权)。

【附方】旧二,新二。伤寒劳复,因交后卵肿,或缩入腹痛:蓼子一把。水捼汁,饮一升。(《肘后方》)霍乱烦渴:蓼子一两,香薷二两。每服二钱,水煎服。(《圣济录》)小儿头疮:蓼子为末,蜜和鸡子白同涂之,虫出不作痕。(《药性论》)蜗牛咬毒,毒行遍身者:蓼子煎水浸之,立愈。不可近阴,令弱也。(陈藏器《本草》)

苗叶

【气味】辛,温,无毒。

思邈曰:黄帝云:食蓼过多,有毒,发心痛。和生鱼食,令人脱气,阴核痛求死。二月食蓼,伤人肾。扁鹊云:久食令人寒热,损髓减气少精。妇人月事来时食蓼、蒜,喜为淋。与大麦面相宜。

【主治】归舌,除大小肠邪气,利中益志(《别录》)。干之酿酒,主风冷,大良(弘景)。作生菜食,能入腰脚。煮汤捋脚,治霍乱转筋。煮汁日饮,治疟癖。捣烂,敷狐尿疮(藏器)。脚暴软,赤蓼烧灰淋汁浸之,以桑叶蒸罯,立愈(大明)。杀虫,伏砒(时珍)。

【附方】旧四,新三。蓼汁酒,治胃脘冷,不能饮食,耳目不聪明,四肢有气,冬卧足冷:八月三日取蓼日干,如五升大,六十把,水六石,煮取一石,去滓,拌米饭,如造酒法,待熟,日饮之。十日后,目明气壮也。(《千金方》)肝虚转筋吐泻:赤蓼茎叶(切)三合,水一盏,酒三合,煎至四合,分二服。(《圣惠方》)霍乱转筋:蓼叶一升。水三升,煮取汁二升,入香豉一升,更煮一升半,分三服。(《药性论》)夏月晒死:浓煮蓼汁一盏服。(《外台》)小儿冷痢:蓼叶,捣汁服。(《千金》)血气攻心,痛不可忍:蓼根洗剉,浸酒饮。(《斗门》)恶犬咬伤:蓼叶,捣泥敷。(《肘后》)

水蓼(《唐本草》)

【释名】虞蓼(《尔雅》)、泽蓼。

志曰:生于浅水泽中,故名水蓼。

时珍曰:按《尔雅》云:蔷,虞蓼也。山夹水曰虞。

【集解】恭曰:水蓼生下湿水旁。叶似马蓼,大于家蓼,茎赤色,水挼食之,胜于蓼子。

宗奭曰:水蓼,大概与水荭相似,但枝低耳。今造酒取叶,以水浸汁,和面作曲,亦取其辛耳。

时珍曰:此乃水际所生之蓼,叶长五六寸,比水荭叶稍狭,比家蓼叶稍大,而功用仿佛。故寇氏谓蓼实即水蓼之子者,以此故。

茎叶

【气味】辛,无毒。

大明曰:冷。

【主治】蛇伤,捣敷之。绞汁服之,止蛇毒入腹心闷。又治脚气肿痛成疮,水煮汁渍捋之(《唐本》)。

马蓼(《纲目》)

【释名】大蓼(《纲目》)、墨记草。

时珍曰:凡物大者,皆以马名之,俗呼大蓼是也。高四五尺,有大、小二种。但每叶中间有黑迹,如墨点记,故方士呼为墨记草。

【集解】弘景曰:马蓼生下湿地,茎斑,叶大有黑点。亦有两、三种,其最大者名茏鼓,即水荭也。

茎叶

【气味】辛,温,无毒。

时珍曰:伏丹砂、雌黄。

【主治】去肠中蛭虫,轻身(《本经》)。

荭草(《别录》中品)

【校正】并入有名未用《别录》天蓼。

【释名】鸿蔼(音缬)、茏古(一作鼓)、游龙(《诗经》)、石龙(《别录》)、天蓼(《别录》)、大蓼。

时珍曰:此蓼甚大而花亦繁红,故曰荭,曰鸿。鸿亦大也。《别录》有名未用,草部中有天蓼,云一名石龙,生水中。陈藏器解云:天蓼即水荭,一名游龙,一名大蓼。据此,则

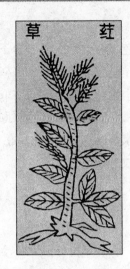

草 荭

二条乃一指其实、一指茎叶而言也。今并为一。

【集解】《别录》曰：荭生水旁，如马蓼而大，五月采实。

弘景曰：今生下湿地甚多，极似马蓼而甚长大。《诗》称隰有游龙，郭璞云：即茏古也。

颂曰：荭即水荭也，似蓼而叶大，赤白色，高丈余。《尔雅》云：荭，茏古。其大者蘬（音诡）。陆玑云：游龙，一名马蓼。然马蓼自是一种也。

时珍曰：其茎粗如拇指，有毛。其叶大如商陆。花色浅红，成穗。秋深子成，扁如酸枣仁而小，其色赤黑而肉白，不甚辛，炊炒可食。

实

【气味】咸，微寒，无毒。

【主治】消渴，去热明目益气（《别录》）。

【附方】旧一，新一。瘰疬：水荭子不以多少，一半微炒，一半生用，同研末。食后好酒调服二钱，日三服。已破者，亦治。久则效，效则止。（寇宗奭《本草衍义》）癖痞腹胀及坚硬如杯碗者：用水荭花子一升，另研独颗蒜三十个（去皮），新狗脑一个，皮硝四两。石臼捣烂，摊在患处上，用油纸以长帛束之。酉时贴之，次日辰时取之。未效，再贴二三次。倘有脓溃，勿怪。仍看虚实，日逐间服钱氏白饼子、紫霜丸、塌气丸、消积丸，利之磨之。服至半月，甚者一月，无不瘥矣。以喘满者，为实；不喘者，为虚。（《蔺氏经验方》）

花

【主治】散血，消积，止痛（时珍）。

【附方】新三。胃脘血气作痛：水荭花一大撮。水二盅，煎一盅服。百户毛菊庄屡验方也。（董炳避《水集验方》）心气疼痛：水荭花为末。热酒服二钱。又法：男，用酒水各半煎服；女，用醋水各半煎服。一妇年三十病此，一服立效。（《摘玄方》）腹中痞积：水荭花或子一碗。以水三碗，用桑柴文武火煎成膏，量痞大小摊贴，仍以酒调膏服。忌腥荤油腻之物。（刘松石《保寿堂方》）

天蓼（《别录》）

时珍曰：此指茎叶也。

【气味】辛，有毒。

【主治】恶疮，去痹气（《别录》）。根茎：除恶疮肿，水气脚气，煮浓汁渍之（苏颂）。

【附方】新一。生肌肉：水荭花根，煎汤淋洗，仍以其叶晒干研末，撒疮上，每日一次。

（《谈野翁试验方》）

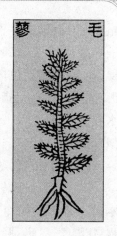

毛蓼（《拾遗》）

【集解】藏器曰：毛蓼生山足，似马蓼，叶上有毛，冬根不死。

时珍曰：此即蓼之生于山麓者，非泽隰之蓼也。

茎叶

【气味】辛，温，有毒。

【主治】痈肿、疽瘘、瘰疬，杵碎纳疮中，引脓血，生肌。亦作汤，洗疮，兼濯足，治脚气（藏器）。

海根（《拾遗》）

【集解】藏器曰：生会稽海畔山谷，茎赤，叶似马蓼，根似菝葜而小，胡人蒸而用之也。

根

【气味】苦，小温，无毒。

【主治】霍乱中恶心腹痛，鬼气疰忤飞尸，喉痹蛊毒，痈疽恶肿，赤白游疹，蛇咬犬毒。酒及水磨服，并敷之（藏器）。

火炭母草（宋《图经》）

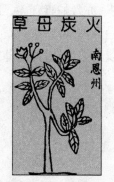

【集解】颂曰：生南恩州原野中。茎赤而柔，似细蓼。叶端尖，近梗形方。夏有白花。秋实如菽，青黑色，味甘可食。

叶

【气味】酸，平，有毒。

【主治】去皮肤风热，流注骨节，痈肿疼痛。不拘时采，于坩器中捣烂，以盐酒炒，敷肿痛处，经宿一易之（苏颂）。

三白草（《唐本草》）

【释名】弘景曰：叶上有三白点，俗因以名（又见下）。

【集解】时珍曰：三白草生田泽畔，三月生苗，高二、三尺。茎如蓼，叶如商陆及青菥。四月其颠三叶面上,三次变作白色,余叶仍青不变。俗云:一叶白,食小麦;二叶白,食梅杏;三叶白,食黍子。五月开花成穗,如蓼花状,而色白微香。结细实。根长白虚软,有节须,状如泥菖蒲根。《造化指南》云:五月采花及根,可制雄黄。苏恭言似水荭,有三黑点者,乃马蓼,非三白也。藏器所说虽是,但叶亦不似薯蓣。

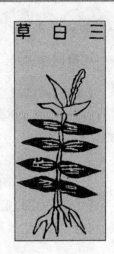

草 白 三

【气味】甘、辛,寒,有小毒。

【主治】水肿脚气,利大小便,消痰破癖,除积聚,消疔肿(《唐本》)。捣绞汁服,令人吐逆,除疟及胸膈热痰,小儿痞满(藏器)。根:疗脚气、风毒、胫肿,捣酒服,亦甚有验。又煎汤,洗癣疮(时珍)。

蚕网草(《拾遗》)

【集解】藏器曰:生湿地,如蓼大,茎赤花白。东土亦有之。

【气味】辛,平,无毒。

【主治】诸虫如蚕类咬人,恐毒入腹,煮服之。亦捣敷诸疮(藏器)。

蛇网草(《拾遗》)

【集解】藏器曰:生平地,叶似苦杖而小,节赤,高一二尺,种之辟蛇;又一种草,茎圆似苎,亦敷蛇毒。

慎微曰:按《百一方》云:东关有草状如苎,茎方节赤,挼敷蛇毒,如摘却然,名蛇网草。又有鼠网草,即后莽草。

【气味】缺。

【主治】蛇虺毒虫等螫。取根叶捣敷咬处,当下黄水(藏器)。

虎杖(《别录》中品)

【释名】苦杖(《拾遗》)、大虫杖(《药性》)、斑杖(《日华》)、酸杖。

时珍曰:杖言其茎,虎言其斑也。或云一名杜牛膝者,非也。一种斑杖似翦头者,与此同名异物。

【集解】机曰:诸注或云似荭、似杏、似寒菊,各不相侔,岂所产有不同耶?

时珍曰:其茎似荭蓼,其叶圆似杏,其枝黄似柳,其花状似菊,色似桃花。合而观之,未尝不同也。

根

【修治】敩曰：采得细剉，却用叶包一夜，晒干用。

【气味】微温。

权曰：甘，平，无毒。

宗奭曰：味微苦。今天下暑月多煎根汁为饮。不得甘草，则不堪饮。本文不言味。《药性论》云：甘。是甘草之味，非虎杖味也。

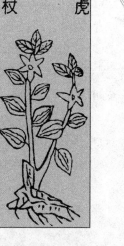

【主治】通利月水，破留血癥结（《别录》）。渍酒服，主暴瘕（弘景）。风在骨节间，及血瘀，煮汁作酒服之（藏器）。治大热烦躁，止渴利小便.压一切热毒（甄权）。治产后血晕，恶血不下，心腹胀满，排脓，主疮疖痈毒，扑损瘀血，破风毒结气（大明）。烧灰，贴诸恶疮。焙研炼蜜为丸，陈米饮服，治肠痔下血（苏颂）。研末酒服，治产后瘀血血痛，及坠扑昏闷有效（时珍）。

【附方】旧三，新四。小便五淋：苦杖为末。每服二钱，用饭饮下。（《集验方》）月水不利：虎杖三两，凌霄花、没药一两。为末。热酒每服一钱。又方：治月经不通，腹大如瓮，气短欲死。虎杖一斤（去头曝干，切），土瓜根汁、牛膝汁二斗。水一斛，浸虎杖一宿，煎取二斗，入二汁，同煎如饧。每酒服一合，日再夜一，宿血当下。（《圣惠方》）时疫流毒攻手足，肿痛欲断：用虎杖根剉，煮汁渍之。（《肘后方》）腹中暴癥硬如石，痛如刺，不治，百日内死：取虎杖根，勿令影临水上，可得石余，洗，干捣末，栥米五升炊饭，纳入搅之，好酒五斗渍之，封候药消饭浮，可饮一升半，勿食鲑鱼及盐。但取一斗干者，薄酒浸饮，从少起，日三服，亦佳，癥当下也。此方治癥，胜诸大药也。（《外台秘要》）气奔怪病，人忽遍身皮底混混如波浪声，痒不可忍，抓之血出不能解，谓之气奔：以苦杖、人参、青盐、白术、细辛各一两。作一服，水煎，细饮尽便愈。（夏子益《奇疾方》）消渴引饮：虎杖（烧过）、海浮石、乌贼鱼骨、丹砂等分。为末。渴时，以麦门冬汤服二钱，日三次。忌酒色、鱼、面、鲊、酱、生冷。（《卫生家宝方》）

莸（《拾遗》）

【校正】并入有名未用《别录》马唐。

【释名】马唐（《别录》）、马饭（《别录》）、羊麻（《别录》）、羊粟（《别录》）、蔓于（《尔雅》）、轩于。

藏器曰：马食之如糖如饭，故名马唐、马饭。

时珍曰：羊亦食之，故曰羊麻、羊粟。其气瘠臭，故谓之莸。莸者，瘠也，朽木臭也。此草茎颇似蕙而臭。故《左传》云:一熏一莸,十年尚犹有臭,是也。孙升《谈圃》以为香薷者,误矣。即《别录》马唐也,今并为一。

【集解】《别录》曰:马唐生下湿地,茎有节生根,五月采。

藏器曰:生南方废稻田中,节节有根,着土如结缕草,堪饲马。又曰:莸生水田中,状如结缕草而叶长,马食之。

【气味】甘,寒,无毒。

藏器曰:大寒。

【主治】马唐:调中,明耳目(《别录》)。煎取汁,明目润肺。又曰:莸:消水气湿痹,脚气顽痹虚肿,小腹急,小便赤涩,并合赤小豆煮食,勿与盐。绞汁服,止消渴。捣叶,敷毒肿(藏器)。

萹蓄(音楄畜。《本经》下品)

【释名】扁竹(弘景)、扁辨(《吴普》)、扁蔓(《吴普》)、粉节草(《纲目》)、道生草。

时珍曰:许慎《说文》作扁筑,与竹同音。节间有粉,多生道旁,故方士呼为粉节草、道生草。

【集解】《别录》曰:萹蓄,生东莱山谷,五月采,阴干。

弘景曰:处处有之,布地而生,花节间白,叶细绿,人呼为扁竹。

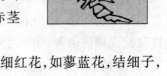

颂曰:春中布地生道旁,苗似瞿麦,叶细绿如竹,赤茎如钗股,节间花出甚细,微青黄色,根如蒿根。四、五月采苗,阴干。《蜀图经》云:二月、八月采茵日干。郭璞注《尔雅》云:似小藜赤茎节,好生道旁,可食又杀虫,是也。或云:《尔雅》王刍即此也。

时珍曰:其叶似落帚叶而不尖,弱茎引蔓,促节。三月开细红花,如蓼蓝花,结细子,炉火家烧灰炼霜用。一种水扁筑,名薄(音督),出《说文》。

【气味】苦,平,无毒

权曰:甘、涩。

【主治】浸淫疥、瘙、疽、痔,杀三虫(《本经》)。疗女子阴蚀(《别录》)。煮汁饮小儿,疗蛔虫有验(甄权)。治霍乱黄疸,利小便,小儿魃病(时珍)。

【附方】旧七,新二。热淋涩痛:扁竹煎汤频饮。(《生生编》)热黄疸疾:扁竹捣汁,顿服一升。多年者,日再服之。(《药性论》)霍乱吐利:扁竹入豉汁中,下五味,煮羹食。(《食医心镜》)丹石冲眼,服丹石人毒发,冲眼肿痛:扁竹根一握,洗,捣汁服之。(《食疗本草》)蛔咬心痛:《食疗》:治小儿蛔咬心痛,面青,口中沫出临死者:取扁竹十斤(判)。以水一石,煎至一斗,去滓煎如饧。隔宿勿食,空心服一升,虫即下也。仍常煮汁作饭食。

《海上歌》云：心头急痛不能当，我有仙人海上方。萹蓄醋煎通口咽，管教时刻便安康。虫食下部，虫状如蜗牛，食下部作痒：取扁竹一把，水二升，煮熟。五岁儿，空腹服三五合。（《杨氏产乳》）痔发肿痛：扁竹捣汁，服一升。一二服未瘥，再服。亦取汁和面作餺飥煮食，日三次。（《药性论》）恶疮痂痒作痛：扁竹捣封，痂落即瘥。（《肘后方》）

荩草（音烬。《本经》下品）

【释名】黄草（《吴普》）、绿竹（《唐本》）、绿蓐（《唐本》）、菉草（《纲目》）、盭草（音戾）、王刍（《尔雅》）、鸱脚莎。

时珍曰：此草绿色，可染黄，故曰黄、曰绿也。菉、盭，乃北人呼绿字音转也。古者贡草入染人，故谓之王刍，而进忠者谓之荩臣也。《诗》云：终朝采绿，不盈一掬。许慎《说文》云：菉草可以染黄。《汉书》云：诸侯盭绶。晋灼注云：盭草出琅琊，似艾可染，因以名绶。皆谓此草也。

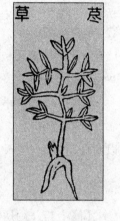

禹锡曰：《尔雅》：绿，王刍。孙炎注云：即绿蓐草也。今呼为鸱脚莎。《诗》云：绿竹猗猗，是也。

【集解】《别录》曰：荩草，生青衣川谷，九月、十月采，司以染作金色。

普曰：生太山山谷。

恭曰：青衣县名，在益州西。今处处平泽溪涧侧皆有。叶似竹而细薄，茎亦圆小。荆襄人煮以染黄，色极鲜好。俗名绿蓐草。

【气味】苦，平，无毒

普曰：神农、雷公：苦。

之才曰：畏鼠负。

【主治】久咳上气喘逆，久寒惊悸，痂疥白秃疡气，杀皮肤小虫（《本经》）。治身热邪气，小儿身热（吴普）。洗一切恶疮，有效（大明）。

蒺藜（《本经》上品）

【释名】茨（《尔雅》）、旁通（《本经》）、屈人（《本经》）、止行（《本经》）、豺羽（《本经》）、升推。

弘景曰：多生道上及墙上，叶布地，子有刺，状如菱而小。长安最饶，人行多着木履。今军家乃铸铁作之，以布敌路，名铁蒺藜。《易》云：据于蒺藜，言其凶伤。《诗》云：墙有茨，不可扫也，以刺梗秽。方用甚稀。

时珍曰:蒺,疾也;藜,利也;茨,刺也。其刺伤人,甚疾而利也。屈人、止行,皆因其伤人也。

【集解】《别录》曰:蒺藜子生冯翊平泽或道旁。七月、八月采实,曝干。

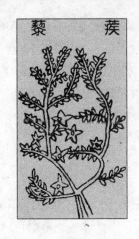

颂曰:冬月亦采之,黄白色。郭璞注《尔雅》云.布地蔓生,细叶,子有三角,刺人,是也;又一种白蒺藜,今生同州沙苑,牧马草地最多,而近道亦有之。绿叶细蔓,绵布沙上。七月开花黄紫色,如豌豆花而小。九月结实作荚,子便可采。其实味甘而微腥,褐绿色,与蚕种子相类而差大。又与马薸子酷相类,但马薸子微大,不堪入药,须细辨之。

宗奭曰:蒺藜有二等:一等杜蒺藜,即今之道旁布地而生者。开小黄花,结芒刺;一种白蒺藜,出同州沙苑牧马处。子如羊内肾,大如黍粒,补肾药,今人多用。风家惟用刺蒺藜也。

时珍曰:蒺藜叶如初生皂荚叶,整齐可爱。刺蒺藜状如赤根菜子及细菱,三角四刺,实有仁;其白蒺藜结荚长寸许,内子大如脂麻,状如羊肾而带绿色,今人谓之沙苑蒺藜。以此分别。

子

【修治】敩曰:凡使拣净蒸之,从午至酉,日干。木臼舂令刺尽,用酒拌再蒸,从午至酉,目干用。

大明曰:入药不计丸散,并炒去刺用。

【气味】苦,温,无毒。

《别录》曰:辛,微寒。

权曰:甘,有小毒。

志曰:其性宣通,久服不冷而无壅热,当以性温为是。

之才曰:乌头为之使。

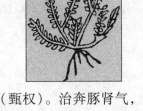

【主治】恶血,破癥结积聚,喉痹乳难。久服长肌肉,明目轻身(《本经》)。身体风痒,头痛,咳逆伤肺肺痿,止烦下气。小儿头疮,痈肿阴溃,可作摩粉(《别录》)。治诸风疬疡,疗吐脓,去燥热(甄权)。治奔豚肾气,肺气胸膈满,催生堕胎,益精,疗水藏冷,小便多,止遗沥泄精、溺血肿痛(大明)。痔漏阴汗,妇人发乳带下(苏颂)。治风秘,及蛔虫心腹痛(时珍)。

【附方】旧九,新八。服食法:蒺藜子一石(七、八月熟时收取)。日干,舂去刺,杵为末。每服二钱,新汲水调下,日三服,勿令中绝,断谷长生。服之一年以后,冬不寒,夏不热;二年,老者复少,发白复黑,齿落更生;服之三年,身轻长生。(《神仙秘旨》)腰脊引痛:

蒺藜子捣末,蜜和丸胡豆大。酒服二丸,日三服。(《外台秘要》)通身浮肿:杜蒺藜日日煎汤洗之。(《圣惠方》)卒中五尸:蒺藜子捣末,蜜丸胡豆大。每服二丸,日三服。(《肘后方》)大便风秘:蒺藜子(炒)一两,猪牙皂荚(去皮,酥炙)五钱。为末。每服一钱,盐茶汤下。(《普济方》)月经不通:杜蒺藜、当归等分,为末,米饮每服三钱。(《儒门事亲》)催生下衣,难产,胎在腹中,并包衣不下及胎死者:蒺藜子、贝母各四两。为末,米汤服三钱。少顷不下,再服。(《梅师方》)蛔虫心痛吐清水:七月七日采蒺藜子阴干,烧作灰,先食服方寸匕,日三服。(《外台秘要》)万病积聚:七、八月收蒺藜子,水煮熟,曝干,蜜丸梧子大。每酒服七丸,以知为度。其汁煎如饴,服之。三十年失明:补肝散:用蒺藜子(七月七日收),阴干捣散。食后水服方寸匕,日二。(《外台秘要》)牙齿动摇,疼痛及打动者:土蒺藜(去角生研)五钱,淡浆水半碗。蘸水入盐温漱,甚效。或以根烧灰,贴牙即牢固也。(《御药院方》)牙齿出血不止,动摇:白蒺藜末,旦旦擦之。(《道藏经》)打动牙疼:蒺藜子或根为末,日日揩之。(《瑞竹堂方》)鼻塞出水,多年不闻香臭:蒺藜二握,当道车碾过,以水一大盏,煮取半盏。仰卧,先满口含饭,以汁一合灌鼻中。不过再灌,嚏出一两个息肉,似赤蛹虫,即愈。(《圣惠方》)面上瘢痕:蒺藜子、山栀子各一合。为末。醋和。夜涂旦洗。(《救急方》)白癜风疾:白蒺藜子六两,生捣为末。每汤服二钱,日二钱。一月绝根。服至半月,白处见红点,神效。(《孙真人食忌》)一切疔肿:蒺藜子一升,作灰,以醋和封头上,拔根。(《外台秘要》)

花

【主治】阴干为末,每温酒服二、三钱,治白癜风(宗奭)。

苗

【主治】煮汤,洗疥癣、风疮作痒(《千金》)。

【附方】旧二,新一。鼻流清涕:蒺藜苗二握,黄连二两,水五升,煎一升,少少灌鼻中取嚏,不过再灌。(《圣济录》)诸疮肿毒:蒺藜蔓,洗,三寸截之,取得一斗。以水五升,煮取二升,去滓,纳铜器中,又煮取一升,纳小器中,煮如饴状,以涂肿处。(《千金方》)蠼螋尿疮,绕身匝即死:以蒺藜叶捣敷之。无叶用子。(《备急方》)

白蒺藜

【气味】甘,温,无毒。

【主治】补肾,治腰痛泄精,虚损劳乏(时珍)。

【发明】颂曰:古方皆用有刺者,治风、明目最良。神仙方亦有单服蒺藜法,云不问黑白,但取坚实者,春去刺用。

时珍曰:古方补肾治风,皆用刺蒺藜。后世补肾多用沙苑蒺藜,或以熬膏和药,恐其功亦不甚相远也。刺蒺藜炒黄去刺,磨面作饼,或蒸食,可以救荒。

谷精草(宋《开宝》)

【释名】戴星草(《开宝》)、文星草(《纲目》)、流星草。

时珍曰:谷田余气所生,故曰谷精。

志曰:白花似星,故有戴星诸名。

【集解】颂曰:处处有之。春生于谷田中,叶茎俱青,根花并白色。二月、三月采花用,花白小圆似星。可喂马令肥,主虫额毛焦病。又有一种,茎梗长有节,根微赤,出秦陇间。

时珍曰:此草收谷后,荒田中生之,江湖南北多有。一科丛生,叶似嫩谷秧。抽细茎,高四、五寸。茎头有小白花,点点如乱星。九月采花,阴干。云二、三月采者,误也。

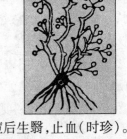

花

【气味】辛,温,无毒。

藏器曰:甘,平。

大明曰:可结水银成砂子。

【主治】喉痹,齿风痛,诸疮疥(《开宝》)。头风痛,目盲翳膜,痘后生翳,止血(时珍)。

【发明】时珍曰:谷精体轻性浮,能上行阳明分野。凡治目中诸病,加而用之,甚良。明目退翳之功,似在菊花之上也。

【附方】旧一,新九。脑痛眉痛:谷精草二钱,地龙三钱,乳香一钱,为末。每用半钱,烧烟筒中,随左右熏鼻。(《圣济录》)偏正头痛:《集验方》:用谷精草一两为末,以白面糊调摊纸花上,贴痛处,干换。《圣济方》:用谷精草末、铜绿各一钱,硝石半分。随左右搐鼻。鼻衄不止:谷精草为末,熟面汤服二钱。(《圣惠方》)目中翳膜:谷精草、防风等分。为末。米饮服之,甚验。(《明目方》)痘后目翳,隐涩泪出,久而不退:用谷精草为末,以柿或猪肝片蘸食。一方:加蛤粉等分,同入猪肝内煮熟,日食之。又方:见夜明沙。(邵真人《济急方》)小儿雀盲,至晚忽不见物:用羯羊肝一具(不用水洗,竹刀剖开),入谷精草一撮,瓦罐煮熟,日食之。屡效。忌铁器。如不肯食,炙熟,捣作丸绿豆大。每服三十丸,茶下。(《卫生家宝方》)小儿中暑,吐泄烦渴:谷精草烧存性,用器覆之,放冷为末。每冷米饮服半钱。(《保幼大全》)

海金沙(宋《嘉祐》)

【释名】竹园荽。

时珍曰:其色黄如细沙也。谓之海者,神异之也。俗名竹园荽,象叶形也。

【集解】禹锡曰:出黔中郡,湖南亦有。生作小株,高一二尺。七月收其全科,于日中暴之,小干,以纸衬承,以杖击之,有细沙落纸上,且暴且击,以尽为度。

时珍曰:江浙、湖湘、川陕皆有之,生山林下。茎细如线,引于竹木上,高尺许。其叶细如园荽叶而甚薄,背面皆青,上多皱纹。皱处有沙子,状如蒲黄粉,黄赤色。不开花,细根坚强。其沙及草皆可入药。方士采其草取汁,煮砂、缩贺。

【气味】甘,寒,无毒。

【主治】通利小肠。得栀子、马牙硝、蓬沙,疗伤寒热狂。或丸或散(《嘉祐》)。治湿热肿满,小便热淋、膏淋、血淋、石淋茎痛,解热毒气(时珍)。

【发明】时珍曰:海金沙,小肠、膀胱血分药也。热在二经血分者宜之。

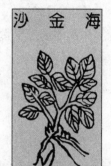

海金沙

【附方】旧一,新五。热淋急痛:海金沙草阴干为末,煎生甘草汤,调服二钱,此陈总领方也。一加滑石。(《夷坚志》)小便不通,脐下满闷:海金沙一两,蜡面茶半两,捣碎。每服三钱,生姜甘草煎汤下,日二服。亦可末服。(《图经本草》)膏淋如油:海金沙、滑石各一两,甘草梢二钱半。为末。每服二钱,麦门冬煎汤服,日二次。(《仁存方》)血淋痛涩,但利水道。则清浊自分:海金沙末,新汲水或砂糖水服一钱。(《普济方》)脾湿肿满,腹胀如鼓,喘不得卧:海金沙散:用海金沙三钱,白术四两,甘草半两,黑牵牛头末一两半。为末。每服一钱,煎倒流水调下,得利为妙。(东垣《兰室秘藏》)痘疮变黑归肾:用竹园荽草煎酒,敷其身,即发起。(《直指方》)

地杨梅(《拾遗》)

【集解】藏器曰:生江东湿地,苗如莎草,四、五月有子,似杨梅也。

【气味】辛,平,无毒。

【主治】赤白痢。取茎、子煎汤服(藏器)。

水杨梅(《纲目》)

【释名】地椒

【集解】时珍曰:生水边,条叶甚多,生子如杨梅状。《庚辛玉册》云:地椒,一名水杨梅,多生近道阴湿处,荒田野中亦有之。丛生,苗叶似菊,茎端开黄花,实类椒而不赤。实可结伏三黄、白矾,制丹砂、粉霜。

【气味】辛,温,无毒。

【主治】疔疮肿毒(时珍)。

地蜈蚣草(《纲目》)

【集解】时珍曰:生村落塍野间。左蔓延右,右蔓延左。其叶密而对生,如蜈蚣形,其穗亦长,俗呼过路蜈蚣。其延上树者,呼飞天蜈蚣。根、苗皆可用。

【气味】苦,寒,无毒。

【主治】解诸毒,及大便不通,捣汁。疗痈肿,捣涂,并末服,能消毒排脓。蜈蚣伤者,入盐少许捣涂,或末敷之(时珍)。

【附方】新一。一切痈疽,及肠痈奶痈,赤肿未破,或已破而脓血不散,发热疼痛能食者,并宜排脓托里散:用地蜈蚣、赤芍药、当归、甘草等分。为末。每服二钱,温酒下。(《和剂局方》)

半边莲(《纲目》)

【集解】时珍曰:半边莲,小草也。生阴湿塍堑边。就地细梗引蔓,节节而生细叶。秋开小花,淡红紫色,止有半边,如莲花状,故名。又呼急解索。

【气味】辛,平,无毒。

【主治】蛇虺伤,捣汁饮,以滓围涂之。又治寒齁气喘,及疟疾寒热,同雄黄各二钱,捣泥,碗内覆之,待色青,以饭丸梧子大。每服九丸,空心盐汤下(时珍。《寿域方》)。

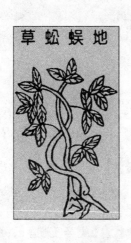

草蚣蜈地

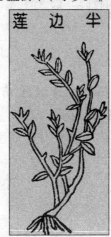

莲边半

紫花地丁(《纲目》)

【释名】箭头草(《纲目》)、独行虎(《纲目》)、羊角子(《秘韫》)、米布袋。

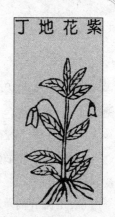

紫花地丁

【集解】时珍曰:处处有之。其叶似柳而微细,夏开紫花结角。平地生者起茎;沟壑边生者起蔓。《普济方》云:乡村篱落生者,夏秋开小白花,如铃儿倒垂,叶微似木香花之叶。此与紫花者相戾,恐别一种也。

【气味】苦、辛,寒,无毒。

【主治】一切痈疽发背,疔肿瘰疬,无名肿毒恶疮(时珍)。

【附方】新九。黄疸内热:地丁末。酒服三钱。(《乾坤秘韫》)稻芒粘咽,不得出者:箭头草嚼咽下。(同上方)痈疽恶疮:紫花地丁(连根)、同苍耳叶等分。捣烂,酒一盏,搅汁服。(杨诚《经验方》)痈疽发背,无名诸肿,贴之如神:紫花地丁草,三伏时收。以白面和成,盐醋浸一夜贴之。昔有一尼发背,梦得此方,数日而痊。(孙天仁《集效方》)一切恶疮:紫花地丁根,日干,以罐盛,烧烟对疮熏之。出黄水,取尽愈。(《卫生易简方》)瘰疬疔疮,发背诸肿:紫花地丁根去粗皮,同白蒺藜为末,油和涂神效。(《乾坤秘韫》)疔疮肿毒:《千金方》:用紫花地丁草捣汁服,虽极者亦效。杨氏方:用紫花地丁草、葱头、生蜜共捣贴之。若瘤疮,加新黑牛屎。喉痹肿痛:箭头草叶,入酱少许,研膏,点入取吐。(《普济方》)

鬼针草(《拾遗》)

【集解】藏器曰:生池畔,方茎,叶有丫,子作钗脚,着人衣如针。北人谓之鬼针,南人谓之鬼钗。

【气味】苦,平,无毒。

【主治】蜘蛛、蛇咬,杵汁服,并敷(藏器)。涂蝎虿伤(时珍)。

【附方】新一。割甲伤肉不愈:鬼针草苗、鼠粘子根捣汁,和腊猪脂涂。(《千金》)

独用将军(《唐本草》)

【集解】恭曰:生林野中,节节穿叶心生苗,其叶似楠,不时采根、叶用。

【气味】辛,无毒。

【主治】毒肿乳痈,解毒,破恶血(恭)。

【附方】新一。下痢噤口:独将军草根,有珠如豆者,取珠捣汁三匙,以白酒半杯和服。(《简便方》)

【附录】留军待

恭曰:生剑州山谷,叶似楠而细长,采无时。味辛,温,无毒。主肢节风痛,筋脉不遂,折伤瘀血,五缓挛痛。

见肿消(宋《图经》)

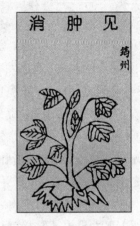

消肿见

筠州

【集解】颂曰:生筠州。春生苗叶,茎紫色,高一二尺,叶似桑而光,面青紫赤色,米九时。

【气味】酸、涩,有微毒。

【主治】消痈肿及狗咬,捣叶贴之(苏颂)。

【附方】新一。一切肿毒及伤寒遗毒,发于耳之前后,及项下肿硬:用见肿消草、生白芨、生白蔹、土大黄、生大蓟根、野苎麻根捣成饼,入芒硝一钱,和贴留头,干即易之。若加金线重楼及山慈菇尤妙。(《伤寒蕴要》)

攀倒甑(《图经》)

【集解】颂曰:生宜州郊野。茎叶如薄荷。一名斑杖,一名接骨。

时珍曰:斑杖,名同虎杖;接骨,名同蒴藋,不知是一类否?

【气味】苦,寒,无毒。

【主治】解利风热,烦渴狂躁,捣汁服,甚效(苏颂)。

水甘草(《图经》)

【集解】颂曰:生筠州,多在水旁。春生苗,茎青,叶如柳,无花。土人七月、八月采。单用,不入众药。

【气味】甘,寒,无毒。

【主治】小儿风热丹毒,同甘草煎饮(苏颂)。

本草纲目草部第十七卷

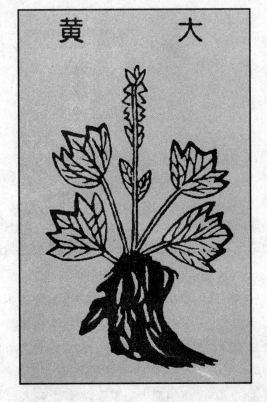

黄 大

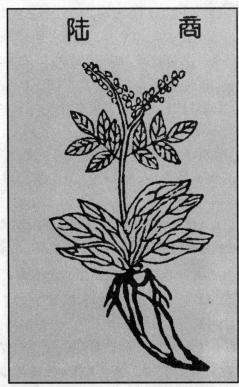

陆 商

本草纲目草部第十七卷

大黄（《本经》下品）

【释名】黄良（《本经》）、将军（当之）、火参（《吴普》）、肤如（《吴普》）。

弘景曰：大黄，其色也。将军之号，当取其骏快也。

杲曰：推陈致新，如戡定祸乱，以致太平，所以有将军之号。

【集解】《别录》曰：大黄生河西山谷及陇西。二月、八月采根，火干。

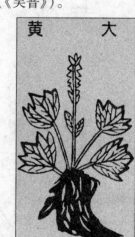

普曰：生蜀郡北部或陇西。二月卷生黄赤，其叶四四相当，茎高三尺许。三月花黄，五月实黑，八月采根。根有黄汁，切片阴干。

弘景曰：今采益州北部汶山及西山者，虽非河西、陇西，好者犹作紫地锦色，味甚苦涩，色至浓黑。西川阴干者胜。北部日干，亦有火干者，皮小焦不如，而耐蛀堪久。此药至劲利，粗者便不中服。

恭曰：叶、子、茎并似羊蹄，但茎高六、七尺而脆，味酸堪生啖，叶粗长而厚。根细者亦似宿羊蹄，大者乃如碗，长二尺。其性湿润而易蛀坏，火干乃佳。作时烧石使热，横寸截着石上煿之，一日微燥，以绳穿晾干。今出宕州、凉州、西羌、蜀地者皆佳。幽并以北者渐细，气力不及蜀中者。陶言蜀地不及陇西，误矣。

藏器曰：凡用当分别之。若取和厚深沉、能攻病者，可用蜀中似牛舌片紧硬者；若取泻泄骏快、推陈去热者，当取河西锦纹者。

颂曰：今蜀川、河东、陕西州郡皆有之，以蜀川锦纹者佳。其次，秦陇来者，谓之土番大黄。正月内生青叶，似蓖麻，大者如扇。根如芋，大者如碗，长一二尺。其细根如牛蒡，小者亦如芋。四月开黄花，亦有青红似荞麦花者。茎青紫色，形如竹。二、八月采根，去黑皮，切作横片，火干。蜀大黄乃作竖片如牛舌形，谓之牛舌大黄。二者功用相等。江淮出者曰土大黄，二月开花，结细实。

时珍曰:宋祁《益州方物图》,言蜀大山中多有之,赤茎大叶,根巨若碗,药市以大者为枕,紫地锦纹也。今人以庄浪出者为最,庄浪,即古泾原陇西地,与《别录》相合。

【正误】颂曰:鼎州出一种羊蹄大黄,治疥瘙甚效。初生苗叶如羊蹄,累年长大,即叶似商陆而狭尖。四月内抽条出穗,五七茎相合,花叶同色。结实如荞麦而轻小,五月熟即黄色,呼为金荞麦。三月采苗,五月采实,阴干。九月采根,破之亦有锦纹。亦呼为土大黄。

时珍曰:苏说即老羊蹄根也。因其似大黄,故谓之羊蹄大黄,实非一类。又一种酸模,乃山大黄也。状似羊蹄而生山上,所谓土大黄或指此,非羊蹄也(俱见本条)。

根

【修治】雷曰:凡使细切,以纹如水旋斑紧重者,剉片蒸之,从巳至未,晒干,又洒腊水蒸之,从未至亥,如此凡七次。晒干。却洒淡蜜水再蒸一伏时,其大黄必如乌膏样,乃晒干用。

藏器曰:凡用有蒸、有生、有熟,不得一概用之。

承曰:大黄采时,皆以火石焙干货卖,更无生者,用之亦不须更多炮炙蒸煮。

【气味】苦,寒,无毒。

《别录》曰:大寒。

普曰:神农、雷公:苦,有毒;扁鹊:苦,无毒;李当之:小寒。

元素曰:味苦气寒,气味俱厚,沉而降,阴也。用之须酒浸煨熟者,寒因热用。酒浸入太阳经;酒洗入阳明经,余经不用酒。

杲曰:大黄苦峻下走,用之于下必生用。若邪气在上,非酒不至,必用酒浸引上至高之分,驱热而下。如物在高巅,必射以取之也。若用生者,则遗至高之邪热,是以愈后或目赤、或喉痹、或头肿、或膈上热疾生也。

时珍曰:凡病在气分,及胃寒血虚,并妊娠产后,并勿轻用。其性苦寒,能伤元气、耗阴血故也。

之才曰:黄芩为之使,无所畏。

权曰:忌冷水,恶干漆。

【主治】下瘀血血闭,寒热,破癥瘕积聚,留饮宿食,荡涤肠胃,推陈致新。通利水谷,调中化食,安和五脏(《本经》)。平胃下气,除痰实,肠间结热,心腹胀满,女子寒血闭胀,小腹痛,诸老血留结(《别录》)。通女子经候,利水肿,利大小肠。贴热肿毒,小儿寒热时疾,烦热蚀脓(甄权)。通宣一切气,调血脉,利关节,泄壅滞水气,温瘴热疟(大明)。泻诸实热不通,除下焦湿热,消宿食,泻心下痞满(元素)。下痢赤白,里急腹痛,小便淋沥,实热燥结,潮热谵语,黄疸诸火疮(时珍)。

【发明】之才曰：得芍药、黄芩、牡蛎、细辛、茯苓，疗惊恚怒，心下悸气。得硝石、紫石英、桃仁，疗女子血闭。

宗奭曰：张仲景治心气不足，吐血衄血，泻心汤：用大黄、黄芩、黄连。或曰心气既不足，而不用补心汤，更用泻心何也？答曰：若心气独不足，则当不吐衄也。此乃邪热因不足而客之，故令吐衄。以苦泄其热，以苦补其心，盖一举而两得之。有是证者，用之无不效，惟在量其虚实而已。

震亨曰：大黄苦寒善泄，仲景用之泻心汤者，正因少阴经不足，本经之阳亢甚无辅，以致阴血妄行飞越。故用大黄泻去亢甚之火，使之平和，则血归经而自安。夫心之阴气不足，非一日矣，肺与肝俱各受火而病作。故黄芩救肺，黄连救肝。肺者阴之主，肝者心之母，血之合也。肝肺之火既退，则阴血复其旧矣。寇氏不明说而云邪热客之，何以明仲景之意而开悟后人也？

时珍曰：大黄乃足太阴、手足阳明、手足厥阴五经血分之药。凡病在五经血分者，宜用之。若在气分用之，是谓诛伐无过矣。泻心汤治心气不足吐血衄血者，乃真心之气不足，而手厥阴心包络、足厥阴肝、足太阴脾、足阳明胃之邪火有余也。虽曰泻心，实泻四经血中之伏火也。又仲景治心下痞满、按之软者，用大黄、黄连泻心汤主之。此亦泻脾胃之湿热，非泻心也。病发于阴而反下之，则作痞满，乃寒伤营血，邪气乘虚结于上焦。胃之上脘在于心，故曰泻心，实泻脾也。《素问》云：太阴所至为痞满。又云：浊气在上，则生䐜胀，是矣。病发于阳而反下之，则成结胸，乃热邪陷入血分，亦在上脘分野。仲景大陷胸汤丸皆用大黄，亦泻脾胃血分之邪，而降其浊气也。若结胸在气分，则只用小陷胸汤；痞满在气分，则用半夏泻心汤矣。成无己注释《伤寒论》，亦不知分别此义。

成无己曰：热淫所胜，以苦泄之。大黄之苦，以荡涤瘀热，下燥结而泄胃强。

颂曰：本草称大黄推陈致新，其效最神，故古方下积滞多用之，张仲景治伤寒用处尤多。古人用毒药攻病，必随人之虚实寒热而处置，非一切轻用也。梁武帝因发热欲服大黄。姚僧垣曰：大黄，乃是快药，至尊年高，不可轻用。帝弗从，几至委顿。梁元帝常有心腹疾。诸医咸谓宜用平药，可渐宣通。僧垣曰：脉洪而实，此有宿妨，非用大黄无瘥理。帝从之，遂愈。以此言之，今医用一毒药而攻众病，其偶中，便谓此方神奇；其差误，则不言用药之失，可不戒哉？

【附方】旧十三，新四十二。吐血衄血，治心气不足，吐血衄血者，泻心汤主之：大黄二两，黄连、黄芩各一两，水三升，煮一升，热服取利。（张仲景《金匮玉函》）吐血刺痛：川大黄一两，为散。每服一钱，以生地黄汁一合，水半盏，煎三、五沸，无时服。（《简要济众方》）伤寒痞满，病发于阴，而反下之，心下满而不痛，按之濡，此为痞也，大黄黄连泻心汤主之：大黄二两，黄连一两，以麻沸汤二升渍之，须臾绞汁，分作二次温服。（仲景《伤寒

：川大黄五两，剉，炒微赤，为散。用腊雪水五升，煎如膏。每服半匙，冷水下。（《圣惠方》）伤寒发黄：方同上。气壮者，大黄一两，水二升，渍一宿，平旦煎汁一升，入芒硝一两，缓服，须臾当利下。（《伤寒类要》）腰脚风气作痛：大黄二两，切如棋子，和少酥炒干，勿令焦，捣筛。每用二钱，空心以水三大合，入姜三片，煎十余沸，取汤调服。当下冷脓恶物，即痛止。（崔元亮《海上方》）一切壅滞：《经验后方》：治风热积壅，化痰涎，治痞闷消食，化气导血：用大黄四两，牵牛子（半炒半生）四两，为末，炼蜜丸如梧子大。每服十丸，白汤下，并不损人。如要微利，加一二十丸。《卫生宝鉴》：用皂荚熬膏和丸，名坠痰丸，又名全真丸。金宣宗服之有验，赐名保安丸。痰为百病：滚痰丸：治痰为百病，惟水泻、胎前产后不可服用：大黄（酒浸，蒸熟切晒）八两，生黄芩八两，沉香半两，青礞石二两。以焰硝二两，同入砂罐固济，煅红研末二两。上各取末，以水和丸梧子大。常服一二十丸，小病五六十丸，缓病七八十丸，急病一百二十丸，温水吞下，即卧勿动，候药逐上焦痰滞。次日先下糟粕，次下痰涎，未下再服。王隐君岁合四十余斤，愈疾数万也。（《养生主论》）男女诸病：无极丸：治妇人经血不通，赤白带下，崩漏不止，肠风下血，五淋，产后积血，癥瘕腹痛，男子五劳七伤，小儿骨蒸潮热等疟，其效甚速。宜六癸日合之。用锦纹大黄一斤，分作四分：一分用童尿一碗，食盐二钱，浸一日，切晒；一分用醇酒一碗，浸一日，切晒，再以巴豆仁三十五粒同炒，豆黄、去豆不用；一分用红花四两，泡水一碗，浸一日，切晒；一分用当归四两，入淡醋一碗，同浸一日，去归，切晒，为末。炼蜜丸梧子大。每服五十丸，空心温酒下。取下恶物为验；未下再服。此武当高士孙碧云方也。（《医林集要》）心腹诸疾：三物备急丸：治心腹诸疾，卒暴百病：用大黄、巴豆、干姜各一两。捣筛，蜜和捣一千杵，丸小豆大，每服三丸。凡中恶客忤，心腹胀满，痛如锥刀，气急口噤，停尸卒死者，以暖水或酒服之，或灌之。未知更服三丸，腹中鸣转，当吐下便愈。若口已噤者，折齿灌之，入喉即瘥。此乃仲景方，司空裴秀改为散用，不及丸也。（《图经本草》）腹中痞块：大黄十两为散，醋三升，蜜两匙和煎，丸梧子大。每服三十丸，生姜汤下，吐利为度。（《外台秘要》）腹胁积块：风化石（灰末）半斤，瓦器炒极热，稍冷，入大黄（末）一两炒热，入桂心（末）半两略炒，下米醋搅成膏，摊布贴之。又方：大黄二两，朴硝一两，为末。以大蒜同捣膏和贴之。或加阿魏一两，尤妙。（《丹溪心法》）久患积聚：二便不利，气上抢心，腹中胀满，害食：大黄、白芍各二两。为末，水丸梧子大。每汤下四十丸，日三，以知为度。（《千金方》）脾癖疳积，不拘大人小儿：锦纹大黄三两为末，醋一盏，沙锅内文武火熬成膏，倾瓦上，日晒夜露三日，再研。用舶上硫黄一两（形如琥珀者），官粉一两，同研匀。十岁以下小儿半钱，大人一钱半，米饮下。忌一切生冷、鱼肉，只食白粥半月。如一服不愈，半月之后再服。若不忌口，不如勿服。（《圣济总录》）小儿无辜闪癖瘰疬，或头干黄耸，或乍痢乍瘥，诸状多者，大黄煎主之：大黄九两（锦纹新实者，若微朽即不中用），削去皮，捣筛为散。

以好米醋三升，和置瓦碗中，于大铛内浮汤上，炭火慢煮，候至成膏，可丸，乃贮器中。三岁儿一服七丸，梧子大，日再服，以下出青赤脓为度。若不下，或下少，稍稍加丸。若下多，又须减之。病重者七八剂方尽根。大人亦可用之。此药惟下宿脓，不令儿利也。须禁食毒物，乳母亦禁之。一加木香一两半。（崔知悌方）小儿诸热：大黄（煨熟）、黄芩各一两，为末，炼蜜丸麻子大。每服五丸至十丸，蜜汤下。加黄连，名三黄丸。（《钱氏小儿方》）骨蒸积热，渐渐黄瘦：大黄四分，以童子小便五六合，煎取四合，去滓。空腹分为二服，如人行五里，再服。（《广利方》）赤白浊淋：好大黄为末。每服六分，以鸡子一个，破顶入药，搅匀蒸熟，空心食之。不过三服愈。（《简便方》）相火秘结：大黄（末）一两，牵牛头（末）半两，每服三钱。有厥冷者：酒服；无厥冷，五心烦，蜜汤服。（刘河间《保命集》）诸痢初起：大黄（煨熟）、当归各二三钱（壮人各一两）。水煎服，取利。或加槟榔。（《集简方》）热痢里急：大黄一两。浸酒半日，煎服取利。（《集简方》）忽喘闷绝，不能语言，涎流吐逆，牙齿动摇，气出转大，绝而复苏，名伤寒并热霍乱：大黄、人参各半两，水二盏，煎一盏，热服，可安。（危氏《得效方》）食已即吐，胸中有火也：大黄一两，甘草二钱半，水一升，煮半升，温服。（仲景《金匮玉函方》）妇人血癖作痛：大黄一两，酒二升，煮十沸，顿服取利。（《千金翼》）产后血块：大黄末一两，头醋半升，熬膏，丸梧子大。每服五丸，温醋化下，良久当下。（《千金方》）干血气痛：绵纹大黄（酒浸晒干）四两，为末，好醋一升，熬成膏，丸茨子大。卧时酒化一丸服，大便利一二行，红漏自下，乃调经仙药也。或加香附。（董氏《集验方》）妇人嫁痛，小户肿痛也：大黄一两，酒一升，煮一沸，顿服。（《千金方》）男子偏坠作痛：大黄末和醋涂之，干则易。（《梅师方》）湿热眩晕不可当者：酒炒大黄为末，茶清服二钱，急则治其标也。（《丹溪纂要》）小儿脑热，常欲闭目：大黄一分，水三合，浸一夜。一岁儿每日服半合，余者涂顶上，干即再上。（姚和众《至宝方》）暴赤目痛：四物汤加熟大黄，酒煎服之。（《传信适用方》）胃火牙痛：口含冰水一口，以纸捻蘸大黄末，随左右搐鼻，立止。（《儒门事亲》）风热牙痛：紫金散：治风热积壅，一切牙痛，去口气，大有奇效：好大黄瓶内烧存性，为末，早晚揩牙，漱去。都下一家专货此药，两宫常以数千赎之，其门如市也。（《千金家藏方》）风虫牙痛，龈常出血，渐至崩落，口臭，极效：大黄（米泔浸软）、生地黄各旋切一片，合定贴上，一夜即愈，未愈再贴。忌说话，恐引入风。（《本事方》）口疮糜烂：大黄、枯矾等分，为末，擦之吐涎。（《圣惠方》）鼻中生疮：生大黄、杏仁捣匀，猪脂和涂。又方：生大黄、黄连各一钱，麝香少许，为末，生油调搽。（《圣惠方》）仙茅毒发，舌胀出口：方见仙茅下。伤损瘀血：《三因方》鸡鸣散：治从高坠下，木石压伤，及一切伤损，血瘀凝积，痛不可忍，并以此药推陈致新。大黄（酒蒸）一两，杏仁（去皮尖）三七粒，细研，酒一碗，煎六分，鸡鸣时服。至晚取下瘀血，即愈。《和剂方》：治跌压瘀血在内胀满：大黄、当归等分，炒研，每服四钱，温酒服，取下恶物愈。打扑伤痕，瘀血滚注，或作潮热者：大黄末，姜汁调涂。一夜，黑者紫；二夜，紫者白也。(《濒湖集简方》)杖疮肿痛：大黄末，醋调涂之。童尿亦可调。(《医方摘玄》)金疮烦痛，大便不利：大黄、黄芩等分，为末，蜜丸。先食水下十丸，日三服。(《千金方》)冻疮破烂：大黄末，水调涂之。(《卫生宝鉴》)汤火伤灼：庄浪大黄生研，蜜调涂之。不惟止痛，又且灭瘢。此乃金山寺神人所传方。(洪迈《夷坚志》)灸疮飞蝶，因艾灸讫，火痂便退，疮内鲜肉片飞如蝶形而去，痛不可忍，是火毒也：大黄、朴硝各半两，为末，水服取利即愈。(张杲《医说》)蠼螋咬疮：大黄末涂之。(《医说》)火丹赤肿遍身者：大黄磨水，频刷之。(《急救方》)肿毒初起：大黄、五倍子、黄柏等分，为末。新汲水调涂，日四五次。(《简便方》)痈肿焮热作痛：大黄末，醋调涂之。燥即易，不过数易即退，甚验神方也。(《肘后方》)乳痈肿毒：金黄散：用川大黄、粉草各一两。为末，好酒熬成膏收之。以绢摊贴疮上，仰卧。仍先以温酒服一大匙，明日取下恶物。(《妇人经验方》)大风癞疮：大黄(煨)一两，皂荚刺一两，为末。每服方寸匕，空心温酒下，取出恶毒物如鱼脑状。未下再服，即取下如乱发之虫。取尽，乃服雄黄花蛇药。名通天再造散。(《十便良方》)

叶

【气味】酸，寒，无毒。

【主治】置荐下，辟虱虫(《相感志》)。

商陆(《本经》下品)

【释名】蓫薚(音逐汤)、当陆(《开宝》)、章柳(《图经》)、白昌(《开宝》)、马尾(《广雅》)、夜呼(《本经》)。

时珍曰：此物能逐荡水气，故曰蓫薚。讹为商陆，又讹为当陆，北音讹为章柳。或云枝枝相值，叶叶相当，故曰当陆。或云多当陆路而生也。

【集解】《别录》曰：商陆生咸阳山谷。如人形者有神。

恭曰：此有赤白二种：白者入药用；赤者见鬼神，甚有毒。

保升曰：所在有之。叶大如牛舌而厚脆，赤花者，根赤；白花者，根白。二月、八月采根，日干。

颂曰：俗名章柳根，多生于人家园圃中。春生苗，高三、四尺，青叶如牛舌而长。茎青赤，至柔脆。夏秋开红紫花，作朵。根如萝卜而长，八、九月采之。《尔雅》谓之蓫薚，《广雅》谓之马尾，《易经》谓之苋陆。

敩曰：一种赤昌，苗叶绝相类，不可服之，有伤筋骨消肾之毒。惟章陆花白年多者，仙人采之作脯，可下酒也。

时珍曰：商陆昔人亦种之为蔬，取白根及紫色者擘破，作畦栽之，亦可种子。根、苗、茎并可洗蒸食，或用灰汁煮过亦良，服丹砂、乳石，人食之尤利。其赤与黄色者有毒，不可食。按周定王《救荒本草》云：章柳干粗似鸡冠花干，微有线楞，色微紫赤，极易生植。

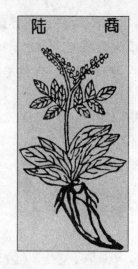

根

【修治】敩曰：取花白者根，铜刀刮去皮，薄切，以东流水浸两宿，漉出，架甑蒸，以黑豆叶一重，商陆一重，如此蒸之，从午至亥，取出去豆叶，曝干剉用。无豆叶，以豆代之。

【气味】辛，平，有毒。

《别录》曰：酸。

权曰：甘，有大毒。忌犬肉。

大明曰：白者苦冷，得大蒜良。赤者有毒，能伏硇砂、砒石、雌黄，拔锡。

恭曰：赤者但可贴肿，服之伤人，痢血不已杀人，令人见鬼神。

张仲景曰：商陆以水服，杀人。

呆曰：商陆有毒，阳中之阴。其味酸辛，其形类人。其用疗水，其效如神。

【主治】水肿疝瘕痹，熨除痈肿，杀鬼精物（《本经》）。疗胸中邪气，水肿痿痹，腹满洪直，疏五脏，散水气（《别录》）。泻十种水病。喉痹不通，薄切醋炒，涂喉外，良（甄权）。通大小肠，泻蛊毒，堕胎，熁肿毒，敷恶疮（大明）。

【发明】弘景曰：方家不甚干用，惟疗水肿，切生根，杂生鲤鱼煮作汤服。道家乃散用之，及煎酿服，皆能去尸虫，见鬼神。其实子亦入神药。花名葛花，尤良。

颂曰：古方术家多用之，亦可单服。五月五日采根，竹篓盛，挂屋东北角阴干百日，捣筛，井华水调服，云神仙所秘法也。

时珍曰：商陆苦寒，沉也，降也，阴也。其性下行，专于行水，与大戟、甘遂，盖异性而同功，胃气虚弱者不可用。方家治肿满、小便不利者，以赤根捣烂，入麝香三分，贴于脐心，以帛束之，得小便利即肿消。又治湿水，以指画肉上，随散不成纹者。用白商陆、香附子炒干，出火毒，以酒浸一夜，日干为末。每服二钱，米饮下。或以大蒜同商陆煮汁服亦可。其茎叶作蔬食，亦治肿疾。

嘉谟曰：古赞云：其味酸辛，其形类人。疗水贴肿，其效如神。斯言尽之矣。

【附方】旧九，新六。湿气脚软：章柳根切小豆大，煮熟，更以绿豆同煮为饭。每日食之，以瘥为度，最效。（《斗门方》）水气肿满：《外台秘要》：用白商陆根去皮，切如豆大，一大盏，以水三升，煮一升，更以粟米一大盏，同煮成粥。每日空心服之，取微利，不得杂食。

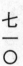

千金髓：用白商陆六两，取汁半合，和酒半升，看人与服。当利下水，取效。《梅师方》：用白商陆一升，羊肉六两，水一斗，煮取六升，去滓，和葱、豉作臛食之。腹中暴癥，有物如石，痛刺啼呼，不治，百日死：多取商陆根捣汁或蒸之，以布藉腹上，安药，衣物覆，冷即易，昼夜勿息。（孙真人《千金方》）痃癖如石，在胁下坚硬：生商陆根汁一升，杏仁一两（浸去皮尖，捣如泥）。以商陆汁绞杏泥，火煎如饧。每服枣许，空腹热酒服，以利下恶物为度。（《圣惠方》）产后腹大坚满，喘不能卧：白圣散：用章柳根三两，大戟一两半，甘遂（炒）一两，为末。每服二三钱，热汤调下，大便宜利为度。此乃主水圣药也。（洁古《保命集》）五尸注痛：腹痛胀急，不得喘息，上攻心胸，旁攻两胁，痛或磊块涌起：用商陆根熬，以囊盛，更互熨之，取效。（《肘后方》）小儿痘毒，小儿将痘发热，失表，忽作腹痛，及膨胀弩气，干霍乱，由毒气与胃气相搏，欲出不得出也：以商陆根和葱白捣敷脐上，斑止痘出，方免无虞。（《摘玄方》）耳卒热肿：生商陆，削尖纳入，日再易。（《圣济录》）喉卒攻痛：商陆切根炙热，隔布熨之，冷即易，立愈。（《图经本草》）瘰疬喉痹攻痛：生商陆根捣作饼，置病上，以艾炷于上灸三四壮良。（《外台秘要》）

芀花

【主治】人心昏塞，多忘喜卧，取花阴干百日，捣末，日暮水服方寸匕，乃卧思念所欲事，即于眠中醒悟也（苏颂）。

狼毒（《本经》下品）

【释名】时珍曰：观其名，知其毒矣。

【集解】《别录》曰：狼毒生秦亭山谷及奉高。二月、八月采根，阴干。陈而沉水者良。

弘景曰：宕昌亦出之。乃言止有数亩地生，蝮蛇食其根，故为难得。亦用太山者。今用出汉中及建平。云与防葵同根，但置水中沉者是狼毒，浮者是防葵。俗用亦稀，为疗腹内要药耳。

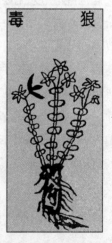

恭曰：今出秦州、成州，秦亭原在二州之界。秦陇地寒，元无蝮蛇。此物与防葵都不同类，生处又别，太山、汉中亦不闻有，陶说谬矣。

志曰：狼毒叶似商陆及大黄，茎叶上有毛，根皮黄，肉白。以实重者为良，轻者为力劣。秦亭在陇西，奉高是太山下县。陶云：沉者是狼毒，浮者是防葵，此不足为信。假使防葵秋冬采者坚实，得水皆沉；狼毒春夏采者轻虚，得水皆浮。且二物全别，不可比类。此与麻黄、橘皮、半夏、枳实、吴茱萸为六陈也。

保升曰:根似玄参,惟浮虚者为劣也。

颂曰:今陕西州郡及辽、石州亦有之。状如马志所说。

时珍曰:狼毒出秦、晋地。今人往往以草蒿茹为之,误矣。(见蒿茹下也)。

根

【气味】辛,平,有大毒。

甄权曰:苦、辛,有毒。

之才曰:大豆为之使,宜醋炒,恶麦句姜,畏占斯、密陀僧也。

【主治】咳逆上气,破积聚饮食,寒热水气,恶疮鼠瘘疽蚀,鬼精蛊毒,杀飞鸟走兽(《本经》)。除胁下积癖(《别录》)。治痰饮癥瘕,亦杀鼠(甄权)。合野葛纳耳中,治聋(《抱朴子》)。

【附方】旧四,新六。心腹连痛作胀:用狼毒二两,附子半两,捣筛,蜜丸梧子大。一日服一丸,二日二丸,三日三丸,止;又从一丸起,至三丸止,以瘥为度。(《肘后方》)九种心痛,一虫,二蛀,三风,四悸,五食,六饮,七冷,八热,九气也。又治连年积冷,流注心胸,及落马堕车,瘀血中恶等症:九痛丸:用狼毒(炙香)、吴茱萸(汤泡)、巴豆(去心,炒取霜)、干姜(炮)、人参各一两,附子(泡去皮)三两,为末,炼蜜丸梧子大。每空腹温酒下一丸。(《千金方》)腹中冷痛,水谷阴结,心下停痰,两胁痞满,按之鸣转,逆害饮食:用狼毒三两,附子一两,旋覆花三两,捣末,蜜丸梧子大。每服三丸,食前白汤下,日三服。(《肘后方》)阴疝欲死,丸缩入腹,急痛欲死:狼毒四两,防风二两,附子三两烧,以蜜丸梧子大。每服三丸,日夜三度白汤下。(《肘后方》)两胁气结:方同腹中冷痛方。一切虫病:用狼毒杵末,每服一钱,用饧一皂子大,沙糖少许,以水化开,卧时空腹服之,次早即下虫也。(《集效方》)干湿虫疥:狼毒不拘多少,捣烂,以猪油、马油调搽患处。方睡勿以被蒙头,恐药气伤面。此维扬潘氏所传方。(《蔺氏经验方》)积年疥癞:狼毒一两(一半生研,一半炒研),轻粉三合,水银三钱。以茶末少许,于瓦器内,以津液擦化为末,同以清油浸药,高一寸,三日,待药沉油清,遇夜不见灯火,蘸油涂疮上,仍以口鼻于药盏上吸气,取效。(《永类方》)积年干癣生痂,搔之黄水出,每逢阴雨即痒:用狼毒末涂之。(《圣惠方》)恶疾风疮:狼毒、秦艽等分。为末。每服方寸匕,温酒下,日一二服。(《千金方》)

防葵(《本经》上品)

【释名】房苑(《吴普》)、梨盖(《本经》)、利茹(《别录》,又名爵离、方盖、农果)。

恭曰:根叶似葵花子根,香味似防风,故名防葵。

【集解】《别录》曰:防葵生临淄川谷,及嵩高、太山、少室。三月三日采根,曝干。

普曰：茎叶如葵，上黑黄。二月生根，根大如桔梗根，中红白。六月花白，七月、八月实白。三月采根。

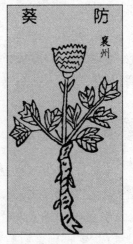

恭曰：此物亦稀有，襄阳、望楚、山东及兴州西方有之。兴州者乃胜南者，为邻蜀地也。

颂曰：今惟出襄阳地，他郡不闻也。其叶似葵，每茎三叶，一本十数茎，中发一干，其端开花，如葱花、景天辈而色白，六月开花即结实。根似防风，香味亦如之，依时采者乃沉水。今乃用枯朽狼毒当之，极为谬矣。

时珍曰：唐时陇西成州贡之。苏颂所说，详明可据。

【正误】弘景曰：防葵，今用建平者。本与狼毒同根，犹如三建，其形亦相似，但置水中不沉尔。而狼毒陈久者，亦不能沉矣。

敩曰：凡使防葵，勿误用狼毒，缘真相似，而验之有异，效又不同，切须审之，恐误人疾。其防葵在蔡州沙土中生，采得二十日便生蚰，用之惟轻为妙。

恭曰：狼毒与防葵都不同类，生处亦别。

藏器曰：二物，一是上品，一是下品；善恶不同，形质又别。陶氏以浮沉为别，后人因而用之，将以防葵破坚积为下品之物，与狼毒同功。今古因循，遂无甄别，殊为谬误。

根

【修治】敩曰：凡使须拣去蚰末，用甘草汤浸一宿，漉出曝干，用黄精自然汁一二升拌了，土器中炒至汁尽用。

【气味】辛，寒，无毒。

《别录》曰：甘、苦。

普曰：神农：辛、小寒；桐君、扁鹊：无毒；岐伯、雷公、黄帝：辛、苦，无毒。

权曰：有小毒。

【主治】疝瘕肠泄，膀胱热结，溺不下，咳逆温疟，癫痫惊邪狂走。久服坚骨髓，益气轻身（《本经》）。疗五脏虚气，小腹支满胪胀。口干，除肾邪，强志。中火者不可服，令人恍惚见鬼（《别录》）。久服主邪气惊狂（苏恭）。主疝癖气块，膀胱宿水，血气瘤大如碗者。悉能消散。治鬼疟，百邪鬼魅精怪，通气（甄权）。

【发明】时珍曰：防葵乃神农上品药，黄帝、岐伯、桐君、雷公、扁鹊、吴普皆言其无毒；独《别录》言中火者服之，令人恍惚见鬼。陈延之《小品方》云：防葵多服，令人迷惑恍惚如狂。按《难经》云：重阳者狂，脱阳者见鬼，是岂上品养性所宜乎？是岂寒而无毒者乎？不然，则《本经》及苏恭所列者，是防葵功用；而《别录》所列者，乃似防葵之狼毒功用，非防葵也。狼毒之乱防葵，其来亦远矣，不可不辨。古方治蛇瘕、鳖瘕大方中，多用防葵，皆是狼毒也。

【附方】旧一,新二。肿满洪大:防葵研末,温酒服一刀圭,至二三服,身瞤及小不仁为效。(《肘后方》)癫狂邪疾:方同上。伤寒动气,伤寒汗下后,脐左有动气:防葵散:用防葵一两,木香、黄芩、柴胡各半两。每服半两,水一盏半,煎八分,温服。(云岐子《保命集》)

狼牙(《本经》下品)

【释名】牙子(《本经》)、狼齿(《别录》)、狼子(《别录》)、犬牙(《吴普》),抱牙(《吴普》)、支兰(李当之)。

弘景曰:其牙似兽之齿牙,故有诸名。

【集解】《别录》曰:狼牙生淮南川谷及冤句。八月采根,曝干。中湿腐烂生衣者,杀人。

普曰:叶青,根黄赤,六、七月华,八月实黑,正月、八月采根。

保升曰:所在有之。苗似蛇莓而厚大,深绿色。根黑,若兽之牙。三月、八月采根,日干。

颂曰:今江东、汴东州郡多有之。

时珍曰:《范子计然》云:出建康及三辅,色白者善。

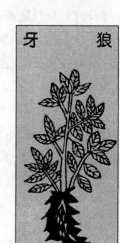

牙 狼

根

【气味】苦,寒,有毒。

《别录》曰:酸。

普曰:神农、黄帝:苦,有毒。桐君:辛。岐伯、雷公、扁鹊:苦,无毒。

之才曰:芜荑为之使,恶地榆、枣肌。

【主治】邪气热气,疥瘙恶疡疮痔,去白虫(《本经》)。治浮风瘙痒,煎汁洗恶疮(甄权)。杀腹脏一切虫,止赤白痢,煎服(大明)。

【附方】旧六,新四。金疮出血:狼牙草茎叶,熟捣贴之。(《肘后方》)小便溺血:金粟狼牙草(焙干,入蚌粉炒)、槐花、百药煎等分。为末。每服三钱,米泔空心调服。亦治酒病。(《卫生易简方》)寸白诸虫:狼牙五两。捣末。蜜丸麻子大。隔宿不食,明旦以浆水下一合,服尽即瘥。(《外台秘要》)虫疮瘙痒:六月以前采狼牙叶,以后用根,生咬咀,以木叶裹之,煻火炮热,于疮上熨之,冷即止。(杨炎《南行方》)小儿阴疮:狼牙草,浓煮汁洗之。(《千金方》)妇人阴痒:狼牙二两,蛇床子三两,煎水热洗。(《外台秘要》)妇人阴蚀疮烂者:狼牙汤:用狼牙三两,水四升,煎取半升,以箸缠绵浸汤沥洗,日四五遍。(张仲景《金匮玉函》)聤耳出汁:狼牙研末,绵裹,日塞之。(《圣惠方》)毒蛇伤螫:独茎狼牙根或

叶,捣烂,腊猪脂和涂,立瘥。(崔氏方)射工中人有疮:狼牙,冬取根,夏取叶,捣汁饮四五合,并敷之。(《千金方》)

茴茹(《本经》下品)

【释名】离娄(《别录》)、掘据(音结居),白者名草茴茹。

时珍曰:茴茹本作蓄蕠,其根牵引之貌。掘据,当作拮据。《诗》云:予手拮据,手口共作之状也。

【集解】《别录》曰:茴茹生代郡川谷。五月采根阴干。黑头者,良。

普曰:草高四五尺,叶圆黄,四、四相当。四月华黄,五月实黑。根黄,有汁亦黄色。三月采叶,四月、五月采根。

弘景曰:今第一出高丽,色黄。初断时汁出凝黑如漆,故云漆头。次出近道,名草茴茹,色白,皆烧铁烁头令黑,以当漆头,非真也。

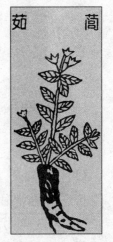

颂曰:今河阳、淄、齐州亦有之。二月生苗,叶似大戟而花黄色。根如萝卜,皮赤黄,肉白。初断时,汁出凝黑如漆。三月开浅红花,亦淡黄色,不着子。陶隐居谓出高丽者,此近之。又有一种草茴茹,色白。古方两用之。故姚僧垣治痈疽生恶肉,有白茴茹散,敷之看肉尽便停止,但敷诸膏药。若不生肉,又敷黄芪散。恶肉仍不尽者,可以漆头赤皮茴茹为散半钱,和白茴茹散三钱合敷之。观此,则赤白皆可用也。

时珍曰:《范子计然》云:蘆蕠茹出武都,黄色者善。草茴茹出建康,白色。今亦处处有之,生山原中。春初生苗,高二三尺。根长大如萝卜、蔓荆状,或有歧出者,皮黄赤,肉白色,破之有黄浆汁。茎叶如大戟,而叶长微阔,不甚尖,折之有白汁。抱茎有短叶相对,团而出尖。叶中出茎,茎中分二三小枝。二、三月开细紫花,结实如豆大,一颗三粒相合,生青熟黑,中有白仁如续随子之状。今人往往皆呼其根为狼毒,误矣。狼毒叶似商陆、大黄辈,根无浆汁。

根

【气味】辛,寒,有小毒。

《别录》曰:酸。

普曰:神农:辛;岐伯:酸、咸,有毒;李当之:大寒。

之才曰:甘草为之使,恶麦门冬。

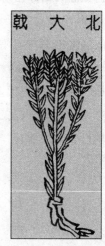

【主治】蚀恶肉败疮死肌,杀疥虫,排脓恶血,除大风热气,善忘不乐(《本经》)。去热痹,破癥瘕,除息肉(《别录》)。

【发明】宗奭曰:治马疥尤善,服食方用至少。

时珍曰:《素问》:治妇人血枯痛,用乌鲗骨、䕡茹二物丸服,方见乌鲗鱼下。王冰言:䕡茹取其散恶血。又《齐书》云:郡王子隆年二十,身体过充。徐嗣伯合䕡茹丸服之自消。则䕡茹亦可服食,但要斟酌尔。《孟诜必效方》:治甲疽生于脚趾边肿烂。用䕡茹三两,黄芪二两,苦酒浸一宿,以猪脂五合合煎,取膏三合。日三涂之,即消。又《圣惠方》:治头风旋眩,鸱头丸中亦用之。

【附方】旧二,新二。缓疽肿痛:䕡茹一两,为散。温水服二钱匕。(《圣惠方》)伤寒咽痛,毒攻作肿:真䕡茹爪甲大,纳口中,嚼汁咽之,当微觉为佳。(张文仲《备急方》)中焦热痞,善忘不禁:䕡茹三分,甘草(炙)二两,硝石。为末。每服一钱,鸡鸣时温酒下,以知为度。(《圣惠方》)疥疮瘙痒:䕡茹末,入轻粉,香油调敷之。(《多能鄙事》)

大戟(《本经》下品)

【释名】邛巨(《尔雅》)、下马仙(《纲目》)。

时珍曰:其根辛、苦,戟人咽喉,故名。今俚人呼为下马仙,言利人甚速也。郭璞注《尔雅》云:荞,邛巨,即大戟也。

【集解】《别录》曰:大戟生常山。十二月采根,阴干。

保升曰:苗似甘遂而高大,叶有白汁,花黄。根似细苦参,皮黄黑,肉黄白。五月采苗,二月、八月采根用。

颂曰:近道多有之。春生红芽,渐长作丛,高一尺以来。叶似初生杨柳小团。三月、四月开黄紫花,团圆似杏花,又似芫荑。根似细苦参,秋冬采根阴干。淮甸出者茎圆,高三、四尺,花黄,叶至心亦如百合苗。江南生者叶似芍药。

时珍曰:大戟生平泽甚多。直茎高二三尺,中空,折之有白浆。叶长狭如柳叶而不团,其梢叶密攒而上。杭州紫大戟为上,江南土大戟次之。北方绵大戟色白,其根皮柔韧如绵,甚峻利,能伤人。弱者服之,或至吐血,不可不知。

根

【修治】敩曰:凡使勿用附生者,误服令人泄气不禁,即煎荠苨汤解之。采得后,于槐砧上细判,与海芋叶拌蒸,从巳至申,去芋叶,晒干用。

时珍曰：凡采得以浆水煮软，去骨，晒干用。海芋叶麻而有毒，恐不可用也。

【气味】苦，寒，有小毒。

《别录》曰：甘，大寒。

权曰：苦、辛，有大毒。

元素曰：苦、甘、辛，阴中微阳。泻肺，损真气。

时珍曰：得枣即不损脾。

之才曰：反甘草，用菖蒲解之。

恭曰：畏菖蒲、芦苇、鼠屎。

大明曰：赤小豆为之使，恶薯蓣。

【主治】蛊毒，十二水，腹满急痛积聚，中风皮肤疼痛，吐逆（《本经》）。颈腋痈肿，头痛。发汗，利大小便（《别录》）。泻毒药，泄天行黄病温疟，破癥结（大明）。下恶血癖块，腹内雷鸣，通月水，堕胎孕（甄权）。治隐疹风，及风毒脚肿，并煮水，日日热淋，取愈（苏颂）。

【发明】成无己曰：大戟、甘遂之苦以泄水者，肾所主也。

好古曰：大戟与甘遂同为泄水之药，湿胜者苦燥除之也。

时珍曰：痰涎之为物，随气升降，无处不到。入于心，则迷窍而成癫痫，妄言妄见；入于肺，则塞窍而成咳唾稠粘，喘急背冷；入于肝，则留伏蓄聚，而成胁痛干呕，寒热往来；入于经络，则麻痹疼痛；入于筋骨，则颈项胸背腰胁手足牵引隐痛。陈无择《三因方》，并以控涎丹主之，殊有奇效。此乃治痰之本。痰之本，水也，湿也。得气与火，则凝滞而为痰、为饮、为涎、为涕、为癖。大戟能泄脏腑之水湿，甘遂能行经隧之水湿，白芥子能散皮里膜外之痰气，惟善用者，能收奇功。又钱仲阳谓肾为真水，有补无泻，而复云，痘疮变黑归肾一症，用百祥圆下之以泻肾。非泻肾也，泻其腑则脏自不实。愚按百祥惟用大戟一味，大戟能行水，故曰泻其腑则脏自不实，腑者膀胱也。窃谓百祥非独泻腑，正实则泻其子也，肾邪实而泻其肝也。大戟味苦涩，浸水色青绿，肝胆之药也。故百祥圆又治嗽而吐青绿水。夫青绿者，少阳风木之色也。仲景亦云：心下痞满，引胁下痛，干呕短气者，十枣汤主之。其中亦有大戟。夫干呕胁痛，非肝胆之病乎？则百祥之泻肝胆也，明矣。肝乃东方，宜泻不宜补。况泻青、泻黄皆泻其子，同一泻也，何独肾只泻腑乎？洁古老人治变黑归肾症，用宣风散代百祥圆，亦是泻子之意。盖毒胜火炽则水益涸，风挟火势则土受亏。故津血内竭，不能化脓，而成青黑干陷之症。泻其风火之毒，所以救肾扶脾也。或云脾虚肾旺，故泻肾扶脾者，非也。肾之真水不可泻，泻其陷伏之邪毒尔。

【附方】旧一，新一十。百祥圆，治嗽而吐青绿水，又治痘疮归肾，紫黑干陷，不发寒者，宜下之。不黑者，慎勿下：红芽大戟不以多少，阴干，浆水煮极软，去骨日干，复纳原汁中煮,汁尽,焙为末,水丸粟米大。每服一二十丸,研赤脂麻汤下。洁古《活法机要》:枣变百祥丸:治斑疮变黑,大便闭结。用大戟一两,枣三枚,水一碗同煮,曝干,去大戟,以枣肉焙丸服,从少至多,以利为度。控涎丹,治痰涎留在胸膈上下,变为诸病,或颈项、胸背、腰胁、手足胯髀隐痛不可忍,筋骨牵引,钓痛走易,及皮肤麻痹,似乎瘫痪,不可误作风气风毒及疮疽施治。又治头痛不可举,或睡中流涎,或咳唾喘息,或痰迷心窍,并宜此药。数服痰涎自失,诸疾寻愈:紫大戟、白甘遂、白芥子(微炒)各一两,为末,姜汁打面糊丸梧子大。每服七丸,或二十丸,以津液咽下。若取利,则服五六十丸。(《三因方》)水肿喘急,小便涩及水盅:大戟(炒)二两,干姜(炮)半两,为散。每服三钱,姜汤下。大小便利为度。(《圣济总录》)水病肿满,不问年月浅深:大戟、当归、橘皮各一两(切)。以水二升,煮取七合,顿服。利下水二三斗,勿怪。至重者,不过再服便瘥。禁毒食一年,永不复作。此方出张尚客。(李绛《兵部手集》)水气肿胀:大戟一两,广木香半两。为末。五更酒服一钱半,取下碧水后,以粥补之。忌咸物。《简便方》:用大戟烧存性,研末,每空心酒服一钱匕。水肿腹大如鼓,或遍身浮肿:用枣一斗,入锅内以水浸过,用大戟根苗盖之,瓦盆合定,煮熟,取枣无时食之,枣尽决愈。又大戟散:用大戟、白牵牛、木香等分,为末。每服一钱,以猪腰子一对,批开掺末在内,湿纸煨熟,空心食之。左则塌左,右则塌右。(张洁古《活法机要》)牙齿摇痛:大戟咬于痛处,良。(《生生编》)中风发热:大戟、苦参四两,白酢浆一斗,煮熟洗之,寒乃止。(《千金方》)

泽漆(《本经》下品)

【释名】漆茎(《别录》)、猫儿眼睛草(《纲目》)、绿叶绿花草(《纲目》)、五凤草。弘景曰:是大戟苗。生时摘叶有白汁,故名泽漆,亦啮人肉(余见下)。

【集解】《别录》曰:泽漆,大戟苗也。生太山川泽。三月三日、七月七日,采茎叶阴干。

大明曰:此即大戟花也。川泽中有。茎梗小,花黄色,叶似嫩菜,四、五月采之。

颂曰:今冀州、鼎州、明州及近道皆有之。

时珍曰:《别录》、陶氏皆言泽漆是大戟苗,《日华子》又言是大戟花,其苗可食。然大戟苗泄人,不可为菜。今考《土宿本草》及《宝藏论》诸书,并云泽漆是猫儿眼睛草,一名绿叶绿花草、一名五凤草。江湖、原泽、平陆多有之。春生苗,一科分枝成丛,柔茎如马齿苋,绿叶如苜蓿叶,叶圆而黄绿,颇似猫眼,故名猫儿眼。茎头凡五叶中分,中抽小茎五枝,每枝开细花青绿色,复有小叶承之,齐整如一,故又名五凤草、绿叶绿花草。掐茎有白汁粘人,其根白色有硬骨。或以此为大戟苗者,误也。五月采汁,煮雄黄,伏钟乳,结草砂。据此,则泽漆是猫儿眼睛草,非大戟苗也。今方家用治水盅、脚气有效,尤与神农本文相合。自汉人集《别录》,误以为大戟苗,故诸家袭之尔。用者宜审。

茎叶

【气味】苦,微寒,无毒。

《别录》曰:辛。

大明曰:冷,有小毒。

之才曰:小豆为之使,恶薯蓣。

【主治】皮肤热,大腹水气,四肢面目浮肿,丈夫阴气不足(《本经》)。利大、小肠,明目轻身(《别录》)。主蛊毒(苏恭)。止疟疾,消痰退热(大明)。

【发明】时珍曰:泽漆利水,功类大戟,故人见其茎有白汁,遂误以为大戟。然大戟根苗皆有毒泄人,而泽漆根硬不可用,苗亦无毒,可作菜食而利丈夫阴气,甚不相侔也。

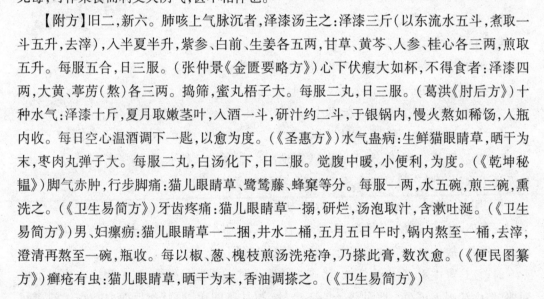

【附方】旧二,新六。肺咳上气脉沉者,泽漆汤主之:泽漆三斤(以东流水五斗,煮取一斗五升,去滓),入半夏半升,紫参、白前、生姜各五两,甘草、黄芩、人参、桂心各三两,煎取五升。每服五合,日三服。(张仲景《金匮要略方》)心下伏痕大如杯,不得食者:泽漆四两,大黄、葶苈(熬)各三两。捣筛,蜜丸梧子大。每服二丸,日三服。(葛洪《肘后方》)十种水气:泽漆十斤,夏月取嫩茎叶,入酒一斗,研汁约二斗,于银锅内,慢火熬如稀饧,入瓶内收。每日空心温酒调下一匙,以愈为度。(《圣惠方》)水气蛊病:生鲜猫眼睛草,晒干为末,枣肉丸弹子大。每服二丸,白汤化下,日二服。觉腹中暖,小便利,为度。(《乾坤秘韫》)脚气赤肿,行步脚痛:猫儿眼睛草、鹭鸶藤、蜂窠等分。每服一两,水五碗,煎三碗,熏洗之。(《卫生易简方》)牙齿疼痛:猫儿眼睛草一搦,研烂,汤泡取汁,含漱吐涎。(《卫生易简方》)男、妇瘰疬:猫儿眼睛草一二捆,井水二桶,五月五日午时,锅内熬至一桶,去滓,澄清再熬至一碗,瓶收。每以椒、葱、槐枝煎汤洗疮净,乃搽此膏,数次愈。(《便民图纂方》)癣疮有虫:猫儿眼睛草,晒干为末,香油调搽之。(《卫生易简方》)

甘遂(《本经》下品)

【释名】甘藁(《别录》)、陵藁(《吴普》)、陵泽(《别录》)、甘泽(《吴普》)、重泽(《别录》)、苦泽(《吴普》)、白泽(《吴普》)、主田(《本经》)、鬼丑(《吴普》)。

时珍曰:诸名义多未详。

【集解】《别录》曰:甘遂生中山川谷。二月采根,阴干。

普曰:二月、八月采。

弘景曰:中山在代郡。第一本出太山、江东。比来用京口者,大不相似。赤皮者胜,白皮者都下亦有,名草甘遂,殊恶,盖赝伪者也。

恭曰:甘遂苗似泽漆,其根皮赤肉白,作连珠实重者良。草甘遂乃是蚤休,疗体全别,苗亦不同,俗名重台,叶似鬼臼、蓖麻,根皮白色。

大明曰:西京者上,汴、沧、吴者次之,形似和皮甘草。

颂曰:今陕西、江东亦有之。苗似泽漆,茎短小而叶有汁,根皮赤肉白,作连珠,大如指头。

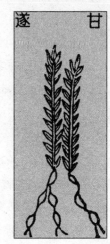

遂 甘

根

【修治】敩曰:凡采得去茎,于槐砧上细锉,用生甘草汤、荠苨自然汁二味,搅浸三日,其水如墨汁,乃漉出,用东流水淘六七次,令水清为度。漉出,于土器中熬脆用之。

时珍曰:今人多以面裹煨熟用,以去其毒。

【气味】苦,寒,有毒。

《别录》曰:甘,大寒。

普曰:神农、桐君:苦,有毒;岐伯、雷公:甘,有毒。

元素曰:纯阳也。

之才曰:瓜蒂为之使,恶远志,反甘草。

【主治】大腹疝瘕,腹满,面目浮肿,留饮宿食,破癥坚积聚,利水谷道(《本经》)。下五水,散膀胱留热,皮中痞,热气肿满(《别录》)。能泻十二种水疾,去痰水(甄权)。泻肾经及隧道水湿,脚气,阴囊肿坠,痰迷癫痫,噎膈痞塞(时珍)。

【发明】宗奭曰:此药专于行水,攻决为用。

元素曰:味苦气寒。苦性泄,寒胜热,直达水气所结之处,乃泄水之圣药。水结胸中,非此不能除,故仲景大陷胸汤用之。但有毒不可轻用。

时珍曰:肾主水,凝则为痰饮,溢则为肿胀。甘遂能泄肾经湿气,治痰之本也。不可过服,但中病则止可也。张仲景治心下留饮,与甘草同用,取其相反而立功也。刘河间《保命集》云:凡水肿服药未全消者,以甘遂末涂腹,绕脐令满,内服甘草水,其肿便去。又王璆《百一选方》云:脚气上攻,结成肿核,及一切肿毒。用甘遂末,水调敷肿处,即浓煎甘草汁服,其肿即散。二物相反,而感应如此。清流韩咏病脚疾用此,一服病去七八,再服而愈也。

【附方】旧三,新一十九。水肿腹满:甘遂(炒)二钱二分,黑牵牛一两半,为末。水煎,时时呷之。(《普济方》)膜外水气:甘遂末、大麦面各半两,水和作饼,烧熟食之,取利。(《圣济总录》)身面洪肿:甘遂二钱半,生研为末。以獖猪肾一枚,分为七脔,入末在内,湿纸包煨,令熟食之,日一服。至四五服,当觉腹鸣,小便利,是其效也。(《肘后方》)肾水流注，腿膝挛急，四肢肿痛：即上方加木香四钱。每用二钱，煨熟，温酒嚼下。当利黄水，为验。(《御药院方》传）正水胀急，大小便不利欲死：甘遂五钱（半生半炒），胭脂坯子十文，研匀。每以一钱，白面四两，水和作棋子大，水煮令浮，淡食之。大小便利后，用平胃散加熟附子，每以二钱煎服。(《普济方》）小儿疳水：珠子甘遂（炒）、青橘皮等分。为末。三岁用一钱，以麦芽汤下，以利为度。忌酸咸三五日。名水宝散。(《总微论》）水蛊喘胀：甘遂、大戟各一两，慢火炙研。每服一字，水半盏，煎三五沸服。不过十服。(《圣济录》）水肿喘急，大小便不通：十枣丸：用甘遂、大戟、芫花等分。为末，以枣肉和丸梧子大。每服四十丸，侵晨热汤下，利去黄水为度。否则次午再服。(《三因方》）妊娠肿满，气急少腹满，大小便不利，已服猪苓散不瘥者：用太山赤皮甘遂二两，捣筛，白蜜和丸梧子大。每服五十丸。得微下，仍服猪苓散不下再服之（猪苓散，见猪苓下）。(《小品方》）心下留饮，坚满脉伏，其人欲自利反快：甘遂半夏汤：用甘遂（大者）三枚，半夏十二个，以水一升，煮半升，去滓。入芍药五枚，甘草一节，水二升，煮半升，去滓。以蜜半升，同煎八合，顿服取利。(张仲景《金匮玉函》）脚气肿痛，肾脏风气，攻注下部疮痒：甘遂半两，木鳖子仁四个，为末。猪腰子一个，去皮膜，切片，用药四钱掺在内，湿纸包煨熟，空心食之，米饮下。服后便伸两足。大便行后，吃白粥二三日为妙。(《本事方》）二便不通：甘遂末，以生面糊调敷脐中及丹田内，仍艾三壮，饮甘草汤，以通为度。又太山赤皮甘遂末一两，炼蜜和匀，分作四服，日一服取利。(《圣惠方》）小便转脬：甘遂末一钱，猪苓汤调下，立通。(《笔峰杂兴方》）疝气偏肿：甘遂、茴香等分。为末。酒服二钱。(《儒门事亲》）妇人血结，妇人少腹满如敦状，小便微难而不渴，此为水与血俱结在血室：大黄二两，甘遂、阿胶各一两，水一升半，煮半升，顿服，其血当下。(张仲景方）膈气哽噎：甘遂（面煨）五钱，南木香一钱，为末。壮者一钱，弱者五分，水酒调下。(《怪病奇方》）痞证发热盗汗，胸背疼痛：甘遂面包，浆水煮十沸，去面，以细糠火炒黄为末。大人三钱，小儿一钱，冷蜜水卧时服。忌油腻鱼肉。(《普济方》）消渴引饮：甘遂（麸炒）半两，黄连一两，为末，蒸饼丸绿豆大。每薄荷汤下二丸。忌甘草。(《杨氏家藏方》）癫痫心风：遂心丹：治风痰迷心，癫痫，及妇人心风血邪：用甘遂二钱，为末。以猪心取三管血和药，入猪心内缚定，纸裹煨熟，取末，入辰砂末一钱，分作四丸。每服一丸，将心煎汤调下。大便下恶物为效，不下再服。(《济生方》）马脾风病，小儿风热喘促，闷乱不安，谓之马脾风：甘遂（面包煮）一钱半，辰砂（水飞）二钱半，轻粉一角，为末。每服一字，浆水少许，滴油一小点，抄药在上，沉下，去浆灌之。名无价散。(《全幼心鉴》）麻木疼痛：万灵膏：用甘遂二两，蓖麻子仁四两，樟脑一两，捣作饼贴之。内饮甘草汤。(《摘玄方》）耳卒聋闭：甘遂半寸，绵裹插入两耳内，口中嚼少甘草，耳卒自然通也。(《永类方》）

续随子(宋《开宝》)

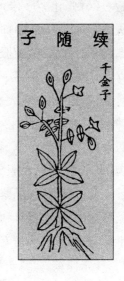

子随续
千金子

【释名】千金子(《开宝》)、千两金(《日华》)、菩萨豆(《日华》)、拒冬(《开宝》)、联步。

颂曰:叶中出茎,数数相续而生,故名。冬月始长,故又名拒冬。

【集解】志曰:续随子生蜀郡,处处亦有之,苗如大戟。

颂曰:今南中多有,北土产少。苗如大戟,初生一茎,茎端生叶,叶中复出数茎相续。花亦类大戟,自叶中抽干而生,实青有壳。人家园亭中多种以为饰。秋种冬长,春秀夏实。

时珍曰:茎中亦有白汁,可结水银。

【修治】时珍曰:凡用去壳,取色白者,以纸包,压去油,取霜用。

【气味】辛,温,有毒。

【主治】妇人血结月闭,瘀血癥瘕疹癖,除蛊毒鬼疰,心腹痛,冷气胀满,利大小肠,下恶滞物(《开宝》)。积聚痰饮,不下食,呕逆,及腹内诸疾。研碎酒服,不过三颗,当下恶物(《蜀本》)。宣一切宿滞,治肺气水气,日服十粒。泻多,以酸浆水或薄醋粥吃,即止。又涂疥癣疮(大明)。

【发明】颂曰:续随下水最速。然有毒损人,不可过多。

时珍曰:续随与大戟、泽漆、甘遂茎叶相似,主疗亦相似,其功皆长于利水。惟在用之得法,亦皆要药也。

【附方】旧二,新四。小便不通,脐腹胀痛不可忍,诸药不效者,不过再服:用续随子(去皮)一两,铅丹半两。同少蜜捣作团,瓶盛埋阴处,腊月至春末取出,研,蜜丸梧子大。每服二三十丸,木通汤下,化破尤妙。病急亦可旋合。(《圣济录》)水气肿胀:联步一两,去壳研,压去油,重研、分作七服,每治一人用一服,丈夫生饼子酒下,妇人荆芥汤下,五更服之。当下利,至晓自止。后以厚朴汤补之。频吃益善。忌盐、醋一百日,乃不复作。联步即续随子也。(《斗门方》)阳水肿胀:续随子(炒去油)二两,大黄一两,为末,酒水丸绿豆大。每白汤下五十丸,以去陈莝。(《摘玄方》)涎积癥块:续随子三十枚,腻粉二钱,青黛(炒)一钱。研匀,糯米饭丸芡子大。每服一丸,打破,以大枣一枚,烧熟去皮核,同嚼,冷茶送下。半夜后,取下积聚恶物为效。(《圣济录》)蛇咬肿闷欲死:用重台六分,续随子仁七粒,捣筛为散。酒服方寸匕,兼唾和少许,涂咬处,立效。(崔元亮《海上方》)黑子疣赘:续随子熟时涂之,自落。(《普济方》)

叶及茎中白汁

【主治】剥人面皮，去野黯（《开宝》）。敷白癜疬疡（大明）。捣叶，敷蝎螫，立止（时珍）。

莨菪（音浪荡。《本经》下品）

【释名】天仙子（《图经》）、横唐（《本经》）、行唐（《别录》）。
时珍曰：莨菪，一作莨荡。其子服之，令人狂狼放宕，故名。
【集解】《别录》曰：莨菪子生海滨川谷及雍州。五月采子。
弘景曰：今处处有之。子形颇似五味核而极小。
保升曰：所在皆有之。叶似菘蓝，茎叶皆有细毛。花白色。子壳作罂状，结实扁细，若粟米大，青黄色。六月、七月采子。日干。

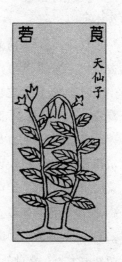

颂曰：处处有之。苗茎高二三尺。叶似地黄、王不留行、红蓝等，而阔如三指。四月开花，紫色。茎荚有白毛。五月结实，有壳作罂子状，如小石榴。房中子至细，青白色，如粟米粒。
敩曰：凡使勿用苍蓂子，其形相似，只是微赤，服之无效，时人多以杂之。
时珍曰：张仲景《金匮要略》，言菜中有水莨菪，叶圆而光，有毒，误食令人狂乱，状如中风或吐血，以甘草汁解之。

子

【修治】敩曰：修事，莨菪子十两，以头醋一镒，煮干为度。却用黄牛乳汁浸一宿，至明日，乳汁黑，即是真者。晒干捣筛用。
【气味】苦，寒，有毒。
《别录》曰：甘。
权曰：苦、辛，微热，有大毒。
藏器曰：性温不寒。
大明曰：温，有毒。服之热发，以绿豆汁、甘草、升麻、犀角并解之。
敩曰：有大毒。误服之，冲人心，大烦闷，眼生遑火。
颂曰：《本经》言性寒，后人多云大热。而《史记·淳于意传》云：淄川王美人怀子不乳，饮以浪荡药一撮，以酒饮，旋乳。且不乳岂热药所治？又古方主卒颠狂亦多单用莨莙，岂果性寒耶？

【主治】齿痛出虫，肉痹拘急。久服轻身，使人健行，走及奔马，强志益力，通神见鬼。多食令人狂走（《本经》）。疗癫狂风痫，颠倒拘挛（《别录》）。安心定志，聪明耳目，除邪逐风，变白，主疟癖。取子洗晒，隔日空腹，水下一指捻。亦可小便浸令泣尽，曝干，如上服。勿令子破，破则令人发狂（藏器）。炒焦研末，治下部脱肛，止冷痢。主蛀牙痛，咬之虫出（甄权）。烧熏虫牙，及洗阴汗（大明）。

【发明】弘景曰：入疗癫狂方用，然不可过剂。久服自无嫌，通神健行，足为大益，而仙经不见用。

权曰：以石灰清煮一伏时，掬出，去芽曝干，以附子、干姜、陈橘皮、桂心、厚朴为丸服。去一切冷气，积年气痢，甚温暖也。不可生服，伤人见鬼，拾针狂乱。

时珍曰：莨菪之功，未见如所说，而其毒有甚焉。煮一二日而芽方生，其为物可知矣。莨菪、云实、防葵、赤商陆皆能令人狂惑见鬼，昔人未有发其义者。盖此类皆有毒，能使痰迷心窍，蔽其神明，以乱其视听故耳。唐安禄山诱奚契丹，饮以莨菪酒，醉而坑之。又嘉靖四十三年二月，陕西游僧武如香，挟妖术至昌黎县民张柱家，见其妻美，设饭间，呼其全家同坐，将红散入饭内食之。少顷，举家昏迷，任其奸污。复将魇法吹入柱耳中，柱发狂惑，见举家皆是妖鬼，尽行杀死，凡一十六人，并无血迹。官司执柱囚之。十余日柱吐痰二碗许，闻其故，乃知所杀者皆其父母兄嫂妻子姊侄也。柱与如香皆论死。世宗肃皇帝命榜示天下。观此妖药，亦是莨菪之流尔。方其痰迷之时，视人皆鬼矣。解之之法，可不知乎？

【附方】旧二，新二十一。卒发颠狂：莨菪三升为末，以酒一升渍数日，绞去滓，煎令可丸，如小豆三丸，日三服。当觉口面急，头中如有虫行，额及手足有赤色处，如此，并是瘥候。未知再服，取尽神良。（陈延之《小品方》）风痹厥痛：天仙子三钱（炒），大草乌头、甘草半两，五灵脂一两。为末，糊丸梧子大，以螺青为衣。每服十丸，男子菖蒲酒下，女子芫花汤下。（《圣济录》）久嗽不止有脓血：莨菪子五钱（淘去浮者，煮令芽出，炒研），真酥一鸡子大，大枣七枚，同煎令酥尽，取枣日食三枚。又方：莨菪子三撮，吞之，日五六度。光禄李丞服之，神验。（孟诜《必效方》）年久呷嗽，至三十年者：莨菪子、木香、熏黄等分，为末。以羊脂涂青纸上，撒末于上，卷作筒，烧烟熏吸之。（《崔行功纂要方》）水肿蛊胀：方见兽部羚羊下。积冷疹癖，不思饮食，羸困者：莨菪子三分（水淘去浮者），大枣四十九个，水三升，煮干，只取枣去皮核。每空心食一个，米饮下，觉热即止。（《圣济录》）水泻日久：青州干枣十个（去核），入莨菪子填满扎定，烧存性。每粟米饮服一钱。（《圣惠方》）冷疳痢下：莨菪子为末，腊猪脂和丸，绵裹枣许，导下部。因痢出，更纳新者。不过三度瘥。（孟诜《必效方》）赤白下痢腹痛：肠滑后重：大黄（煨）半两，莨菪子（炒黑）一撮。为末。每服一钱，米饮下。（《普济方》）久痢不止，变种种痢，兼脱肛：莨菪丸：用莨菪子一升（淘去浮者，煮令芽出，晒干，炒黄黑色），青州枣一升（去皮核），酽醋二升，同煮，捣膏丸梧子大。每服二十丸，食前米饮下。（《圣惠方》）肠风下血：莨菪煎：用莨菪实一升（曝干捣筛），生姜半斤（取汁）。银锅中更以无灰酒二升投之，上火煎如稠饧，即旋投酒，度用酒可及五升即止。慢火煎令可丸，大如梧子。每旦酒饮通下三丸，增至五七丸止。若丸时粘手，则以菟丝粉衬隔之。火候忌紧，药焦则失力也。初服微热，勿怪。疾甚者，服过三日，当下利。疾去，利亦止。绝有效。（《箧中方》）脱肛不收：莨菪子炒研敷之。（《圣惠方》）风牙虫牙：《瑞竹堂方》：用天仙子一撮，入小口瓶内烧烟，竹筒引烟，入虫孔内，熏之即死，永不发。《普济方》：用莨菪子入瓶内，以热汤淋下，口含瓶口，令气熏之。冷更作，尽三合乃止。有涎津可去，甚效。《备急方》：用莨菪子数粒纳孔中，以蜡封之，亦效。牙齿宣落风痛：莨菪子末，绵裹咬之，有汁勿咽。（《必效方》）风毒咽肿，咽水，不下，及瘰疬咽肿：水服莨菪子末两钱匕，神良。（《外台秘要》）乳痈坚硬：新莨菪子半匙，清水一盏，服之。不得嚼破。（《外台秘要》）石痈坚硬不作脓者：莨菪子为末，醋和，敷疮头，根即拔出。（《千金方》）恶疮似癞，十年不愈者：莨菪子烧研敷之。（《千金方》）打扑折伤：羊脂调莨菪子末，敷之。（《千金方》）恶犬咬伤：莨菪子七枚，吞之。日三服。（《千金方》）

根

【气味】苦，辛，有毒。

【主治】邪疟，疥癣，杀虫（时珍）。

【附方】新六。疟疾不止：莨菪根烧炭，水服一合。量人强弱用。（《千金方》）恶癣有虫：莨菪根捣烂，蜜和敷之。（《千金翼》）趾间肉刺：莨菪根捣汁涂之。《雷公炮炙论》序云：脚生肉刺，棍系菪根。谓系于裈带上也。狂犬咬人：莨菪根和盐捣敷，日三上。（《外台秘要》）恶刺伤人：莨菪根，水煮汁浸之，冷即易。神方也。（《千金方》）箭头不出：万圣神应丹：端午前一日，不语，寻见莨菪科，根本枝叶花实全好者。道云：先生！你却在这里。道罢，用柴灰自东南起围了，以木楤子掘取根下周回土。次日日未出时，依前不语，用镬头取出，洗净。勿令鸡犬妇人见，于净室中，以石臼捣如泥，丸弹子大，黄丹为衣，以纸袋封，悬高处阴干。遇有箭头不出者，先以象牙末贴疮口，后用绯帛袋盛此药，放脐中，绵兜肚系了，当便出也。（张子和《儒门事亲》方）

云实（《本经》上品）

【释名】员实（《别录》）、云英（《别录》）、天豆（《吴普》）、马豆（《图经》）、羊石子（《图经》）、苗名草云母（《唐本》）、臭草（《图经》）、粘刺（《纲目》）。

时珍曰：员，亦音云，其义未详。豆以子形名。羊石当作羊矢，其予肖之，故也。

【集解】《别录》曰：云实，生河间川谷。十月采，曝干。

普曰：茎高四、五尺，大茎中空。叶如麻，两两相值。六月花，八月、九月实，十月采。

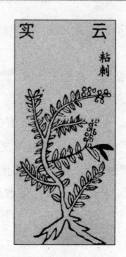

弘景曰：处处有之。子细如葶苈子而小黑，其实亦类莨菪。烧之致鬼，未见其法术。

恭曰：云实大如黍及大麻子等，黄黑似豆，故名天豆。丛生泽旁，高五、六尺。叶如细槐，亦如苜蓿。枝间微刺。俗谓苗为草云母。陶云似葶苈者，非也。

保升曰：所在平泽有之。叶似细槐，花黄白色，其荚如豆，其实青黄色，大若麻子。五月、六月采实。

颂曰：叶如槐而狭长，枝上有刺。苗名臭草，又名羊石子草。实名马豆。三月、四月采苗，十月采实，过时即枯落也。

时珍曰：此草山原甚多，俗名粘刺。赤茎中空，有刺，高者如蔓。其叶如槐。三月开黄花，累然满枝。荚长三寸许，状如肥皂荚。内有子五六粒，正如鹊豆，两头微尖，有黄黑斑纹，厚壳白仁，咬之极坚，重有腥气。

实

【修治】敩曰：凡采得，粗捣，相对拌浑颗橡实，蒸一日，拣出曝干。

【气味】辛，温，无毒。

《别录》曰：苦。

普曰：神农：辛，小温；黄帝：咸；雷公：苦。

【主治】泄痢肠澼，杀虫蛊毒，去邪恶结气，止痛，除寒热（《本经》）。消渴（《别录》）。治疟多用（苏颂）。主下蠹脓血（时珍）。

【附方】新一。蟹下不止：云实、女萎各一两，桂半两，川乌头二两，为末，蜜丸梧子大。每服五丸，水下，日三服。（《肘后方》）

花

【主治】见鬼精物。多食令人狂走。久服轻身通神明（《本经》）。杀精物，下水。烧之致鬼（《别录》）。

【发明】时珍曰：云实花既能令人见鬼发狂，岂有久服轻身之理，此古书之讹也。

根

【主治】骨哽及咽喉痛。研汁咽之（时珍）。

蓖麻（蓖音卑。《唐本草》）

【释名】颂曰：叶似大麻，子形宛如牛蜱，故名。

时珍曰：蓖亦作蝒。蝒，牛虱也。其子有麻点，故名蓖麻。

【集解】恭曰：此人间所种者，叶似大麻叶而甚大，结子如牛蜱。今胡中来者，茎赤，高丈余，子大如皂荚核，用之亦良。

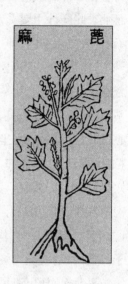

颂曰：今在处有之。夏生苗，叶似萆草而大厚。茎赤有节如甘蔗，高丈余。秋生细花，随便结实，壳上有刺，状类巴豆，青黄斑褐。夏采茎叶，秋采实，冬采根，日干用。

时珍曰：其茎有赤有白，中空。其叶大如瓠叶，每叶凡五尖。夏秋间丫里抽出花穗，累累黄色。每枝结实数十颗，上有刺，攒簇如猬毛而软。凡三四子合成一颗，枯时劈开，状如巴豆，壳内有子，大如豆。壳有斑点，状如牛蝒。再去斑壳，中有仁，娇白如续随子仁，有油可作印色及油纸。子无刺者，良；子有刺者，毒。

子

【修治】斆曰：凡使勿用黑夭赤利子，缘在地蒌上生，是颗两头尖有毒。其蓖麻子，节节有黄黑斑。凡使以盐汤煮半日，去皮取子研用。

时珍曰：取蓖麻油法：用蓖麻仁五升捣烂，以水一斗煮之，有沫撇起，待沫尽乃止。去水，以沫煎至点灯不炸、滴水不散为度。

【气味】甘、辛，平，有小毒。

时珍曰：凡服蓖麻者，一生不得食炒豆，犯之必胀死。其油能伏丹砂、粉霜。

【主治】水症。以水研二十枚服之，吐恶沫，加至三十枚，三日一服，瘥则止。又主风虚寒热，身体疮痒浮肿，尸疰恶气，榨取油涂之（《唐本》）。研敷疮痍疥癞。涂手足心，催生（大明）。治瘰疬。取子炒熟去皮，每卧时嚼服二三枚，渐加至十数枚，有效（宗奭）。主偏风不遂。口眼㖞斜，失音口噤，头风耳聋，舌胀喉痹，䐃喘脚气，毒肿丹瘤，汤火伤，针刺入肉，女人胎衣不下，子肠挺出，开通关窍经络，能止诸痛，消肿追脓拔毒（时珍）。

【发明】震亨曰：蓖麻属阴，其性善收，能追脓取毒，亦外科要药。能出有形之滞物，故取胎产胞衣、剩骨胶血者用之。

时珍曰：蓖麻仁甘辛有毒热，气味颇近巴豆，亦能利人，故下水气。其性善走，能开通诸窍经络，故能治偏风、失音口噤、口目㖞斜、头风七窍诸病，不止于出有形之物而已。盖鹈鹕油能引药气入内，蓖麻油能拔病气出外，故诸膏多用之。一人病偏风，手足不举。时珍用此油同羊脂、麝香、鲮鲤甲等药，煎作摩膏，日摩数次，一月余渐复。兼服搜风化痰养血之剂，三月而愈。一人病手臂一块肿痛，亦用蓖麻捣膏贴之，一夜而愈。一人病气郁偏头痛，用此同乳香、食盐捣爝太阳穴，一夜痛止。一妇产后子肠不收，捣仁贴其丹田，一夜而上。此药外用屡奏奇勋，但内服不可轻率尔。或言捣膏以箸点于鹅、马六畜舌根下，即不能食，或点肛内，即下血死，其毒可知矣。

【附方】旧九，新三十二。半身不遂，失音不语：取蓖麻子油一升，酒一斗，铜锅盛油，着酒中一日，煮之令熟。细细服之。（《外台秘要》）口目㖞斜：蓖麻子仁捣膏，左贴右，右贴左，即正。《妇人良方》：用蓖麻子仁七七粒，研作饼，右㖞安在左手心；左㖞，安在右手心，却以铜盂盛热水坐药上，冷即换，五六次即正也。一方：用蓖麻子仁七七粒，巴豆十九粒，麝香五分，作饼如上用。风气头痛不可忍者：乳香、蓖麻仁等分，捣饼随左右贴太阳穴，解发出气，甚验。《德生堂方》：用蓖麻油纸剪花，贴太阳亦效。又方：蓖麻仁半两，枣肉十五枚，捣涂纸上，卷筒插入鼻中，下清涕即止。八种头风：蓖麻子、刚子各四十九粒（去壳），雀脑芎一大块。捣如泥，糊丸弹子大，线穿挂风处阴干。用时先将好末茶调成膏子涂盏内，后将炭火烧前药烟起，以盏覆之。待烟尽，以百沸葱汤点盏内茶药服之。后以绵被裹头卧，汗出避风。（《袖珍方》）鼻窒不通：蓖麻子仁（去皮）三百粒，大枣（去皮核）十五枚。捣匀，绵裹塞之。一日一易，三十余日闻香臭也。（《普济方》）天柱骨倒，小儿疳疾及诸病后，天柱骨倒，乃体虚所致，宜生筋散贴之：木鳖子六个（去壳），蓖麻子六十粒（去壳）。研匀。先包头擦项上令热，以津调药贴之。（《郑氏小儿方》）五种风痫，不问年月远近：用蓖麻子仁二两，黄连一两，用银石器纳水一大碗，文武火煮之。干即添水，三日两夜取出黄连，只用蓖麻风干，勿令见日，以竹刀每个切作四段。每服二十段，食后荆芥汤下，日二服。终身忌食豆，犯之必腹胀死。（《卫生宝鉴》）舌上出血：蓖麻子油纸燃，烧烟熏鼻中，自止。（《摘玄方》）舌胀塞口：蓖麻仁四十粒，去壳研油涂纸上，作燃烧烟熏之。未退再熏，以愈为度。有人舌肿出口外，一村人用此法而愈。（《经验良方》）急喉痹塞，牙关紧急不通，用此即破：以蓖麻子仁研烂，纸卷作筒，烧烟熏吸即通。或只取油作捻尤妙。名圣烟筒。咽中疮肿：《杜壬方》：用蓖麻子仁一枚，朴硝一钱，同研，新汲水服之，连进二三服效。《三因方》：用蓖麻仁、荆芥穗等分。为末，蜜丸。绵包噙，咽之。水气胀满：蓖麻子仁研，水解得三合。清旦一顿服尽，日中当下青黄水也。或云壮人止可服五粒。（《外台秘要》）脚气作痛：蓖麻子七粒，去壳研烂，同苏合香丸贴足心，痛即止也。（《外台秘要》）小便不通：蓖麻仁三粒，研细，入纸捻内，插入茎中即通。（《摘玄方》）齁喘咳嗽：蓖麻子去壳炒熟，拣甜者食之，须多服见效。终身不可食炒豆。（《卫生易简方》）催生下胞：崔元亮《海上集验方》：取蓖麻子七粒，去壳研膏，涂脚心。若胎及衣下，便速洗去。不尔则子肠出，即以此膏涂顶，则肠自入也。《肘后方》云：产难，取蓖麻子十四枚，每手各把七枚，须臾立下也。子宫脱下：蓖麻子仁、枯矾等分，为末，安纸上托入。仍以蓖麻子仁十四枚，研膏涂顶心即入。（《摘玄》）盘肠生产：涂顶方同上。催生下胎，不拘生胎死胎：蓖麻二个，巴豆一个，麝香一分，研贴脐中并足心。又下生胎，一月一粒，温酒吞下。（《集简方》）一切毒肿，痛不可忍：蓖麻子仁捣敷，即止也。（《肘后方》）疠风鼻塌，手指挛曲，节间痛不可忍，渐至断落：用蓖麻子一两（去皮），黄连一两（剉豆大）。以小瓶子入水一升，同浸。春夏三日，秋冬五日后，取蓖麻子一枚劈破，面东以浸药水吞之。渐加至四、五枚，微利不妨。瓶中水尽更添。两月后吃大蒜、猪肉试之，如不发是效也。若发动再服，直候不发乃止。（《杜壬方》）小儿丹瘤：蓖麻子五个，去皮研。入面一匙，水调涂之，甚效。（《修真秘旨》）瘰疬结核：蓖麻子炒去皮，每睡时服二三枚，取效。一生不可吃炒豆。（《阮氏经验方》）瘰疬恶疮及软疖：用白胶香一两，瓦器溶化，去滓，以蓖麻子六十四个，去壳研膏，溶胶投之，搅匀，入油半匙头，柱点水中试软硬，添减胶油得所，以绯帛量疮大小摊贴，一膏可治三五疖也。（《儒门事亲》）肺风面疮起白屑，或微有赤疮：用蓖麻子仁四十九粒，白果、胶枣各三粒，瓦松三钱，肥皂一个，捣为丸。洗面用之良。（吴旻《扶寿方》）面上雀斑：蓖麻子仁、密陀僧、硫黄各一钱。为末。用羊髓和匀，夜夜敷之。（《摘玄方》）发黄不黑：蓖麻子仁，香油煎焦，去滓。三日后频刷之。（《摘玄方》）耳卒聋闭：蓖麻子一百个（去壳），与大枣十五枚捣烂，入乳小儿乳汁，和丸作铤。每以绵裹一枚塞之，觉耳中热为度。一日一易，二十日瘥。（《千金方》）汤火灼伤：蓖麻子仁、蛤粉等分。研膏。汤伤，以油调；火灼，以水调，涂之。（《古今录验》）针刺入肉：蓖麻子（去壳烂研），先以帛衬伤处，敷之。频看，若见刺出，即拔去，恐药紧弩出好肉。或加白梅肉同研尤好。（《卫生易简方》）竹木骨哽：蓖麻子仁一两，凝水石二两。研匀。每以一捻置舌根，噙咽，自然不见。又方：蓖麻油、红曲等分。研细，沙糖丸皂子大，绵裹含咽，痰出大良。鸡、鱼骨哽：蓖麻子仁研烂，入百药煎研，丸弹子大。井花水化下半丸，即下。恶犬咬伤：蓖麻子五十粒（去壳）。以井花研膏。先以盐水洗、吹痛处、乃贴此膏。（《袖珍方》）

叶

【气味】有毒。

【主治】脚气风肿不仁，蒸捣裹之，日二、三易即消。又油涂炙热，熨囟上，止鼻衄，大验(苏恭)。治痰喘咳嗽(时珍)。

【附方】新二。龋喘痰嗽：《儒门事亲》方：用九尖蓖麻叶三钱，入飞过白矾二钱。以猪肉四两薄批，掺药在内，荷叶裹之，文武火煨熟。细嚼，以白汤送下。名九仙散。《普济方》：治咳嗽涎喘，不问年深日近。用经霜蓖麻叶、经霜桑叶、御米壳(蜜炒)各一两。为末，蜜丸弹子大。每服一丸，白汤化卜，日一服，名无忧丸。

【附录】博落回(《拾遗》)

藏器曰：有大毒。主恶疮瘿根，瘤赘息肉，白癜风，蛊毒精魅，溪毒疮瘘。和百丈青、鸡桑灰等分，为末敷之。蛊毒精魅当别有法。生江南山谷。茎叶如蓖麻。茎中空，吹之作声如博落回。折之有黄汁，药人立死，不可轻用入口。

常山、蜀漆(《本经》下品)

【释名】恒山(《吴普》)、互草(《本经》)、鸡屎草(《日华》)、鸭屎草(《日华》)。

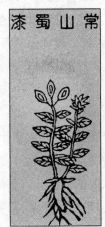

时珍曰：恒亦常也。恒山乃北岳名，在今定州。常山乃郡名，亦今真定。岂此药始产于此得名欤？蜀漆乃常山苗，功用相同，今并为一。

【集解】《别录》曰：常山生益州川谷及汉中。二月、八月采根，阴干。又曰：蜀漆生江林山川谷及蜀汉中，常山苗也。五月采叶，阴干。

弘景曰：常山出宜都、建平。细实黄者，呼为鸡骨常山，用之最胜。蜀漆是常山苗而所出又异者，江林山即益州江阳山名，故是同处尔。彼人采得，萦结作丸，得时燥者佳。

恭曰：常山生山谷间。茎圆有节，高者不过三四尺。叶似茗而狭长，两两相当。三月生白花，青萼。五月结实青圆，三子为房。其草暴燥色青白，堪用。若阴干便黑烂郁坏矣。

保升曰：今出金州、房州、梁州中江县。树高三四尺，根似荆根，黄色而破。五、六月采叶，名蜀漆也。

李含光曰：蜀漆是常山茎，八月、九月采之。

颂曰：今汴西、淮、浙、湖南州郡亦有之，并如上说。而海州出者，叶似楸叶，八月有花，红白色，子碧色，似山楝子而小。今天台山出一种草，名土常山，苗叶极甘。人用为饮，甘味如蜜，又名蜜香草，性凉益人，非此常山也。

【修治】敩曰：采时连根苗收。如用茎叶，临时去根，以甘草细剉，同水拌湿蒸之。临时去甘草，取蜀漆细剉，又拌甘草水匀，再蒸，日干用。其常山，凡用以酒浸一宿，漉出日干，熬捣用。

时珍曰:近时有酒浸蒸熟或瓦炒熟者,亦不甚吐人。又有醋制者,吐人。

常山

【气味】苦,寒,有毒。

《别录》曰:辛,微寒。

普曰:神农、岐伯:苦;桐君:辛,有毒;李当之:大寒。

权曰:苦,有小毒。

炳曰:得甘草,吐疟。

之才曰:畏玉札。

大明曰:忌葱菜及菘菜。伏砒石。

【主治】伤寒寒热,热发温疟鬼毒,胸中痰结吐逆(《本经》)。疗鬼蛊往来,水胀,洒洒恶寒,鼠瘘(《别录》)。治诸疟,吐痰涎,治项下瘤瘿(甄权)。

蜀漆

【气味】辛,平,有毒。

《别录》曰:微温。

权曰:苦,有小毒。

元素曰:辛,纯阳。

炳曰:桔梗为之使。

之才曰:栝蒌为之使。恶贯众。

【主治】疟及咳逆寒热,腹中癥坚痞结,积聚邪气,蛊毒鬼疰(《本经》)。疗胸中邪结气,吐去之(《别录》)。治瘴、鬼疟多时不瘥,温疟寒热,下肥气(甄权)。破血,洗去腥,与苦酸同用,导胆邪(元素)。

【发明】敩曰:蜀漆春夏用茎叶,秋冬用根。老人久病,切忌服之。

颂曰:常山、蜀漆为治疟之最要。不可多进,令人吐逆。

震亨曰:常山性暴悍,善驱逐,能伤真气。病人稍近虚怯,不可用也。《外台》乃用三、两作一服,殊昧雷公老人久病切忌之戒。

时珍曰:常山、蜀漆有劫痰截疟之功,须在发散表邪及提出阳分之后。用之得宜,神效立见;用失其法,真气必伤。夫疟有六经疟、五脏疟、痰湿食积瘴疫鬼邪诸疟,须分阴阳虚实,不可一概论也。常山、蜀漆生用则上行必吐;酒蒸炒熟用则气稍缓,少用亦不致吐也。得甘草则吐;得大黄则利;得乌梅、鲮鲤甲则入肝;得小麦、竹叶,则入心;得秫米、麻黄,则入肺;得龙骨、附子,则入肾;得草果、槟榔,则入脾。盖无痰不作疟,二物之功,亦在驱逐痰水而已。杨士瀛《直指方》云:常山治疟,人皆薄之。疟家多蓄痰涎黄水,或停潴心下，或结澼胁间，乃生寒热。法当吐痰逐水，常山岂容不用？水在上焦，则常山能吐之；水在胁下，则常山能破其澼而下其水。但须行血药品佐助之，必收十全之功。其有纯热发疟或蕴热内实之症，投以常山。大便点滴而下，似泄不泄者，须用北大黄为佐，泄利数行，然后获愈也。又待制李焘云：岭南瘴气寒热所感，邪气多在营卫皮肉之间。欲去皮肤毛孔中瘴气根本，非常山不可。但性吐人，惟以七宝散冷服之，即不吐，且验也。

【附方】旧三，新二十五。截疟诸汤：《外台秘要》：用常山三两，浆水三升，浸一宿，煎取一升，欲发前顿服，取吐。《肘后方》：用常山一两，秫米一百粒，水六升，煮三升，分三服。先夜、未发、临发时服尽。《养生主论》：王隐者驱疟汤云：予用此四十年，奇效不能尽述，切勿加减，万无一吐者。常山（酒煮晒干）、知母、贝母、草果各一钱半。水一盅半，煎半熟，五更热服。渣以酒浸，发前服。截疟诸酒：《肘后方》：用常山一两，酒一升，渍二、三日，分作三服：平旦一服，少顷再服，临发又服。或加甘草，酒煮服之。宋侠《经心录》：醇醨汤：治间日疟。支太医云：乃桂广州方也，甚验。恒山一钱二分，大黄二钱半，炙甘草一钱二分。水一盏半，煎减半，曰醇，发日五更温服；再以水一盏，煎减半，曰醨，未发时温服。虞抟《医学正传》：治久疟不止。常山一钱半，槟榔一钱，丁香五分，乌梅一个，酒一盏，浸一宿，五更饮之。一服便止，永不再发，如神。截疟诸丸：《千金方》恒山丸：治数年不瘥者，两剂瘥；一月以来者，一剂瘥。恒山三两，研末，鸡子白和丸梧子大，瓦器煮熟，杀腥气，则取晒干收之。每服二十丸，竹叶汤下，五更一服，天明一服，发前一服，或吐或否即止。《肘后》丹砂丸：恒山（捣末）三两，真丹一两研，白蜜和杵百下，丸梧子大。先发服三丸，少顷再服三丸，临时服三丸，酒下，无不断者。曾世荣《活幼心书》黄丹丸：治大小久疟。恒山二两，黄丹半两，乌梅（连核瓦焙）一两，为末，糯米粉糊丸梧子大。每服三、五十丸，凉酒下，隔一夜一服，平旦一服。午后方食。葛洪《肘后方》：用恒山三两，知母一两，甘草半两，捣末，蜜丸梧子大。先发时服十丸，次服七丸。后服五、六丸，以瘥为度。《和剂局方》瞻仰丸：治一切疟。常山四两（炒存性），草果二两（炒存性）。为末，薄糊丸梧子大。每卧时冷酒服五十丸，五更再服。忌鹅羊热物。又胜金丸：治一切疟，胸膈停痰，发不愈者。常山八两（酒浸蒸焙），槟榔二两（生）。研末，糊丸梧子大。如上法服。《集简方》二圣丸：治诸疟，不拘远近大小。鸡骨、恒山、鸡心、槟榔各一两（生研），鲮鲤甲（煨焦）一两半。为末。糯粉糊丸绿豆大，黄丹为衣。每服三五十丸，如上法服。厥阴肝疟，寒多热少，喘息如死状，或少腹满，小便如脓，不问久近，不吐不泄，如神：恒山一两，醋浸一夜，瓦器煮干。每用二钱，水一盏，煎半盏，五更冷服。（赵真人《济急方》）太阴肺疟，痰聚胸中，病至令人心寒，寒甚乃热，热间善惊，如有所见：恒山三钱，甘草半钱，秫米三十五粒，水二盅，煎一盅，发日早分三次服。（《千金方》）少阴肾疟，凄凄然寒，手足寒，腰脊痛，大便难，目眴眴然：恒山二钱半，豉半两，乌梅一钱，竹叶一钱半，葱白三根，水一升半，煎一升，发前分三服。(《千金方》)牝疟独寒不热者：蜀漆散：用蜀漆、云母(煅三日夜)、龙骨各二钱。为末。每服半钱，临发日旦一服，发前一服，酢浆水调下。温疟，又加蜀漆一钱。(张仲景《金匮要略》)牡疟独热不冷者：蜀漆一钱半，甘草一钱，麻黄二钱，牡蛎粉二钱，水二盅。先煎麻黄、蜀漆，去沫，入药再煎至一盅，未发前温服，得吐则止。(王焘《外台秘要》)温疟热多：恒山一钱，小麦三钱，淡竹叶二钱。水煎，五更服，甚良。(《药性论》)三十年疟：《肘后方》：治三十年老疟及积年久疟：常山、黄连各一两。酒三升，渍一宿，以瓦釜煮取一升半。发日早服五合，发时再服。热当吐，冷当利，无不瘥者。张文仲《备急方》：用恒山一两半，龙骨五钱，附子(炮)二钱半，大黄一两。为末。鸡子黄和丸梧子大。未发时五丸，将发时五丸，白汤下。支太医云：此方神验，无不断者。瘴疟寒热：刘长春《经验方》：常山一寸，草果一枚，热酒一碗，浸一夜，五更望东服之，盖卧，酒醒即愈。《谈野翁试验方》：用常山、槟榔、甘草各二钱，黑豆一百粒，水煎服之。乃彭司寇所传。葛稚川《肘后方》：用常山、黄连、香豉各一两，附子(炮)七钱，捣末，蜜丸梧子大。空腹饮服四丸，欲发时三丸。至午后乃食。妊娠疟疾：酒蒸常山、石膏(煅)各一钱，乌梅(炒)五分，甘草四分。水一盏，酒一盏，浸一夜，平旦温服。(姚僧垣《集验方》)百日儿疟：《水鉴仙人歌》曰：疟是邪风寒热攻，直须术治免成空。常山刻作人形状，钉在孩儿生气宫。如金生人，金生在巳，即钉巳上；木生人，钉亥上；火生人，钉寅上；水土生人，钉申上也。小儿惊忤，暴惊卒死中恶：用蜀漆(炒)二钱，左顾牡蛎一钱二分，浆水煎服，当吐痰而愈。名千金汤。(阮氏)胸中痰饮：恒山、甘草各一两，水五升，煮取一升，去滓，入蜜二合。温服七合，取吐。不吐更服。(《千金方》)

【附录】杜茎山(《图经》)

颂曰：叶味苦，性寒。主温瘴寒热作止不定，烦渴头痛心躁。杵烂，新酒浸，绞汁服，吐出恶涎甚效。生宜州。茎高四、五尺，叶似苦荬菜。秋有花，紫色。实如枸杞子，大而白。

土红山

颂曰：叶甘、苦，微寒，无毒。主骨节疼痛，劳热瘴疟。生福州及南恩州山野中。大者高七、八尺。叶似枇杷而小，无毛。秋生白花如粟粒，不实。福州生者作细藤，似芙蓉叶，其叶上青下白，根如葛头。土人取根米泔浸一宿，以清水再浸一宿，炒黄为末。每服一钱，水一盏，生姜一片，同煎服。亦治劳瘴甚效。

时珍曰：杜茎山即土恒山，土红山又杜茎山之类，故并附之。

藜芦(《本经》下品)

【释名】山葱(《别录》)、葱苒(《本经》)、葱菼(音毯。《别录》)、葱葵(普)、丰芦

（普）、憨葱（《纲目》）、鹿葱。

时珍曰：黑色曰黎，其芦有黑皮裹之，故名。根际似葱，俗名葱管藜芦是矣。北人谓之憨葱，南人谓之鹿葱。

【集解】《别录》曰：藜芦生太山山谷。三月采根。阴干。

普曰：大叶，小根相连。

弘景曰：近道处处有之。根下极似葱而多毛。用之止剔取根，微炙之。

保升曰：所在山谷皆有。叶似郁金、秦艽、襄荷等，根若龙胆，茎下多毛。夏生冬凋，八月采根。

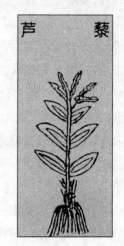

颂曰：今陕西、山南东西州郡皆有之，辽州、均州、解州者尤佳。三月生苗。叶青，似初出棕心，又似车前。茎似葱白，青紫色，高五六寸。上有黑皮裹茎，似棕皮。有花肉红色。根似马肠根，长四、五寸许，黄白色。二月、三月采根阴干。此有二种：一种水藜芦，茎叶大同，只是生在近水溪涧石上，根须百余茎，不中药用。今用者名葱白藜芦，根须甚少，只是三二十茎，生高山者为佳，均州土俗亦呼为鹿葱。《范子计然》云：出河东，黄白者善。

根

【修治】雷曰：凡采得去头，用糯米泔汁煮之，从巳至未，晒干用。

【气味】辛，寒，有毒。

《别录》曰：苦，微寒。

普曰：神农、雷公：辛，有毒；岐伯：咸，有毒；李当之：大寒，大毒；扁鹊：苦，有毒。

之才曰：黄连为之使。反细辛、芍药、人参、沙参、紫参、丹参、苦参。恶大黄。

时珍曰：畏葱白。服之吐不止，饮葱汤即止。

【主治】蛊毒咳逆，泄痢肠游，头疡疥瘙恶疮，杀诸虫毒，去死肌（《本经》）。疗哕逆，喉痹不通，鼻中息肉，马刀烂疮。不入汤用（《别录》）。主上气，去积年脓血泄痢（权）。吐上膈风涎，暗风痫病，小儿鲐齁痰疾（颂）。末，治马疥癣（宗奭）。

【发明】颂曰：藜芦服钱匕一字则恶吐人，又用通顶令人嚏，而别本云治哕逆，其效未详。

时珍曰：哕逆用吐药，亦反胃用吐法去痰积之义。吐药不一：常山吐疟痰，瓜丁吐热痰，乌附尖吐湿痰，莱菔子吐气痰，藜芦则吐风痰者也。按张子和《儒门事亲》云：一妇病风痫。自六、七岁得惊风后，每一二年一作；至五七年，五七作；三十岁至四十岁则日作，或甚至一日十余作。遂昏痴健忘，求死而已。值岁大饥，采百草食。于野中见草若葱状，采归蒸熟饱食。至五更，忽觉心中不安，吐涎如胶，连日不止，约一二斗，汗出如洗，甚昏困。三日后，遂轻健，病去食进，百脉皆和。以所食葱访人，乃憨葱苗也，即本草藜芦是矣。《图经》言能吐风病，此亦偶得吐法耳。我朝荆和王妃刘氏，年七十，病中风，不省人事，牙关紧闭，群医束手。先考太医吏目月池翁诊视，药不能入，自午至子，不获已。打去一齿，浓煎藜芦汤灌之，少顷，噫气一声，遂吐痰而苏，调理而安。药弗暝眩，厥疾弗瘳，诚然。

【附方】旧六，新十三。诸风痰饮：藜芦十分，郁金一分。为末。每以一字，温浆水一盏和服，探吐。（《经验方》）中风不省，牙关紧急者：藜芦一两（去芦头），浓煎防风汤浴过，焙干碎切，炒微褐色。为末。每服半钱，小儿减半，温水调灌，以吐风涎为效。未吐再服。（《简要济众》）中风不语，喉中如曳锯声，口中涎沫：取藜芦一分，天南星一个（去浮皮，于脐上剜一坑，纳入陈醋二橡斗，四面火逼黄色）。研为末。生面丸小豆大。每服三丸，温酒下。（《经验后方》）诸风头痛：和州藜芦一茎日干研末，入麝香少许。吹鼻。又方：通顶散：藜芦半两，黄连三分。搐鼻。（《圣惠》）久疟痰多不食，欲吐不吐：藜芦末半钱。温齑水调下，探吐。（《保命集》）痰疟积疟：藜芦、皂荚（炙）各一两，巴豆二十五枚（熬黄）。研末。蜜丸小豆大。每空心服一丸，未发时一丸，临发时又服一丸。勿用饮食。《肘后》黄疸肿疾：藜芦灰中炮，为末。水服半钱匕，小吐，不过数服，效。（《百一方》）胸中结聚，如骇骇不去者：巴豆半两（去皮心炒，捣如泥），藜芦（炙研）一两，蜜和捣丸麻子大。每吞一二丸。（《肘后》）身面黑痣：藜芦灰五两。水一大碗淋汁，铜器重汤煮成黑膏，以针微刺破点之，不过三次效。（《圣惠》）鼻中息肉：藜芦三分，雄黄一分。为末。蜜和点之。每日三上自消，勿点两畔。（《圣济方》）牙齿虫痛：藜芦末，内入孔中，勿吞汁，神效。（《千金翼》）白秃虫疮：藜芦末，猪脂调涂之。（《肘后方》）头生虮虱：藜芦末掺之。（《直指》）头风白屑痒甚：藜芦末，沐头掺之，紧包二日夜，避风，效。（《本事方》）反花恶疮，恶肉反出如米：藜芦末，猪脂和敷，日三五上。（《圣济录》）疥癣虫疮：藜芦末，生油和涂。（《斗门方》）羊疽疮痒：藜芦二分，附子八分。为末敷之，虫自出也。（陶隐居方）误吞水蛭：藜芦炒，为末。水服一钱，必吐出。（《德生堂方》）

【附录】山磁石

《别录》有名未用曰：苦，平，无毒。主女子带下。生山之阳。正月生叶如藜芦，茎有衣。一名爱茈。

参果根

又曰：苦，有毒。主鼠瘘。生百余根，根有衣裹茎。三月三日采根。一名百连，一名乌蓼，一名鼠茎，一名鹿蒲。

马肠根(宋《图经》)

颂曰:苦、辛,寒,有毒。主蛊除风。叶:疗疮疥。生秦州。叶似桑。三月采叶,五月、六月采根。

木藜芦(《拾遗》)

【释名】黄藜芦(《纲目》)、鹿骊。

【集解】藏器曰:陶弘景注漏芦云:一名鹿骊。南人用苗,北人用根。按鹿骊乃木藜芦,非漏芦也。乃树生,如茱萸树,高二三尺,有毒。

时珍曰:鹿骊,俚人呼为黄藜芦,小树也。叶如樱桃叶,狭而长,多皱纹。四月开细黄花。五月结小长子,如小豆大。

【气味】苦、辛,温,有毒。

【主治】疥癣、杀虫(藏器)。

附子(《本经》下品)

【释名】其母名乌头。

时珍曰:初种为乌头,象乌之头也。附乌头而生者为附子,如子附母也。乌头如芋魁,附子如芋子,盖一物也。别有草乌头、白附子,故俗呼此为黑附子,川乌头以别之。诸家不分乌头有川、草两种,皆混杂注解,今悉正之。

【集解】《别录》曰:附子生犍为山谷及广汉。冬月采为附子,春月采为乌头。

弘景曰:乌头与附子同根。附子八月采,八角者良。乌头四月采。春时茎初生有脑头,如乌鸟之头,故谓之乌头。有两歧共蒂,状如牛角者,名乌喙。取汁煎为射罔。天雄似附子,细而长,乃至三四寸。侧子即附子边角之大者。并是同根,而《本经》附子出犍为,天雄出少室,乌头出朗陵,分生三处,当各有所宜也,今则无别矣。

恭曰:天雄、附子、乌头,并以蜀道绵州、龙州者佳,俱以八月采造。余处虽有造得者,力弱,都不相似。江南来者,全不堪用。

大明曰:天雄大而长,少角刺而虚;附子大而短,有角平稳而实。乌喙似天雄,乌头次于附子,侧子小于乌头,连聚生者名为虎掌,并是天雄一裔,子母之类,气力乃有殊等,即宿根与嫩者尔。

敩曰:乌头少有茎苗,身长而乌黑,少有旁尖。乌喙皮上苍色,有尖头,大者孕八、九个,周围底陷,黑如乌铁。天雄身全矮,无尖,周匝四面有附子,孕十一个,皮苍色。侧子只是附子旁,有小颗如枣核者。木鳖子是喙、附、乌、雄、侧中毗患者,不入药用。

保升曰:正者为乌头;两歧者为乌喙;细长三四寸者为天雄;根旁如芋散生者,为附子;旁连生者为侧子,五物同出而异名。苗高二尺许,叶似石龙芮及艾。

宗奭曰:五者皆一物,但依大小长短以象而名之尔。

颂曰:五者今并出蜀土,都是一种所产,其种出于龙州。冬至前,先将陆田耕五、七遍,以猪粪粪之,然后布种,逐月耘耔,至次年八月后方成。其苗高三、四尺,茎作四棱,叶如艾,其花紫碧色作穗,其实细小如桑椹状,黑色。本只种附子一物,至成熟后乃有四物。以长二三寸者为天雄;割削附子旁尖角为侧子,附子之绝小者亦名侧子;元种者为乌头;其余大小者,皆为附子,以八角者为上。绵州彰明县多种之,惟赤水一乡者最佳。然收采时月与本草不同。谨按本草冬采为附子,春采为乌头。《博物志》言:附子、乌头、天雄一物也,春、秋、冬、夏采之各异。而《广雅》云:奚毒,附子也。一岁为侧子,二年为乌喙,三年为附子,四年为乌头,五年为天雄。今一年种之,便有此五物。岂今人种莳之法,用力倍至,故尔繁盛乎?

时珍曰:乌头有两种:出彰明者即附子之母,今人谓之川乌头是也。春末生子,故曰春采为乌头。冬则生子已成,故曰冬采为附子。其天雄、乌喙、侧子,皆是生子多者,因象命名;若生子少及独头者,即无此数物也。其产江左、山南等处者,乃《本经》所列乌头,今人谓之草乌头者是也。故曰其汁煎为射罔。陶弘景不知乌头有二,以附子之乌头、注射罔之乌头,遂致诸家疑贰,而雷敩之说尤不近理。宋人杨天惠著《附子记》甚悉,今撮其要,读之可不辩而明矣。其说云:绵州乃故广汉地,领县八,惟彰明出附子。彰明领乡二十,惟赤水、廉水、昌明、会昌四乡产附子,而赤水为多。每岁以上田熟耕作垄。取种于龙安、龙州、齐归、木门、青堆、小坪诸处。十一月播种,春月生苗。其茎类野艾而泽,其叶类地麻而厚。其花紫瓣黄蕤,长苞而圆。七月采者,谓之早水,拳缩而小,盖未长成也。九月采者乃佳。其品凡七,本同而末异。其初种之小者为乌头;附乌头而旁生者为附子;又左右附而偶生者为鬲子;附而长者为天雄;附而尖者为天锥;附而上出者为侧子;附而散生者,为漏篮子,皆脉络连贯,如子附母,而附子以贵,故专附名也。凡种一而子六七以上,则皆小;种一而子二三则稍大;种一而子特生,则特大。附子之形,以蹲坐正节角少者为上,有节多鼠乳者次之,形不正而伤缺风皱者为下。本草言附子八角者为良,其角为侧子之说,甚谬矣。附子之色,以花白者为上,铁色者次之,青绿者为下。天雄、乌头、天锥,皆以丰实盈握者为胜。漏篮、侧子,则园人以乞役夫,不足数也。谨按此记所载漏篮,即雷敩所谓木鳖子,大明所谓虎掌者也。其鬲子,即乌喙也。天锥,即天雄之类,医方亦无此名,功用当相同尔。

【修治】保升曰:附子、乌头、天雄、侧子、乌喙,采得,以生熟汤浸半日,勿令灭气,出以白灰袤之,数易使干。又法:以米粥及糟曲等淹之。并不及前法。

颂曰:五物收时,一处造酿。其法:先于六月内,造大小面曲。未采前半月,用大麦煮成粥,以曲造醋,候熟去糟。其醋不用太酸,酸则以水解之。将附子去根须,于新瓮内淹七日,日搅一遍,捞出以疏筛摊之,令生白衣。乃向慢风日中晒之百十日,以透干为度。若猛日,则皴而皮不附肉。

时珍曰:按《附子记》云:此物畏恶最多,不能常熟。或种美而苗不茂,或苗秀而根不充,或以酿而腐,或以曝而挛,若有神物阴为之者。故园人常祷于神,目为药妖。其酿法:用醋醅安密室中,淹覆弥月,乃发出晾干。方出酿时,其大有如拳者,已定辄不盈握,故及一两者极难得。土人云:但得半两以上者皆良。蜀人饵者少,惟秦陕闽浙人宜之。然秦人才市其下者,闽浙才得其中者,其上品则皆贵人得之矣。

弘景曰:凡用附子、乌头、天雄,皆热灰微炮令拆,勿过焦。惟姜附汤生用之。俗方每用附子,须甘草、人参、生姜相配者,正制其毒故也。

敩曰:凡使乌头,宜文武火中炮令皴拆,擘破用。若用附子,须底平有九角如铁色,一个重一两者,即是气全。勿用杂木火,只以柳木灰火中炮令皴拆,以刀刮去上孕子,并去底尖,擘破,于屋下平地上掘一土坑安之,一宿取出,焙干用。若阴制者,生去皮尖底,薄切,以东流水并黑豆浸五日夜,漉出,日中晒干用。

震亨曰:凡乌、附、天雄,须用童子小便浸透煮过,以杀其毒,并助下行之力,入盐少许尤好。或以小便浸二七日,拣去坏者,以竹刀每个切作四片,井水淘净,逐日换水,再浸七日,晒干用。

时珍曰:附子生用则发散,熟用则峻补。生用者,须如阴制之法,去皮脐入药。熟用者,以水浸过,炮令发拆,去皮脐,乘热切片再炒,令内外俱黄,去火毒入药。又法:每一个,用甘草二钱,盐水、姜汁、童尿各半盏,同煮熟,出火毒一夜用之,则毒去也。

【气味】辛,温,有大毒。

《别录》曰:甘,大热。

普曰:神农:辛;岐伯、雷公:甘,有毒;李当之:苦,大温,有大毒。

元素曰:大辛大热,气厚味薄,可升可降,阳中之阴,浮中沉,无所不至,为诸经引用之药。

好古曰:入手少阳三焦命门之剂,其性走而不守,非若干姜止而不行。

赵嗣真曰:熟附配麻黄,发中有补,仲景麻黄附子细辛汤、麻黄附子甘草汤是也。生附配干姜,补中有发,仲景干姜附子汤、通脉四逆汤是也。

戴原礼曰:附子无干姜不热,得甘草则性缓,得桂则补命门。

李杲曰:附子得生姜则能发散,以热攻热,又导虚热下行,以除冷病。

之才曰：地胆为之使。恶蜈蚣。畏防风、黑豆、甘草、人参、黄芪。

时珍曰：畏绿豆、乌韭、童溲、犀角。忌豉汁。得蜀椒、食盐，下达命门。

【主治】风寒咳逆邪气，温中，寒湿踒躄，拘挛膝痛，不能行步，破癥坚积聚血瘕，金疮（《本经》）。腰脊风寒，脚疼冷弱，心腹冷痛，霍乱转筋，下痢赤白，强阴，坚肌骨，又堕胎，为百药长（《别录》）。温暖脾胃，除脾湿肾寒，补下焦之阳虚（元素）。除脏腑沉寒，三阳厥逆，湿淫腹痛，胃寒蛔动，治经闭，补虚散壅（李杲）。督脉为病，脊强而厥（好古）。治三阴伤寒，阴毒寒疝，中寒中风，痰厥气厥，柔痓癫痫，小儿慢惊，风湿麻痹，肿满脚气，头风，肾厥头痛，暴泻脱阳，久痢脾泄，寒疟瘴气，久病呕哕，反胃噎膈，痈疽不敛，久漏冷疮。合葱涕，塞耳治聋（时珍）。

乌头（即附子母）

【主治】诸风，风痹血痹，半身不遂，除寒冷，温养脏腑，去心下坚痞，感寒腹痛（元素）。除寒湿，行经，散风邪，破诸积冷毒（李杲）。补命门不足，肝风虚（好古）。助阳退阴，功同附子而稍缓（时珍）。

【发明】宗奭曰：补虚寒须用附子，风家即多用天雄，大略如此。其乌头、乌喙、附子，则量其材而用之。

时珍曰：按王氏《究原方》云：附子性重滞，温脾逐寒。川乌头性轻疏，温脾去风。若是寒疾即用附子；风疾即用川乌头。一云：凡人中风，不可先用风药及乌附。若先用气药，后用乌附乃宜也。义凡用乌附药，并宜冷服者，热因寒用也。盖阴寒在下，虚阳上浮。治之以寒，则阴气益甚而病增；治之以热，则拒格而不纳。热药冷饮，下嗌之后，冷体既消，热性便发，而病气随愈。不违其情，而致大益，此反治之妙也。昔张仲景治寒疝内结，用蜜煎乌头。《近效方》治喉痹，用蜜炙附子，含之咽汁。朱丹溪治疝气，用乌头、栀子。并热因寒用也。李东垣治冯翰林侄阴盛格阳伤寒，面赤目赤，烦渴引饮，脉来七、八至，但按之则散。用姜附汤加人参，投半斤服之，得汗而愈。此则神圣之妙也。

吴绶曰：附子乃阴症要药。凡伤寒传变三阴，及中寒夹阴，虽身大热而脉沉者，必用之。或厥冷腹痛，脉沉细，甚则唇青囊缩者，急须用之，有退阴回阳之力，起死回生之功。近世阴症伤寒，往往疑似，不敢用附子，直待阴极阳竭而用之，已迟矣。且夹阴伤寒，内外皆阴，阳气顿衰。必须急用人参，健脉以益其原；佐以附子，温经散寒。舍此不用，将何以救之？

刘完素曰：俗方治麻痹多用乌附，其气暴能冲开道路，故气愈麻；及药气尽而正气行，则麻病愈矣。

张元素曰：附子以白术为佐，乃除寒湿之圣药。湿药宜少加之引经。又益火之原，以消阴翳，则便溺有节，乌、附是也。

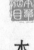

虞抟曰：附子禀雄壮之质，有斩关夺将之气。能引补气药行十二经，以追复散失之元阳；引补血药入血分，以滋养不足之真阴；引发散药开腠理，以驱逐在表之风寒；引温暖药达下焦，以祛除在里之冷湿。

震亨曰：气虚热甚者，宜少用附子，以行参芪。肥人多湿，亦宜少加乌、附行经。仲景八味丸，用为少阴响导，其补自是地黄，后世因以附子为补药，误矣。附子走而不守，取其健悍走下之性，以行地黄之滞，可致远尔。乌头、天雄皆气壮形伟，可为下部药之佐；无人表其害人之祸，相习用为治风之药及补药，杀人多矣。

王履曰：仲景八味丸，盖兼阴火不足者设。钱仲阳六味地黄丸，为阴虚者设。附子乃补阳之药，非为行滞也。

好古曰：乌、附，非身凉而四肢厥者，不可僭用。服附子以补火，必妨涸水。

时珍曰：乌、附毒药，非危病不用，而补药中少加引导，其功甚捷。有人才服钱匕，即发燥不堪，而昔人补剂用为常药，岂古今运气不同耶？荆府都昌王，体瘦而冷，无他病。日以附子煎汤饮，兼嚼硫黄，如此数岁。蕲州卫张百户，平生服鹿茸、附子药，至八十余，康健倍常。宋张杲《医说》载：赵知府耽酒色，每日煎干姜熟附汤，吞硫黄金液丹百粒，乃能健啖，否则倦弱不支，寿至九十。他人服一粒即为害。若此数人，皆其脏腑禀赋之偏，服之有益无害，不可以常理概论也。又《琐碎录》言：滑台风土极寒，民啖附子如啖芋栗。此则地气使然尔。

【附方】旧二十七，新九十二。少阴伤寒，初得二三日，脉微细，但欲寐，小便色白者，麻黄附子甘草汤微发其汗：麻黄（去节）二两，甘草（炙）二两，附子（炮去皮）一枚，水七升，先煮麻黄去沫，纳二味，煮取三升，分作三服，取微汗。（张仲景《伤寒论》）少阴发热，少阴病始得，反发热脉沉者，麻黄附子细辛汤发其汗：麻黄（去节）二两，附子（炮去皮）一枚，细辛二两，水一斗，先煮麻黄去沫，乃纳二味，同煮三升，分三服。（同上）少阴下利，少阴病，下利清谷，里寒外热，手足厥逆，脉微欲绝，身反不恶寒，其人面赤色。或腹痛，或干呕，或咽痛，或利止脉不出者：通脉四逆汤：用大附子一个（去皮生破八片），甘草（炙）二两，干姜三两，水三升，煮一升二合，分温再服，其脉即出者愈。面赤加葱九茎，腹痛，加芍药二两；呕，加生姜二两；咽痛，加桔梗一两；利止脉不出，加人参二两。（同上）阴病恶寒，伤寒已发汗不解，反恶寒者，虚也，芍药甘草附子汤补之：芍药三两，甘草（炙）三两，附子（炮去皮）一枚，水五升，煮取一升五合，分服。（同上）伤寒发躁，伤寒下后，又发其汗，昼日烦躁不得眠，夜而安静，不呕不渴，无表证，脉沉微，身无大热者，干姜附子汤温之：干姜一两，生附子一枚（去皮，破作八片）。水三升，煮取一升，顿服。（《伤寒论》）阴盛格阳，伤寒阴盛格阳，其人必躁热而不欲饮水，脉沉手足厥逆者，是此症也：霹雳散：用大附子一枚，烧存性。为末。蜜水调服。逼散寒气，然后热气上行而汗出，乃愈。（孙兆《口诀》）热病吐下及下利，身冷脉微，发躁不止者：附子（炮）一枚（去皮脐，分作八片）。入盐一钱，水一升，煎半升，温服，立效。（《经验后方》）阴毒伤寒：孙兆《口诀》云：房后受寒，少腹疼痛，头疼腰重，手足厥逆，脉息沉细，或作呃逆，并宜退阴散：用川乌头、干姜等分，切炒，放冷为散。每服一钱，水一盏，盐一撮，煎取半盏，温服，得汗解。《本事方》玉女散：治阴毒心腹痛厥逆恶候。川乌头去皮脐，冷水浸七日，切晒，纸裹收之。遇有患者，取为末一钱，入盐八分，水一盏，煎八分服，压下阴毒，如猪血相似，再进一服。济生回阳散：治阴毒伤寒，面青，四肢厥逆，腹痛身冷，一切冷气：大附子三枚，炮裂去皮脐为末。每服三钱，姜汁半盏，冷酒半盏，调服。良久，脐下如火暖为度。《续传信方》：治阴毒伤寒，烦躁迷闷，急者：用半两重附子一个（生破作四片），生姜一大块（作三片），糯米一撮，以水一升，煎六合，温服。暖卧，或汗出，或不出。候心定，则以水解散之类解之，不得与冷水。如渴，更煎滓服。屡用多效。中风痰厥，昏不知人，口眼㖞斜，并体虚之人患疟疾寒多者：三生饮：用生川乌头、生附子（并去皮脐）各半两，生南星一两，生木香二钱五分。每服五钱，生姜十片，水二盏，煎一盏，温服。（《和剂局方》）中风气厥痰壅，昏不知人，六脉沉伏：生附子（去皮）、生南星（去皮）、生木香半两。每服四钱，姜九片，水二盏，煎七分，温之。（《济生方》）中风偏废：羌活汤：用生附子一个（去皮脐），羌活、乌药各一两。每服四钱，生姜三片，水一盏，煎七分服。（王氏《简易方》）半身不遂，遂令癖疰：用生附子一两，以无灰酒一升，浸一七日，隔日饮一合。（《延年秘录》）风病瘫缓：手足軃曳，口眼㖞斜，语音謇涩，步履不正，宜神验乌龙丹主之：川乌头（去皮脐）、五灵脂各五两，为末。入龙脑、麝香五分，滴水为丸，如弹子大。每服一丸，先以生姜汁研化，暖酒调服，一日二服。至五七丸，便觉抬得手、移得步，十丸可以梳头也。（《梅师方》）风寒湿痹，麻木不仁，或手足不遂：生川乌头末，每以香白米煮粥一碗，入末四钱，慢熬得所，下姜汁一匙，蜜三大匙，空腹啜之。或入薏苡末二钱。《左传》云：风淫末疾，谓四末也。脾主四肢，风淫客肝，则侵脾而四肢病也。此汤极有力，予每授人良验。（许学士《本事方》）体虚有风，外受寒湿，身如在空中：生附子、生天南星各二钱，生姜十片，水一盏半，慢火煎服。予曾病此，医博士张发授此方，三服愈。（《本事方》）口眼㖞斜：生乌头、青矾各等分。为末。每用一字，搐入鼻内，取涕吐涎，立效无比，名通关散。（《箧中秘宝方》）口卒噤暗，卒忤停尸：并用附子末，吹入喉中瘥。（《千金翼》）产后中风，身如角弓反张，口噤不语：川乌头五两（剉块），黑大豆半升，同炒半黑，以酒三升，倾锅内急搅，以绢滤取酒，微温服一小盏，取汗。若口不开，拗开灌之。未效，加乌鸡粪一合炒，纳酒中服，以瘥为度。（《圣惠方》）诸风血风：乌荆丸：治诸风纵缓，言语謇涩，遍身麻痛，皮肤瘙痒，及妇人血风，头痛目眩，肠风脏毒，下血不止者，服之尤效。有痛风挛搐，颐颔不收者，服六、七服即瘥也：川乌头（炮去皮脐）一两，荆芥穗二两，为末。醋面糊丸梧子大。温酒或熟水，每服二十丸。（《和剂方》）妇人血风虚冷，月候不匀,或手脚心烦热,或头面浮肿顽麻:用川乌头一斤(清油四两,盐四两,铛内同熬,令裂如桑椹色为度,去皮脐),五灵脂四两,为末。捣匀,蒸饼丸如梧子大。空心温酒、盐汤下二十丸。亦治丈夫风疾。(《梅师方》)诸风痛疾:生川乌头(去皮)二钱半,五灵脂半两,为末,猪心血丸梧子大。每姜汤化服一丸。小儿慢惊搐搦,涎壅厥逆:川乌头(生去皮脐)一两,全蝎十个(去尾),分作二服,水一盏,姜七片,煎服。(汤氏《婴孩宝鉴》)小儿项软,乃肝肾虚,风邪袭人:用附子(去皮脐)、天南星各二钱,为末,姜汁调摊,贴天柱骨。内服泻青丸。(《全幼心鉴》)小儿囟陷:绵乌头、附子(并生去皮脐)二钱,雄黄八分,为末,葱根捣和作饼,贴陷处。(《全幼心鉴》)麻痹疼痛:仙桃丸:治手足麻痹,或瘫痪疼痛,腰膝痹痛,或打扑伤损闪朒,痛不可忍:生川乌(不去皮)、五灵脂各四两,威灵仙五两。洗焙为末,酒糊丸梧子大。每服七丸至十丸,盐汤下,忌茶。此药常服,其效如神。(《普济方》)风痹肢痛,营卫不行:川乌头二两(炮去皮,以大豆同炒,至豆汁出为度,去豆焙干),全蝎半两(焙)。为末,酽醋熬稠,丸绿豆大。每温酒下七丸,日一服。(《圣惠方》)腰脚冷痹疼痛,有风:川乌头三个生,去皮脐,为散。醋调涂帛上,贴之。须臾痛止。(《圣惠方》)大风诸痹,痰澼胀满:大附子(半两者)二枚,炮拆,酒渍之,春冬五日,夏秋三日。每服一合,以瘥为度。(《圣惠方》)脚气腿肿,久不瘥者:黑附子一个(生,去皮脐)。为散。生姜汁调如膏,涂之。药干再涂,肿消为度。(《简要济众》)十指疼痛,麻木不仁:生附子(去皮脐)、木香各等分,生姜五片,水煎温服。(王氏《易简方》)搜风顺气:乌附丸:用川乌头二十个,香附子半斤,姜汁淹一宿,炒焙为末,酒糊丸梧子大。每温酒下十丸。肌体肥壮有风疾者,宜常服之。(《澹寮方》)头风头痛:《外台秘要》:用腊月乌头一升,炒令黄,末之,以绢袋盛,浸三斗酒中。逐日温服。孙兆《口诀》:用附子(炮)、石膏(煅)等分。为末。入脑、麝少许。每服半钱,茶酒任下。《修真秘旨》:用附子一枚(生,去皮脐),绿豆一合,同入铫子内煮,豆熟为度,去附子,食绿豆,立瘥。每个可煮五次,后为末服之。风毒头痛:《圣惠方》:治风毒攻注头目,痛不可忍:大附子一枚(炮去皮为末)。以生姜一两,大黑豆一合,炒熟,同酒盏,煎七分,调附末一钱,温服。又方:治二三十年头风不愈者,用大川乌头(生去皮)四两,天南星(炮)一两。为末,每服二钱。细茶三钱,薄荷七叶,盐梅一个,水一盏,煎七分,临卧温服。《朱氏集验方》:治头痛连睛者:生乌头一钱,白芷四钱。为末。茶服一字。仍以末搐鼻。有人用之得效:风寒头痛《十便良方》:治风寒客于头中,清涕,项筋急硬,胸中寒痰,呕吐清水:用大附子或大川乌头二枚(去皮蒸过),川芎藭、生姜各一两,焙研,以茶汤调服一钱。或到片,每用五钱,水煎服。隔三四日一服。或加防风一两。《三因方》必效散:治风寒流注,偏正头痛,年久不愈,最有神效。用大附子一个(生切四片,以姜汁一盏浸炙,再浸再炙,汁尽乃止),高良姜等分,为末。每服一钱,腊茶清调下,忌热物少时。头风摩散,沐头中风,头面多汗恶风,当先风一日则痛甚:用大附子一个

（炮）、食盐等分，为末。以方寸匕摩囟上，令药力行。或以油调稀亦可，一日三上。（张仲景方）年久头痛：川乌头、天南星等分，为末。葱汁调涂太阳穴。（《经验》）头风斧劈难忍：川乌头末烧烟熏碗内，温茶泡服之。（《集简方》）痰厥头痛如破. 厥气上冲，痰塞胸膈：炮附子三分，釜墨四钱，冷水调服方寸匕，当吐即愈。忌猪肉、冷水。肾厥头痛：《指南方》：用大附子一个（炮熟去皮），生姜半两，水一升半煎，分三服。《经验良方》韭根丸：治元阳虚，头痛如破，眼睛如锥刺：大川乌头（去皮微炮）、全蝎（以糯米炒过，去米）等分为末，韭根汁丸绿豆大。每薄荷茶下十五丸，一日一服。气虚头痛，气虚上壅，偏正头痛，不可忍者：大附子一枚（去皮脐）。研末，葱汁面糊丸绿豆大。每服十丸，茶清下。僧继洪《澹寮方》蝎附丸：元气虚头痛，惟此方最合造化之妙。附子助阳扶虚，钟乳补阳镇坠，全蝎取其钻透，葱涎取其通气。汤使用椒以达下，盐以引归，使虚气下归。对症用之，无不作效。大附子一枚剜心，入全蝎（去毒）三枚在内，以余附末同钟乳粉二钱半，白面少许，水和作剂，包附煨熟，去皮研末，葱涎和丸梧子大。每椒盐汤下五十丸。肾气上攻，头项不能转移：椒附丸：用大熟附子一枚，为末。每用二钱，以椒二十粒，用白面填满椒口，水一盏半，姜七片，煎七分，去椒入盐，空心点服。椒气下达，以引逆气归经也。（《本事方》）鼻渊脑泄：生附子末，葱涎和如泥，盦涌泉穴。（《普济》）耳鸣不止，无昼夜者：乌头（烧作灰）、菖蒲等分，为末，绵裹塞之，日再用，取效。（《杨氏产乳》）耳卒聋闭：附子醋浸，削尖插之。或更于上灸二七壮。（《本草拾遗》）聤耳脓血：生附子为末，葱涕和，灌耳中。（《肘后》）喉痹肿塞：附子去皮，炮令拆，以蜜涂上，炙之令蜜入，含之勿咽汁。已成者即脓出，未成者即消。（出《本草拾遗》）久患口疮：生附子为末，醋、面调贴足心，男左女右，日再换之。（《经验后方》）风虫牙痛：《普济方》：用附子一两（烧灰），枯矾一分，为末，揩之。又方：川乌头、川附子生研，面糊丸小豆大。每绵包一丸咬之。《删繁方》：用炮附子末纳孔中，乃止。眼暴赤肿，磣痛不得开，泪出不止：削附子赤皮末，如蚕砂大，着眦中，以定为度。（张文仲《备急方》）一切冷气：去风痰，定遍身疼痛，益元气，强精力，固精益髓，令人少病：川乌头一斤，用五升大瓷钵子盛，以童子小便浸七日，逐日添令溢出，拣去坏者不用。余以竹刀切作四片，新汲水淘七次，乃浸之，日日换水，日足，取焙为末，酒煮面糊丸绿豆大。每服十丸，空心盐汤下，少粥饭压之。（《经验方》）升降诸气，暖则宣流：熟附子一大个，分作二服，水二盏，煎一盏，入沉香汁温服。（《和剂局方》）中寒昏困：姜附汤：治体虚中寒，昏不知人，及脐腹冷痛，霍乱转筋，一切虚寒之病：生附子一两（去皮脐），干姜（炮）一两，每服三钱，水二盅，煎一盅，温服。（《和剂局方》）心腹冷痛，冷热气不和：山栀子、川乌头等分，生研为末，酒糊丸梧子大。每服十五丸，生姜汤下。小肠气痛，加炒茴香，葱酒下二十丸。（王氏《博济方》）心痛疝气，湿热因寒郁而发：用栀子降湿热，乌头破寒郁。乌头为栀子所引，其性急速，不留胃中也。川乌头、山栀子各一钱，为末。顺流水入姜汁一匙,调下。(《丹溪纂要》)寒厥心痛,及小肠膀胱痛不可止者:神砂一粒丹:用熟附子(去皮)、郁金、橘红各一两,为末,醋面糊丸如酸枣大,朱砂为衣。每服一丸,男子酒下;女人醋汤下。(《宣明方》)寒疝腹痛绕脐,手足厥冷,自汗出,脉弦而紧,用大乌头煎主之:大乌头五枚(去脐)。水三升,煮取一升,去滓,纳蜜二升,煎令水气尽。强人服七合,弱人服五合。不瘥,明日更服。(张仲景《金匮玉函方》)寒疝身痛腹痛,手足逆冷不仁,或身痛不能眠,用乌头桂枝汤主之:乌头一味,以蜜二斤,煎减半,入桂枝汤五合解之,得一升。初服二合,不知再服,又不知,加至五合。其知者如醉状,得吐为中病也。(《金匮玉函》)寒疝引胁,肋心腹皆痛,诸药不效者:大乌头五枚(去角,四破)。以白蜜一斤,煎令透,取焙为末,别以熟蜜和丸梧子大。每服二十丸,冷盐汤下,永除。(崔氏方)寒疝滑泄,腹痛肠鸣,自汗厥逆:熟附子(去皮脐)、玄胡索(炒)各一两,生木香半两。每服四钱,水二盏,姜七片,煎七分,温服。(《济生方》)小肠诸疝:《苏沈良方》仓卒散:治寒疝腹痛,小肠气、膀胱气、脾肾诸痛,挛急难忍,汗出厥逆:大附子(炒去皮脐)一枚,山栀子(炒焦)四两。每用三钱,水一盏,酒半盏,煎七分,入盐一捻,温服。《宣明方》:治阴疝小腹肿痛,加蒺藜子等分。虚者:加桂枝等分,姜糊为丸,酒服五十丸。虚寒腰痛:鹿茸(去毛,酥炙微黄)、附子(炮去皮脐)各二两,盐花三分。为末,枣肉和丸梧子大。每服三十丸,空心温酒下。《夷坚志》云:时康祖大夫,病心胸一漏,数窍流汁,已二十年。又苦腰痛,行则伛偻,形神憔悴,医不能治。通判韩子温为检《圣惠方》,得此方令服。旬余,腰痛减。久服遂瘥,心漏亦瘥。精力倍常,步履轻捷。此方本治腰,而效乃如此。元脏伤冷:《斗门方》:用附子(炮去皮脐),为末,以水二盏,入药二钱,盐、葱、姜、枣同煎取一盏,空心服。去积冷,暖下元。肥肠益气,酒食无碍。《梅师方》二虎丸:补元脏,进饮食,壮筋骨。用乌头、附子各四两(酽醋浸三宿,切作片子)。掘一小坑,炭火烧赤,以醋三升,同药倾入坑内,用盆合之。一宿取出,去砂土,入青盐四两,同炒赤黄色。为末,醋打面糊丸如梧子大。空心冷酒下十五丸,妇人亦宜。胃冷有痰,脾弱呕吐:生附子、半夏各二钱,姜十片,水二盏,煎七分,空心温服。一方:并炮熟,加木香五分。(《奇效良方》)久冷反胃:《经验方》:用大附子一个,生姜一斤,剉细同煮,研如面糊。每米饮化服一钱。《卫生家宝方》:用姜汁打糊,和附子末为丸,大黄为衣。每温水服十丸。《斗门方》:用最大附子一个,坐于砖上,四面着火渐逼,以生姜自然汁淬之。依前再逼再淬,约姜汁尽半碗乃止,研末。每服一钱,粟米饮下,不过三服瘥。或以猪腰子切片,炙熟蘸食。《方便集》:用大附子一个,切下头子,剜一窍,安丁香四十九个在内,仍合定,线扎,入砂铫内,以姜汁浸过,文火熬干。为末。每挑少许,置掌心舐吃,日十数次。忌毒物、生冷。脾寒疟疾:《济生方》云:五脏气虚,阴阳相胜,发为痎疟,寒多热少,或但寒不热.宜七枣汤主之:用附子一枚,炮七次,盐汤浸七次,去皮脐,分作二服。水一碗,生姜七片,枣七枚,煎七分,露一宿。发日空心温服,未久再进一服。王璆《百一选方》云：寒痰，宜附子；风痰，宜乌头。若用乌头，则寒多者，火炮七次；热多者，汤泡七次，去皮焙干，如上法。用乌头性热，泡多则热散也。又果附汤用熟附子（去皮）、草果仁各二钱半，水一盏，姜七片，枣一枚，煎七分，发日早温服。《肘后方》：临发时，以醋和附子末涂于背上。寒热疟疾：附子一枚（重五钱者，面煨），人参、丹砂各一钱，为末，炼蜜丸梧子大。每服二十丸，未发前连进三服。中病则吐，或身体麻木。未中病，来日再服。（庞安常《伤寒论》）瘴疟寒热，冷瘴，寒热往来，头痛身疼，呕痰，或汗多引饮，或自利烦躁，宜姜附汤主之：大附子一枚，四破。每以一片，水一盏，生姜十片，煎七分，温服。李待制云：此方极妙。章杰云：岭南以哑瘴为危急，不过一二日而死。医谓极热感寒也，用生附子一味治之多愈。得非以热攻热而发散寒邪乎？真起死回生之药也。（《岭南卫生方》）小便虚闭，两尺脉沉，微用利小水药不效者，乃虚寒也：附子一个（炮去皮脐，盐水浸良久），泽泻一两。每服四钱，水一盏半，灯心七茎，煎服即愈。（《普济方》）肿疾喘满，大人、小儿、男、女肿因积得，既取积而肿再作，小便不利。若再用利药性寒，而小便愈不通矣。医者到此多束手。盖中焦、下焦气不升降，为寒痞隔，故水凝而不通。惟服沉附汤，则小便自通，喘满自愈：用生附子一个（去皮脐，切片），生姜十片，入沉香一钱（磨水）。同煎，食前冷饮。附子虽三五十枚亦无害。小儿每服三钱，水煎服。（《朱氏集验方》）脾虚湿肿：大附子五枚（去皮四破），以赤小豆半升，藏附子于中，慢火煮熟，去豆焙研末，以薏苡仁粉打糊丸梧子大。每服十丸，萝卜汤下。（《朱氏集验方》）阴水肿满：乌头一升，桑白皮五升，水五升，煮一升，去滓铜器盛之，重汤煎至可丸，丸小豆大。每服三五丸，取小便利为佳。忌油腻酒面鱼肉。又方：大附子，童便浸三日夜，逐日换尿，以布擦去皮，捣如泥，酒糊和丸小豆大。每服三十丸，煎流气饮送下。（《普济方》）大肠冷秘：附子一枚，（炮去皮，取中心如枣大），二钱，为末蜜水空心服之。（《圣济总录》）老人虚泄不禁：熟附子一两，赤石脂一两，为末，醋糊丸梧子大。米饮下五十丸。（《杨氏家藏方》）冷气洞泄：生川乌头一两，木香半两，为末，醋糊丸梧子大。每陈皮汤下二十丸。（《本事方》）脏寒脾泄，及老人中气不足，久泄不止：肉豆蔻二两（煨熟），大附子（去皮脐）一两五钱，为末，粥丸梧子大。每服八十丸，莲肉煎汤下。《十便良方》：治脾胃虚冷，大肠滑泄，米谷不化，乏力。用大附子十两（连皮），同大枣二升，于石器内，以水煮一日，常令水过两指。取出，每个切作三片，再同煮半日，削去皮，切焙。为末，别以枣肉和丸梧子大。每空心米饮服三四十丸。小儿吐泄注下，小便少：白龙丸：用熟附子五钱，白石脂（煅）、龙骨（煅）各二钱半，为末，醋面糊丸黍米大。每米饮量儿大小服。（《全幼心鉴》）霍乱吐泄不止：附子重七钱者，炮去皮脐，为末。每服四钱，水二盏，盐半钱，煎一盏，温服立止。（孙兆《秘宝方》）水泄久痢：川乌头二枚，一生用，一以黑豆半合同煮熟，研丸绿豆大。每服五丸，黄连汤下。（《普济方》）久痢赤白：独圣丸：用川乌头一个，灰火烧烟欲尽，取出地上，盏盖良久，研末，酒化蜡丸如大麻子大。每服三丸，赤痢，黄连、甘草、黑豆煎汤，放冷吞下；白痢，甘草、黑豆煎汤，冷吞。如泻及肚痛，以水吞下。并空心服之。忌热物。（《经验后方》）久痢休息：熟附子半两（研末），鸡子白二枚，捣和丸梧子大。倾入沸汤，煮数沸，漉出，作两服，米饮下。（《圣济总录》）下痢咳逆，脉沉阴寒者，退阴散主之：陈自明云：一人病此不止，服此两服而愈。（方见前阴毒伤寒卜）。卜血虚寒，日久肠冷者：熟附子（去皮）、枯白矾一两，为末。每服三钱，米饮下。又方：熟附子一枚（去皮），生姜三钱半，水煎服。或加黑豆一百粒。（并《圣惠方》）阳虚吐血：生地黄一斤，捣汁，入酒少许，以熟附子一两半，去皮脐，切片，入汁内，石器煮成膏。取附片焙干，入山药三两，研末，以膏和捣，丸梧子大。每空心米饮下三十丸。昔葛察判妻苦此疾，百药皆试，得此而愈，屡发屡效。（余居士《选奇方》）溲数白浊：熟附子为末。每服二钱，姜三片，水一盏，煎六分，温服。（《普济方》）

乌头附子尖

【主治】为末，茶服半钱，吐风痰癫痫（时珍）。

【发明】时珍曰：乌附用尖，亦取其锐气直达病所尔，无他义也。《保幼大全》云：小儿慢脾惊风，四肢厥逆：用附子尖一个，硫黄枣大一个，蝎梢七个，为末，姜汁面糊丸黄米大。每服十丸，米饮下。亦治久泻尪羸。凡用乌附，不可执为性热。审其手足冷者，轻则用汤，甚则用丸，重则用膏，候手足暖，阳气回，即为佳也。按此方乃《和剂局方》碧霞丹变法也，非真慢脾风不可辄用，故初虞世有金虎、碧霞之戒。

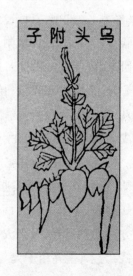

【附方】旧一，新七。风厥癫痫，凡中风痰厥、癫痫惊风，痰涎上壅，牙关紧急，上视搐搦，并宜碧霞丹主之：乌头尖、附子尖、蝎梢各七十个，石绿（研九度，飞过）十两，为末。面糊丸芡子大。每用一丸，薄荷汁半盏化下，更服温酒半合，须臾吐出痰涎为妙。小儿惊痫，加白僵蚕等分。（《和剂局方》）脐风撮口：生川乌尖三个，金赤蜈蚣半条（酒浸炙干），麝香少许，为末。以少许吹鼻得嚏，乃以薄荷汤灌一字。（《永类方》）木舌肿胀：川乌尖、巴豆研细，醋调涂刷。（《集简方》）牙痛难忍：附子尖、天雄尖、全蝎各七个，生研为末，点之。（《永类方》）奔豚疝气作痛，或阴囊肿痛：去铃丸：用生川乌尖七个，巴豆七枚（去皮油）。为末，糕糊丸梧子大，朱砂、麝香为衣。每服二丸，空心冷酒或冷盐汤下。三两日一服，不可多。（《澹寮方》）割甲成疮，连年不愈：川乌头尖、黄柏等分，为末。洗了贴之，以愈为度。（《古今录验》）老幼口疮：乌头尖一个，天南星一个，研末，姜汁和涂足心，

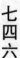

男左女右,不过二三次即愈。

天雄(《本经》下品)

【释名】白幕(《本经》)。

时珍曰:天雄乃种附子而生出或变出,其形长而不生子,故曰天雄。其长而尖者,谓之天锥,象形也。

【集解】《别录》曰:天雄生少室山谷。二月采根,阴干。

弘景曰:今采用八月中旬。天雄似附子细而长,乃至三四寸许。此与乌头、附子三种,本出建平,故谓之三建。今宜都很山者最好,谓为西建。钱塘间者谓为东建,气力小弱,不相似,故曰西冰犹胜东白也。其用灰杀之,时有冰强者,不佳。

恭曰:天雄、附子、乌头,并以蜀道绵州、龙州出者佳。余处纵有,力弱不相似。陶以三物俱出建平故名之者,非也。乌头苗名堇,音靳。《尔雅》云:芨,堇草是也。今讹堇为建,遂以建平释之矣。

承曰:天雄诸说悉备。但始种而不生附子、侧子,经年独长大者是也。蜀人种之,尤忌生此,以为不利,如养蚕而成白僵之意。

时珍曰:天雄有二种:一种是蜀人种附子而生出长者,或种附子而尽变成长者,即如种芋形状不一之类;一种是他处草乌头之类,自生成者,故《别录》注乌喙云:长三寸已上者为天雄是也。入药须用蜀产曾经酿制者。或云须重一两半有象眼者乃佳。余见附子下。

【修治】敩曰:宜炮皴去皮尖底用,或阴制如附子法亦得。

大明曰:凡丸散炮去皮用,饮药即和皮生使甚佳。

时珍曰:熟用一法:每十两以酒浸七日。掘土坑,用炭半秤煅赤,去火,以醋二升沃之,候干,乘热入天雄在内,小盆合一夜,取出,去脐用之。

【气味】辛,温,有大毒。

《别录》曰:甘,大温。

权曰:大热。宜干姜制之。

之才曰:远志为之使。恶腐婢。忌豉汁。

【主治】大风,寒湿痹,历节痛,拘挛缓急,破积聚邪气,金疮,强筋骨,轻身健行(《本经》)。疗头面风去来疼痛,心腹结积。关节重,不能行步,除骨间痛,长阴气,强志,令人武勇力作不倦。又堕胎(《别录》)。禹锡曰:按《淮南子》云:天雄雄鸡志气益。注云:取天雄一枚,纳雄鸡肠中,捣生食之,令人勇)。治风痰冷痹,软脚毒风;能止气喘促急,杀禽虫毒(甄权)。治一切风。一切气,助阳道,暖水脏,补腰膝,益精明目,通九窍,利皮肤,调血脉,四肢不遂,下胸膈水,破痃癖症结,排脓止痛,续骨消瘀血,背脊伛偻,霍乱转筋,发汗,止阴汗。炮含,治喉痹(大明)。

【发明】宗奭曰:补虚寒须用附子。风家多用天雄,亦取其大者,以其尖角多,热性不肯就下,故取其敷散也。

元素曰:非天雄不能补上焦之阳虚。

震亨曰:大雄、乌头,气壮形伟,可为下部之佐。

时珍曰:乌附、天雄,皆是补下焦命门阳虚之药,补下所以益上也。若是上焦阳虚,即属心脾之分,当用参芪,不当用天雄也。且乌附、天雄之尖,皆是向下生者,其气下行。其脐乃向上生苗之处。寇宗奭言其不肯就下,张元素言其补上焦阳虚,皆是误认尖为上尔。惟朱震亨以为下部之佐者得之,而未发出此义。雷敩《炮炙论》序云,咳逆数数,酒服熟雄,谓以天雄炮研酒服一钱也。

【附方】新三。三建汤:治元阳素虚,寒邪外攻,手足厥冷,大小便滑数,小便白浑,六脉沉微,除固冷,扶元气,及伤寒阴毒:用乌头、附子、天雄(并炮裂去皮脐)等分。咬咀。每服四钱,水二盏,姜十五片,煎八分,温服。(《肘后方》)男子失精:天雄三两(炮),白术八两,桂枝六两,龙骨三两,为散。每酒服半钱。(张仲景《金匮要略》)大风恶癞:三月、四月采天雄、乌头苗及根,去土勿洗,捣汁,渍细粒黑豆,摩去皮不落者,一夜取出,晒干又浸,如此七次。初吞三枚,渐加至六七枚。禁房室、猪鱼、鸡、蒜,犯之即死。

侧子(《别录》下品)

【释名】萴子。

时珍曰:生于附子之侧,故名。许慎《说文》作萴子。

【集解】弘景曰:此附子边角之大者,削取之。昔时不用,比来医家以疗脚气多验。

恭曰:侧子、附子,皆是乌头下旁出者。以小者为侧子,大者为附子。今以附子角为侧子,理必不然。若当阳以下、江左、山南、嵩高、齐鲁间,附子时复有角如大豆许。夔州以上剑南所出者,附子之角,但如黍粟,岂可充用?比来都下皆用细附子有效,未尝取角也。

保升曰:今附子边,果有角如大枣核及槟榔以来者,形状自是一颗,且不小。乃乌头旁出附子,附子旁出侧子,甚明。

时珍曰:侧子乃附子旁粘连小者尔,故吴普、陶弘景皆指为附子角之大者。其又小于侧子者,即漏篮子矣。故杨氏《附子记》言:侧子、漏篮,园人皆不重之,以乞役夫。

【修治】同附子。

【气味】辛,大热,有大毒。

普曰:神农、岐伯:有大毒。八月采。畏恶与附子同。

【主治】痈肿,风痹历节,腰脚疼冷,寒热鼠瘘。又堕胎(《别录》)。疗脚气,冷风湿痹,大风筋骨挛急(甄权)。冷酒调服,治遍身风疹神妙(雷敩)。

【发明】机曰:乌头乃原生之脑,得母之气,守而不移,居乎中者也。侧子散生旁侧,体无定在,其气轻扬,宜其发散四肢,充达皮毛,为治风之药。天雄长而尖,其气亲上,宜其补上焦之阳虚。木鳖子则余气所结,其形摧残,宜其不入汤服,令人丧目也。

时珍曰:唐·元希声侍郎,治瘫痪风,有侧子汤,见《外台秘要》,药多不录。

漏篮子(《纲目》)

【释名】木鳖子(《炮炙论》)、虎掌(《日华》)。

时珍曰:此乃附子之琐细未成者,小而漏篮,故名。南星之最小者,名虎掌,此物类之,故亦同名。《大明会典》载:四川成都府,岁贡天雄二十对,附子五十对,乌头五十对,漏篮二十斤。不知何用。

【气味】苦、辛,有毒。

敩曰:服之令人丧目。

【主治】恶痢冷漏疮,恶疮疬风(时珍)。

【发明】时珍曰:按杨士瀛《直指方》云:凡漏疮年久者,复其元阳,当用漏篮子辈,加减用之。如不当用而轻用之,又恐热气乘虚变移结核,而为害尤甚也。又按《类编》云:一人两足生疮,臭溃难近。夜宿五夫人祠下,梦神授方:用漏篮子一枚,生研为末,入腻粉少许,井水调涂。依法治之,果愈。盖此物不堪服饵,止宜入疮科也。

【附方】新一。一切恶痢杂下,及休息痢:百岁丸:用漏篮子一个(大者),阿胶、木香、黄连、罂粟壳各半两,俱炒焦存性,入乳香少许。为末,糊丸梧子大。每一岁一丸,米饮下。(罗天益《卫生宝鉴》)

乌头(《本经》下品)

【校正】并入《拾遗》独白草。

【释名】乌喙(《本经》,即两头尖)、草乌头(《纲目》)、土附子(《日华》)、奚毒(《本经》)、耿子(《吴普》)。毒公(《吴普》。又名帝秋)、金鸦(《纲目》),苗名茛(音艮)、芨(音及)、堇(音近)、独自草(《拾遗》)、鸳鸯菊(《纲目》),汁煎名射罔。

普曰:乌头,形如乌之头也。有两歧相合如乌之喙者,名曰乌喙。喙即乌之口也。

恭曰:乌喙,即乌头异名也。此有三歧者,然两歧者少。若乌头两歧名乌喙,则天雄、附子之两歧者,复何以名之?

时珍曰:此即乌头之野生于他处者,俗谓之草乌头,亦曰竹节乌头,出江北者曰淮乌头,《日华子》所谓土附子者是也。乌喙,即偶生两歧者,今俗呼为两头尖,因形而名,其实乃一物也。附子、天雄之偶生两歧者,亦谓之乌喙,功亦同于天雄,非此乌头也。苏恭不知此义,故反疑之。草乌头取汁,晒为毒药,射禽兽,故有射罔之称。《后魏书》言辽东塞外秋收乌头为毒药射禽兽,陈藏器所引《续汉五行志》,言四国生独白草,煎为药,敷箭射人即死者,皆此乌头,非川乌头也。《菊谱》云鸳鸯菊,即乌喙苗也。

【集解】《别录》曰:乌头、乌喙生朗陵山谷。正月、二月采,阴干。长三寸以上者为天雄。普曰:正月始生,叶厚,茎方中空,叶四、四相当,与蒿相似。

时珍曰:处处有之,根、苗、花、实并与川乌头相同,但此系野生,又无酿造之法,其根外黑内白,皱而枯燥为异尔,然毒则甚焉。段成式《酉阳杂俎》言:雀芋状如雀头,置干地反湿,湿地反干,飞鸟触之堕,走兽遇之僵。似亦草乌之类,而毒更甚也。又言:建宁郡乌勾山有牧靡草,鸟鹊误食乌喙中毒,必急食此草以解之。牧靡不知何药也?

【修治】时珍曰:草乌头或生用,或炮用,或以乌大豆同煮熟,去其毒用。

乌头

【气味】辛,温,有大毒。

《别录》曰:甘,大热,大毒。

普曰:神农、雷公、桐君、黄帝:甘,有毒。

权曰:苦、辛,大热,有大毒。

大明曰:味苦,辛,热,有毒。

之才曰:莽草、远志为之使。反半夏、栝蒌、贝母、白蔹、白芨。恶藜芦。

时珍曰:伏丹砂、砒石。忌豉汁。畏饴糖、黑豆、冷水,能解其毒。

【主治】中风恶风,洗洗出汗,除寒湿痹,咳逆上气,破积聚寒热,其汁煎之名射罔,杀禽兽(《本经》)。消胸上痰冷,食不下,心腹冷疾,脐间痛,肩胛痛,不可俯仰,目中痛,不可久视。又堕胎(《别录》)。主恶风憎寒,冷痰包心,肠腹疗痛,疝癖气块,齿痛,益阳事,强志(甄权)。治头风喉痹,痈肿疔毒(时珍)。

乌喙(一名两头尖)

【气味】辛,微温,有大毒。

普曰:神农、雷公、桐君、黄帝:有毒。

权曰:苦、辛,大热。畏恶同乌头。

【主治】风湿,丈夫肾湿阴囊痒,寒热历节,掣引腰痛,不能行步,痈肿脓结。又堕胎(《别录》)。男子肾气衰弱,阴汗,瘰疬岁月不消(甄权)。主大风顽痹(时珍)。

射罔

【气味】苦,有大毒。

之才曰:温。

大明曰:人中射罔毒,以甘草、蓝汁、小豆叶、浮萍、冷水、荠苨,皆可一味御之。

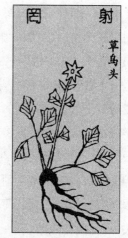

罔射

草乌头

【主治】尸疰癥坚,及头中风痹痛(《别录》)。瘘疮疮根。结核瘰疬、毒肿及蛇咬。先取涂肉四畔,渐渐近疮,习习逐病至骨。疮有热脓及黄水,涂之;若无脓水,有生血,及新伤破,即不可涂,立杀人(藏器)。

【发明】时珍曰:草乌头、射罔,乃至毒之药。非若川乌头、附子,人所栽种,加以酿制,杀其毒性之比。自非风顽急疾,不可轻投。甄权《药性论》言其益阳事,治男子肾气衰弱者,未可遽然也。此类止能搜风胜湿,开顽痰,治顽疮,以毒攻毒而已,岂有川乌头、附子补右肾命门之功哉?吾蕲郝知府自负知医,因病风癣,服草乌头、木鳖子药过多,甫入腹而麻痹,遂至不救,可不慎乎?

机曰:乌喙形如乌嘴,其气锋锐。宜其通经络,利关节,寻蹊达径,而直抵病所。煎为射罔,能杀禽兽。非气之锋锐捷利,能如是乎?

杨清叟曰:凡风寒湿痹,骨内冷痛,及损伤入骨,年久发痛,或一切阴疽肿毒。并宜草乌头、南星等分,少加肉桂为末,姜汁热酒调涂。未破者能内消,久溃者能去黑烂。二药性味辛烈,能破恶块,逐寒热,遇冷即消,遇热即溃。

【附方】旧四,新四十八。阴毒伤寒:生草乌头为末,以葱头蘸药纳谷道中,名提盆散。(王海藏《阴症略例》)二便不通:即上方,名霹雳箭。中风瘫痪,手足颤掉,言语蹇涩:左经丸:用草乌头(炮去皮)四两,川乌头(炮去皮)二两,乳香、没药各一两(为末),生乌豆一升(以斑蝥三七个,去头翅,同煮,豆熟去蝥,取豆焙干为末)。和匀,以醋面糊丸梧子大。每服三十丸,温酒下。(《简易方》)瘫痪顽风,骨节疼痛,下元虚冷,诸风痔漏下血,一切风症:草乌头、川乌头、两头尖各三钱,硫黄、麝香、丁香各一钱,木鳖子五个。为末。以熟蕲艾揉软,合成一处,用钞纸包裹,烧熏病处。名雷丸。(孙天仁《集效方》)诸风不遂:宋氏《集验方》:用生草乌头、晚蚕砂等分,为末。取生地龙捣和,入少醋,糊丸梧子大。每服四、五丸,白汤下,甚妙。勿多服,恐麻人。名鄂渚小金丹。《经验济世方》:用草乌头四两(去皮),大豆半升,盐一两。同以沙瓶煮三伏时,去豆,将乌头入木臼捣三百杵,作饼焙干为末,酒糊丸梧子大。每空心盐汤下十丸。名至宝丹。一切顽风:神应丹:用生草乌头、生天麻各(洗)等分,擂烂绞汁倾盆中。砌一小坑,其下烧火,将盆放坑上。每日用竹片搅次,夜则露之。晒至成膏,作成小铤子。每一铤分作三服,用葱、姜自然汁和好酒热服。

（《乾坤秘韫》）一切风症：不问头风痛风，黄鸦吊脚风痹：生淮乌头一斤，生川乌头一枚，生附子一枚，并为末。葱一斤，姜一斤，擂如泥，和作饼子，以草铺盘内，加楮叶于上，安饼于叶上，又铺草叶盖之，待出汗黄一日夜，乃晒之，舂为末，以生姜取汁煮面糊和丸梧子大。初服三十丸，日二服。服后身痹汗出即愈。避风。（《乾坤秘韫》）破伤风病：《寿域方》：用草乌头为末，每以一二分温酒服之，出汗。《儒门事亲》方：用草乌尖、白芷，并生研末。每服半钱，冷酒一盏，入葱白一根，同煎服。少顷以葱白热粥投之，汗出立愈。年久麻痹，或历节走气，疼痛不仁，不拘男女：神授散：用草乌头半斤，去皮为末。以袋一个，盛豆腐半袋，入乌末在内，再将豆腐填满压干，入锅中煮一夜，其药即坚如石，取出晒干为末，每服五分。冷风湿气，以生姜汤下；麻木不仁，以葱白汤下之。（《活人心统》）风湿痹木：黑神丸：草乌头（连皮生研）、五灵脂等分，为末，六月六日滴水丸弹子大。四十岁以下分六服，病甚一丸作二服，薄荷汤化下，觉微麻为度。（《本事方》）风湿走痛：黑弩箭丸：用两头尖、五灵脂各一两，乳香、没药、当归各三钱，为末，醋糊丸梧子大。每服十丸至三十丸，临卧温酒下。忌油腻、湿面。孕妇勿服。（《瑞竹堂方》）腰脚冷痛：乌头三个，去皮脐，研末，醋调贴，须臾痛止。（《十便良方》）膝风作痛：草乌、细辛、防风等分，为末，掺靴袜中，及安护膝内，能除风湿健步。（《扶寿方》）远行脚肿：草乌、细辛、防风等分，为末，掺鞋底内。如草鞋，以水微湿掺之。用之可行千里，甚妙。（《经验》）脚气掣痛，或胯间有核：生草乌头、大黄、木鳖子作末，姜汁煎茶调贴之。又法：草乌一味为末，以姜汁或酒糟同捣贴之。（《永类方》）湿滞足肿，早轻晚重：用草乌头一两（以生姜一两同研，交感一宿），苍术一两（以葱白一两同研，交感一宿）。各焙干为末，酒糊丸梧子大。每服五十丸，酒下。（艾元英《如宜方》）除风去湿，治脾胃虚弱，久积冷气，饮食减少：用草乌头一斤，苍术二斤，以去自陈皮半斤，生甘草，四两，黑豆三升，水一石，同煮干，只拣乌、术晒焙为末，酒糊丸梧子大，焙干收之。每空心温酒下二三十丸，觉麻即渐减之。名乌术丸。（《集简方》）偏正头风：草乌头四两，川芎劳四两，苍术半斤，生姜四两，连须生葱一把，捣烂，同入瓷瓶封固埋土中。春五、夏三、秋五、冬七日，取出晒干。拣去葱、姜，为末，醋面糊和丸梧子大。每服九丸，临卧温酒下，立效。（戴古渝《经验方》）久患头风：草乌头尖（生用）一分，赤小豆三十五粒，麝香一字。为末。每服半钱，薄荷汤冷服。更随左右搐鼻。（《指南方》）风痰头痛，体虚伤风，停聚痰饮，上厥头痛，或偏或正：草乌头（炮去皮尖）半两，川乌头（生去皮尖）一两，藿香半两，乳香三皂子大，为末。每服二钱，薄荷姜汤下，食后服。（陈言《三因方》）女人头痛血风证：草乌头、栀子等分，为末。自然葱汁，随左右调涂太阳及额上，勿过眼。避风。（《济生方》）脑泄臭秽：草乌（去皮）半两，苍术一两，川芎二两，并生研末，面糊丸绿豆大。每服十丸，茶下。忌一切热物。（《圣济总录》）耳鸣耳痒。如流水及风声。不治成聋：用生乌头掘得，乘湿削如枣核大，塞之。日易二次，不过三日愈。（《千金方》）

喉痹口噤不开,欲死:草乌头、皂荚等分,为末,入麝香少许。擦牙并搐鼻内,牙关自开也。《济生方》:用草乌尖、石胆等分,为末。每用一钱,醋煮皂荚汁,调稀扫入肿上,流涎数次,其毒即破也。虚壅口疮,满口连舌者:草乌一个,南星一个,生姜一大块,为末,睡时以醋调涂手心、足心。或以草乌头、吴茱萸等分,为末。蜜调涂足心。(《本事方》)疳蚀口鼻,穿透者:草乌头(烧灰),入麝香等分,为末贴之。风虫牙痛:草乌(炒黑)一两,细辛一钱,为末揩之,吐出涎。一方:草乌、食盐同炒黑,掺之。(《海上方》)寒气心疝,三十年者:射罔、食茱萸等分,为末,蜜丸麻子大。每酒下二丸,日三服。刘国英所秘之方。(《范汪东阳方》)寒疟积疟:巴豆一枚(去心皮),射罔如巴豆大,大枣(去皮)一枚,捣成丸梧子大。清旦、先发时,各服一丸,白汤下。(《肘后方》)脾寒厥疟,先寒后热,名寒疟;但寒不热。面色黑者,名厥疟;寒多热少,面黄腹痛,名脾疟,三者并宜服此。贾耘老用之二十年,累试有效:不蛀草乌头削去皮,沸汤泡二七度,以盏盖良久,切焙研,稀糊丸梧子大。每服三十丸,姜十片,枣三枚,葱三根,煎汤清早服,以枣压之。如人行十里许,再一服。绝勿饮汤,便不发也。(苏东坡《良方》)腹中癥结,害妨饮食,羸瘦:射罔二两,椒三百粒,捣末,鸡子白和丸麻子大。每服一丸,渐至三丸,以愈为度。(《肘后方》)水泄寒痢:大草乌一两,以一半生研,一半烧灰,醋糊和丸绿豆大。每服七丸,井华水下。忌生、冷、鱼、肉。(《十便良方》)泄痢注下:三神丸:治清浊不分,泄泻注下,或赤或白,腹脐刺痛,里急后重:用草乌头三个(去皮尖)。以一个火炮,一个醋煮,一个烧灰,为末,醋糊丸绿豆大。每服二十丸,水泻流水下;赤痢,甘草汤下;白痢姜汤下。忌鱼腥、生、冷。(《和剂局方》)结阴下血腹痛:草乌头(蛤粉炒,去皮脐切)一两,茴香(炒)三两。每用三钱,水一盏,入盐少许,煎八分,去滓,露一夜,五更冷服。(《圣济录》)老人遗尿,不知出者:草乌头一两,童便浸七日,去皮,同盐炒为末,酒糊丸绿豆大。每服二十丸,盐汤下。(《普济》)内痔不出:草乌为末,津调点肛门内,痔即反出,乃用枯痔药点之。(《外科集验方》)疔毒初起:草乌头七个,川乌头三个,杏仁九个,飞罗面一两,为末。无根水调搽,留口以纸盖之,干则以水润之。(唐瑶《经验方》)疔毒恶肿:生乌头切片,醋熬成膏,摊贴。次日根出。两头尖一两,巴豆四个捣贴。疔自拔出。(《普济方》)疔疮发背:草乌头(去皮)为末,用葱白连须和捣,丸豌豆大,以雄黄为衣。每服一丸,先将葱一根细嚼,以热酒送下。或有恶心呕三、四口,用冷水一口止之。即卧,以被厚盖,汗出为度。亦治头风。(《乾坤秘韫》)恶毒诸疮,及发背、疔疮、便毒等证:二乌膏:用草乌头、川乌头,于瓦上以井华水磨汁涂之。如有口,即涂四边。干再上。亦可单用草乌磨醋涂之。(《永类方》)大风癞疮,遍身黑色,肌体麻木,痹痛不常:草乌头一斤,刮洗去皮极净,摊干。以清油四两,盐四两,同入铫内,炒令深黄色。倾出剩油,只留盐并药再炒,令黑烟出为度。取一枚擘破,心内如米一点白者始好,白多再炒。乘热杵罗为末,醋面糊丸梧子大。每服三十丸,空心温酒下。草乌性毒难制,五七日间,以黑豆煮粥食解其毒。(继洪《澹寮方》)遍身生疮,阴囊两脚尤甚者:草乌一两(盐一两,化水浸一夜,炒赤为末),猪腰子一具(去膜煨熟,竹刀切捣)。醋糊丸绿豆大。每服三十丸,空心盐汤下。(《澹寮方》)一切诸疮,未破者:草乌头为末,入轻粉少许,腊猪油和搽。(《普济方》)瘰疬初作未破,作寒热:草乌头半两,木鳖子二个,以米醋磨细,入捣烂葱头、蚯蚓粪少许,调匀敷上,以纸条贴,令通气孔,妙。(《医林正宗》)马汗入疮肿痛,急疗之,迟则毒深:以生乌头末敷疮口,良久有黄水出,即愈。(《灵苑方》)蛇蝎螫人:射冈敷之,频易,血出愈。(《梅师方》)中沙虱毒:射冈敷之佳。(《千金》)

白附子(《别录》下品)

【释名】见后发明下。

【集解】《别录》曰:白附子生蜀郡。三月采。

弘景曰:此物久绝,无复真者。

恭曰:本出高丽,今出凉州以西,蜀郡不复有。生砂碛下湿地,独茎似鼠尾草,细叶周匝,生于穗间,根形似天雄。

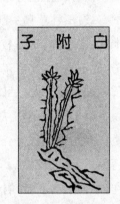

珣曰:徐表《南州异物记》云:生东海、新罗国及辽东。苗与附子相似。

时珍曰:根正如草乌头之小者,长寸许,干者皱纹有节。

【气味】辛、甘,大温,有小毒。

保升曰:甘、辛,温。

大明曰:无毒。

珣曰:小毒。入药炮用。

杲曰:纯阳。引药势上行。

【主治】心痛血痹,面上百病,行药势(《别录》)。中风失音,一切冷风气,面䵟瘢疵(大明)。诸风冷气,足弱无力,疥癣风疮,阴下湿痒,头面痕,人面脂用(李珣)。补肝风虚(好古)。风痰(震亨)。

【发明】时珍曰:白附子乃阳明经药,因与附子相似,故得此名,实非附子类也。按《楚国先贤传》云:孔休伤颊有瘢,王莽赐玉屑白附子香,与之消瘢。

【附方】新十二。中风口㖞,半身不遂:牵正散:用白附子、白僵蚕,全蝎并等分,生研为末。每服二钱,热酒调下。(《杨氏家藏方》)小儿暑风,暑毒入心,痰塞心孔,昏迷搐搦,此乃危急之症,非此丸生料瞑眩之剂不能伐之:三生丸:用白附子、天南星、半夏(并去皮)等分。生研。猪胆汁和丸黍米大。量儿大小,以薄荷汤下。令儿侧卧,呕出痰水即苏。(《全幼心鉴》)风痰眩晕,头痛气郁,胸膈不利:白附子(炮去皮脐)半斤,石膏(煅红)半斤,朱砂二两二钱半,龙脑一钱,为末,粟米饭丸小豆大。每服三十丸,食后茶酒任下。(《御药院方》)偏正头风:白附子、白芷、猪牙皂角(去皮)等分,为末。每服二钱,食后茶清调下。右痛右侧卧,左痛左侧卧,两边皆痛仰卧少顷。(《普济方》)痰厥头痛:白附子、天南星、半夏等分,生研为末,生姜自然汁浸,蒸饼丸绿豆大。每服四十丸,食后姜汤下。(《济生方》)赤白汗斑:白附子、硫黄等分,为末,姜汁调稀,茄蒂蘸擦,日数次。(《简便方》)面上䵟黯:白附子为末,卧时浆水洗面,以白蜜和涂纸上,贴之。久久自落。(《卫生易简方》)耳出脓水:白附子(炮)、羌活各一两,为末。猪羊肾各一个,每个人末半钱,湿纸包煨熟,五更食,温酒下。(《圣济录》)喉痹肿痛:白附子末、枯矾等分,研末,涂舌上,有涎吐出。(《圣惠方》)偏坠疝气:白附子一个,为末,津调填脐上,以艾灸三壮或五壮,即愈。(杨起《简便方》)小儿吐逆不定,虚风喘急:白附子、藿香等分,为末。每米饮下半钱。(《保幼大全方》)慢脾惊风:白附子半两,天南星半两,黑附子一钱,并炮去皮,为末。每服二钱,生姜五片,水煎服。亦治大人风虚,止吐化痰。宣和间,真州李博士用治吴内翰女孙甚效。康州陈侍郎病风虚极昏,吴内翰令服三四服,即愈。(《杨氏家藏》)

虎掌(《本经》下品)、天南星(宋《开宝》)

【释名】虎膏(《纲目》)、鬼蒟蒻(《日华》)。

恭曰:其根四畔有圆牙,看如虎掌,故有此名。

颂曰:天南星即本草虎掌也,小者名由跋。古方多用虎掌,不言天南星。南星近出唐人中风痰毒方中用之,乃后人采用,别立此名尔。

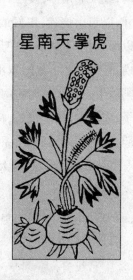

时珍曰:虎掌因叶形似之,非根也。南星因根圆白,形如老人星状,故名南星,即虎掌也。苏颂说甚明白。宋《开宝》不当重出南星条,今并人。

【集解】《别录》曰:虎掌生汉中山谷及冤句。二月、八月采,阴干。

弘景曰:近道亦有。形似半夏,但大而四边有子如虎掌。今用多破作三四片。方药不甚用也。

恭曰:此是由跋宿根。其苗一茎,茎头一叶,枝丫挟茎。根大者如拳,小者如鸡卵,都似扁柿。四畔有圆牙,看如虎掌。由跋是新根,大如半夏二、三倍,四畔无子牙。陶说似半夏,乃由跋也。

保升曰:茎头有八、九叶,花生茎间。

藏器曰:天南星生安东山谷,叶如荷,独茎,用根。

颂曰：虎掌今河北州郡有之。初生根如豆大，渐长大似半夏而扁，年久者根圆及寸，大者如鸡卵。周匝生圆牙三四枚或五六枚。三、四月生苗，高尺余。独茎上有叶如爪，五、六出分布，尖而圆。一窠生七八茎，时出一茎作穗，直上如鼠尾。中生一叶如匙，裹茎作房，旁开一口，上下尖。中有花，微青褐色。结实如麻子大，熟即白色，自落布地，一子生一窠。九月苗残取根。今冀州人菜圃中种之，呼为天南星。又曰：天南星，处处平泽有之。二月生苗，似荷梗，其茎高一尺以来。叶如蒟蒻，两枝相抱。五月开花似蛇头，黄色。七月结子作穗似石榴子，红色。二月、八月采根，似芋而圆扁，与蒟蒻相类，人多误采，了不可辨。但蒟蒻茎斑花紫，南星根小，柔腻肌细，炮之易裂，为可辨尔。南星即《本经》虎掌也。大者四边皆有牙子，采时削去之。江州一种草，叶大如掌，面青背紫，四畔有牙如虎掌，生三四叶为一本，冬青，不结花实，治心疼寒热积气，亦与虎掌同名，故附见之。

时珍曰：大者为虎掌、南星，小者为由跋，乃一种也。今俗又言大者为鬼臼，小者为南星，殊为谬误。

【修治】颂曰：九月采虎掌根，去皮脐，入器中汤浸五七日，日换三四遍，洗去涎，曝干用。或再火炮裂用。

时珍曰：凡天南星须用一两以上者佳。治风痰，有生用者，须以温汤洗净，仍以白矾汤，或入皂角汁，浸三日夜，日日换水，曝干用。若熟用者，须于黄土地掘一小坑，深五、六寸，以炭火烧赤，以好酒沃之。安南星于内，瓦盆覆定，灰泥固济，一夜取出用。急用，即以湿纸包，于煻灰火中炮裂也。一法：治风热痰，以酒浸一宿，桑柴火蒸之，常洒酒入甑内，令气猛。一伏时取出，竹刀切开，味不麻舌为熟。未熟再蒸，至不麻乃止。脾虚多痰，则以生姜渣和黄泥包南星煨熟，去泥焙用。造南星曲法：以姜汁、矾汤，和南星末作小饼子，安篮内，楮叶包盖，待上黄衣，乃取晒收之。造胆星法：以南星生研末，腊月取黄牯牛胆汁和剂，纳入胆中，系悬风处干之。年久者弥佳。

【气味】苦，温，有大毒。

《别录》曰：微寒。

普曰：虎掌神农、雷公：苦，有毒；岐伯、桐君：辛，有毒。

大明曰：辛烈，平。

杲曰：苦、辛，有毒。阴中之阳，可升可降，乃肺经之本药。

震亨曰：欲其下行，以黄柏引之。

之才曰：蜀漆为之使。恶莽草。

大明曰：畏附子、干姜、生姜。

时珍曰：得防风则不麻、得牛胆则不燥、得火炮则不毒。生能伏雄黄、丹砂、焰硝。

【主治】心痛，寒热结气，积聚伏梁，伤筋痿拘缓，利水道（《本经》）。除阴下湿，风眩

（《别录》）。主疝瘕肠痛，伤寒时疾，强阴（甄权）。天南星：主中风麻痹，除痰下气，利胸膈，攻坚积，消痈肿，散血堕胎（《开宝》）。金疮折伤瘀血，捣敷之（藏器）。蛇虫咬，疥癣恶疮（大明）。去上焦痰及眩晕（元素）。主破伤风，口噤身强（李杲）。补肝风虚，治痰功同半夏（好古）。治惊痫，口眼㖞斜，喉痹，口舌疮糜，结核，解颅（时珍）。

【发明】时珍曰：虎掌、天南星，乃手足太阴脾肺之药。味辛而麻，故能治风散血；气温而燥，故能胜湿除涎；性紧而毒，故能攻积拔肿而治口㖞舌糜。杨士瀛《直指方》云：诸风口噤，宜用南星，更以人参、石菖蒲佐之。

【附方】旧八，新三十二。中风口噤目瞑，无门下药者：开关散：用天南星为末，入白龙脑等分，五月五日午时合之。每用中指点末，揩齿三二十遍，揩大牙左右，其口自开。又名破棺散。（《经验方》）诸风口噤：天南星（炮到）大人三钱、小儿三字，生姜五片，苏叶一钱，水煎减半，入雄猪胆汁少许，温服。（《仁斋直指方》）小儿口噤，牙关不开：谭氏方：天南星一枚，煨热，纸裹斜包，剪一小孔，透气于口中，牙关自开也。一方：用生南星，同姜汁擦之，自开。小儿惊风：坠涎散：用天南星（一两重）一个，（换酒浸七伏时，取出安新瓦上，周回炭火炙裂，合湿地出火毒，为末），入朱砂一分。每服半钱，荆芥汤调下。每日空心一服，午时一服。（《经验方》）吐泻慢惊：天王散：治小儿吐泻，或误服冷药，脾虚生风痰慢惊：天南星（一个）重八九钱者，去脐。黄土坑深三寸，炭火五斤，煅赤，入好酒半盏。安南星在内，仍架炭三条在上，候发裂取到，再炒熟为末，用五钱。天麻（煨熟研末）一钱，麝香一字，和匀。三岁小儿用半钱，以生姜、防风煎汤调下。亦治久嗽恶心。（钱乙小儿方）风痫痰迷：坠痰丸：用天南星九蒸九晒，为末，姜汁面糊丸梧子大。每服二十丸，人参汤下。石菖蒲、麦门冬汤亦可。（《卫生宝鉴》）小儿痫暗，痫后暗不能言：以天南星湿纸包煨，为末。雄猪胆汁调服二字。（《全幼心鉴》）治痫利痰：天南星（煨香）一两，朱砂一钱，为末，猪心血丸梧子大。每防风汤化下一丸。（《普济方》）口眼㖞斜：天南星生研末，自然姜汁调之，左贴右，右贴左。（《仁存方》）角弓反张：南星、半夏等分，为末。姜汁、竹沥灌下一钱。仍灸印堂。（《摘玄方》）破伤中风：胡氏夺命散，又名玉真散：治打扑金刃伤，及破伤风伤湿，发病强直如痫状者，天南星、防风等分，为末。水调敷疮，出水为妙。仍以温酒调服一钱。已死心尚温者，热童便调灌二钱。斗殴内伤坠压者，酒和童便连灌三服，即苏。亦可煎服。（《三因方》）破伤风疮：生南星末，水调涂疮四围，水出有效。（《普济方》）妇人头风，攻目作痛：天南星一个，掘地坑烧赤，安药于中，以醋一盏沃之，盖定勿令透气，候冷研末。每服一字，以酒调下。重者半钱。（《经验方》）风痰头痛，不可忍：天南星一两，荆芥叶一两，为末，姜汁糊丸梧子大。每食后姜汤下二十丸。又上清丸：用天南星、茴香等分，生研末，盐醋煮面糊丸。如上法服。（并出《经效济世方》）风痰头晕目眩，吐逆烦懑，饮食不下：玉壶丸：用生南星、生半夏各一两，天麻半两，白面三两。为末，水丸梧子大。每服三十丸，以水先煎沸，入药煮五、七沸，漉出放温，以姜汤吞之。(《惠民和剂局方》)脑风流涕，邪风入脑，鼻内结硬，遂流髓涕：大白南星切片，沸汤泡二次，焙干。每用二钱，枣七个，甘草五分，同煎服。三四服，其硬物自出，脑气流转，髓涕自收。以大蒜、莘芨末作饼，隔纱贴卤前，熨斗熨之。或以香附、莘芨末频吹鼻中。(《直指方》)小儿风痰，热毒壅滞，凉心压惊：抱龙丸：用牛胆南星一两，入金钱薄荷十片，丹砂一钱半，龙脑、麝香各一字，研末，炼蜜丸芡子大。每服一丸，竹叶汤化下。(《全幼心鉴》)壮人风痰及中风，中气初起：星香饮：用南星四钱，木香一钱。水二盏，生姜十四片，煎六分，温服。(王硕《易简方》)痰迷心窍：寿星丸：治心胆被惊，神不守舍，或痰迷心窍，恍惚健忘，妄言妄见：天南星一斤(先掘土坑一尺，以炭火三十斤烧赤，入酒五升，渗干。乃安南星在内，盆覆定，以灰塞之，勿令走气。次日取出为末)。琥珀一两，朱砂二两，为末。生姜汁打面糊丸梧子大。每服三十丸至五十丸，煎人参、石菖蒲汤下。一日三服。(《和剂局方》)风痰注痛：方见羊踯躅下。痰湿臂痛，右边者：南星制、苍术等分，生姜三片，水煎服之。(《摘玄方》)风痰咳嗽：大天南星一枚，炮裂研末。每服一钱，水一盏，姜三片，煎五分，温服。每日早、午、晚各一服。(《十全博救》)气痰咳嗽：玉粉丸：南星曲、半夏曲、陈橘皮各一两，为末，自然姜汁打糊丸如梧子大。每服四十丸，姜汤下。寒痰，去橘皮，加官桂。(东垣《兰室秘藏》)清气化痰：三仙丸：治中脘气滞，痰涎烦闷，头目不清：生南星(去皮)、半夏各五两(并汤泡七次，为末，自然姜汁和作饼，铺竹筛内，以楮叶包覆，待生黄成曲，晒干)。每用二两，入香附末一两，糊丸梧子大。每服四十丸，食后姜汤下。(王璆《百一选方》)温中散滞，消导饮食：天南星(炮)、高良姜(炮)各一两，砂仁二钱半，为末，姜汁糊丸梧子大。每姜汤下五十丸。(《和剂方》)酒积酒毒，服此即解：天南星丸：用正端天南星一斤。土坑烧赤，沃酒一斗入坑，放南星，盆覆，泥固济，一夜取出，酒和水洗净，切片，焙干为末，入朱砂末一两，姜汁面糊丸梧子大。每服五十丸，姜汤下。蔡丞相、吕丞相尝用有验。(《杨氏家藏方》)吐泄不止：《集效方》：四肢厥逆，虚风不省人事。服此则阳回，名回阳散：天南星为末，每服三钱，京枣三枚，水二盅，煎八分，温服。未省再服。又方：醋调南星末，贴足心。(《普济方》)肠风泻血，诸药不效：天南星(石灰炒焦黄色)，为末，酒糊丸梧子大。每酒下二十丸。(《普济方》)吐血不止：天南星一两，剉如豆大，以炉灰汁浸一宿，洗焙研末。每服一钱，以自然铜磨酒调下。(《胜金方》)初生贴囟：头热鼻塞者。天南星炮为末，水调贴囟上，炙手熨之。(危氏《得效方》)小儿解颅，囟开不合，鼻塞不通：天南星炮去皮，为末，淡醋调绯帛上，贴囟门，炙手频熨之，立效。(钱乙《小儿直诀》)解颐脱臼，不能收上：用南星末，姜汁调涂两颊，一夜即上。(《医说》)小儿口疮，白屑如鹅口，不须服药：以生天南星去皮脐，研末。醋调涂足心，男左女右。(阎孝忠《集效方》)走马疳蚀，透骨穿腮：生南星一个，当心剜空，入雄黄一块，面裹烧，候雄黄作汁，以盏子合定，出火毒，去面为末，入麝香少许，拂疮数目，甚效。（《经验方》）风虫牙痛：南星末塞孔，以霜梅盦住，去涎。（《摘玄方》）喉风喉痹：天南星一个，剜心，入白僵蚕七枚，纸包煨熟，研末。姜汁调服一钱，甚者灌之，吐涎愈。名如圣散。（《博济方》）痰瘤结核：南星膏：治人皮肌头面上生瘤及结核，大者如拳，小者如栗，或软或硬，不疼不痒，宜用此药，不可辄用针灸：生天南星大者一枚，研烂，滴好醋五七点。如无生者，以干者为末，醋调。先用针刺令气透，乃贴之。觉痒则频贴，取效。（严子礼《济生方》）身面疣子：醋调南星末涂之。（《简易方》）

蒟蒻（宋《开宝》）

【释名】蒻头（《开宝》）、鬼芋（《图经》）、鬼头。

【集解】志曰：蒻头出吴、蜀。叶似由跋、半夏，根大如碗，生阴地，雨滴叶下生子。又有斑杖，苗相似，至秋有花直出，生赤子，根如蒻头，毒猛不堪食。虎杖亦名斑杖，与此不同。

颂曰：江南吴中出白蒟蒻，亦曰鬼芋，生平泽极多。人采以为天南星，了不可辨，市中所收往往是此。但南星肌细腻，而蒟蒻茎斑花紫，南星茎无斑，花黄，为异尔。

时珍曰：蒟蒻出蜀中，施州亦有之，呼为鬼头，闽中人亦种之。宜树阴下掘坑积粪，春时生苗，至五月移之。长一二尺，与南星苗相似，但多斑点，宿根亦自生苗。其滴露之说，盖不然。经二年者，根大如碗及芋魁，其外理白，味亦麻人。秋后采根，须净擦，或捣成片段，以酽灰汁煮十余沸，以水淘洗，换水更煮五六遍，即成冻子，切片，以苦酒五味淹食，不以灰汁则不成也。切作细丝，沸汤汋过，五味调食，状如水母丝。马志言其苗似半夏，杨慎《丹铅录》言蒟酱即此者，皆误也。王祯《农书》云：救荒之法，山有粉葛、蒟蒻、橡栗之利，则此物亦有益于民者也。其斑杖，即天南星之类有斑者。

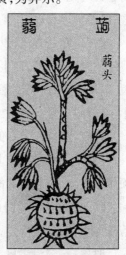

蒟蒻
蒻头

根

【气味】辛，寒，有毒。

李廷飞曰：性冷，甚不益人，冷气人少食之。生则戟人喉出血。

【主治】痈肿风毒，摩敷肿上。捣碎，以灰汁煮成饼，五味调食，主消渴（《开宝》）。

【发明】机曰：按《三元延寿书》云：有人患瘵，百物不忌，见邻家修蒟蒻，求食之美，遂多食而瘵愈。又有病腮痈者数人，多食之，亦皆愈。

【附录】菩萨草（宋《图经》）

颂曰:生江浙州郡。凌冬不凋,秋冬有花直出,赤子如蒴头。冬月采根用,味苦,无毒。主中诸毒食毒,酒研服之。又诸虫伤,捣汁饮,并敷之。妇人妊娠咳嗽,捣筛蜜丸服效。

半夏(《本经》下品)

【释名】守田(《别录》)、水玉(《本经》)、地文(《本经》)、和姑(《吴普》)。

时珍曰:《礼记·月令》:五月半夏生。盖当夏之半也,故名。守田会意,水玉因形。

【集解】《别录》曰:半夏生槐里川谷。五月、八月采根,曝干。

普曰:生微丘或生野中,二月始生叶,三三相偶。白花圆上。

弘景曰:槐里属扶风。今第一出青州,吴中亦有,以肉白者为佳,不厌陈久。

恭曰:所在皆有。生平泽中者,名羊眼半夏,圆白为胜。然江南者大乃径寸,南人特重之。顷来互用,功状殊异。其苗似是由跋,误以为半夏也。

颂曰:在处有之,以齐州者为佳。二月生苗一茎,茎端三叶,浅绿色,颇似竹叶,而生江南者似芍药叶。根下相重,上大下小,皮黄肉白。五月、八月采根,以灰裹二日,汤洗曝干。《蜀图经》云:五月采则虚小,八月采乃实大。其平泽生者甚小,名羊眼半夏。由跋绝类半夏,而苗不同。

敩曰:白傍兀子真似半夏,只是咬着微酸,不入药用。

【修治】弘景曰:凡用,以汤洗十许过,令滑尽。不尔,有毒戟人咽喉。方中有半夏必须用生姜者,以制其毒故也。

敩曰:修事半夏四两,用白芥子末二两,酽醋六两,搅浊,将半夏投中,洗三遍用之。若洗涎不尽,令人气逆,肝气怒满。

时珍曰:今治半夏,惟洗去皮垢,以汤泡浸七日,逐日换汤,晾干切片,姜汁拌焙入药。或研为末,以姜汁入汤浸澄三日,沥去涎水,晒干用,谓之半夏粉。或研末以姜汁和作饼子,日干用,谓之半夏饼。或研末以姜汁、白矾汤和作饼,楮叶包置篮中,待生黄衣,日干用,谓之半夏曲。白飞霞《医通》云:痰分之病,半夏为主,造而为曲尤佳。治湿痰以姜汁、白矾汤和之;治风痰以姜汁及皂荚煮汁和之;治火痰以姜汁、竹沥或荆沥和之;治寒痰,以姜汁、矾汤,入白芥子末和之,此皆造曲妙法也。

根

【气味】辛,平,有毒。

《别录》曰:生,微寒;熟,温。生,令人吐;熟,令人下。汤洗尽滑用。

元素曰:味辛、苦,性温,气味俱薄,沉而降,阴中阳也。

好古曰:辛厚苦轻,阳中阴也。入足阳明、太阴、少阳三经。

之才曰:射干为之使。恶皂荚。畏雄黄、生姜、干姜、秦皮、龟甲。反乌头。

权曰:柴胡为之使。忌羊血、海藻、饴糖。

元素曰:热痰佐以黄芩;风痰佐以南星;寒痰佐以干姜;痰痞,佐以陈皮、白术。多用则泻脾胃。诸血症及口渴者禁用,为其燥津液也。孕妇忌之,用生姜则无害。

【主治】伤寒寒热,心下坚,胸胀咳逆,头眩,咽喉肿痛,肠鸣,下气止汗(《本经》)。消心腹胸膈痰热满结,咳嗽上气,心下急痛坚痞,时气呕逆,消痈肿,疗痿黄,悦泽面目,堕胎(《别录》)。消痰,下肺气,开胃健脾,止呕吐,去胸中痰满。生者:摩痈肿,除瘤瘿气(甄权)。治吐食反胃,霍乱转筋,肠腹冷,痰疟(大明)。治寒痰,及形寒饮冷伤肺而咳,消胸中痞,膈上痰,除胸寒,和胃气,燥脾湿,治痰厥头痛,消肿散结(元素)。治眉棱骨痛(震亨)。补肝风虚(好古),除腹胀,目不得瞑,白浊梦遗带下(时珍)。

【发明】权曰:半夏使也。虚而有痰气,宜加用之。

颂曰:胃冷呕哕,方药之最要。

成无己曰:辛者散也,润也。半夏之辛,以散逆气结气,除烦呕,发音声,行水气,而润肾燥。

好古曰:《经》云:肾主五液,化为五湿。自入为唾,入肝为泣,入心为汗,入脾为痰,入肺为涕。有痰曰嗽,无痰曰咳。痰者,因咳而动脾之湿也。半夏能泄痰之标,不能泄痰之本。泄本者,泄肾也。咳无形,痰有形;无形则润,有形则燥,所以为流湿、润燥也。俗以半夏为肺药,非也。止呕吐为足阳明,除痰为足太阴。柴胡为之使,故今柴胡汤中用之,虽为止呕,亦助柴胡、黄芩主往来寒热,是又为足少阳、阳明也。

宗奭曰:今人惟知半夏去痰,不言益脾,盖能分水故也。脾恶湿,湿则濡困,困则不能治水。《经》云:湿胜则泻。一男子夜数如厕,或教以生姜一两,半夏、大枣各三十枚,水一升,瓷瓶中慢火烧为熟水,时呷之,便已也。

赵继宗曰:丹溪言二陈汤治一身之痰,世医执之,凡有痰者皆用。夫二陈内有半夏,其性燥烈,若风痰、寒痰、湿痰、食痰则相宜;至于劳痰、失血诸痰,用之反能燥血液而加病,不可不知。

机曰:俗以半夏性燥有毒,多以贝母代之。贝母乃太阴肺经之药,半夏乃太阴脾经、阳明胃经之药,何可代也?夫咳嗽吐痰,虚劳吐血,或痰中见血,诸郁,咽痛喉痹,肺痈肺瘰、痈疽,妇人乳难,此皆贝母为向导,半夏乃禁用之药。若涎者脾之液,美味膏粱炙煿,皆能生脾胃湿热,故涎化为痰,久则痰火上攻,令人昏愦口噤,偏废僵仆,蹇涩不语,生死旦夕,自非半夏、南星,曷可治乎? 若以贝母代之,则翘首待毙矣。

时珍曰:脾无留湿不生痰,故脾为生痰之源,肺为贮痰之器。半夏能主痰饮及腹胀者,为其体滑而味辛性温也。涎滑能润,辛温能散亦能润,故行湿而通大便,利窍而泄小便。所谓辛走气,能化液,辛以润之是矣。洁古张氏云:半夏、南星治其痰,而咳嗽自愈。丹溪朱氏云:二陈汤能使大便润而小便长。聊摄成氏云:半夏辛而散,行水气而润肾燥。又《和剂局方》,用半硫丸治老人虚秘,皆取其滑润也。世俗皆以南星、半夏为性燥,误矣。湿去则土燥,痰涎不生,非二物之性燥也。古方治咽痛喉痹,吐血下血,多用二物,非禁剂也。二物亦能散血,故破伤打扑皆主之。惟阴虚劳损,则非湿热之邪,而用利窍行湿之药,是乃重竭其津液,医之罪也,岂药之咎哉?《甲乙经》用治夜不眠,是果性燥者乎? 岐伯云:卫气行于阳,阳气满,不得入于阴,阴气虚,故目不得瞑。治法:饮以半夏汤一剂,阴阳既通,其卧立至。方用流水千里者八升,扬之万遍,取清五升,煮之,炊以苇薪,大沸,入秫米一升,半夏五合,煮一升半,饮汁一杯,日三,以知为度。病新发者,覆杯则卧,汗出则已。久者,三饮而已。

【附方】旧十四,新五十四。法制半夏,清痰化饮,壮脾顺气:用大半夏,汤洗七次,焙干再洗,如此七转,以浓米泔浸一日夜。每一两用白矾一两半,温水化,浸五日。焙干,以铅白霜一钱,温水化,又浸七日。以浆水慢火内煮沸,焙干收之。每嚼一、二粒,姜汤送化下。(《御药院方》)红半夏法,消风热,清痰涎,降气利咽:大半夏,汤浸焙制如上法。每一两入龙脑五分,朱砂为衣染之。先铺灯草一重,约一指厚,排半夏于上,再以灯草盖一指厚。以炒豆焙之,候干取出。每嚼一两粒,温水送下。(《御药院方》)化痰镇心,祛风利膈:辰砂半夏丸:用半夏一斤(汤泡七次,为末筛过,以水浸三日,生绢滤去滓,澄清去水,晒干)一两,入辰砂一钱,姜汁打糊丸梧子大。每姜汤下七十丸。此周府方也。(《袖珍》)化痰利气:三仙丸,方见虎掌下。消痰开胃,去胸膈壅滞:《斗门方》:用半夏洗净,焙干为末。自然姜汁和作饼,湿纸裹煨香。以熟水二盏,同饼二钱,入盐五分,煎一盏,服之。大压痰毒,及治酒食伤,极验。《经验后方》:用半夏、天南星各二两。为末,水五升,入坛内浸一宿,去清水,焙干重研。每服二钱,水二盏,姜三片,煎服。中焦痰涎,利咽,清头目,进饮食:半夏(泡七次)四两,枯矾一两,为末,姜汁打糊,或煮枣肉,和丸梧子大。每姜汤下十五丸。寒痰加丁香五钱;热痰加寒水石(煅)四两。名玉液丸。(《和剂局方》)老人风痰:大腑热不识人,及肺热痰实,咽喉不利:半夏(泡七次,焙)、硝石各半两,为末,入白面一两捣匀,水和丸绿豆大。每姜汤下五十丸。(《普济》)膈壅风痰:半夏不计多少,酸浆浸一宿,温汤洗五、七遍,去恶气,日干为末,浆水搜作饼,日干再研为末。每五两,入生龙脑一钱，以浆水浓脚和丸鸡头子大。纱袋盛，通风处阴干。每服一丸，好茶或薄荷汤嚼下。（《御药院方》）搜风化痰，定志安神，利头目：辰砂化痰丸：用半夏曲三两，天南星（炮）一两，辰砂、枯矾各半两，为末，姜汁打糊丸梧子大。每服三十丸，食后姜汤送下。（《和剂局方》）痰厥中风：省风汤：用半夏（汤泡）八两，甘草（炙）二两，防风四两。每服半两，姜二十片，水二盏，煎服。（《奇效方》）风痰头晕，呕逆目眩，面色青黄，脉弦者：水煮金花丸：用生半夏、生天南星、寒水石（煅）各一两，天麻半两，雄黄二钱，小麦面三两，为末。水和成饼，水煮浮起，漉出，捣丸梧子大。每服五十丸，姜汤下，极效。亦治风痰咳嗽，二便不通，风痰头痛。（洁古《活法机要》方）风痰湿痰：青壶丸：半夏一斤，天南星半两，各汤泡，晒干为末，姜汁和作饼，焙干，入神曲半两，白术（末）四两，枳实（末）二两，姜汁面糊丸梧子大。每服五十丸，姜汤下。（叶氏方）风痰喘逆，兀兀欲吐，眩晕欲倒：半夏一两，雄黄三钱，为末，姜汁浸，蒸饼丸梧子大。每服三十丸，姜汤下。已吐者加槟榔。（《活法机要》）风痰喘急：千缗汤：用半夏（汤洗）七个，甘草（炙）、皂荚（炒）各一寸，姜二片，水一盏，煎七分，温服。（《苏沈良方》）上焦热痰咳嗽：制过半夏一两，片黄芩（末）二钱，姜汁打糊丸绿豆大。每服七十丸，淡姜汤食后服。此周宪王亲制方也。（《袖珍方》）肺热痰嗽：制半夏、栝蒌仁各一两，为末，姜汁打糊丸梧子大。每服二三十丸，白汤下。或以栝蒌瓢煮熟丸。（《济生方》）热痰咳嗽，烦热面赤，口燥心痛，脉洪数者：小黄丸：用半夏、天南星各一两，黄芩一两半，为末，姜汁浸蒸饼丸梧子大。每服五七十丸，食后姜汤下。（洁古《活法机要》）小儿痰热，咳嗽惊悸：半夏、南星等分。为末，牛胆汁和，入胆内，悬风处待干，蒸饼丸绿豆大。每姜汤下三五丸。（《摘玄方》）湿痰咳嗽，面黄体重，嗜卧惊，兼食不消，脉缓者：白术丸：用半夏、南星各一两，白术一两半，为末，薄糊丸梧子大。每服五七十丸，姜汤下。（《活法机要》）气痰咳嗽，面白气促，洒淅恶寒，愁忧不乐，脉涩者：玉粉丸：用半夏、南星各一两，官桂半两，为末，糊丸梧子大。每服五十丸，姜汤下。（《活法机要》）小结胸痛，正在心下，按之则痛，脉浮滑者，小陷胸汤主之：半夏半升，黄连一两，栝蒌实（大者）一个，水六升，先煮栝蒌取三升，去滓，内二味，煮取二升，分三服。（仲景《伤寒论》）湿痰心痛，喘急者：半夏油炒为末，粥糊丸绿豆大。每服二十丸，姜汤下。（《丹溪心法》）急伤寒病：半夏四钱，生姜七片，酒一盏，煎服。（胡洽居士《百病方》）结痰不出，语音不清，年久者亦宜：玉粉丸：半夏半两，桂心一字，草乌头半字，为末，姜汁浸蒸饼丸芡子大。每服一丸，夜卧含咽。（《活法机要》）停痰冷饮呕逆：橘皮半夏汤：用半夏（水煮熟）、陈橘皮各一两。每服四钱，生姜七片，水二盏，煎一盏，温服。（《和剂局方》）停痰留饮，胸膈满闷，气短恶心，饮食不下，或吐痰水：茯苓半夏汤：用半夏（泡）五两，茯苓三两。每服四钱，姜七片，水一盏半，煎七分，去滓空心服，甚捷径。（《和剂局方》）支饮作呕，呕家本渴，不渴者，心下有支饮也，或似喘不喘，似呕不呕，似哕不哕，心下愦愦，并宜小半夏汤：用半夏

(泡七次)一升,生姜半斤,水七升,煮一升五合,分服。(张仲景《金匮要略》)哕逆欲死:半夏生姜汤主之,即上方也。痘疮哕气:方同上。呕哕眩悸,谷不得下:小半夏加茯苓汤:半夏一升,生姜半斤,茯苓三两。切。以水七升,煎一升半,分温服之。(《金匮要略》)目不得眠:见发明下。心下悸忪:半夏麻黄丸:半夏、麻黄等分,为末,蜜丸小豆大。每服三十丸,日三。(《金匮要略》)伤寒干呕:半夏熟洗,研末。生姜汤服一钱匕。(《深师方》)呕逆厥逆,内有寒痰:半夏一升(洗滑焙研),小麦面一升,水和作弹丸,水煮熟。初吞四、五枚,日三服。稍增至十五枚,旋煮旋吞。觉病减,再作。忌羊肉、饧糖。此乃许仁则方也。(《外台秘要》)呕吐反胃:大半夏汤:半夏三升,人参三两,白蜜一升,水一斗二升和,扬之一百二十遍。煮取三升半,温服一升,日再服。亦治膈间支饮。(《金匮要略》)胃寒哕逆,停痰留饮:藿香半夏汤:用半夏(汤泡,炒黄)二两,藿香叶一两,丁香皮半两。每服四钱,水一盏,姜七片,煎服。(《和剂局方》)小儿吐泻,脾胃虚寒:齐州半夏(泡七次)、陈粟米各一钱半,姜十片。水盏半,煎八分,温服。(钱乙《小儿》)小儿痰吐,或风壅所致,或咳嗽发热,饮食即呕:半夏(泡七次)半两,丁香一钱。以半夏末水和包丁香,用面重包,煨熟,去面为末,生姜自然汁和丸麻子大。每服二三十丸,陈皮汤下。(《活幼口议》)妊娠呕吐:半夏二两,人参、干姜各一两,为末,姜汁面糊丸梧子大。每饮服十丸,日三服。(仲景《金匮要略》)霍乱腹胀:半夏、桂等分,为末。水服方寸匕。(《肘后方》)小儿腹胀:半夏末少许,酒和丸粟米大。每服二丸,姜汤下。不瘥,加之。或以火炮研末,姜汁调贴脐,亦佳。(《子母秘录》)黄疸喘满,小便自利,不可除热:半夏、生姜各半斤,水七升,煮一升五合,分再服。有人气结而死,心下暖,以此少许入口,遂活。(张仲景方)伏暑引饮,脾胃不利:消暑丸:用半夏(醋煮)一斤,茯苓半斤,生甘草半斤,为末,姜汁面糊丸梧子大。每服五十丸,热汤下。(《和剂局方》)老人虚秘冷秘,及痃癖冷气:半硫丸:半夏(泡炒)、生硫黄等分,为末,自然姜汁煮糊丸如梧子大。每空心温酒下五十丸。(《和剂局方》)失血喘急,吐血下血,崩中带下,喘急痰呕,中满宿瘀:用半夏捶扁,以姜汁和面包煨黄,研末,米糊丸梧子大。每服三十丸,白汤下。(《直指方》)白浊梦遗:半夏一两,洗十次,切破,以木猪苓二两,同炒黄,出火毒,去猪苓,入煅过牡蛎一两,以山药糊丸梧子大。每服三十丸,茯苓汤送下。肾气闭而一身精气无所管摄,妄行而遗者,宜用此方。盖半夏有利性,猪苓导水,使肾气通也。与下元虚惫者不同。(许学士《本事方》)八般头风,三次见效:半夏末,入百草霜少许,作纸捻烧烟,就鼻内搐之。口中含水,有涎,吐去再含。(《卫生宝鉴》)少阴咽痛生疮,不能言语,声不出者,苦酒汤主之:半夏七枚打碎,鸡子一枚,头开一窍,去黄,纳苦酒令小满,入半夏在内,以镊子坐于炭火上,煎三沸,去滓,置杯中,时时咽之,极验。未瘥更作。(仲景《伤寒论》)喉痹肿塞:生半夏末搐鼻内,涎出效。(《集简方》)骨哽在咽:半夏、白芷等分,为末。水服方寸匕,当呕出。忌羊肉。(《外台秘要》)重舌木舌,胀大塞口：半夏煎醋，含漱之。又方：半夏二十枚，水煮过，再泡片时，乘热以酒一升浸之，密封良久，热漱冷吐之。小儿囟陷，乃冷也：水调半夏末，涂足心。面上黑气：半夏焙研，米醋调敷。不可见风，不计遍数，从早至晚，如此三日，皂角汤洗下，面莹如玉也。（《摘玄方》）癞风眉落：生半夏、羊屎（烧焦）等分。为末。自然姜汁日调涂。（《圣济录》）盘肠生产，产时子肠先出，产后不收者，名盘肠产：以半夏末，频搐鼻中，则上也。（《妇人良方》）产后晕绝：半夏末，冷水和丸大豆大，纳鼻中即愈。此扁鹊法也。（《肘后方》）小儿惊风：生半夏一钱，皂角半钱，为末。吹少许入鼻，名嚏惊散，即苏。（《直指方》）卒死不瘖：半夏末吹鼻中，即活。南岳夫人紫灵魏元君方也。五绝急病，一曰自缢，二曰墙压，三曰溺水，四曰魇魅，五曰产乳：并以半夏末，纳大豆一丸入鼻中。心温者，一日可活也。（《子母秘录》）痈疽发背及乳疮：半夏末，鸡子白调，涂之。（《肘后方》）吹奶肿痛：半夏一个，煨研酒服，立愈。一方：以末，随左右搐鼻效。（刘长春《经验方》）打扑瘀痕：水调半夏末涂之，一宿即没也。（《永类钤方》）远行足趼：方同上。（《集简方》）金刃不出，入骨脉中者：半夏、白蔹等分，为末。酒服方寸匕，日三服。至二十日自出。（李筌《太白经》）飞虫入耳：生半夏末，麻油调，涂耳门外。（《本事方》）蝎虿螫人：半夏末，水调涂之，立止。（钱相公《箧中方》）蝎瘘五孔相通者：半夏末，水调涂之，日二。（《圣惠方》）咽喉骨哽：半夏、白芷等分，为末。水服方寸匕，当呕出。忌羊肉。（《外台秘要》）

茎涎

【主治】炼取涂发眉，堕落者即生（雷敩）。

蚤休（《本经》下品）

【释名】蚩休（《本经》）、螫休（《日华》），紫河车（《图经》）、重台（《唐本》）、重楼金线（《图经》）、三层草（《纲目》）、七叶一枝花（《蒙筌》）、草甘遂（《唐本》）、白甘遂。

时珍曰：虫蛇之毒，得此治之即休，故有蚤休、螫休诸名。重台、三层，因其叶状也。金线重楼，因其花状也。甘遂，因其根状也。紫河车，因其功用也。

【集解】《别录》曰：蚤休生山阳川谷及冤句。

恭曰：今谓重楼者，是也。一名重台，南人名草甘遂。一茎六七叶，似王孙、鬼臼、蓖麻辈，叶有二三层。根如肥大菖蒲，细肌脆白。

保升曰：叶似鬼臼、牡蒙，年久者二三重。根如紫参，皮黄肉白。五月采根，日干。

大明曰：根如尺二蜈蚣，又如肥紫菖蒲。

颂曰：即紫河车也。今河中、河阳、华凤、文州及江淮间亦有之。叶似王孙、鬼臼等，作二、三层。六月开黄紫花，蕊赤黄色，上有金丝垂下。秋结红子。根似肥姜，皮赤肉白。

四月、五月采之。

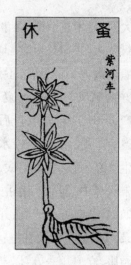

宗奭曰：蚤休无旁枝，止一茎挺生，高尺余，颠有四、五叶。叶有歧，似苦杖。中心又起茎，亦如是生叶。惟根入药用。

时珍曰：重楼金线处处有之，生于深山阴湿之地。一茎独上，茎当叶心。叶绿色似芍药，凡二三层，每一层七叶。茎头夏月开花，一花七瓣，有金丝蕊，长三四寸。王屋山产者至五七层。根如鬼臼、苍术状，外紫中白，有粳、糯二种。外丹家采制三黄、砂、汞。入药洗切焙用。俗谚云：七叶一枝花，深山是我家。痈疽如遇者，一似手拈拿，是也。

根

【气味】苦，微寒，有毒。

大明曰：冷，无毒。伏雄黄、丹砂、蓬砂及盐。

【主治】惊痫，摇头弄舌，热气在腹中，癫疾，痈疮阴蚀，下三虫，去蛇毒（《本经》）。生食一升，利水（《唐本》）。治胎风手足搐，能吐泄瘰疬（大明）。去疟疾寒热（时珍）。

【发明】恭曰：摩醋，敷痈肿蛇毒，甚有效。

时珍曰：紫河车，足厥阴经药也。凡本经惊痫、疟疾、瘰疬、痈肿者宜之。而道家有服食法，不知果有益否也？

【附方】新五服食法：紫河车根以竹刀刮去皮，切作骰子大块，面裹入瓷瓶中，水煮候浮漉出，凝冷入新布袋中，悬风处待干。每服三丸，五更初面东念咒，井水下。连进三服，即能休粮。若要饮食，先以黑豆煎汤饮之。次以药丸煮稀粥，渐渐食之。咒曰：天朗气清金鸡鸣，吾今服药欲长生。吾今不饥复不渴，赖得神仙草有灵。小儿胎风，手足搐搦：用蚤休（即紫河车）为末。每服半钱，冷水下。（《卫生易简方》）慢惊发搐，带有阳症者：白甘遂末（即蚤休）一钱，栝蒌根末二钱，同于慢火上炒焦黄，研匀。每服一字，煎麝香薄荷汤调下。（钱乙《小儿》方）中鼠莽毒：金线重楼根，磨水服，即愈。（《集简方》）咽喉谷贼肿痛：用重台（赤色者）、川大黄（炒）、木鳖子仁、马牙硝各半两，半夏（泡）一分，为末，蜜丸茨子大，绵裹含之。（《圣惠方》）

鬼臼（《本经》下品）

【校正】并入《图经》琼田草。

【释名】九臼（《本经》）、天臼（《别录》）、鬼药（《纲目》）、解毒（《别录》）、爵犀（《本经》）、马目毒公（《本经》）、害母草（《图经》）、羞天花（《纲目》）、术律草（《纲目》）、琼田草(《纲目》)、独脚莲(《土宿本草》)、独荷草(《土宿》)、山荷叶(《纲目》)、旱荷(《纲目》)、八角盘(《纲目》)、唐婆镜。

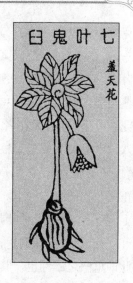

弘景曰:鬼臼,根如射干,白而味甘,九臼相连,有毛者良,故名。

时珍曰:此物有毒,而臼如马眼,故名马目毒公。杀虫解毒,故有犀名。其叶如镜、如盘、如荷,而新苗生则旧苗死,故有镜、盘、荷、莲、害母诸名。《苏东坡诗集》云:琼田草俗号唐婆镜,即本草鬼臼也。岁生一臼,如黄精根而坚瘦,可以辟谷。宋祁《剑南方物赞》云:羞天花,蜀地处处有之。依茎缀花,蔽叶自隐,俗名羞天,予改为羞寒花,即本草鬼臼也。《赞》云:冒寒而茂,茎修叶广。附茎作花,叶蔽其上。以其自蔽,若有羞状。别有羞天草与此不同,即海芋也。

【集解】《别录》曰:鬼臼生九真山谷及冤句。二月、八月采根。

弘景曰:鬼臼生山谷中。八月采,阴干。似射干、术辈,又似钩吻。有两种:出钱塘、近道者,味甘,上有丛毛,最胜;出会稽、吴兴者,火而味苦,无丛毛,力劣。今马目毒公状如黄精根,其臼处似马眼而柔润。今方家多用鬼臼而少用毒公,不知此那复乖越如此?

恭曰:鬼臼生深山岩石之阴。叶如蓖麻、重楼辈。生一茎,茎端一叶,亦有两歧者。年长一茎,茎枯则为一臼。假令生来二十年,则有二十臼,岂惟九臼耶?根肉皮须并似射干,今俗用多是射干。而江南别送一物,非真者。今荆州当阳县、硖州远安县、襄州荆山县山中并贡之,亦极难得。

颂曰:今江宁府、滁、舒、商、齐、杭、襄、峡州、荆门军亦有之,并如苏恭所说。花生茎间,赤色,三月开后结实。又一说:鬼臼生深山阴地,叶六出或五出,如雁掌。茎端一叶如伞,且时东向,及暮则西倾,盖随日出没也。花红紫如荔枝,正在叶下,常为叶所蔽,未常见日。一年生一茎,既枯则为一臼,及八九年则八九臼矣。然一年一臼生而一臼腐,盖陈新相易也,故俗名害母草。如芋魁、乌头辈亦然,新苗生则旧苗死,前年之魁腐矣。而《本草注》谓全似射干,今射干体状虽相似,然臼形浅薄,与鬼臼大异。鬼臼如八九个南星侧比相叠,而色理正如射干。用者当使人求苗采之,市中不复有也。

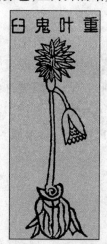

时珍曰:鬼臼根如天南星相叠之状,故市人通谓小者为南星,大者为鬼臼,殊为谬误。按《黄山谷集》云:唐婆镜叶底开花,俗名羞天花,即鬼臼也。岁生一臼,满十二岁,则可为药。今方家乃以鬼灯檠为鬼臼,误矣。又郑樵《通志》云:鬼臼叶如小荷,形如乌掌,年长一茎,茎枯则根为一臼,亦名八角盘,以其叶似之也。据此二说,则似是今人所谓独脚莲者也。又名山荷叶、独荷草、旱荷叶、八角镜。南方处处深山阴密处有之,北方惟龙门山、王屋山有之。一茎独上,茎生叶心而中空。一茎七叶,圆如初生小荷叶,面青背紫,揉其叶作瓜李香。开花在叶下,亦有无花者。其根全似苍术、紫河车。丹炉家采根制三黄、砂、汞。或云其叶八角者更灵。或云其根与紫河车一样,但以白色者为河车,赤色者为鬼臼,恐亦不然。而《庚辛玉册》谓蚤休阳草,旱荷阴草,亦有分别。陶弘景以马目毒公与鬼臼为二物,殊不知正是一物而有二种也。又唐独孤滔《丹房镜源》云:术律草有二种,根皆似南星,赤茎直上,茎端生叶。一种叶凡七瓣,一种叶作数层。叶似蓖麻,面青背紫而有细毛。叶下附茎开一花,状如铃铎倒垂,青白色,黄蕊中空,结黄子。风吹不动,无风自摇。可制砂汞。按此即鬼臼之二种也。其说形状甚明。

根

【气味】辛,温,有毒。

《别录》曰:微温。

弘景曰:甘,温,有毒。

权曰:苦。

之才曰:畏垣衣。

【主治】杀蛊毒鬼疰精物,辟恶气不祥,逐邪,解百毒(《本经》)。杀大毒,疗咳嗽喉结,风邪烦惑,失魄妄见,去目中肤翳。不入汤(《别录》)。主尸疰殗殜,劳疾传尸瘦疾(甄权)。下死胎,治邪疟痈疽,蛇毒射工毒(时珍)。

【发明】颂曰:古方治五尸鬼疰、百毒恶气多用之。又曰:今福州人三月采琼田草根叶,焙干捣末,蜜丸服,治风疾。

【附方】新三。子死腹中,胞破不生,此方累效,救人岁万数也:鬼臼不拘多少,黄色者,去毛为细末,不用筛罗,只捻之如粉为度。每服一钱,无灰酒一盏,同煎八分,通口服。立生如神。名一字神散。(《妇人良方》)射工中人,寒热发疮:鬼臼叶一把,苦酒渍,捣取汁。服一升,日二次。(《千金方》)黑黄急病:黑黄,面黑黄,身如土色,不妨食,脉沉,若青脉入口者死。宜烙口中黑脉、百会、玉泉、绝骨、章门、心俞:用生鬼臼捣汁一小盏服。干者为末,水服。(《三十六黄方》)

射干(《本经》下品)

【释名】乌扇(《本经》)、乌翣(《别录》)、乌吹(《别录》)、乌蒲(《本经》)、凤翼(《拾遗》)、鬼扇（《土宿》）、扁竹（《纲目》）、仙人掌（《土宿》）、紫金牛（《土宿》）、野萱花（《纲目》）、草姜（《别录》）、黄远（《吴普》）。

弘景曰：射干方书多音夜。

颂曰：射干之形，茎梗疏长，正如射人长竿之状，得名由此尔。而陶氏以夜音为疑，盖古字音多通呼，若汉官仆射，主射事，而亦音夜，非有别义也。

时珍曰：其叶丛生，横铺一面，如乌翅及扇之状，故有乌扇、乌翣、凤翼、鬼扇、仙人掌诸名。俗呼扁竹，谓其叶扁生而根如竹也。根叶又如蛮姜，故曰草姜。翣，音所甲切，扇也。

【集解】《别录》曰：射干生南阳山谷田野。三月三日采根，阴干。

弘景曰：此是乌翣根，黄色，庭台多种之。人言其叶是鸢尾，而复有鸢头，此若相似尔，恐非乌翣也。又别有射干，相似而花白茎长，似射人之执竿者。故阮公诗云：射干临层城。此不入药用。

恭曰：鸢尾叶都似射干，而花紫碧色，不抽高茎，根似高良姜而肉白，名鸢头。

保升曰：射干高二三尺，花黄实黑。根多须，皮黄黑，肉黄赤。所在皆有，二月、八月采根，去皮日干。

藏器曰：射干、鸢尾二物相似，人多不分。射干即人间所种为花卉名凤翼者，叶如乌翅，秋生红花，赤点。鸢尾亦人间所种，苗低下于射干，状如鸢尾，夏生紫碧花者是也。

大明曰：射干根润，形似高良姜大小，赤黄色淡硬，五、六、七、八月采。

颂曰：今在处有之。人家种之，春生苗，高一二尺。叶大类蛮姜，而狭长横张，疏如翅羽状，故名乌翣。叶中抽茎，似萱草茎而强硬。六月开花，黄红色，瓣上有细纹。秋结实作房，中子黑色。一说：射干多生山崖之间，其茎虽细小，亦类木。故《荀子》云：西方有木，名曰射干，茎长四寸，生于高山之上，是也。陶弘景所说花白者，自是射干之类。

震亨曰：根为射干，叶为乌翣，紫花者是；红花者非。

机曰：按诸注则射干非一种，有花白者，花黄者，花紫者，花红者。丹溪独取紫花者，必曾试有验也。

时珍曰：射干即今扁竹也。今人所种，多是紫花者，呼为紫蝴蝶。其花三、四月开，六出，大如萱花。结房大如拇指，颇似泡桐子，一房四隔，一隔十余子。子大如胡椒而色紫，极硬，咬之不破。七月始枯。陶弘景谓射干、鸢尾是一种。苏恭、陈藏器谓紫碧花者是鸢尾，红花者是射干。韩保升谓黄花者是射干。苏颂谓花红黄者是射干，白花者亦其类。朱震亨谓紫花者是射干，红花者非。各执一说，何以凭依？谨按张揖《广雅》云：鸢尾，射干也。《易通卦验》云:冬至射干生。《土宿真君本草》云:射干即扁竹,叶扁生,如侧手掌形,茎亦如之,青绿色。一种紫花,一种黄花,一种碧花。多生江南、湖广、川、浙平陆间。八月取汁,煮雄黄,伏雌黄,制丹砂,能拒火。据此则鸢尾、射干本是一类,但花色不同。正如牡丹、芍药、菊花之类,其色各异,皆是同属也。大抵入药功不相远。

藏器曰:射干之名有三:佛经射干貔貅,此是恶兽,似青黄狗,食人,能缘木,阮公云:射干临层城者,是树,殊有高大者,本草射干是草,即今人所种者也。

根

【修治】敩曰:凡采根,先以米泔水浸一宿,漉出,然后以篁竹叶煮之,从午至亥,日干用。

【气味】苦,平,有毒。

《别录》曰:微温。久服令人虚。

保升曰:微寒。

权曰:有小毒。

元素曰:苦,阳中阴也。

时珍曰:寒。多服泻人。

【主治】咳逆上气,喉痹咽痛,不得消息,散结气,腹中邪逆,食饮大热(《本经》)。疗老血在心脾间,咳唾,言语气臭,散胸中热气(《别录》)。苦酒摩涂毒肿(弘景)。治疰气,消瘀血,通女人月闭(甄权)。消痰,破癥瘕,胸膈满腹胀,气喘疰癖,开胃下食,镇肝明目(大明)。治肺气喉痹为佳(宗奭)。去胃中痈疮(元素)。利积痰疝毒,消结核(震亨)。降实火,利大肠,治疟母(时珍)。

【发明】震亨曰:射干属金,有木与火,行太阴、厥阴之积痰,使结核自消甚捷。又治便毒,此足厥阴湿气,因疲劳而发。取射干三寸,与生姜同煎,食前服,利三两行,甚效。

时珍曰:射干能降火,故古方治喉痹咽痛为要药。孙真人《千金方》,治喉痹有乌翣膏。张仲景《金匮玉函方》,治咳而上气,喉中作水鸡声,有射干麻黄汤。又治疟母鳖甲煎丸,亦用乌扇烧过。皆取其降厥阴相火也。火降则血散肿消,而痰结自解,癥瘕自除矣。

【附方】旧二,新八。咽喉肿痛:射干花根、山豆根、阴干为末,吹之如神。(《袖珍方》)伤寒咽闭肿痛:用生射干、猪脂各四两,合煎令微焦,去滓,每嚼枣许取瘥。(庞安常《伤寒论》)喉痹不通,浆水不入:《外台秘要》:用射干一片,含咽汁良。《医方大成》:用扁竹新根擂汁咽之,大腑动即解。或醋研汁嚼,引涎出亦妙。《便民方》:用紫蝴蝶根一钱,黄芩、生甘草、桔梗各五分,为末,水调顿服,立愈。名夺命散。二便不通,诸药不效:紫花扁竹根,生水边者佳,研汁一盏服,即通。(《普济》)水蛊腹大,动摇水声,皮肤黑:用鬼扇根捣汁,服一杯,水即下。(《肘后方》)阴疝肿刺,发时肿痛如刺:用生射干捣汁与服取利。

亦可丸服。(《肘后方》)乳痈初肿:扁竹根如僵蚕者,同萱草根为末,蜜调敷之,神效。(《永类方》)中射工毒,生疮者:乌翣、升麻各二两,水三升,煎二升,温服。以滓敷疮上。(姚僧垣《集验方》)

鸢尾(《本经》下品)

【释名】乌园(《别录》),根名鸢头。

时珍曰:并以形命名。乌园当作乌鸢。

【集解】《别录》曰:鸢尾,生九嶷山谷。五月采。

弘景曰:方家言是射干苗,而主疗亦异,当别是一种。方用鸢头,当是其根,疗体相似,而本草不题。

恭曰:此草所在有之,人家亦种。叶似射干而阔短,不抽长茎,花紫碧色。根似高良姜,皮黄肉白,嚼之戟人咽喉,与射干全别。射干花红,抽茎长,根黄有臼。

保升曰:此草叶名鸢尾,根名鸢头,亦谓之鸢根。叶似射干,布地生。黑根似高良姜而节大,数个相连。九月、十月采根,日干。

时珍曰:此即射干之苗,非别一种也。肥地者茎长根粗;瘠地者茎短根瘦。其花自有数色。诸家皆是强分。陈延之《小品方》,言东海鸢头即由跋者,亦讹也。东海出之故耳。

【气味】苦,平,有毒。

恭曰:有小毒。

【主治】蛊毒邪气,鬼疰诸毒,破癥瘕积聚大水,下三虫(《本经》)。杀鬼魅,疗头眩(《别录》)。

【附方】旧一,新一。飞尸游蛊着喉中,气欲绝者:鸢尾根削去皮,纳喉中,摩病处,令血出为佳。(陈藏器《本草拾遗》)鬼魅邪气:四物鸢头散:东海鸢头、黄牙(即金牙)、莨菪子、防葵各一分,为末。酒服方寸匕。欲令病人见鬼,增防葵一分;欲令知鬼,又增一分,立验。不可多服。(陈延之《小品方》)

玉簪(《纲目》)

【释名】白鹤仙。

时珍曰:并以花象命名。

【集解】时珍曰:玉簪处处人家栽为花草。二月生苗成丛,高尺许,柔茎如白菘。其叶大如掌,团而有尖,叶上纹如车前叶,青白色,颇娇莹。六、七月抽茎,茎上有细叶。中出花朵十数枚,长二、三寸,本小末大。末开时,正如白玉搔头簪形,又如羊肚蘑菇之状,开

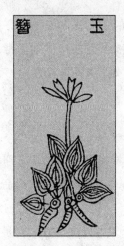

时微绽四出,中吐黄蕊,颇香,不结子。其根连生,如鬼臼、射干、生姜辈,有须毛。旧茎死则根有一臼,新根生则旧根腐。亦有紫花者,叶微狭。皆鬼臼、射干之属。

根

【气味】甘、辛,寒,有毒。

【主治】捣汁服,解一切毒,下骨哽,涂痈肿(时珍)。

【附方】新五。乳痈初起:内消花(即玉簪花),取根擂酒服,以渣敷之。(《海上方》)妇人断产:白鹤仙根、白凤仙子各一钱半,紫葳二钱半,辰砂二钱,捣末,蜜和丸梧子大。产内三十日,以酒半盏服之。不可着牙齿,能损牙齿也。(《摘玄方》)解斑蝥毒:玉簪根擂水服之,即解。(赵真人《济急方》)下鱼骨哽:玉簪花根、山里红果根,同捣自然汁,以竹筒灌入咽中,其骨自下。不可着牙齿。(臞仙《乾坤生意》)刮骨取牙:玉簪根(干者)一钱,白砒三分,白硇七分,蓬砂二分,威灵仙三分,草乌头一分半,为末。以少许点疼处,即自落也。(余居士《选奇方》)

叶

【气味】同根。

【主治】蛇虺螫伤,捣汁和酒服,以渣敷之,中心留孔泄气(时珍)。

凤仙(《纲目》)

【释名】急性子(《救荒》)、旱珍珠(《纲目》)、金凤花(《纲目》)、小桃红(《救荒》)、夹竹桃(《救荒》)、海蒳(《音纳》)、染指甲草(《救荒》)、菊婢。

时珍曰:其花头翅尾足,俱翘翘然如凤状,故以名之。女人采其花及叶包染指甲,其实状如小桃,老则迸裂,故有指甲、急性、小桃诸名。宋光宗李后讳凤,宫中呼为好女儿花。张宛丘呼为菊婢。韦君呼为羽客。

【集解】时珍曰:凤仙人家多种之,极易生。二月下子,五月可再种。苗高二三尺,茎有红、白二色,其大如指,中空而脆。叶长而尖,似桃柳叶而有锯齿。丫间开花,或黄或白,或红或紫,或碧或杂色,亦自变易,状如飞禽,自夏初至秋尽,开谢相续。结实累然,大如樱桃,其形微长,色如毛桃,生青熟黄,犯之即自裂,皮卷如拳,苞中有子似萝卜子而小,褐色。人采其肥茎汋酰,以充莴笋。嫩华酒,浸一宿,亦可食。但此草不生虫蠹,蜂蝶亦不近,恐亦不能无毒也。

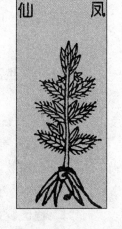

仙凤

子

【气味】微苦,温,有小毒。

【主治】产难,积块噎膈,下骨哽,透骨通窍(时珍)。

【发明】时珍曰:凤仙子其性急速,故能透骨软坚。庖人烹鱼肉硬者,投数粒即易软烂,是其验也。缘其透骨,最能损齿,与玉簪根同,凡服者不可着齿也。多用亦戟人咽。

【附方】新五。产难催生:凤仙子二钱,研末。水服,勿近牙。外以蓖麻子,随年数捣涂足心。(《集简方》)噎食不下:凤仙花子酒浸三宿,晒干为末,酒丸绿豆大。每服八粒,温酒下。不可多用,即急性子也。(《摘玄方》)咽中骨哽,欲死者:白凤仙子研水一大呷,以竹筒灌入咽,其物即软。不可近牙。或为末吹之。(《普济方》)牙齿欲取:金凤花子研末,入砒少许,点疼牙根,取之。(《摘玄方》)小儿痞积:急性子、水荭花子、大黄各一两,俱生研末。每味取五钱,外用皮硝一两拌匀。将白鹁鸽一个,或白鸭亦可,去毛屎,剖腹,勿犯水,以布拭净,将末装入内,用绵扎定,沙锅内入水三碗,重重纸封,以小火煮干,将鸽鸭翻调焙黄色,冷定。早辰食之,日西时疾软,三日大便下血,病去矣。忌冷物百日。(孙天仁《集效方》)

花

【气味】甘、滑,温,无毒。

【主治】蛇伤,擂酒服即解。又治腰胁引痛不可忍者,研饼晒干为末,空心每酒服三钱,活血消积(时珍)。

【附方】新一。风湿卧床不起:用金凤花、柏子仁、朴硝、木瓜煎汤洗浴,每日二三次。内服独活寄生汤。(吴旻《扶寿精方》)

根、叶

【气味】苦、甘、辛,有小毒。

【主治】鸡鱼骨哽,误吞铜铁,杖扑肿痛,散血通经,软坚透骨(时珍)。

【附方】新三。咽喉物哽:金凤花根嚼烂噙咽,骨自下,鸡骨尤效。即以温水漱口,免损齿也。亦治误吞铜铁。(危氏《得效方》)打杖肿痛:凤仙花叶捣如泥,涂肿破处,干则又上,一夜血散,即愈。冬月收取干者研末,水和涂之。(叶廷器《通变要法》)马患诸病:白凤仙花连根叶熬膏。遇马有病,抹其眼四角上,即汗出而愈。(《卫生易简方》)

坐拿草(宋《图经》)

【集解】颂曰:生江西及滁州。六月开紫花结实。采其苗入药,甚易得。后因人用有效,今颇贵重。

时珍曰:按《一统志》云:出吉安永丰县。

【气味】辛,热,有毒。

【主治】风痹,壮筋骨,兼治打扑伤损(苏颂)。

【发明】颂曰:《神医普救方》:治风药中已有用者。

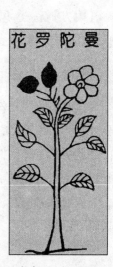

时珍曰:危氏《得效方》:麻药煮酒方中用之。《圣济录》:治膈上虚热,咽喉噎塞,小便赤涩,神困多睡,有坐拿丸。用坐拿草、大黄、赤芍药、木香、升麻、麦门冬、黄芪、木通、酸枣仁、薏苡仁、枳壳等分,为末,蜜丸梧子大。每服二十丸,麦门冬汤下。

【附录】押不芦

时珍曰:按周密《癸辛杂志》云:漠北回回地方有草名押不芦。土人以少许磨酒饮,即通身麻痹而死,加以刀斧亦不知。至三日,则以少药投之即活。御药院中亦储之。贪官污吏罪甚者,则服百日丹,皆用此也。昔华陀能刳肠涤胃,岂不有此等药耶?

曼陀罗花(《纲目》)

【释名】风茄儿(《纲目》)、山茄子。

时珍曰:《法华经》言:佛说法时,天雨曼陀罗花。又道家北斗有陀罗星使者,手执此花。故后人因以名花。曼陀罗,梵言杂色也。茄乃因叶形尔。姚伯声《花品》呼为恶客。

【集解】时珍曰:曼陀罗生北土,人家亦栽之。春生夏长,独茎直上,高四五尺,生不旁引,绿茎碧叶,叶如茄叶。八月开白花,凡六瓣,状如牵牛花而大。攒花中拆,骈叶外包,而朝开夜合。结实圆而有丁拐,中有小子。八月采花,九月采实。

花、子

【气味】辛,温,有毒。

【主治】诸风及寒湿脚气,煎汤洗之。又主惊痫及脱肛,并入麻药(时珍)。

【发明】时珍曰:相传此花笑采酿酒饮,令人笑;舞采酿酒饮,令人舞。予尝试之,饮须半酣,更令一人或笑或舞引之,乃验也。八月采此花,七月采火麻子花,阴干,等分为末。热酒调服三钱,少顷昏昏如醉。割疮灸火,宜先服此,则不觉苦也。

【附方】新三。面上生疮:曼陀罗花,晒干研末。少许贴之。(《卫生易简方》)小儿慢惊:曼陀罗花七朵(重一字),天麻二钱半,全蝎(炒)十枚,天南星(炮)、丹砂、乳香各二钱半,为末。每服半钱,薄荷汤调下。(《御药院方》)大肠脱肛:曼陀罗子(连壳)一对,橡斗十六个,同剉,水煎三五沸,入朴硝少许,洗之。(《儒门事亲》)

羊踯躅(《本经》下品)

【释名】黄踯躅(《纲目》)、黄杜鹃(《蒙筌》)、羊不食草(《拾遗》)、闹羊花(《纲目》)、惊羊花(《纲目》)、老虎花(《纲目》)、玉枝(《别录》)。

弘景曰:羊食其叶,踯躅而死,故名。闹当作恼。恼:乱也。

【集解】《别录》曰:羊踯躅生太行山川谷及淮南山。三月采花,阴干。

弘景曰:近道诸山皆有之。花、苗似鹿葱,不可近眼。

恭曰:花亦不似鹿葱,正似旋花色黄者也。

保升曰:小树高二尺,叶似桃叶,花黄似瓜花。三月、四月采花,日干。

颂曰:所在有之。春生苗似鹿葱,叶似红花,茎高三四尺。夏开花似凌霄花、山石榴辈,正黄色,羊食之则死。今岭南、蜀道山谷遍生,皆深红色如锦绣。然或云此种不入药。

时珍曰:韩保升所说似桃叶者最的。其花五出,蕊瓣皆黄,气味皆恶。苏颂所谓深红色者,即山石榴名红踯躅者,无毒,与此别类。张揖《广雅》谓踯躅一名决光者,误矣。决光,决明也。按唐《李绅文集》言:骆谷多山枇杷,毒能杀人,其花明艳,与杜鹃花相似,樵者识之。其说似羊踯躅,未知是否?要亦其类耳。

花

【气味】辛,温,有大毒。

权曰:恶诸石及面,不入汤使,伏丹砂、硇砂、雌黄,畏栀子。

【主治】贼风在皮肤中淫淫痛,温疟恶毒诸痹(《本经》)。邪气鬼疰蛊毒(《别录》)。

【发明】颂曰:古之大方多用踯躅。如胡洽治时行赤散,及治五嗽四满丸之类,并治风诸酒方皆杂用之。又治百病风湿等,鲁王酒中亦用踯躅花。今医方捋脚汤中多用之。南方治蛊毒下血,有踯躅花散,云甚胜。

时珍曰:此物有大毒,曾有人以其根入酒饮,遂至于毙也。《和剂局方》治中风瘫痪伏虎丹中亦用之,不多服耳。

【附方】新四。风痰注痛:踯躅花、天南星,并生时同捣作饼,甑上蒸四、五遍,以稀葛囊盛之。临时取焙为末,蒸饼丸梧子大。每服三丸,温酒下。腰脚骨痛,空心服;手臂痛,食后服,大良。(《续传信方》)痛风走注:黄踯躅根一把,糯米一盏,黑豆半盏,酒、水各一碗,徐徐服。大吐大泄,一服便能动也。(《医学集成》)风湿痹痛,手足身体收摄不遂,肢节疼痛,言语謇涩:踯躅花酒拌蒸一炊久,晒干为末。每以牛乳一合,酒二合,调服五分。(《圣惠方》)风虫牙痛:踯躅一钱,草乌头二钱半,为末,化腊丸豆大。绵包一丸,咬之,追涎。(《海上仙方》)

【附录】山踯躅

时珍曰:处处山谷有之。高者四五尺,低者一二尺。春生苗叶,浅绿色。枝少而花繁,一枝数萼。二月始开花如羊踯躅,而蒂如石榴花,有红者、紫者、五出者、千叶者。小儿食其花,味酸无毒。一名红踯躅,一名山石榴,一名映山红,一名杜鹃花。其黄色者,即有毒羊踯躅也。

羊不吃草(《拾遗》)

藏器曰:生蜀川山谷,叶细长,在诸草中羊不吃者,是也。味苦、辛,温,无毒。主一切风血补益,攻诸病。煮之,亦浸酒服。

时珍曰:此草似羊踯躅而云无毒,盖别有此也。

芫花(《本经》下品)

【校正】自木部移入此。

【释名】杜芫(《别录》)、赤芫(《吴普》)、去水(《本经》)、毒鱼(《别录》)、头痛花(《纲目》)、儿草(《吴普》)、败华(《吴普》),根名黄大戟(《吴普》)、蜀桑(《别录》)。

时珍曰:芫或作杬,其义未详。去水言其功,毒鱼言其性,大戟言其似也。俗人因其气恶,呼为头痛花。《山海经》云:首山其草多芫,是也。

【集解】《别录》曰:芫花生淮源川谷。三月三日采花,阴干。

普曰:芫根生邯郸。二月生叶,青色,加厚则黑。华有紫、赤、白者。三月实落尽,叶乃生。三月采花,五月采叶,八月、九月采根,阴干。

保升曰:近道处处有之。苗高二三尺,叶似白前及柳叶,根皮黄似桑根。正月、二月花发,紫碧色,叶未生时收采日干。叶生花落,即不堪用也。

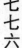

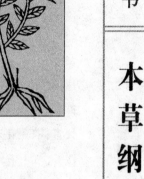

花 芫

颂曰：在处有之。宿根旧枝茎紫，长一二尺。根人土深三五寸，白色，似榆根。春生苗叶，小而尖，似杨柳枝叶。二月开紫花，颇似紫荆而作穗，又似藤花而细。今绛州出者花黄，谓之黄芫花。

时珍曰：顾野王《玉篇》云：杭木出豫章，煎汁藏果及卵不坏。洪迈《容斋随笔》云：今饶州处处有之。茎干不纯是木。小人争斗者，取叶挼擦皮肤，辄作赤肿如被伤，以诬人。至和盐擦卵，则又染其外若赭色也。

【修治】弘景曰：用当微熬。不可近眼。

时珍曰：芫花留数年陈久者良。用时以好醋煮十数沸，去醋，以水浸一宿，晒干用，则毒灭也。或以醋炒者次之。

【气味】根同。辛，温，有小毒。

《别录》曰：苦，微温。

普曰：神农、黄帝、雷公：苦，有毒；扁鹊、岐伯：苦；李当之：有大毒，多服令人泄。

之才曰：决明为之使。反甘草。

【主治】咳逆上气，喉鸣喘，咽肿短气。蛊毒鬼疟，疝瘕痈肿。杀虫鱼（《本经》）。消胸中痰水，喜唾，水肿，五水在五脏皮肤及腰痛，下寒毒肉毒。根：疗疥疮。可用毒鱼（《别录》）。治心腹胀满，去水气寒痰，涕唾如胶，通利血脉，治恶疮风痹湿，一切毒风，四肢挛急，不能行步（甄权）。疗咳嗽瘴疟（大明）。治水饮痰游，胁下痛（时珍）。

【发明】时珍曰：张仲景治伤寒太阳症，表不解，心下有水气，干呕发热而咳，或喘或利者，小青龙汤主之。若表已解，有时头痛出汗、不恶寒，心下有水气，干呕，痛引两胁，或喘或咳者，十枣汤主之。盖小青龙治未发散表邪，使水气自毛窍而出，乃《内经》所谓开鬼门法也。十枣汤驱逐里邪，使水气自大小便而泄，乃《内经》所谓洁净府、去陈莝法也。夫饮有五，皆由内吸水浆，外受湿气，郁蓄而为留饮。流于肺则为支饮，令人喘咳寒热，吐沫背寒；流于胁下则为悬饮，令人咳唾，痛引缺盆两胁；流于心下则为伏饮，令人胸满呕吐，寒热眩晕；流于肠胃，则为痰饮，令人腹鸣吐水，胸胁支满，或作泄泻，忽肥忽瘦；流于经络，则为溢饮，令人沉重注痛，或作水气胕肿。芫花、大戟、甘遂之性，逐水泄湿，能直达水饮窠囊隐僻之处。但可徐徐用之，取效甚捷。不可过剂，泄人真元也。陈言《三因方》，以十枣汤药为末，用枣肉和丸，以治水气喘急浮肿之症，盖善变通者也。杨士瀛《直指方》云：破癖须用芫花，行水后便养胃可也。

好古曰：水者，肺、肾、脾三经所主，有五脏、六腑、十二经之部分。上而头，中而四肢，下而腰脚，外而皮毛，中而肌肉，内而筋骨。脉有尺寸之殊，浮沉之别。不可轻泻。当知病在何经何脏，方可用之。若误投之，则害深矣。芫花与甘草相反，而胡洽居士方，治痰

本草原典

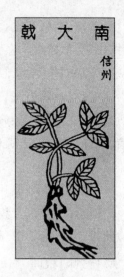

癖饮癖,以甘遂、大戟、芫花、大黄、甘草同用。盖欲其大吐以泄湿,因相反而相激也。

【正误】慎微曰:《三国志》云:魏初平中,有青牛先生,常服芫花,年百余岁,常如五六十人。

时珍曰:芫花乃下品毒物,岂堪久服?此方外迂怪之言,不足信也。

【附方】旧五,新二十一。卒得咳嗽;芫花一升,水三升,煮汁一升,以枣十四枚,煮汁干。日食五枚,必愈。(《肘后》)卒嗽有痰:芫花一两(炒)。水一升,煮四沸,去滓,白糖入半斤。每服枣许。勿食酸咸物。(张文仲《备急方》)喘嗽失音,暴伤寒冷,喘嗽失音:取芫花连根一虎口,切曝干。令病人以荐自裹。春令灰飞扬,入其七孔中。当眼泪出,口鼻皆辣,待芫根尽乃止。病即愈。(《古今录验》)干呕胁痛,伤寒有时头痛,心下痞满,痛引两胁,干呕短气,汗出不恶寒者,表解里未和也,十枣汤主之:芫花(熬)、甘遂、大戟各等分,为散。以大枣十枚,水一升半,煮取八合,去滓纳药。强人服一钱,羸人半钱,平旦服之,当下利病除。如不除,明旦更服。(仲景《伤寒论》)水肿支饮,及澼饮:用十枣汤加大黄、甘草,五物各一两,大枣十枚同煮,如法服。一方:加芒硝一两。(胡洽《百病方》)天行烦乱:凝雪汤:治天行毒病七、八日,热积胸中,烦乱欲死。用芫花一斤,水三升。煮取一升半,渍故布薄胸上。不过,再三薄,热则除。当温四肢,护厥逆也。(《千金方》)久疟结癖,在腹胁坚痛者:芫花(炒)二两,朱砂五钱,为末,蜜丸梧子大。每服十丸,枣汤下。(《直指》)水蛊胀满:芫花、枳壳等分,以醋煮芫花至烂,乃下枳壳煮烂,捣丸梧子大。每服三十丸,白汤下。(《普济方》)酒疸尿黄发黄,心懊痛,足胫满:芫花、椒目等分,烧末。水服半钱,日二服。(《肘后》)背腿间痛,一点痛,不可忍者:芫花根末,米醋调敷之。如不住,以帛束之。妇人产后有此,尤宜。(《袖珍》)诸般气痛:芫花(醋煮)半两,玄胡索(炒)一两半,为末。每服一钱。男子元脏痛,葱酒下。疟疾,乌梅汤下。妇人血气痛,当归酒下。诸气痛,香附汤下;小肠气痛,茴香汤下。(《仁存》)鬼胎症瘕,经候不通:芫花根三两(剉)。炒黄为末。每服一钱,桃仁煎汤调下,当利恶物而愈。(《圣惠方》)催生去胎:芫花根剥皮,以绵裹,点麝香,套入阴穴三寸,即下。(《摄生妙用方》)产后恶物不下:芫花、当归等分,炒为末。调一钱服。(《保命集》)心痛有虫:芫花一两(醋炒),雄黄一钱,为末。每服一字,温醋汤下。(《乾坤生意》)牙痛难忍,诸药不效:芫花末擦之,令热痛定,以温水漱之。(《永类方》)白秃头疮:芫花末,猪脂和敷之。(《集效方》)痈肿初起:芫花末,和胶涂之。(《千金》)痈疖已溃:芫花根皮搓作捻,插入,则不生合,令脓易竭也。(《集简方》)痔疮乳核:芫根一握,洗净,入木臼捣烂,入少水绞汁,于

左栏：中华传世藏书　本草纲目　本草原典

石器中慢火煎成膏。将丝线于膏内度过，以线系痔，当微痛。候痔干落，以纸捻蘸膏纳窍内，去根，当永除根也。一方：只捣汁浸线一夜用。不得使水。（《经验》）瘰疬初起气壮人：用芫根擂水一盏服，大吐利，即平。黄州陈大用所传。（《濒湖集简方》）便毒初起：芫根擂水服，以渣敷之，得下即消。黄州熊珍所传。（《濒湖集简方》）赘瘤焦法：甘草煎膏，笔妆瘤之四围，上三次。乃用芫花、大戟、甘遂等分，为末，醋调。别以笔妆其中，勿近甘草。次日缩小，又以甘草膏妆小晕三次如前，仍上此药，自然焦缩。（危氏《得效方》）一切菌毒，因蛇虫毒气，熏蒸所致：用芫花生研，新汲水服一钱，以利为度。（危氏《得效方》）。

莍花（音饶。《本经》下品）

【释名】时珍曰：莍者，饶也。其花繁饶也。

【集解】《别录》曰：莍花生咸阳川谷及河南中牟。六月采花，阴干。

弘景曰：中牟者，时从河上来，形似芫花而极细，白色。

恭曰：苗似胡荽，茎无刺。花细，黄色，四月、五月收，与芫花全不相似也。

保升曰：所在有之，以雍州者为好。生冈原上，苗高二尺许。

宗奭曰：今京洛间甚多。

时珍曰：按苏颂《图经》言：绛州所出芫花黄色，谓之黄芫花。其图小株，花成簇生，恐即此莍花也。生时色黄，干则如白，故陶氏言细白也。或言无莍花，以桃花代之，取其利耳。

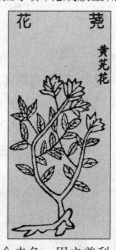

莍花
黄莍花

【气味】苦，寒，有毒。

《别录》曰：辛，微寒，有毒。

【主治】伤寒温疟，下十二水，破积聚大坚癥瘕，荡涤肠胃中留癖，饮食、寒热邪气，利水道（《本经》）。疗痰饮咳嗽（《别录》）。治咳逆上气，喉中肿满，痤气蛊毒，疝瘕气块（甄权）。

【发明】宗奭曰：张仲景《伤寒论》以莍花治利者，取其行水也。水去则利止，其意如此。今用之当斟酌，不可过使与不及也。须有是证乃用之。

好古曰：仲景小青龙汤云：若微利，去麻黄，加莍花如鸡子大，熬令赤色。用之盖利水也。

时珍曰：莍花，盖亦芫花之类，气味主治大略相近。

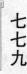

醉鱼草(《纲目》)

【释名】闹鱼花(《纲目》)、鱼尾草(《纲目》)、樃木。

【集解】时珍曰:醉鱼草南方处处有之。多在堑岸边,作小株生,高者三四尺。根状如枸杞。茎似黄荆,有微棱,外有薄黄皮。枝易繁衍。叶似水杨,对节而生,经冬不凋。七、八月开花成穗,红紫色,俨如芫花一样。结细子。渔人采花及叶以毒鱼,尽圉圉而死,呼为醉鱼儿草。池沼边不可种之。此花色状、气味并如芫花,毒鱼亦同。但花开不同时为异尔。按《中山经》云:熊耳山有草焉,其状如苏而赤华,名曰葶苎,可以毒鱼。其此草之类欤?

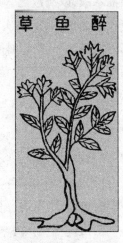

花、叶

【气味】辛、苦,温,有小毒。

【主治】痰饮成齁,遇寒便发,取花研末,和米粉作果,炙熟食之,即效。又治误食石斑鱼子中毒,吐不止,及诸鱼骨鲠者,捣汁,和冷水少许咽之,吐即止,骨即化也。久疟成癖者,以花填鲫鱼腹中,湿纸裹煨熟,空心食之,仍以花和海粉捣贴,便消(时珍)。

莽草(《本经》下品)

【校正】自木部移入此。

【释名】茵草(音罔)、芒草(《山海经》)、鼠莽。

弘景曰:莽本作茵字,俗讹呼尔。

时珍曰:此物有毒,食之令人迷罔,故名。山人以毒鼠,谓之鼠莽。

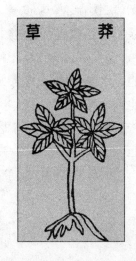

【正误】《别录》曰:一名葞,一名春草。

禹锡曰:按《尔雅》云:葞,春草。孙炎注云:药草也,俗呼为茵草。郭璞注云:一名芒草。所见异也。

时珍曰:葞,音尾,白薇也。薇、葞字音相近尔。《别录》白薇下云:一名春草,而此又以为茵草,盖因孙炎之误也。今正之。

【集解】《别录》曰:莽草生上谷山谷及冤句。五月采叶,阴干。

弘景曰:今东间处处皆有,叶青辛烈者良。人用捣以和陈粟米粉,纳水中,鱼吞即死浮出,人取食之无妨。

颂曰:今南中州郡及蜀川皆有之。木若石南而叶稀,无花实。五月、七月采叶,阴干。一说:藤生,绕木石间。既谓之草,乃蔓生者是也。

宗奭曰:莽草诸家皆谓之草,而本草居木部。今世所用,皆木叶如石南叶,枝梗干则皱,揉之其臭如椒。

敩曰:凡用叶,勿用尖及挛生者。

时珍曰:范子计然云:莽草出三辅,青色者善。

叶

【修治】敩曰:凡使,取叶细剉,以生甘草、水蓼二味同盛入生稀绢袋中,甑中蒸一日,去二件,晒干用。

【气味】辛,温,有毒。

普曰:神衣:辛;雷公、桐君:苦,有毒。

时珍曰:莽草制雌黄、雄黄而有毒,误食害人。惟紫河车磨水服,及黑豆煮汁服,可解。豆汁浇其根即烂,性相制也。

【主治】风头痈肿,乳痈疝瘕,除结气疥瘙。杀虫鱼(《本经》)。疗喉痹不通,乳难。头风痒,可用沐,勿令入眼(《别录》)。治风疽,疝气肿坠凝血,治瘰疬,除湿风,不入汤服。主头疮白秃杀虫。与白蔹、赤小豆为末,鸡子白调如糊,熁毒肿,干更易上(甄权)。治皮肤麻痹,煎浓汤淋。风虫牙痛(大明)。

【发明】颂曰:古方治风毒痹厥诸酒,皆用莽草。今医家取叶煎汤,热含少顷吐之,治牙齿风虫及喉痹甚效。

宗奭曰:浓煎汤,淋渫皮肤麻痹。《周礼》薊氏掌除蠹物,以莽草熏之则死。

时珍曰:古方治小儿伤寒,有莽草汤。又《琐碎录》云:思村王氏之子,生七日而两肾缩入。二医云:此受寒气而然也。以硫黄、茱萸、大蒜研涂其腹,以莽草、蛇床子烧烟,熏其下部而愈也。

【附方】旧四,新十。贼风肿痹,风入五藏恍惚,宜莽草膏主之:莽草一斤,乌头、附子、踯躅各二两,切,以水和醋一升,渍一宿。猪脂一斤,煎三上三下,绞去滓。向火,以手摩病上三百度,应手即瘥。若耳、鼻疾,可以绵裹塞之。疥癣杂疮,并宜摩之。(《肘后》)小儿风痫,掣疭戴眼,极者日数十发,又治大人贼风:莽草、雷丸各一鸡子黄大,化猪脂一斤,煎七沸,去滓,摩痛处,勿近目及阴,日凡三四次。(《外台秘要》)头风久痛:莽草煎汤沐之,勿令入目。(《圣惠方》)风虫牙痛:《肘后方》:用莽草煎汤,热漱冷吐。一加山椒皮;一加独活;一加郁李仁(《梅师方》);一加芫花;一加川椒、细辛各等分。煎汤热漱冷吐。《圣惠》:用莽草半两,皂角三挺(去皮子),汉椒七粒。为末。枣肉丸芥子大。每以一丸塞孔中,吐涎取效。瘰疬结核:芮草一两,为末,鸡子白调涂帛上,贴之,日二易,取效止。(《圣惠方》)痈疮未溃:方同上,得痛为良。(《肘后方》)乳肿不消:莽草、小豆等分。为末。苦酒和,敷之。(《卫生易简》)狗咬昏闷:浸椒水,调莽草末敷之。(《便民图纂》)

茵芋(《本经》下品)

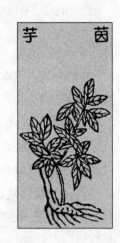

芋茵

【释名】莞草(《别录》)、卑共(《别录》)。

时珍曰:茵芋本作因预,未详其义。莞草与莆莞名同。

【集解】《别录》曰:茵芋生太山川谷。三月三日采叶,阴干。

弘景曰:好者出彭城,今近道亦有。茎叶状似莽草而细软,连细茎采之。方用甚稀,惟合疗风酒。

大明曰:出自海盐。形似石南,树生,叶厚,五、六、七月采。

颂曰:今雍州、绛州、华州、杭州亦有之。春生苗,高三四尺,茎赤。叶似石榴而短厚,又似石南叶。四月开细白花,五月结实。三月、四月、七月采茎叶,日干。

茎、叶

【气味】苦,温,有毒。

《别录》曰:微温,有毒。

权曰:苦、辛,有小毒。

【主治】五脏邪气,心腹寒热,羸瘦,如疟状,发作有时,诸关节风湿痹痛(《本经》)。疗久风湿,走四肢,脚弱(《别录》)。治男子女人软脚毒风,拘急挛痛(甄权)。一切冷风,筋骨怯弱羸颤。入药炙用(大明)。

【发明】时珍曰:《千金》、《外台》诸古方,治风痫有茵芋丸;治风痹有茵芋酒;治妇人产后中风有茵芋膏,风湿诸方多用之。茵芋、石南、莽草皆古人治风妙品,而近世罕知,亦医家疏缺也。

【附方】旧一,新二。茵芋酒,治贼风。手足枯痹拘挛:用茵芋、附子、天雄、乌头、秦艽、女萎、防风、防己、石南叶、踯躅花、细辛、桂心各一两,十二味切,以绢袋盛,清酒一斗渍之。冬七、夏三、春、秋五日,药成。每服一合,日二服,以微痹为度。(方出胡洽居士《百病方》,《图经本草》)茵芋丸,治风气积滞成脚气,发则痛者:茵芋叶、炒薏苡仁各半两,郁李仁一两,牵牛子三两,朱砂末半两,上为末,炼蜜丸如梧子大。每服二十丸,五更,姜枣汤下,取利。未利再服,取快。(《本事方》)产后中风:茵芋五两,木防己半斤,苦酒九升,渍一宿。猪脂四斤,煎三上三下,膏成。炙手热摩千遍。(《千金方》)

石龙芮(《本经》中品)

【校正】并入菜部水堇。

【释名】地椹(《本经》)、天豆(《别录》)、石能(《别录》)、鲁果能(《本经》)、水堇(《吴普》。音谨，又音芹)、苦堇(《尔雅》)、堇葵(郭璞)、胡椒菜(《救荒》)、彭根(《别录》)。

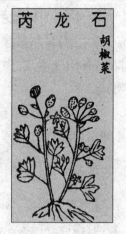

弘景曰：生于石上，其叶芮芮短小，故名。

恭曰：实如桑椹，故名地椹。

禹锡曰：《尔雅》云：啮，苦堇也。郭璞云：即堇葵也。本草言味甘，而此云苦者，古人语倒，犹甘草谓之大苦也。

时珍曰：芮芮，细貌。其椹之子细芮，故名。地椹以下，皆子名也。水堇以下，皆苗名也。苗作蔬食，味辛而滑，故有椒、葵之名。《唐本草》菜部堇系重出，今依《吴普本草》合并为一。

【集解】《别录》曰：石龙芮，生太山川泽石边。五月五日采子，二月、八月采皮，阴于。

弘景曰：今出近道。子形粗，似蛇床子而扁，非真好者，人言是蓄菜子也。东山石上所生者，其叶芮芮短小，其子状如葶苈，黄色而味小辛，此乃是真也。恭曰：今用者，俗名水堇。苗似附子，实如桑椹，生下湿地，五月熟，叶、子皆味辛。山南者粒大如葵子。关中、河北者细如葶苈，气力劣于山南者。陶以细者为真，未为通论。又曰：堇菜野生，非人所种。叶似戟，花紫色。

藏器曰：《尔雅》云：芨，堇草。注云：乌头苗也。苏恭注天雄亦云：石龙芮叶似堇草，故名水堇。据此，则堇草是乌头苗，水堇定是石龙芮，更非别草也。

颂曰：今惟出兖州。一丛数茎，茎青紫色，每茎三叶，其叶短小多刻缺，子如葶苈而色黄。苏恭所说乃水堇，非石龙芮也。兖州所生者，正与《本经》及陶氏说合，为得其真。

宗奭曰：石龙芮有两种：水中生者叶光而末圆，陆地生者叶毛而末锐。入药须水生者。陆生者，又谓之天灸，而补阴不足，茎冷失精。

时珍曰：苏恭言水堇即石龙芮，苏颂非之，非矣。按魏《吴普本草》石龙芮一名水堇，其说甚明。《唐本草》菜部所出水堇，言其苗也。《本经》石龙芮，言其子也。寇宗奭所言陆生者，乃是毛堇，有大毒，不可食。水堇，即俗称胡椒菜者，处处有之，多生近水下湿地。高者尺许，其根如荠。二月生苗，丛生。圆茎分枝，一枝三叶。叶青而光滑，有三尖，多细缺。江淮人三、四月采苗，瀹过，晒蒸黑色为蔬。四、五月开细黄花，结小实，大如豆，状如初生桑椹，青绿色。搓散则子甚细，如葶苈子，即石龙芮也。宜半老时采之。《范子计然》云：石龙芮出三辅，色黄者善。

子(根皮同)

【气味】苦,平,无毒

普曰:神农:苦,平;岐伯:酸;扁鹊:大寒;雷公:咸,无毒。

之才曰:大戟为之使,畏吴茱萸、蛇蜕皮。

【主治】风寒湿痹,心腹邪气,利关节,止烦满。久服轻身明目不老(《本经》)。平肾胃气,补阴气不足,失精茎冷。令人皮肤光泽有子(《别录》)。逐诸风。除心热躁(大明)。

【发明】时珍曰:石龙芮,乃平补之药,古方多用之。其功与枸杞、覆盆子相埒,而世人不知用,何哉?

水堇

【气味】甘,寒,无毒。

时珍曰:微辛、苦、涩。

【主治】捣汁,洗马毒疮,并服之。又涂蛇蝎毒及痈肿(《唐本》)。久食除心下烦热。主寒热鼠瘘,瘰疬生疮,结核聚气,下瘀血,止霍乱。又生捣汁半升服,能杀鬼毒,即吐出(孟诜)。

【发明】诜曰:堇叶止霍乱,与香茙同功。香茙即香薷也。

【附方】旧二,新一。结核气:堇菜日干为末,油煎成膏。摩之,日三五度,便瘥。(孟诜《食疗》)蛇咬伤疮:生堇杵汁涂之。(《万毕术》)血疝初起:胡椒菜叶,挼,按揉之。(《集简方》)

毛茛(音艮,《拾遗》)

【校正】并入毛建草。

【释名】毛建草(《拾遗》)、水茛(《纲目》)、毛堇(音芹)、天灸(《衍义》)、自灸(《纲目》)、猴蒜。

时珍曰:茛,乃草乌头之苗,此草形状及毒皆似之,故名。《肘后方》谓之水茛。又名毛建,亦茛字音讹也。俗名毛堇,似水堇而有毛也。山人截疟,采叶挼贴寸口,一夜作泡如火燎,故呼为天灸、自灸。

【集解】藏器曰:陶注钩吻云:或是毛茛。苏恭云:毛茛,是有毛石龙芮也。有毒,与钩吻无干。葛洪《百一方》云:菜中有水茛,叶圆而光,生水旁,有毒,蟹多食之。人误食之,狂乱如中风状,或吐血,以甘草汁解之。又曰:毛建草,生江东地,田野泽畔。叶如芥而大，上有毛。花黄色。子如蒺藜。

时珍曰：毛建、毛茛即今毛堇也，下湿处即多。春生苗，高者尺余，一枝三叶，叶有三尖及细缺。与石龙芮茎叶一样，但有细毛为别。四、五月开小黄花，五出，甚光艳。结实状如欲绽青桑椹，如有尖峭，与石龙芮子不同。人以为鹅不食草者，大误也。方士取汁煮砂伏硫。沈存中《笔谈》所谓石龙芮有两种：水生者叶光而末圆；陆生者叶毛而末锐。此即叶毛者，宜辨之。

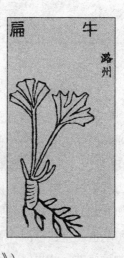

毛茛

有毛石龙芮即毛芹

叶及子

【气味】辛，温，有毒。

【主治】恶疮痈肿，疼痛未溃，捣叶敷之，不得入疮令肉烂。又患疟人，以一握微碎，缚于臂上，男左女右，勿令近肉，即便成疮。和姜捣涂腹，破冷气（藏器）。

【附录】海姜、阴命

藏器曰：陶注钩吻云：海姜生海中，赤色，状如石龙芮，有大毒。又曰：阴命生海中，赤色，着木悬其子，有大毒。今无的识者。

牛扁（《本经》下品）

【释名】扁特（《唐本》）、扁毒（《唐本》）。

【集解】《别录》曰：牛扁生桂阳川谷。

弘景曰：今人不复识此。

恭曰：此药似堇草、石龙芮辈，根如秦艽而细，生平泽下湿地。田野人名为牛扁，疗牛虱甚效。太常名扁特，或名扁毒。

保升曰：今出宁州。叶似石龙芮、附子等。二月、八月采根，日干。

颂曰：今潞州一种名便特。六月有花，八月结实。采其根苗，捣末油调，杀蚘虱。主疗大都相似，疑即扁特也，但声近而字讹耳。

牛扁

潞州

【气味】苦，微寒，无毒。

【主治】身皮疮热气，可作浴汤。杀牛虱小虫，又疗牛病（《本经》）。

【附录】虱建草（《拾遗》）

藏器曰：苦，无毒。主蚘虱，挼汁沐头，虱尽死。人有误吞虱成病者，捣汁服一小合。亦主诸虫疮。生山足湿地。发叶似山丹，微赤，高一二尺。又有水竹叶，生水中。叶如竹叶而短小,可生食,亦去蚍虱。

荨麻(荨,音寻。宋《图经》)

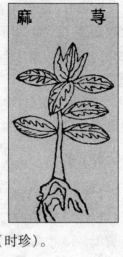

荨麻

【释名】毛蘝。

时珍曰:荨字,本作蘝。杜子美有除蘝草诗,是也。

【集解】颂曰:荨麻生江宁府山野中。

时珍曰:川黔诸处甚多。其茎有刺,高二三尺。叶似花桑,或青或紫。背紫者入药。上有毛芒可畏,触人如蜂虿螫蠚,以人溺濯之即解。有花无实,冒冬不凋。捋投水中,能毒鱼。

【气味】辛、苦,寒,有大毒。吐利人不止。

【主治】蛇毒,捣涂之(苏颂)。风疹初起,以此点之,一夜皆失(时珍)。

格注草(《唐本草》)

【集解】恭曰:出齐鲁山泽间。叶似蕨。根紫色,若紫草根,一株有二寸许。二月、八月采根,五月、六月采苗,日干用。

【气味】辛、苦,温,有大毒。

【主治】蛊疰诸毒疼痛等(《唐本》)。

海芋(《纲目》)

【释名】观音莲(《纲目》)、羞天草(《玉册》)、天荷(《纲目》)、隔河仙(见下)。

【集解】时珍曰:海芋生蜀中,今亦处处有之。春生苗,高四五尺。大叶如芋叶而有干。夏秋间,抽茎开花,如一瓣莲花,碧色。花中有蕊,长作穗,如观音像在圆光之状,故俗呼为观音莲。方士号为隔河仙,云可变金。其根似芋魁,大者如升碗,长六七寸,盖野芋之类也。《庚辛玉册》云:羞天草,阴草也。生江广深谷涧边。其叶极大,可以御雨,叶背紫色。花如莲花。根叶皆有大毒,可煅粉霜、朱砂。小者名野芋。宋祁《海芋赞》云:木干芋叶,拥肿盘戾。《农经》弗载,可以治疠。

【气味】辛,有大毒。

芋海

观音莲

【主治】疟瘴毒肿风癞。伏硇砂（时珍）。

【附录】透山根

时珍曰：按《屼嵝神书》云：透山根，生蜀中山谷。草类蘼芜，可以点铁成金。昔有人采药，误斫此草，刀忽黄软成金也。又《庚辛玉册》云：透山根出武都。取汁点铁，立成黄金。有大毒，人误食之，化为紫水。又有金英草，亦生蜀中。状如马齿苋而色红，模铁成金。亦有大毒，入口杀人，须臾为紫水也。又何远《春渚纪闻》云：刘均父吏部罢官归成都。有水银一箧，过峡箧漏，急取渡旁丛草塞之，久而开视，尽成黄金矣。宋初有军士在泽州泽中割马草归，镰皆成金。以草燃釜，亦成黄金。又临安僧法坚言：有客过于潜山中，见一蛇腹胀，啮一草以腹磨之而消。念此草必能消胀，取置箧中。夜宿旅馆，闻邻房有人病腹胀呻吟，以釜煎药一杯与服。顷之不复闻声，念已安矣。至旦视之，其人血肉俱化为水，独骸骨在床尔。视其釜，则通体成金矣。观何氏所载，即是透山根及金英草之类。如此毒草，不可不知，故备载之耳。

钩吻（《本经》下品）

【释名】野葛（《本经》）、毒根（《吴普》）、胡蔓草（《图经》）、断肠草（《纲目》）、黄藤（《纲目》）、火把花。

弘景曰：言其入口则钩人喉吻也。或言：吻当作挽字，牵挽人肠而绝之也。

时珍曰：此草虽名野葛，非葛根之野者也。或作冶葛。王充《论衡》云：冶，地名也，在东南。其说甚通。广人谓之胡蔓草，亦曰断肠草。人人畜腹内，即粘肠上，半日则黑烂，又名烂肠草。滇人谓之火把花，因其花红而性热如火也。岳州谓之黄藤。

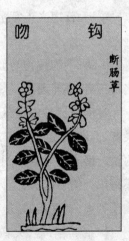

钩吻
断肠草

【集解】《别录》曰：钩吻生傅高山谷及会稽东野。折之青烟出者，名固活。二月、八月采。

普曰：秦钩吻一名除辛，生南越山及寒石山，或益州。叶如葛，赤茎大如箭而方，根黄色，正月采之。

恭曰：野葛，生桂州以南，村墟间巷间皆有。彼人通名钩吻，亦谓苗为钩吻，根名野葛。蔓生。其叶如柿。其根新采者，皮白骨黄。宿根似地骨，嫩根如汉防己，皮节断者良。正与白花藤相类。不深别者，颇亦惑之。新者折之无尘气。经年以后则有尘起，从骨之细孔中出。今折枸杞根亦然。《本草》言折之青烟起者名固活为良，亦不达之言也。人误食其叶者致死，而羊食其苗大肥，物有相伏如此。《博物志》云：钩吻蔓生，叶似凫葵，是也。

时珍曰：嵇含《南方草木状》云：野葛蔓生，叶如罗勒，光而厚，一名胡蔓草。人以杂生蔬中毒人，半日辄死。段成式《酉阳杂俎》云：胡蔓草生邕州、容州之间，丛生。花扁如栀子而稍大，不成朵，色黄白，其叶稍黑。又按《岭南卫生方》云：胡蔓草叶如茶，其花黄而小。一叶入口，百窍溃血，人无复生也。时珍又访之南人云：钩吻即胡蔓草，今人谓之断肠草是也。蔓生，叶圆而光。春夏嫩苗毒甚，秋冬枯老稍缓。五、六月开花似欒柳花，数十朵作穗。生岭南者花黄；生滇南者花红，呼为火把花。此数说皆与吴普、苏恭说相合。陶弘景等别生分辨，并正于下。

【正误】弘景曰：《五符经》亦言钩吻是野葛。核事而言，似是两物。野葛是根，状如牡丹，所生处亦有毒，飞鸟不得集，今人用合膏服之无嫌。钩吻别是一物，叶似黄精而茎紫，当心抽花，黄色，初生极类黄精，故人采多惑之，遂致死生之反。或云钩吻是毛茛，参错不同，未详云何？

敩曰：凡使黄精勿用钩吻，真似黄精，只是叶有毛钩子二个。黄精，叶似竹叶。又曰：凡使钩吻，勿用地精，茎苗相同。钩吻治人身上恶毒疮，其地精杀人也。

恭曰：钩吻蔓生，叶如柿。陶言飞鸟不集者，妄也。黄精直生，叶似柳及龙胆草，殊非比类。毛茛，乃有毛石龙芮，与钩吻何干？

颂曰：江南人说黄精茎苗稍类钩吻。但钩吻叶头极尖而根细，与苏恭所说不同，恐南北之产异也。

禹锡曰：陶说钩吻似黄精者，当是。苏说似柿叶者，别是一物也。又言苗名钩吻，根名野葛者，亦非通论。

时珍曰：《神农本草》钩吻，一名野葛，一句已明。《草木状》又名胡蔓草，显是藤生。吴普、苏恭所说正合本文。陶氏以藤生为野葛，又指小草为钩吻，复疑是毛茛，乃祖雷敩之说。诸家遂无定见，不辨其蔓生、小草，相去远也。然陶、雷所说亦是一种有毒小草，但不得指为钩吻尔。昔天姥对黄帝言：黄精益寿，钩吻杀人。乃是以二草善恶比对而言。陶氏不审，疑是相似，遂有此说也。（余见黄精下。）

【气味】辛，温，大有毒。

普曰：神农：辛；雷公：有毒杀人。

时珍曰：其性大热。本草毒药止云有大毒，此独变文曰大有毒，可见其毒之异常也。

之才曰：半夏为之使，恶黄芩。

【主治】金疮乳痓，中恶风，咳逆上气，水肿，杀鬼疰蛊毒（《本经》）。破癥积，除脚膝痹痛，四肢拘挛，恶疮疥虫，杀鸟兽。捣汁入膏中，不入汤饮（《别录》）。主喉痹咽塞，声音变（保升）。

【发明】藏器曰：钩吻食叶，饮冷水即死，冷水发其毒也。彼土毒死人悬尸树上，汁滴地上生菌子，收之名菌药，烈于野葛也。薤菜捣汁，解野葛毒。取汁滴野葛苗即萎死。南人先食薤菜，后食野葛，二物相伏，自然无苦。魏武帝啖野葛至尺，先食此菜也。

时珍曰：按李石《续博物志》云：胡蔓草出二广。广人负债急，每食此草而死，以诬人。以急水吞即死急，慢水吞死稍缓。或取毒蛇杀之，覆以此草，浇水生菌，为毒药害人。葛洪《肘后方》云：凡中野葛毒口不可开者。取大竹筒洞节，以头拄其两胁及脐中。灌冷水入筒中，数易水。须臾口开，乃可下药解之。惟多饮甘草汁、人屎汁；白鸭或白鹅断头沥血，入口中，或羊血灌之。《岭南卫生方》云：即时取鸡卵抱未成雏者，研烂和麻油灌之。吐出毒物乃生，稍迟即死也。

本草纲目

本草原典

本草纲目草部第十八卷

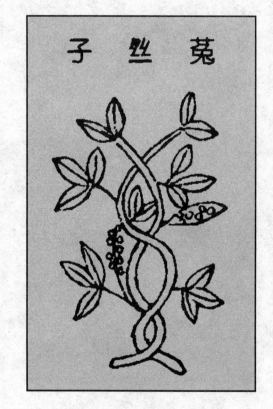

子丝菟

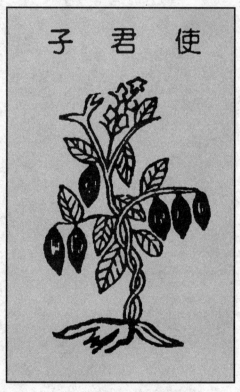

子君使

本草纲目草部第十八卷

菟丝子（《本经》上品）

【释名】菟缕（《别录》）、菟累（《别录》）、菟芦（《本经》）、菟丘（《广雅》）、赤网（《别录》）、玉女（《尔雅》）、唐蒙（《尔雅》）、火焰草（《纲目》）、野狐丝（《纲目》）、金线草。

禹锡曰：按《吕氏春秋》云：或谓菟丝无根也。其根不属地，茯苓是也。《抱朴子》云：菟丝之草，下有伏菟之根。无此菟，则丝不得生于上，然实不属也。伏菟抽则菟丝死。又云：菟丝初生之根，其形似兔。掘取割其血以和丹服，立能变化。则菟丝之名因此也。

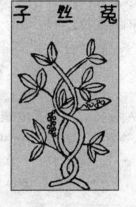

弘景曰：旧言下有茯苓，上有菟丝，不必尔也。

颂曰：《抱朴》所说今未见，岂别一类乎？孙炎释《尔雅》云：唐也，蒙也，女萝也，菟丝也，一物四名，而本草唐蒙为一名。《诗》云：茑与女萝。毛苌云：女萝，菟丝也。而本草菟丝无女萝之名，惟松萝一名女萝。岂二物皆是寄生同名，而本草脱漏乎？

震亨曰：菟丝未尝与茯苓共类，女萝附松而生，不相关涉，皆承讹而言也。

时珍曰：《毛诗》注女萝即菟丝。《吴普本草》菟丝一名松萝。陆佃言：在木为女萝，在草为菟丝，二物殊别，皆由《尔雅》释《诗》误以为一物故也。张揖《广雅》云：菟丘，菟丝也。女萝，松萝也。陆玑《诗疏》言：菟丝蔓草上，黄赤如金；松萝蔓松上，生枝正青，无杂蔓者，皆得之。详见木部松萝下。又菟丝茯苓说，见茯苓下。

【集解】《别录》曰：菟丝子生朝鲜川泽田野，蔓延草木之上。九月采实，曝干。色黄而细者为赤网，色浅而大者为菟累。功用并同。

弘景曰：田野墟落中甚多，皆浮生蓝、纻、麻、蒿上。其实，仙经俗方并以为补药，须酒浸一宿用，宜丸不宜煮。

大明曰：苗茎似黄丝，无根株，多附田中，草被缠死，或生一丛如席阔。开花结子不分明，子如碎黍米粒，八月、九月以前采之。

颂曰：今近道亦有之，以菟句者为胜。夏生苗，初如细丝，遍地不能自起。得他草梗则缠绕而生，其根渐绝于地而寄空中。或云无根，假气而生，信然。

时珍曰：按宁献王《庚辛玉册》云：火焰草即菟丝子，阳草也，多生荒园古道。其子入地，初生有根，及长延草物，其根自断。无叶有花，白色微红，香亦袭人。结实如秕豆而细，色黄，生于梗上尤佳，惟怀孟林中多有之，入药更良。

子

【修治】敩曰：凡使，勿用天碧草子，真相似，只是味酸涩并粘也。菟丝采得，去壳了，用苦酒浸二日。漉出，以黄精自然汁相对，浸一宿。至明，用微火煎至干。入臼中，烧热铁杵，一去三千余杵，成粉用之。

时珍曰：凡用，以温水淘去沙泥，酒浸一宿，曝干捣之。不尽者，再浸曝捣，须臾悉细。又法：酒浸四五日，蒸曝四、五次，研作饼，焙干再研末。或云：曝干时，入纸条数枚同捣，即刻成粉，且省力也。

【气味】辛、甘、平，无毒。

之才曰：得酒良。薯蓣、松脂为之使。恶雚菌。

【主治】续绝伤，补不足，益气力，肥健人（《本经》）。养肌强阴，坚筋骨，主茎中寒，精自出，溺有余沥，口苦燥渴，寒血为积。久服明目轻身延年（《别录》）。治男女虚冷，添精益髓，去腰疼膝冷，消渴热中。久服去面䵟，悦颜色（甄权）。补五劳七伤，治鬼交泄精，尿血，润心肺（大明）。补肝脏风虚（好古）。

【发明】敩曰：菟丝子禀中和凝正阳气，一茎从树感枝而成，从中春上阳结实，故偏补人卫气，助人筋脉。

颂曰：《抱朴子》仙方单服法：取实一斗，酒一斗浸，曝干再浸又曝，令酒尽乃止，捣筛。每酒服二钱，日二服。此药治腰膝去风，兼能明目。久服令人光泽，老变为少。十日外，饮啖如汤沃雪也。

【附方】旧六，新七。消渴不止：菟丝子煎汁，任意饮之，以止为度。（《事林广记》）阳气虚损：《简便方》：用菟丝子、熟地黄等分，为末，酒糊丸梧子大。每服五十丸。气虚，人参汤下；气逆沉香汤下。《经验后方》：用菟丝子二两（酒浸十日，水淘）、杜仲（焙研蜜炙）一两。以薯蓣末酒煮糊丸梧子大。每空心酒下五十丸。白浊遗精：茯菟丸：治思虑太过，心肾虚损，真阳不固，渐有遗沥，小便白浊，梦寐频泄：菟丝子五两，白茯苓三两，石莲肉二两，为末，酒糊丸梧子大。每服三五十丸，空心盐汤下。（《和剂局方》）小便淋沥：菟丝子，煮汁饮。（《范汪方》）小便赤浊，心肾不足，精少血燥，口干烦热，头晕怔忡：菟丝子、麦门冬等分，为末，蜜丸梧子大。盐汤每下七十丸。腰膝疼痛，或顽麻无力：菟丝子（洗）一两，牛膝一两，同入银器内，酒浸过一寸，五日，曝干为末，将原酒煮糊丸梧子大。每空心酒服

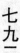

三、二十丸。(《经验后方》)肝伤目暗:菟丝子三两。酒浸三日,曝干为末,鸡子白和丸梧子大。空心温酒下二十丸。(《圣惠方》)身面卒肿洪大:用菟丝子一升。酒五升,渍二、三宿。每饮一升,日三服。不消再造。(《肘后方》)妇人横生:菟丝子末,酒服二钱。一加车前子等分。(《圣惠方》)眉炼癣疮:菟丝子炒研,油调敷之。(《山居四要》)谷道赤痛:菟丝子熬黄黑,为末,鸡子白和涂之。(《肘后方》)痔如虫咬:方同上。

苗

【气味】甘,平,无毒。

《玉册》云:汁伏三黄、硫、汞,结草砂。

【主治】研汁涂面,去面䵟(《本经》)。挼碎煎汤,浴小儿,疗热痱(弘景)。

【附方】旧二,新一。面疮粉刺:菟丝子苗,绞汁涂之,不过三上。(《肘后方》)小儿头疮:菟丝苗,煮汤频洗之。(《子母秘录》)目中赤痛:野狐浆草,捣汁点之。(《圣惠方》)

【附录】难火兰(《拾遗》)

藏器曰:味酸,温,无毒。主冷气风痹,开胃下食,去腹胀。久服明目。生巴西胡国。状似菟丝子而微长。

五味子(《本经》上品)

【释名】荎藸(《尔雅》,音知除)、玄及(《别录》)、会及。

恭曰:五味,皮、肉甘、酸,核中辛、苦,都有咸味,此则五味具也。《本经》但云味酸,当以木为五行之先也。

【集解】《别录》曰:五味子,生齐山山谷及代郡。八月采实,阴干。

弘景曰:今第一出高丽,多肉而酸甜;次出青州、冀州,味过酸,其核并似猪肾。又有建平者,少肉,核形不相似,味苦,亦良。此药多膏润。烈日曝之,乃可捣筛。

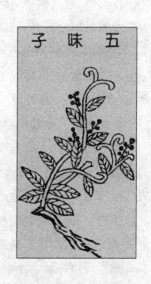

恭曰:蔓生木上。其叶似杏而大。子作房如落葵,大如蘡子。出蒲州及蓝田山中,今河中府岁贡之。

保升曰:蔓生。茎赤色,花黄、白,子生青熟紫,亦具五色。味甘者佳。

颂曰:今河东、陕西州郡尤多,杭越间亦有之。春初生苗,引赤蔓于高木,其长六七尺。叶尖圆似杏叶。三、四月开黄白花,类莲花状。七月成实,丛生茎端,如豌豆许大,生青熟红紫,入药生曝不去子。今有数种,大抵相近。雷敩言:小颗皮皱泡者,有白扑盐霜一重，其味酸咸苦辛甘皆全者，为真也。

时珍曰：五味，今有南北之分，南产者，色红；北产者，色黑，入滋补药必用北产者乃良。亦可取根种之，当年就旺；若二月种子，次年乃旺，须以架引之。

【修治】敩曰：凡用以铜刀劈作两片，用蜜浸蒸，从巳至申，却以浆浸一宿，焙干用。

时珍曰：入补药熟用，入嗽药生用。

【气味】酸，温，无毒。

好古曰：味酸、微苦、咸。味厚气轻，阴中微阳，入手太阴血分、足少阴气分。

时珍曰：酸咸入肝而补肾，辛苦入心而补肺，甘入中宫益脾胃。

之才曰：苁蓉为之使。恶葳蕤，胜乌头。

【主治】益气，咳逆上气，劳伤羸瘦，补不足，强阴，益男子精（《本经》）。养五脏，除热，生阴中肌（《别录》）。治中下气，止呕逆，补虚劳，令人体悦泽（甄权）。明目，暖水脏，壮筋骨，治风消食，反胃霍乱转筋，疝癖奔豚冷气，消水肿心腹气胀，止渴，除烦热。解酒毒（大明）。生津止渴，治泻痢，补元气不足，收耗散之气，瞳子散大（李杲）。治喘咳燥嗽，壮水镇阳（好古）。

【发明】成无己曰：肺欲收，急食酸以收之，以酸补之。芍药、五味之酸，以收逆气而安肺。

杲曰：收肺气，补气不足，升也。酸以收逆气，肺寒气逆，则宜此与干姜同治之。又五味子收肺气，乃火热必用之药，故治嗽以之为君。但有外邪者不可骤用，恐闭其邪气，必先发散而后用之乃良。有痰者，以半夏为佐；喘者，阿胶为佐，但分两少不同耳。

宗奭曰：今华州以西至秦州多产之。方红熟时，彼人采得，蒸烂，研滤汁，熬成稀膏，量酸甘入蜜炼匀，待冷收器中。肺虚寒人，作汤时时饮之。作果可以寄远。《本经》言其性温，今食之多致虚热，小儿益甚。《药性论》谓其除热气，《日华子》谓其暖水脏、除烦热，后学至此多惑。今既用治肺虚寒，则更不取其除热之说。

震亨曰：五味大能收肺气，宜其有补肾之功。收肺气，非除热乎？补肾，非暖水脏乎？乃火热嗽必用之药。寇氏所谓食之多致虚热者，盖收补之骤也，何惑之有？又黄昏嗽乃火气浮入肺中，不宜用凉药，宜五味子、五倍子敛而降之。

思邈曰：五、六月宜常服五味子汤，以益肺金之气，在上则滋源，在下则补肾。其法：以五味子一大合，木臼捣细，瓷瓶中，以百沸汤投之，入少蜜，封置火边良久，汤成任饮。

元素曰：孙真人《千金月令》言：五月常服五味，以补五脏之气。遇夏月季夏之间，困乏无力，无气以动。与黄芪、人参、麦门冬，少加黄柏，煎汤服之。使人精神顿加，两足筋力涌出也。盖五味子之酸，辅人参，能泻丙火而补庚金，收敛耗散之气。

好古曰：张仲景八味丸，用此补肾，亦兼述类象形也。

机曰：五味治喘嗽，须分南北。生津止渴，润肺补肾，劳嗽，宜用北者；风寒在肺，宜用南者。

慎微曰：《抱朴子》云：五味者，五行之精，其子有五味。淮南公羡门子服之十六年，面色如玉女，入水不沾，入火不灼。

【附方】新一十一。久咳肺胀：五味二两，粟壳（白饧炒过）半两，为末，白饧丸弹子大。每服一丸，水煎服。（《卫生家宝方》）久咳不止：丹溪方：用五味子五钱，甘草一钱半，五倍子、风化硝各二钱，为末，干噙。《摄生方》：用五味子一两，真茶四钱。晒研为末。以甘草五钱煎膏，丸绿豆大。每服三十丸，沸汤下，数日即愈也。痰嗽并喘：五味子、白矾等分，为末。每服三钱，以生猪肺炙熟，蘸末细嚼，白汤下。汉阳库兵黄六病此，百药不效。于岳阳遇一道人传此，两服，病遂不发。（《普济方》）阳事不起：新五味子一斤，为末。酒服方寸匕，日三服。忌猪、鱼、蒜、醋。尽一剂，即得力。百日以上，可御十女。四时勿绝，药功能知。（《千金方》）肾虚遗精：北五味子一斤洗净，水浸，挼去核。再以水洗核，取尽余味。通置砂锅中，布滤过，入好冬蜜二斤，炭火慢熬成膏，瓶收五日，出火性。每空心服一、二茶匙，百滚汤下。（刘松石《保寿堂方》）肾虚白浊，及两胁并背脊穿痛：五味子一两，炒赤为末，醋糊丸梧子大。每醋汤下三十丸。（《经验良方》）五更肾泄：凡人每至五更即溏泄一二次，经年不止者，名曰肾泄，盖阴盛而然。脾恶湿，湿则濡而困，困则不能治水。水性下流，则肾水不足。用五味子以强肾水，养五脏；吴茱萸以除脾湿，则泄自止矣：五味（去梗）二两，茱萸（汤泡七次）五钱。同炒香，为末。每日陈米饮服二钱。（许叔微《本事方》）女人阴冷：五味子四两为末，以口中玉泉和丸兔矢大。频纳阴中，取效。（《近效方》）烂弦风眼：五味子、蔓荆子煎汤，频洗之。（《谈野翁种子方》）赤游风丹，渐渐肿大：五味子焙研，热酒顿服一钱，自消，神效。（《保幼大全》）

蓬蘽（音累，《本经》上品）

【校正】自果部移入此。

【释名】覆盆（《本经》）、陵蘽（《别录》）、阴蘽（《别录》）、寒莓（《会编》）、割田藨（音苞）。

时珍曰：蓬蘽与覆盆同类，故《本经》谓一名覆盆。此种生于丘陵之间，藤叶繁衍，蓬蓬累累，异于覆盆，故曰蓬蘽、陵蘽，即藤也。其实八月始熟，俚人名割田藨。

【集解】《别录》曰：蓬蘽，生荆山平泽及冤句。

弘景曰：蓬蘽是根名，方家不用，乃昌容所服，以易颜者也。覆盆是实名。李当之云：是人所食莓子。以津汁为味，其核微细。今药中用覆盆小异。未详孰是？

恭曰：覆盆、蓬蘽，乃一物异名，本谓实，非根也。李云莓子者，近之矣。然生处不同，沃地则子大而甘，瘠地则子细而酸。此乃子有酸味，根无酸味。陶以根酸子甘，列入果部，重出二条，殊为孟浪。

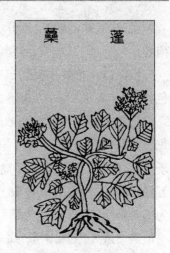

藁　蓬

志曰：蓬藁乃覆盆之苗茎，覆盆乃蓬藁之子也。按《切韵》：莓音茂，其子覆盆也。藁者，藤也，则蓬藁明是藤蔓矣。陶言蓬藁是根，苏言是子，一物异名，皆非矣。

颂曰：蓬藁是覆盆苗，处处有之，秦吴尤多。苗短不过尺，茎叶皆有刺，花白，子赤黄，如半弹丸大，而下有蒂承之，如柿蒂，小儿多食之。五月采实，其苗叶采无时。江南谓之莓，然其地所生差晚，三月始有苗，八、九月花开，十月实，用则同。

士良曰：今观采取之家说，蓬藁似蚕莓子，红色而大，其味酸甘，叶似野蔷薇，有刺。覆盆子小，其苗各别。诸家本草不识，故皆说蓬藁是覆盆子之根。

大明曰：莓子是蓬藁子也。树莓是覆盆子也。

宗奭曰：蓬藁非覆盆也，别是一种，虽枯败而枝梗不散，今人不见用此。

藏器曰：其类有三种，惟四月熟，状如覆盆子，而味甘美者，为是。余不堪入药。

机曰：蓬藁，徽人谓之寒莓。沿堑作丛蔓生，茎小叶密多刺。其实四五十颗作一朵，一朵大如盏面，霜后始红。苏颂《图经》以此注覆盆，误矣。江南覆盆，亦四五月熟，何尝差晚耶？覆盆茎粗叶疏，结实大而疏散，不似寒莓，茎细叶密，结实小而成朵。一则夏熟，一则秋熟，岂得同哉？

时珍曰：此类凡五种。予尝亲采，以《尔雅》所列者校之，始得其的。诸家所说，皆未可信也。一种藤蔓繁衍，茎有倒刺，逐节生叶，叶大如掌，状类小葵叶，面青背白，厚而有毛，六、七月开小白花，就蒂结实，三四十颗成簇，生则青黄，熟则紫黯，微有黑毛，状如熟椹而扁，冬月苗叶不凋者，俗名割田藨，即本草所谓蓬藁也。一种蔓小于蓬藁，亦有钩刺，一枝五叶，叶小而面背皆青，光薄而无毛，开白花，四、五月实成，子亦小于蓬藁而稀疏，生则青黄，熟则乌赤，冬月苗凋者，俗名插田藨，即本草所谓覆盆子，《尔雅》所谓茥，缺盆也。此二者俱可入药。一种蔓小于蓬藁，一枝三叶，叶面青，背淡白而微有毛，开小白花，四月实熟，其色红如樱桃者，俗名蚓田藨，即《尔雅》所谓藨者也。

故郭璞注云：藨即莓也。子似覆盆而大，赤色，酢甜可食。此种不入药用。一种树生者，树高四五尺，叶似樱桃叶而狭长，四月开小白花，结实与覆盆子一样，但色红为异，俗亦名藨，即《尔雅》所谓山莓，陈藏器《本草》所谓悬钩子者也。详见本条。一种就地生蔓，长数寸，开黄花，结实如覆盆而鲜红，不可食者，本草所谓蛇莓也。见本条。如此辨析，则蓬藁、覆盆自定矣。李当之、陈士良、陈藏器、寇宗奭、汪机五说近是，而欠明悉。陶弘景以蓬藁为根,覆盆为子;马志、苏颂以蓬藁为苗,覆盆为子;苏恭以为一物;大明以树生者为覆盆。皆臆说,不可据。

【气味】酸,平,无毒。

《别录》曰:咸。

士良曰:甘、酸,微热。

【主治】安五脏,益精气,长阴令坚,强志倍力。有子。久服轻身不老(《本经》)。疗暴中风,身热大惊(《别录》)。益颜色,长发,耐寒湿(恭)。

【发明】见覆盆子下。

【附方】新一。长发不落:蓬藁子榨油,日涂之。(《圣惠方》)

苗、叶同覆盆。

覆盆子(《别录》上品)

【校正】自果部移入此。

【释名】茥(《尔雅》。音奎)、蒛葐(《尔雅》)、西国草(《图经》)、毕楞伽(《图经》)、大麦莓(音母)、插田藨(音苞)、乌藨子(《纲目》)。

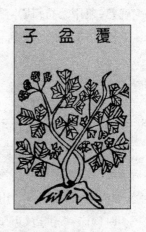

子盆覆

当之曰:子似覆盆之形,故名之。

宗奭曰:益肾脏,缩小便,服之当覆其溺器,如此取名也。

时珍曰:五月子熟,其色乌赤,故俗名乌藨、大麦莓、插田藨,亦曰栽秧藨。甄权《本草》一名马瘘,一名陆荆,殊无义意。

【集解】《别录》曰:五月采。

藏器曰:佛说苏密那花点灯,正言此花也。其类有三种,以四月熟,状如覆盆子,味甘美者为是,余不堪入药。今人取茅莓当覆盆,误矣。

宗奭曰:处处有之,秦州、永兴、华州尤多。长条,四、五月红熟,山中人及时采来卖。其味酸甘,外如荔枝,大如樱桃,软红可爱。失时则就枝生蛆,食之多热。收时五六分熟便可采,烈日曝干。今人取汁作煎为果。采时著水,则不堪煎。

时珍曰:蓬藁子以八、九月熟,故谓之割田藨。覆盆以四、五月熟,故谓之插田藨,正与《别录》五月采相合。二藨熟时色皆乌赤,故能补肾。其四、五月熟而色红者,乃藨田藨也,不入药用。陈氏所谓以茅莓当覆盆者,盖指此也。

【正误】诜曰:覆盆江东名悬钩子,大小形状气味功力同。北土无悬钩,南地无覆盆,是土地有前后生,非两种物也。

时珍曰:南土覆盆极多。悬钩是树生,覆盆是藤生,子状虽同,而覆盆色乌赤,悬钩色红赤,功亦不同,今正之。

【修治】诜曰:覆盆子五月采之,烈日曝干。不尔易烂。

雷曰:凡使,用东流水淘去黄叶并皮蒂,取子以酒拌蒸一宿,以东流水淘两遍,又晒干方用。

时珍曰:采得捣作薄饼,晒干密贮,临时以酒拌蒸尤妙。

【气味】甘,平,无毒。

权曰:甘、辛,微热。

【主治】益气轻身,令发不白(《别录》)。补虚续绝,强阴健阳,悦泽肌肤。安和五脏,温中益力,疗痨损风虚,补肝明目。并宜捣筛,每旦水服三钱(马志)。男子肾精虚竭,阴痿能令坚长。女子食之有子(权)。食之令人好颜色。榨汁涂发不白(藏器)。益肾脏,缩小便。取汁同少蜜煎为稀膏,点服,治肺气虚寒(宗奭)。

【发明】时珍曰:覆盆、蓬蔂,功用大抵相近,虽是二物,其实一类而二种也。一早熟,一晚熟,兼用无妨,其补益与桑椹同功。若树莓则不可混采者也。

【附方】新一。阳事不起:覆盆子,酒浸焙研为末。每旦酒服三钱。(《集简方》)

叶

【气味】微酸、咸,平,无毒。

【主治】挼绞取汁,滴目中,去肤赤,出虫如丝线(藏器)。明目止泪,收湿气(时珍)。

【发明】颂曰:按崔元亮《海上集验方》:治目暗不见物,冷泪浸淫不止,及青盲、天行目暗等疾。取西国草,一名毕楞伽,一名覆盆子,日曝干,捣极细,以薄绵裹之,用饮男乳汁浸,如人行八、九里久。用点目中,即仰卧。不过三四日,视物如少年。禁酒、面、油物。

时珍曰:按洪迈《夷坚志》云:潭州赵太尉母病烂弦疳眼二十年。有老妪云:此中有虫,吾当除之。入山取草蔓叶,咀嚼,留汁入筒中。还以皂纱蒙眼,滴汁渍下弦。转盼间虫从纱上出,数日下弦干。复如法滴上弦,又得虫数十而愈。后以治人多验,乃覆盆子叶也,盖治眼妙品。

【附方】新二。牙疼点眼:用覆盆子嫩叶捣汁,点目眦三、四次,有虫随眵泪出成块也。无新叶,干者煎浓汁亦可。即大麦莓也。(《摘玄方》)臁疮溃烂:覆盆叶为末。用酸浆水洗后掺之,日一次,以愈为度。(《直指方》)

根

【主治】痘后目翳,取根洗捣,澄粉日干,蜜和少许,点于翳疗上,日二三次自散。百日内治之,久即难疗(时珍,《活幼口议》)。

悬钩子(《拾遗》)

【校正】自果部移入此。

【释名】沿钩子(《日用》)、蒛(《尔雅》，音箭)、山莓(《尔雅》)，木莓(郭璞)、树莓(《日华》)。

藏器曰：茎上有刺如悬钩，故名。

【集解】藏器曰：生江淮林泽间。茎上有刺。其子如梅子酸美，人多食之。

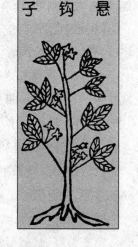

机曰：树莓枝梗柔软有刺，颇类金樱。四、五月结实如覆盆子，采之擎蒂而中实，味酸；覆盆则蒂脱而中虚，味甘，为异。

时珍曰：悬钩树生，高四、五尺。其茎白色，有倒刺。其叶有细齿，青色无毛，背后淡青，颇似樱桃叶而狭长，又似地棠花叶。四月开小白花。结实色红，今人亦通呼为薰子。《尔雅》云：蒛，山莓也。郭璞注云：今之木莓也。实似薰莓而大，可食。孟诜、大明并以此为覆盆，误矣。

【气味】酸，平，无毒。

【主治】醒酒止渴，除痰，去酒毒(藏器)。捣汁服，解射工、沙虱毒(时珍)。

茎

【主治】烧研水服，主喉中塞(藏器)。

根、皮

【气味】苦，平，无毒

【主治】子死腹中不下，破血，妇人赤带下，久患赤白痢脓血，腹痛，杀虫毒，卒下血。并浓煮汁饮之(藏器)。

【附方】新二。血崩不止：木莓根四两，酒一碗，煎七分。空心温服。(瞿仙《乾坤生意》)崩中痢下，治妇人崩中及下痢，日夜数十起欲死者，以此入腹即活：悬钩根、蔷薇根、柿根、菝葜各一斛，判入釜中，水淹上四五寸，煮减三之一，去滓取汁，煎至可丸，丸梧子大。每温酒服十丸，日三服。(《千金翼》)

蛇莓(《别录》下品)

【释名】蛇蘑(音苞)、地莓(《会编》)、蚕莓。

机曰:近地而生,故曰地莓。

瑞曰:蚕老时熟红于地,其中空者为蚕莓;中实极红者,为蛇残莓,人不啖之,恐有蛇残也。

【集解】弘景曰:蛇莓园野多有之。子赤色极似莓子,而不堪啖,亦无以此为药者。

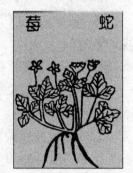

保升曰:所在有之,生下湿地。茎头三叶,花黄子赤,俨若覆盆子,根似败酱。四月、五月采子,二月、八月采根。

宗奭曰:田野道旁处处有之。附地生叶,如覆盆子,但光洁而小,微有皱纹。花黄,比蒺藜花差大。春末夏初,结红子如荔枝色。

机曰:蛇莓,茎长不盈尺,茎端惟结实一颗,小而光洁,误食胀人,非若覆盆,苗长大而结实数颗,微有黑毛也。

时珍曰:此物就地引细蔓,节节生根。每枝三叶,叶有齿刻。四、五月开小黄花,五出。结实鲜红,状似覆盆,而面与蒂则不同也。其根甚细,本草用汁,当是取其茎叶并根也。仇远《稗史》讹作蛇缪草,言有五叶、七叶者。又言俗传食之能杀人,亦不然,止发冷涩耳。

汁

【气味】甘、酸,大寒,有毒。

【主治】胸腹大热不止(《别录》)。伤寒大热,及溪毒、射工毒,甚良(弘景)。通月经,熁疮肿,敷蛇伤(大明)。主孩子口噤,以汁灌之(孟诜)。敷汤火伤,痛即止(时珍)。

【附方】旧二,新一。口中生疮,天行热甚者:蛇莓自然汁半升,稍稍咽之。(《伤寒类要》)伤寒下䘌生疮:以蛇莓汁服二合,日三服。仍水渍乌梅令浓,入崖蜜饮之。(《肘后方》)水中毒病:蛇莓根捣末服之,并导下部。亦可饮汁一二升。夏月欲入水,先以少末投中流,更无所畏。又辟射工。家中以器贮水、浴身亦宜投少许。(《肘后》)

使君子(宋《开宝》)

【释名】留求子。

志曰:俗传潘州郭使君疗小儿多是独用此物,后医家因号为使君子也。

时珍曰：按嵇含《南方草木状》谓之留求子，疗婴孺之疾。则自魏、晋已用，但名异耳。

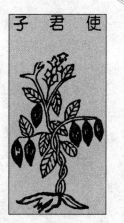

子君使

【集解】志曰：生交、广等州。形如栀子，棱瓣深而两头尖，似诃黎勒而轻。

颂曰：今岭南州郡皆有之，生山野中及水岸。其茎作藤，如手指大。其叶青，如两指头，长二寸。三月生花淡红色，久乃深红，有五瓣。七、八月结子如拇指大，长一寸许，大类栀子而有五棱，其壳青黑色，内有仁白色，七月采之。

宗奭曰：其仁味如椰子。医家亦兼用壳。

时珍曰：原出海南、交趾。今闽之邵武，蜀之眉州，皆栽种之，亦易生。其藤如葛，绕树而上。叶青如五加叶。五月开花，一簇一二十葩，红色轻盈如海棠。其实长寸许，五瓣合成，有棱。先时半黄，老则紫黑。其中仁长如榧仁，色味如栗。久则油黑，不可用。

【气味】甘，温，无毒。

【主治】小儿五疳，小便白浊，杀虫，疗泻痢（《开宝》）。健脾胃，除虚热，治小儿百病疮癣（时珍）。

【发明】时珍曰：凡杀虫药多是苦辛，惟使君子、榧子甘而杀虫，亦异也。凡大人小儿有虫病，但每月上旬侵晨空腹食使君子仁数枚，或以壳煎汤咽下，次日虫皆死而出也。或云：七生七煨食亦良。忌饮热茶，犯之即泻。此物味甘气温，既能杀虫，又益脾胃，所以能敛虚热而止泻痢，为小儿诸病要药。俗医乃谓杀虫至尽，无以消食，鄙俚之言也。树有蠹，屋有蚁，国有盗，福耶祸耶？修养者先去三尸，可类推矣。

【附方】新六。小儿脾疳：使君子、芦荟等分，为末。米饮每服一钱。（《儒门事亲》）小儿痞块腹大，肌瘦面黄，渐成疳疾：使君子仁三钱，木鳖子仁五钱，为末，水丸龙眼大。每以一丸，用鸡子一个破顶，入药在内，饭上蒸熟，空心食之。（杨起《简便单方》）小儿蛔痛，口流涎沫：使君子仁为末，米饮五更调服一钱。（《全幼心鉴》）小儿虚肿，头面阴囊俱浮：用使君子一两，去壳，蜜五钱炙尽，为末。每食后米汤服一钱。（《简便方》）鼻䘌面疮：使君子仁，以香油少许，浸三五个。临卧时细嚼，香油送下，久久自愈。（《普济方》）虫牙疼痛：使君子煎汤频漱。（《集简方》）

木鳖子（宋《开宝》）

【校正】自木部移入此。

【释名】木蟹。

志曰：其核似鳖、蟹状，故以为名。

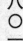

【集解】志曰：出朗州及南中。七、八月采实。

颂曰：今湖、广诸州及杭、越、全、岳州皆有之。春生苗，作藤生。叶有五丫，状如山药，青色面光。四月生黄花。六月结实，似栝蒌而极大，生青，熟红黄色，肉上有软刺。每一实有核三四十枚，其状扁而如鳖，八、九月采之。岭南人取嫩实及苗叶作茹蒸食。

宗奭曰：木鳖子蔓岁一枯，但根不死，春旋生苗。叶如蒲萄。其子一头尖者为雄。凡植时须雌雄相合，麻缠定。及其生也，则去雄者，方结实。

时珍曰：木鳖核形扁碨砢，大如围棋子。其仁青绿色，入药去油者。

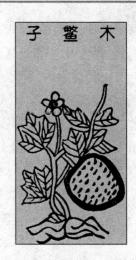

子鳖木

仁

【气味】甘，温，无毒。

时珍曰：苦、微甘，有小毒。

【主治】折伤，消结肿恶疮，生肌，止腰痛，除粉刺䵟䵳，妇人乳痈。肛门肿痛（《开宝》）。醋摩，消肿毒（大明）。治疳积痞块，利大肠泻痢，痔瘤瘰疬（时珍）。

【发明】机曰：按刘绩《霏雪录》云：木鳖子有毒，不可食。昔蓟门有人生二子，恣食成痞。其父得一方，以木鳖子煮猪肉食之。其幼子当夜，长子明日死。友人马文诚方书亦载此方。因著此为戒。

时珍曰：南人取其苗及嫩实食之无恙，则其毒未应至此。或者与猪肉不相得，或犯他物而然，不可尽咎木鳖也。

【附方】旧一，新十九。酒疸脾黄：木鳖子磨醋，服一二盏，见利效。（刘长春《济急方》）脚气肿痛：木鳖子仁，每个作两边，麸炒过，切碎再炒，去油尽为度。每两入厚桂半两，为末。热酒服二钱，令醉，得汗愈。梦秘授方也。（《永类方》）湿疮脚肿，行履难者：木鳖子四两（去皮），甘遂半两，为末。以猪腰子一个，去膜切片，用药四钱在中，湿纸包煨熟，空心米饮送下，服后便伸两脚。如大便行者，只吃白粥二三日为妙。（杨拱《医方摘要》）阴疝偏坠，痛甚者：木鳖子一个磨醋，调黄柏、芙蓉末敷之，即止。（《寿域神方》）久疟有母：木鳖子、穿山甲（炮）等分，为末。每服三钱，空心温酒下。（《医方摘要》）腹中痞块：木鳖子仁五两，用猭猪腰子二付，批开入在内，签定，煨熟，同捣烂，入黄连三钱末，蒸饼和丸绿豆大。每白汤下三十丸。（《医方集成》）小儿疳疾：木鳖子仁、使君子仁等分。捣泥，米饮丸芥子大。每服五分，米饮下。一日二服。（孙天仁《集效方》）疳病目蒙不见物：用木鳖子仁二钱，胡黄连一钱，为末，米糊丸龙眼大。入鸡子内蒸熟，连鸡子食之为妙。(同上)倒睫拳毛,因风入脾经,致使风痒,不住手擦,日久赤烂,拳毛入内:将木鳖子仁槌烂,以丝帛包作条,左患塞右鼻,右患塞左鼻,其毛自分上下,次服蝉蜕药为妙。(孙天仁《集效方》)肺虚久嗽:木鳖子、款冬花各一两,为末。每用三钱,焚之吸烟。良久吐涎,以茶润喉。如此五六次,后服补肺药。一方:用木鳖子一个,雄黄一钱。(《圣济录》)小儿咸𪗉:大木鳖子三、四个,磨水饮,以雪糕压下,即吐出痰。重者三服效。(《摘玄方》)水泻不止:木鳖仁五个,母丁香五个,麝香一分,研末,米汤调作膏,纳脐中贴之,外以膏药护住。(吴旻《扶寿精方》)痢疾禁口:木鳖仁六个研泥,分作二分。用面烧饼一个,切作两半。只用半饼作一窍,纳药在内,乘热覆在病人脐上,一时再换半个热饼。其痢即止,遂思饮食。(邵真人《经验方》)肠风泻血:木鳖子以桑柴烧存性,候冷为末。每服一钱,煨葱白酒空心服之。名乌金散。(《普济方》)肛门痔痛:孙用和《秘宝方》:用木鳖仁三枚,砂盆擂如泥,入百沸汤一碗,乘热先熏后洗,日用三次,仍涂少许。《濒湖集简方》:用木鳖仁带润者,雌雄各五个,乳细作七丸,碗覆湿处,勿令干。每以一丸,唾化开,贴痔上,其痛即止,一夜一丸自消也。江夏铁佛寺蔡和尚病此,痛不可忍,有人传此而愈。用治数人皆有效。瘰疬经年:木鳖仁二个,去油研,以鸡子白和,入瓶内,安甑中蒸熟。食后食之,每日一服,平月效。小儿丹瘤:木鳖子仁研如泥,醋调敷之,一日三五上,效。(《外科精义》)耳卒热肿:木鳖子仁一两,赤小豆、大黄各半两,为末。每以少许生油调涂之。(《圣惠方》)风牙肿痛:木鳖子仁磨醋搽之。(《普济方》)

番木鳖(《纲目》)

【释名】马钱子(《纲目》)、苦实把豆(《纲目》)、火失刻把都。

时珍曰:状似马之连钱,故名马钱。

【集解】时珍曰:番木鳖生回回国,今西土邛州诸处皆有之。蔓生,夏开黄花。七、八月结实如栝蒌,生青熟赤,亦如木鳖。其核小于木鳖而色白。彼人言治一百二十种病,每证各有汤引。或云以豆腐制过用之良。或云能毒狗至死。

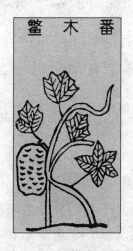

仁

【气味】苦,寒,无毒。

【主治】伤寒热病,咽喉痹痛,消痞块。并含之咽汁,或磨水噙咽(时珍)。

【附方】新四。喉痹作痛:番木鳖、青木香、山豆根等分,为末吹之。(杨拱《医方摘要》)缠喉风肿:番木鳖仁一个,木香三分,同磨水,调熊胆三分,胆矾五分。以鸡毛扫患处取效。(唐瑶《经验方》)瘢疮入目:苦实把豆儿(即马钱子)半个,轻粉、水花、银朱各五分、片脑、麝香、枯矾少许为末。左目吹右耳,右目吹左耳,日二次。(田日华《飞鸿集》)病欲去胎:苦实把豆儿研膏,纳入牝户三四寸。(《集简方》)

马兜铃(宋《开宝》)

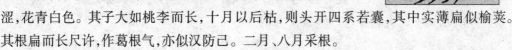

铃兜马

独行根

【校正】并入《唐本草》独行根。

【释名】都淋藤(《肘后》)、独行根(《唐本》)、土青木香(《唐本》)、云南根(《纲目》)、三百两银药。

宗奭曰:蔓生附木而上,叶脱时其实尚垂,状如马项之铃,故得名也。

时珍曰:其根吐利人,微有香气,故有独行、木香之名。岭南人用治蛊,隐其名为三百两银药。《肘后方》作都淋,盖误传也。

【集解】志曰:独行根生古堤城旁,所在平泽丛林中皆有之。山南名为土青木香,一名兜铃根。蔓生,叶似萝藦而圆且涩,花青白色。其子大如桃李而长,十月以后枯,则头开四系若囊,其中实薄扁似榆荚。其根扁而长尺许,作葛根气,亦似汉防己。二月、八月采根。

颂曰:马兜铃今关中、河东、河北、江、淮、夔、浙州郡皆有之。春生苗,作蔓绕树而生。叶如山蓣叶,而厚大背白。六月开黄紫花,颇类枸杞花。七月结实如枣大,状似铃,作四五瓣。其根名云南根,微似木香,大如小指,赤黄色。七、八月采实,曝干。

实

【修治】敩曰:凡采得实,去叶及蔓,以生绢袋盛于东屋角畔,待干劈开,去革膜,取净子焙用。

【气味】苦,寒,无毒。

权曰:平。

时珍曰:微苦、辛。

杲曰:味厚气薄,阴中微阳,入手太阴经。

【主治】肺热咳嗽,痰结喘促,血痔瘘疮(《开宝》)。肺气上急,坐息不得,咳逆连连不止(甄权)。清肺气,补肺,去肺中湿热(元素)。

【发明】时珍曰:马兜铃体轻而虚,熟则悬而四开,有肺之象,故能入肺。气寒味苦微辛,寒能清肺热,苦辛能降肺气。钱乙补肺阿胶散用之,非取其补肺,乃取其清热降气也,邪去则肺安矣。其中所用阿胶、糯米,则正补肺之药也。汤剂中用多亦作吐,故崔氏方用以吐蛊。其不能补肺,又可推矣。

【附方】旧三,新二。水肿腹大喘急:马兜铃煎汤,日服之。(《千金方》)肺气喘急:马兜铃二两(去壳及膜),酥半两(入碗内拌匀,慢火炒干),甘草(炙)一两,为末。每服一钱,水一盏,煎六分,温呷或噙之。(《简要济众》)一切心痛,不拘大小男女:大马兜铃一个,灯上烧存性,为末。温酒服,立效。(《摘玄方》)解蛇蛊毒,饮食中得之。咽中如有物,咽不下,吐不出,心下热闷:马兜铃一两,煎水服,即吐出。(崔行功《纂要方》)痔瘘肿痛:以马兜铃于瓶中烧烟,熏病处良。(《日华本草》)

独行根

【气味】辛、苦,冷,有毒。

大明曰:无毒。

志曰:有毒。不可多服,吐利不止。

【主治】鬼疰积聚,诸毒热肿,蛇毒。水磨为泥封之,日三四次,立瘥。水煮一二两,取汁服,吐蛊毒。又捣末水调,涂疔肿,大效(《唐本》)。治血气(大明)。利大肠,治头风瘙痒秃疮(时珍,出《精义》)。

【附方】旧一,新五。五种蛊毒:《肘后方》云:席辨刺史言:岭南俚人,多于食中毒,人渐不能食,胸背渐胀,先寒似瘴:用都淋藤十两,水一斗,酒二升,煮三升,分三服。毒逐小便出。十日慎食毒物。不瘥更服。土人呼为三百两银药。又支太医云:兜铃根一两为末,水煎顿服,当吐蛊出,未尽再服。或为末,水调服,亦验。中草蛊毒,此术在西凉之西及岭南。人中此毒,入咽欲死者:用兜铃苗一两,为末。温水调服一钱,即消化蛊出,神效。(《圣惠方》)肠风漏血:马兜铃藤、谷精草、荆三棱(用乌头炒过),三味各等分。煎水,先熏后洗之。(《普济方》)疔肿复发:马兜铃根捣烂,用蜘蛛网裹敷,少时根出。(《肘后方》)恶蛇所伤:青木香半两,煎汤饮之。(《袖珍方》)

榼藤子(宋《开宝》)

【校正】自木部移入此。

【释名】象豆(《开宝》)、榼子(《日华》)、合子(《拾遗》)。

时珍曰:其子象榼形,故名之。

【集解】藏器曰:按《广州记》云:榼藤子生广南山林间。作藤着树,如通草藤。其实三年方熟,角如弓袋,子若鸡卵,其外紫黑色。其壳用贮丹药,经年不坏。取其中仁入药,炙用。

时珍曰:子紫黑色,微光,大一二寸,圆而扁。人多剔去肉作药瓢,垂于腰间也。

仁

【气味】涩、甘,平,无毒。

【主治】五痔蛊毒,飞尸喉痹。以仁为粉,微熬,水服一二匕。亦和大豆澡面,去黓黯(藏器)。治小儿脱肛血痢泻血,并烧灰服。或以一枚割瓢熬研,空腹热酒服二钱。不过三服,必效(《开宝》)。解诸药毒(时珍,《草木状》)。

【附方】旧一,新三。喉痹肿痛:槤藤子烧研,酒服一钱。(《圣惠方》)五痔下血:槤藤子烧存性。米饮服二钱,有功。(寇氏《衍义》)肠风下血:华陀《中藏经》:用槤藤子二个,不蛀皂荚子四十九个。烧存性为末。每服二钱,温酒下,少顷再饮酒一盏,趁口服,极效。《圣惠方》:用槤藤子三枚,厚重者,湿纸七重包,煨熟去壳,取肉为末。每服一钱,食前黄芪汤下,日一服。

【附录】合子草(《拾遗》)

藏器曰:子及叶有小毒。主蛊毒及蛇咬,捣敷疮上。蔓生岸旁,叶尖花白,子中有两片如合子。

预知子(宋《开宝》)

【释名】圣知子(《日华》)、圣先子(《日华》)、盍合子(《日华》)、仙沼子(《日华》)。

志曰:相传取子二枚缀衣领上,遇有蛊毒,则闻其有声,当预知之,故有诸名。

时珍曰:仙沼,疑是仙枣之讹。

【集解】志曰:预知子有皮壳,其实如皂荚子。

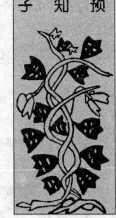

颂曰:旧不著所出州土,今淮、蜀、汉、黔、壁诸州皆有之。作蔓生,依大木上。叶绿,有三角,面深背浅。七月、八月有实作房,生青,熟深红色。每房有子五七枚,如皂荚子,斑褐色,光润如飞蛾。今蜀人极贵重之,云亦难得。采无时。其根冬月采之,阴干。治蛊,其功胜于子也。山民目为圣无忧。

子仁

【气味】苦,寒,无毒。

大明曰：温。双仁者可带。

【主治】杀虫疗蛊，治诸毒。去皮研服，有效(《开宝》)。治一切风，补五劳七伤，其功不可备述。治疟癖气块，消宿食，止烦闷，利小便，催生，中恶失音，发落，天行温疾，涂一切蛇虫蚕咬，治一切病，每日吞二七粒，不过三千粒，永瘥(大明)。

【附方】新三。预知子丸，治心气不足，精神恍惚，语言错妄，松悸烦郁，忧愁惨戚，喜怒多恐，健忘少睡，夜多异梦，寤即惊魇，或发狂眩暴不知人，并宜服此：预知子(去皮)、白茯苓、枸杞子、石菖蒲、茯神、柏子仁、人参、地骨皮、远志、山药、黄精(蒸熟)、朱砂(水飞)等分。为末，炼蜜丸芡子大。每嚼一丸，人参汤下。(《和剂局方》)耳卒聋闭：八、九月取石榴开一孔，留盖，入米醋满中，盖定，面裹煻火中煨熟取出，入少仙沼子、黑李子末，取水滴耳中，脑痛勿惊。如此二夜，又点一耳。(《圣惠方》)疠风有虫，眉落声变：预知子膏：用预知子、雄黄各二两，为末。以乳香三两，同水一斗，银锅煮至五升。入二末熬成膏，瓶盛之。每服一匙，温酒调下。有虫如马尾，随大便而出。(《圣惠方》)

根

【气味】苦，冷，无毒。

【主治】解蛊毒。石臼捣筛，每用三钱，温水服，立已(苏颂)。

牵牛子(《别录》下品)

【释名】黑丑(《纲目》)、草金铃(《炮炙论》)、盆甑草(《纲目》)、狗耳草(《救荒》)。

弘景曰：此药始出田野人牵牛谢药，故以名之。

时珍曰：近人隐其名为黑丑，白者为白丑，盖以丑属牛也。金铃象子形，盆甑、狗耳象叶形。段成式《酉阳杂俎》云：盆甑草蔓如薯蓣，结实后断之，状如盆甑是矣。

【集解】弘景曰：牵牛作藤生花，状如扁豆，黄色。子作小房，实黑色，形如棣子核。

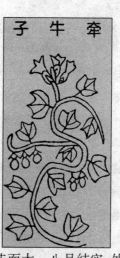

恭曰：此花似旋花，作碧色，不黄，亦不似扁豆。

颂曰：处处有之。二月种子，三月生苗，作藤蔓绕篱墙，高者或二三丈。其叶青，有三尖角。七月生花，微红带碧色，似鼓子花而大。八月结实，外有白皮裹作球。每球内有子四五枚，大如荞麦，有三棱，有黑白二种，九月后收之。

宗奭曰：花朵如鼓子花，但碧色，日出开，日西萎。其核如木猴梨子而色黑，谓子似荞麦非也。

时珍曰：牵牛有黑、白二种：黑者处处野生尤多。其蔓有白毛，断之有白汁。叶有三尖，如枫叶。花不作瓣，如旋花而大。其实有蒂裹之，生青枯白。其核与棠棣子核一样，但色深黑尔。白者人多种之。其蔓微红，无毛有柔刺，断之有浓汁，叶团有斜尖，并如山药茎叶。其花小于黑牵牛花，浅碧带红色。其实蒂长寸许，生青枯白。其核白色，稍粗。人亦采嫩实蜜煎为果食，呼为天茄，因其蒂似茄也。

子

【修治】敩曰：凡采得子，晒干，水淘去浮者，再晒，拌酒蒸，从巳至未，晒干收之。临用春去黑皮。

时珍曰：今多只碾取头末，去皮麸不用。亦有半生半熟用者。

【气味】苦，寒，有毒。

权曰：甘，有小毒。

诜曰：多食稍冷。

杲曰：辛热雄烈，泄人元气。

大明曰：味菳。得青木香、干姜良。

【主治】下气，疗脚满水肿，除风毒，利小便（《别录》）。治痃癖气块，利大小便。除虚肿，落胎（甄权）。取腰痛，下冷脓，泻蛊毒药，并一切气壅滞（大明）。和山茱萸服，去水病（孟诜）。除气分湿热，三焦壅结（李杲）。逐痰消饮，通大肠气秘风秘，杀虫，达命门（时珍）。

【发明】宗奭曰：牵牛丸服，治大肠风秘壅结。不可久服，亦行脾肾气故也。

好古曰：牵牛以气药引则入气；以大黄引则入血。利大肠，下水积。色白者，泻气分湿热上攻喘满，破血中之气。

震亨曰：牵牛属火善走，黑者属水，白者属金。若非病形与证俱实，不胀满、不大便秘者，不可轻用。驱逐致虚，先哲深戒。

杲曰：牵牛非神农药也。《名医续注》云：味苦寒，能除湿气，利小便，治下注脚气。此说气味主治俱误矣，何也？凡用牵牛，少则动大便，多则泄下如水，乃泻气之药。其味辛辣，久嚼猛烈雄壮，所谓苦寒安在哉？夫湿者水之别称，有形者也。若肺先受湿，湿气不得施化，致大小便不通，则宜用之。盖牵牛感南方热火之化所生，火能平金而泄肺，湿去则气得周流。所谓五脏有邪，更相平也。今不问有湿无湿，但伤食或有热证，俱用牵牛克化之药，岂不误哉？况牵牛止能泄气中之湿热，不能除血中之湿热。湿从下受之，下焦主血，血中之湿，宜苦寒之味，反以辛药泄之，伤人元气。且牵牛辛烈，比之诸辛药，泄气尤甚，其伤人必矣。《经》云：辛泄气，辛走气，辛泄肺，气病者无多食辛。况饮食失节，劳役所伤，是胃气不行，心火乘之。肠胃受火邪，名曰热中。脾胃主血，当血中泄火。以黄芩之苦寒泄火，当归身之辛温和血，生地黄之苦寒凉血益血，少加红花之辛温以泄血络，桃仁之辛温除燥润肠。仍不可专用，须于补中益气泄阴火之药内加而用之。何则？上焦元气已自虚弱，若反用牵牛大辛热，气味俱阳之药，以泄水泄元气、利其小便、竭其津液，是谓重虚，重则必死，轻则夭人。故张文懿云：牵牛不可耽嗜，脱人元气。见人有酒食病痞者，多服牵牛丸散，取快一时。药过仍痞，随服随效，效后复痞。以致久服脱人元气，犹不知悔也。张仲景治七种湿热，小便不利，无一药犯牵牛者。仲景岂不知牵牛能泄湿利小便乎？为湿病之根在下焦，是血分中气病。不可用辛辣之药，泄上焦太阴之气。是血病泻气，使气血俱损也。《经》云：毋盛盛，毋虚虚，毋绝人长命，此之谓也，用者戒之。白牵牛亦同。

时珍曰：牵牛自宋以后，北人常用取快。及刘守真、张子和出，又倡为通用下药。李明之目击其事，故著此说极力辟之。然东汉时此药未入本草，故仲景不知。假使知之，必有用法，不应捐弃。况仲景未用之药亦多矣。执此而论，盖矫枉过中矣。牵牛治水气在肺，喘满肿胀，下焦郁遏，腰背胀肿，及大肠风秘气秘，卓有殊功。但病在血分，及脾胃虚弱而痞满者，则不可取快一时，及常服暗伤元气也。一宗室夫人，年几六十。平生苦肠结病，旬日一行，甚于生产。服养血润燥药则泥膈不快，服硝黄通利药则若罔知，如此三十余年矣。时珍诊其人体肥膏粱而多忧郁，日吐酸痰碗许乃宽，又多火病。此乃三焦之气壅滞，有升无降，津液皆化为痰饮，不能下滋肠腑，非血燥比也。润剂留滞，硝黄徒入血分，不能通气，俱为痰阻，故无效也。乃用牵牛末皂荚膏丸与服，即便通利。自是但觉肠结，一服就顺，亦不妨食，且复精爽。盖牵牛能走气分，通三焦。气顺则痰逐饮消，上下通快矣。外甥柳乔，素多酒色。病下极胀痛，二便不通，不能坐卧，立哭呻吟者七昼夜。医用通利药不效。遣人叩予。予思此乃湿热之邪在精道，壅胀隧路，病在二阴之间，故前阻小便，后阻大便，病不在大肠、膀胱也。乃用楝实、茴香、穿山甲诸药，入牵牛加倍，水煎服。一服而减，三服而平。牵牛能达右肾命门，走精隧。人所不知，惟东垣李明之知之。故明之治下焦阳虚天真丹，用牵牛以盐水炒黑，入佐沉香、杜仲、破故纸、官桂诸药，深得补泻兼施之妙。方见《医学发明》。又东垣治脾湿太过，通身浮肿，喘不得卧，腹如鼓，海金沙散，亦以牵牛为君。则东垣未尽弃牵牛不用，但贵施之得道耳。

【附方】旧八，新三十三。搜风通滞，风气所攻，脏腑积滞：用牵牛子以童尿浸一宿，长流水上洗半日，生绢袋盛，挂当风处令干。每日盐汤下三十粒。极能搜风，亦消虚肿。久服令人体清瘦。（《斗门方》）三焦壅塞，胸膈不快，头昏目眩，涕唾痰涎，精神不爽：利膈丸：用牵牛子四两（半生半炒），不蛀皂荚（酥炙）二两，为末，生姜自然汁煮糊，丸梧子大。每服二十九，荆芥汤下。（王衮《博济方》）一切积气，宿食不消：黑牵牛（头为末）四两，用萝卜剜空，安末盖定，纸封蒸熟取出，入白豆蔻末一钱，捣丸梧子大。每服一二十九，白汤下。名顺气丸。(《普济方》)男妇五积,五般积气成聚:用黑牵牛一斤,生捣末八两,余滓以新瓦炒香,再捣取四两,炼蜜丸梧子大。至重者三五十丸,陈橘皮、生姜煎汤,卧时服。半夜未动,再服三十丸,当下积聚之物。寻常行气,每服十丸甚妙。(《经验方》)胸膈食积:牵牛末一两,巴豆霜三个,研末,水丸梧子大。每服二三十丸,食后随所伤物汤下。(《儒门事亲》)气筑奔冲,不可忍:牛郎丸:用黑牵牛半两(炒),槟榔二钱半。为末。每服一钱,紫苏汤下。(《普济方》)追虫取积:方同上,用酒下。亦消水肿。肾气作痛:黑、白牵牛等分,炒为末。每服三钱,用猪腰子切,缝入茴香百粒,川椒五十粒,掺牵牛末入内扎定,纸包煨熟。空心食之,酒下。取出恶物效。(杨仁斋《直指方》)伤寒结胸,心腹硬痛:用牵牛头末一钱,白糖化汤调下。(郑氏《家传方》)大便不通:《简要济众方》:用牵牛子半生半熟,为末。每服二钱,姜汤下。未通,再以茶服。一方:加大黄等分。一方:加生槟榔等分。大肠风秘结涩:牵牛子(微炒,捣头末)一两,桃仁(去皮尖,麸炒)半两。为末,熟蜜丸梧子大。每汤服三十丸。(寇氏《衍义》)水蛊胀满:白牵牛、黑牵牛(各取头末)二钱,大麦面四两,和作烧饼,卧时烙熟食之,以茶下。降气为验。(河间《宣明方》)诸水饮病。张子和云:病

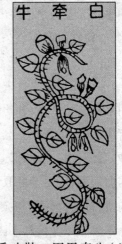

水之人,如长川泛溢,非杯杓可取,必以神禹决水之法治之,故名禹功散。用黑牵牛(头末)四两,茴香一两(炒)。为末。每服一二钱,以生姜自然汁调下,当转下气也。(《儒门事亲》)阴水阳水:黑牵牛头末三两,大黄末三两,陈米饭锅糕一两。为末。糊丸梧子大。每服五十丸,姜汤下。欲利服百丸。(《医方捷径》)水肿尿涩:牵牛末,每服方寸匕,以小便利为度。(《千金方》)湿气中满,足胫微肿,小便不利,气急咳嗽:黑牵牛末一两,厚朴(制)半两。为末。每服二钱,姜汤下。或临时水丸,每枣汤下三十丸。(《普济方》)水气浮肿气促,坐卧不得:用牵牛子二两,微炒捣末,以乌牛尿一升浸一宿,平旦入葱白一握,煎十余沸。空心分二服,水从小便中出。(《圣惠方》)脾湿肿满:方见海金沙下。风毒脚气,捻之没指者:牵牛子捣末,蜜丸小豆大。每服五丸,生姜汤下,取小便利乃止。亦可吞之。其子黑色,正如梾子核。(《肘后方》)小儿肿病,大小便不利:黑牵牛、白牵牛各二两,炒取头末,井华水和丸绿豆大。每服二十丸,萝卜子煎汤下。(《圣济总录》)小儿腹胀,水气流肿,膀胱实热,小便赤涩:牵牛(生研)一钱,青皮汤空心下。一加木香减半,丸服。(《郑氏小儿方》)疳气浮肿,常服自消:黑牵牛、白牵牛(各半生半炒,取末)、陈皮、青皮等分,为末,糊丸绿豆大。每服,三岁儿服二十丸,米汤下。(《郑氏小儿方》)疳气耳聋,疳气攻肾,耳聋阴肿:牵牛末一钱,猪腰子半个,去膜薄切,掺入内,加少盐,湿纸包煨。空心服。(《郑氏方》)小儿雀目:牵牛子末,每以一钱用羊肝一片,同面作角子二个,炙熟食,米

饮下。(《普济方》)风热赤眼:白牵牛末,以葱白煮研丸绿豆大。每服五丸,葱汤下。服讫睡半时。(《卫生家宝方》)面上风刺:黑牵牛酒浸三宿,为末。先以姜汁擦面,后用药涂之。(《摘玄方》)面上粉刺:瘟子如米粉。黑牵牛末对入面脂药中,日日洗之。(《圣惠方》)面上雀斑:黑牵牛末,鸡子清调,夜敷日洗。(《摘玄方》)马脾风病,小儿急惊,肺胀喘满,胸高气急,肾缩鼻张,闷乱咳嗽,烦渴,痰潮声嘎,俗名马脾风,不急治,死在旦夕:白牵牛(半生半炒)、黑牵牛(半生半炒)、大黄(煨)、槟榔,各取末一钱。每用五分,蜜汤调下。痰盛加轻粉一字。名牛黄夺命散。(《全幼心鉴》)小儿夜啼:黑牵牛末一钱。水调,敷脐上,即止。(《生生编》)

旋花(《本经》上品)

【释名】旋葍(苏恭)、筋根(《本经》)、续筋根(《图经》),鼓子花(《图经》)、豚肠草(《图经》)、美草(《别录》)、天剑草(《纲目》)、缠枝牡丹。

恭曰:旋花即平泽旋葍也。其根似筋,故一名筋根。

炳曰:旋葍,当作葍旋,音福旋,用根入药。别有旋覆,音璇伏,用花入药。今云旋葍,误矣。

颂曰:《别录》言其根主续筋,故南人呼为续筋根。一名豚肠草,象形也。

宗奭曰:世俗谓之鼓子花,言其花形肖也。

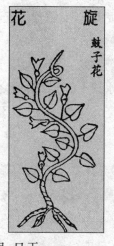

时珍曰:其花不作瓣状,如军中所吹鼓子,故有旋花、鼓子之名。一种千叶者,色似粉红牡丹,俗呼为缠枝牡丹。

【集解】《别录》曰:旋花生豫州平泽。五月采,阴干。

保升曰:此旋葍花也。所在川泽皆有。蔓生,叶似薯蓣而狭长,花红白色。根无毛节,蒸煮堪啖,味甘美,名筋根。二月、八月采根,日干。

宗奭曰:今河北、汴西、关陕田野中甚多,最难锄艾,治之又生。四、五月开花。其根寸截,置土灌溉,涉旬苗生。韩保升说是矣。

时珍曰:旋花田野膅堑皆生,逐节延蔓。叶如波菜叶而小。至秋开花,如白牵牛花,粉红色,亦有千叶者。其根白色,大如筋。不结子。

颂曰:黔南施州出一种旋花,粗茎大叶无花,不作蔓,恐别是一物也。

【正误】《本经》曰:花,一名金沸。

弘景曰:旋花东人呼为山姜,南人呼为美草。根似杜若,亦似高良姜。腹中冷痛,煮服甚效。作丸散服,辟谷止饥。近有人从江南还,用此术与人断谷,皆得半年百日不饥不瘦。但志浅嗜深,不能久服尔。其叶似姜,花赤色,味辛美,子状如豆蔻,此旋花即其花也。今山东甚多。又注旋覆花曰：别有旋葍根，出河南，来北国亦有，形似芎䓖，惟合旋葍膏用之，余无所入。

恭曰：旋花乃旋葍花也，陶说乃山姜尔。山姜味辛，都非此类。又因旋覆花名金沸，遂作此花别名，皆误矣。又云：从北国来者根似芎䓖，芎䓖与高良姜全无仿佛，亦误也。

【气味】花：甘。根：辛，温，无毒。

时珍曰：花、根、茎、叶并甘滑微苦，能制雄黄。

【主治】去面皯黑色，媚好益气。根：主腹中寒热邪气。利小便。久服不饥轻身（《本经》）。续筋骨，合金疮。捣汁服，主丹毒、小儿毒热（藏器）。补劳损，益精气（时珍）。

【发明】时珍曰：凡藤蔓之属，象人之筋，所以多治筋病。旋花根细如筋可啖，故《本经》言其久服不饥。时珍自京师还，见北土车夫每载之，云暮归煎汤饮，可补损伤。则益气续筋之说，尤可征矣。

【附方】旧一，新一。被斫断筋：旋葍根捣汁，沥疮中，仍以滓敷之，日三易。半月即断筋便续。此方出苏景中家獠奴，用效。（王焘《外台秘要》）秘精益髓：太乙金锁丹：用五色龙骨五两，覆盆子五两，莲花蕊四两（未开者，阴干），鼓子花三两（五月五日采之），鸡头子仁一百颗。并为末。以金樱子二百枚，去毛，木臼捣烂，水七升，煎浓汁一升，去渣。和药，杵二千下，丸梧子大。每空心温盐酒下三十丸。服之至百日，永不泄。如要泄，以冷水调车前末半合服之。忌葵菜。（萨谦斋《瑞竹堂方》）

紫葳（《本经》中品）

【校正】自木部移入此。

【释名】凌霄（苏恭）、陵苕（《别录》）、陵时（郭璞）、女葳（甄权）、茇华（《别录》）、武威（《吴普》）、瞿陵（《吴普》）、鬼目（吴氏）。

时珍曰：俗谓赤艳曰紫葳葳，此花赤艳，故名。附木而上，高数丈，故曰凌霄。

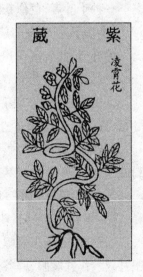

葳　紫

凌霄花

【正误】弘景曰：是瞿麦根，方用至少。《博物志》云：郝晦行太行山北，得紫葳华。必当奇异，今瞿麦处处有之，不应乃在太行山。

恭曰：紫葳、瞿麦皆《本经》药，体性既乖，生处亦不相关。《尔雅》云：苕，一名陵苕。

郭璞注云：一名陵时。又名凌霄，此为真也。

颂曰:孔颖达《诗疏》亦云:苕,一名陵时。今本草无陵时之名,惟鼠尾草有之。岂所传不同,抑陶、苏之误耶?

时珍曰:按吴氏《本草》:紫葳,一名瞿陵。陶弘景误作瞿麦字尔。鼠尾止名陵翘,无陵时,苏颂亦误矣。并正之。

【集解】《别录》曰:紫葳生西海川谷及山阳。

恭曰:此凌霄花也。连茎叶用。《诗》云:有苕之华,云其黄矣。《尔雅》云:陵苕:黄华,蔈;白华,茇。山中亦有白花者。

颂曰:今处处皆有,多生山中,人家园圃亦或栽之。初作蔓生,依大木,久延至巅。其花黄赤,夏中乃盛。今医家多采花干之,入女科药用。

时珍曰:凌霄野生,蔓才数尺,得木而上,即高数丈,午久者藤大如杯。春初生枝,一枝数叶,尖长有齿,深青色。自夏至秋开花,一枝十余朵,大如牵牛花,而头开五瓣,赭黄色,有细点,秋深更赤。八月结荚如豆荚,长三寸许,其子轻薄如榆仁、马兜铃仁。其根长亦如兜铃根状,秋后采之,阴干。

花(根同)

【气味】酸,微寒,无毒。

普曰:神农、雷公、岐伯:辛;扁鹊:苦、咸;黄帝:甘,无毒。

权曰:畏卤碱。

时珍曰:花不可近鼻闻,伤脑。花上露入目,令人昏蒙。

【主治】妇人产乳余疾,崩中,癥瘕血闭,寒热羸瘦,养胎(《本经》)。产后奔血不定,淋沥,主热风风痫,大小便不利,肠中结实(甄权)。酒齇热毒风刺风,妇人血膈游风,崩中带下(大明)。

茎叶

【气味】苦,平,无毒。

【主治】痿躄,益气(《别录》)。热风身痒,游风风疹,瘀血带下。花及根功同(大明)。治喉痹热痛,凉血生肌(时珍)。

【发明】时珍曰:凌霄花及根,甘酸而寒,茎叶带苦,手足厥阴经药也。行血分,能去血中伏火。故主产乳崩漏诸疾,及血热生风之证也。

【附方】旧一,新十三。妇人血崩:凌霄花为末。每酒服二钱,后服四物汤。(《丹溪纂要》)粪后下血:凌霄花浸酒频饮之。(《普济方》)消渴饮水:凌霄花一两,捣碎,水一盏半,煎一盏,分二服。(《圣济录》)婴儿不乳百日内,小儿无故口青不饮乳:用凌霄花、大蓝叶、芒硝、大黄等分,为末,以羊髓和丸梧子大。每研一丸,以乳送下,便可吃乳。热者可服,寒者勿服。昔有人休官后云游湖湘,修合此方,救危甚多。(《普济方》)久近风痫:凌霄花或根叶为末。每服三钱,温酒下。服毕,解发不住手梳,口噙冷水,温则吐去,再噙再梳,至二十口乃止。如此四十九日绝根。百无所忌。(方贤《奇效方》)通身风痒:凌霄花为末,酒服一钱。(《医学正传》)大风疠疾:《洁古家珍》:用凌霄花五钱,地龙(焙)、僵蚕(炒)、全蝎(炒)各七个,为末。每服二钱,温酒下。先以药汤浴过,服此出臭汗为效。《儒门事亲》:加蝉蜕。五品各九个,作一服。鼻上酒齇:王璆《百一选方》:用凌霄花、山栀子等分,为末。每茶服二钱,日二服,数日除根。临川曾子仁用之有效。《杨氏家藏方》:用凌霄花半两,硫黄一两,胡桃四个,腻粉一钱,研膏,生绢包揩。走皮趋疮,满颊满顶,浸淫湿烂,延及两耳。痒而出水,发歇不定,田野名悲羊疮:用凌霄花并叶煎汤,日日洗之。(杨仁斋《直指方》)妇人阴疮:紫葳为末,用鲤鱼脑或胆调搽。(《摘玄方》)耳卒聋闭:凌霄叶。杵取自然汁,滴之。(《斗门方》)女经不行:凌霄花为末。每服二钱,食前温酒下。(《徐氏胎产方》)

【附录】骨路支(拾遗)。

《藏器》曰:味辛,平,无毒。主上气浮肿,水气呕逆,妇人崩中,余血癥瘕,杀三虫。生昆仑国。苗似凌霄藤,根如青木香。越南亦有。一名飞藤。

营实、墙蘼(音眉。《本经》上品)

【释名】蔷薇(《别录》)、山棘(《别录》)、牛棘(《本经》)、牛勒(《别录》)、刺花(《纲目》)。

时珍曰:此草蔓柔靡,依墙援而生,故名墙蘼。其茎多棘刺勒人,牛喜食之,故有山棘、牛勒诸名。其子成簇而生,如营星然,故谓之营实。

【集解】《别录》曰:营实生零陵川谷及蜀郡。八月、九月采,阴干。

弘景曰:营实即蔷薇子也,以白花者为良。茎叶可煮作饮,其根亦可煮酿酒。

保升曰:所在有之。蔓生,茎间多刺。其花有百叶,八出六出,或赤或白。子若杜棠子。

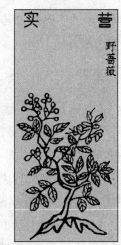

时珍曰:蔷薇野生林堑间。春抽嫩薹,小儿掐去皮刺食之。既长则成丛似蔓,而茎硬多刺。小叶尖薄有细齿。四、五月开花,四出,黄心,有白色、粉红二者。结子成簇,生青熟红。其核有白毛,如金樱子核,八月采之。根采无时。人家栽玩者,茎粗叶大,延长数丈。花亦厚大,有白、黄、红、紫数色。花最大者名佛见笑,小者名木香,皆香艳可人,不入药用。南番有蔷薇露,云是此花之露水,香馥异常。

营实

【气味】酸,温,无毒。

《别录》曰:微寒。

【主治】痈疽恶疮,结肉跌筋。败疮热气,阴蚀不瘳,利关节(《本经》)。久服轻身益气(《别录》)。治上焦有热,好瞑(时珍)。

【附方】新一。眼热昏暗:营实、枸杞子、地肤子各二两,为末。每服三钱,温酒下。(《圣惠方》)

根

【气味】苦、涩、冷,无毒。

【主治】止泄痢腹痛,五脏客热,除邪逆气,疽癞诸恶疮,金疮伤挞,生肉复肌(《别录》)。治热毒风,除邪气,止赤白痢,肠风泻血,通结血,治牙齿痛,小儿疳虫肚痛,痈疽疥癣(大明)。头疮白秃(甄权)。除风热湿热,缩小便,止消渴(时珍)。

【发明】时珍曰:营实、蔷薇根,能入阳明经,除风热湿热,生肌杀虫,故痈疽疮癣古方常用,而泄痢、消渴、遗尿、好瞑,亦皆阳明病也。

【附方】旧七,新六。消渴尿多:蔷薇根一把,水煎,日服之。(《千金方》)小便失禁:蔷薇根煮汁饮,或为末酒服。野生白花者更良。(《圣惠方》)少小尿床:蔷薇根五钱,煎酒夜饮。(《外台秘要》)小儿疳痢频数:用生蔷薇根洗切,煎浓汁细饮,以愈为度。(《千金方》)尸咽痛痒,语声不出:蔷薇根皮、射干一两,甘草(炙)半两。每服二钱,水煎服之。(《普济方》)口舌糜烂:蔷薇根,避风打去土,煮浓汁,温含冷吐。冬用根皮,夏用枝叶。口疮日久,延及胸中生疮,三年以上不瘥者,皆效。(《千金方》)小儿月蚀:蔷薇根四两,地榆二钱,为末。先以盐汤洗过,敷之。(《全幼心鉴》)痈肿疖毒,溃烂疼痛:用蔷薇皮更炙熨之。(《千金方》)筋骨毒痛,因患杨梅疮服轻粉毒药成者:野蔷薇根白皮(洗)三斤,水酒十斤,煮一炷香。每日任饮,以愈为度。《邓笔峰杂兴方》:用刺蔷薇根三钱,五加皮、木瓜、当归、茯苓各二钱。以酒二盏,煎一盏,日服一次。金疮肿痛:蔷薇根烧灰。每白汤服方寸匕,一日三服。(《抱朴子》)箭刺入肉,脓囊不出:以蔷薇根末掺之,服鼠扑,十日即穿皮出也。(《外台秘要》)骨哽不出:蔷薇根末。水服方寸匕,日三。(同上)

叶

【主治】下疳疮。焙研,洗敷之。黄花者更良(《摄生方》)。

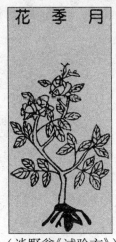

月季花(《纲目》)

【释名】月月红(见下)、胜春、瘦客、斗雪红。

【集解】时珍曰:处处人家多栽插之,亦蔷薇类也。青茎长蔓硬刺,叶小于蔷薇,而花深红,千叶厚瓣,逐月开放,不结子也。

【气味】甘,温,无毒。

【主治】活血,消肿,敷毒(时珍)。

【附方】新一。瘰疬未破:用月季花头二钱,沉香五钱,芫花(炒)三钱,碎剉,入大鲫鱼腹中,就以鱼肠封固,酒、水各一盏,煮熟食之,即愈。鱼须安粪水内游死者方效。此是家传方,活人多矣。(谈野翁《试验方》)

栝蒌(《本经》中品)

【校正】并入《图经》天花粉。

【释名】果蓏(音裸)、栝蒌(《纲目》)、天瓜(《别录》)、黄瓜(《别录》)、地蒌(《本经》)、泽姑(《别录》),根名白药(《图经》)、天花粉(《图经》)、瑞雪。

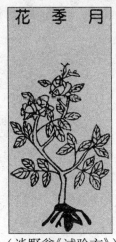

时珍曰:蓏,与蓏同。许慎云:木上曰果,地下曰蓏。此物蔓生附木,故得兼名。《诗》云:果蓏之实,亦施于宇,是矣。栝蒌,即果蓏二字音转也,亦作菰蒌,后人又转为栝蒌,愈转愈失其真矣。古者瓜姑同音,故有泽姑之名。齐人谓之天瓜,象形也。雷敩《炮炙论》,以圆者为栝,长者为蒌,亦出牵强,但分雌雄可也。其根作粉,洁白如雪,故谓之天花粉。苏颂《图经》重出天花粉,谬矣。今削之。

【集解】《别录》曰:栝蒌,生弘农川谷及山阴地。根入土深者,良;生卤地者,有毒。二月、八月采根曝于,三十日成。

弘景曰:出近道。藤生,状如土瓜而叶有叉。入土六七尺,大二三围者,服食亦用之。实入摩膏用。

恭曰:出陕州者,白实最佳。

颂曰:所在有之。三、四月生苗,引藤蔓。叶如甜瓜叶而窄,作叉,有细毛。七月开花,似壶卢花,浅黄色。结实在花下,大如拳,生青,至九月熟,赤黄色。其形有正圆者,有锐而长者,功用皆同。根亦名白药,皮黄肉白。

时珍曰：其根直下生，年久者长数尺。秋后掘者结实有粉。夏月掘者有筋无粉，不堪用。其实圆长，青时如瓜，黄时如熟柿，山家小儿亦食之。内有扁子，大如丝瓜子，壳色褐，仁色绿，多脂，作青气。炒干捣烂，水熬取油，可点灯。

实

【修治】敩曰：凡使皮子茎根，其效各别。其栝，圆黄皮厚蒂小；蒌则形长赤皮蒂粗。阴人服蒌，阳人服栝。并去壳皮革膜及油。用根亦取大二三围者，去皮捣烂，以水澄粉用。

时珍曰：栝蒌，古方全用，后世乃分子、瓤各用。

【气味】苦，寒，无毒。

时珍曰：味甘，不苦。

【主治】胸痹，悦泽人面（《别录》）。润肺燥，降火，治咳嗽，涤痰结，利咽喉，止消渴，利大肠，消痈肿疮毒（时珍）。子：炒用，补虚劳口干，润心肺，治吐血，肠风泻血，赤白痢，手面皱（大明）。

【发明】震亨曰：栝蒌实治胸痹者，以其味甘性润。甘能补肺，润能降气。胸中有痰者，乃肺受火逼，失其降下之令。今得甘缓润下之助，则痰自降，宜其为治嗽之要药也。且又能洗涤胸膈中垢腻郁热，为治消渴之神药。

时珍曰：张仲景治胸痹痛引心背，咳唾喘息，及结胸满痛，皆用栝蒌实。乃取其甘寒不犯胃气，能降上焦之火，使痰气下降也。成无己不知此意，乃云苦寒以泻热。盖不尝其味原不苦，而随文傅会尔。

【附方】旧十二，新二十八。痰咳不止：栝蒌仁一两，文蛤七分，为末，以姜汁澄浓脚，丸弹子大。嚼之。（《摘玄方》）干咳无痰：熟栝蒌捣烂绞汁，入蜜等分，加白矾一钱，熬膏。频含咽汁。（杨起《简便方》）咳嗽有痰：熟栝蒌十个，明矾二两，捣和饼阴干，研末，糊丸梧子大。每姜汤下五、七十丸。（《医方摘要》）痰喘气急：萰蒌二个，明矾一枣大。同烧存性，研末。以熟萝卜蘸食，药尽病除。（《普济方》）热咳不止：用浓茶汤一盏，蜜一盏，大熟栝蒌一个去皮，将瓤入茶蜜汤洗去子，以碗盛，于饭上蒸，至饭熟取出。时时挑三四匙咽之。（《摘玄方》）肺热痰澼，胸膈塞满：用栝蒌仁、半夏（汤泡七次，焙研）各一两。姜汁打面糊丸梧子大。每服五十丸，食后姜汤下。（严用和《济生方》）肺痿咳血不止：用栝蒌五十个（连瓤瓦焙），乌梅肉五十个（焙），杏仁（去皮尖炒）二十一个，为末。每用一捻，以猪肺一片切薄，掺末入内炙熟，冷嚼咽之，日二服。（《圣济录》）酒痰咳嗽，用此救肺：栝蒌仁、青黛等分，研末，姜汁蜜丸芡子大。每嚼一丸。（《丹溪心法》）饮酒发热：即上方研膏，日食数匙。一男子年二十病此，服之而愈。（《摘玄方》）饮酒痰游，两胁胀满，时复呕吐，腹中如水声：栝蒌实（去壳，焙）一两，神曲（炒）半两，为末。每服二钱，葱白汤下。（《圣惠方》）小儿痰喘，咳嗽，膈热久不瘥：瓜蒌实一枚（去子）。为末，以寒食面和作饼子，炙黄再研末。每服一钱，温水化下，日三服，效乃止。（刘河间《宣明方》）妇人夜热痰嗽，月经不调，形瘦者：用栝蒌仁一两，青黛、香附（童尿浸晒）一两五钱，为末。蜜调，噙化之。（《丹溪心法》）胸痹痰嗽，胸痛彻背，心腹痞满，气不得通，及治痰嗽：大栝蒌去瓤，取子炒熟，和壳研末，面糊丸梧子大。每米饮下二三十丸，日二服。（《杜舌方》）胸中痹痛引背，喘息咳唾，短气，寸脉沉迟，关上紧数：用大栝蒌实一枚（切），薤白半斤。以白酒七斤，煮二升，分再服。加半夏四两更善。（仲景《金匮》方）清痰利膈，治咳嗽：用肥大栝蒌（洗取子、切焙）、半夏四十九个（汤洗十次，捶焙）等分。为末，用洗栝蒌水并瓤同熬成膏，和丸梧子大。每姜汤下三五十丸，良。（杨文蔚方）中风喎斜：用栝蒌绞汁，和大麦面作饼，炙热熨之。正便止，勿令太过。（《圣惠方》）热病头痛，发热进退：用大栝蒌一枚，取瓤细到，置瓷碗中。用热汤一盏沃之，盖定良久，去滓服。（《圣惠方》）时疾发黄，狂闷烦热，不识人者：大栝蒌实（黄者）一枚，以新汲水九合浸淘取汁，入蜜半合，朴硝八分，合搅令消尽，分再服，便瘥。（苏颂《图经本草》）小儿黄疸，眼黄脾热：用青栝蒌焙研。每服一钱，水半盏，煎七分，卧时服。五更泻下黄物，立可。名逐黄散。（《普济方》）酒黄疸疾：方同上。小便不通腹胀：用栝蒌焙研。每服二钱，热酒下。频服，以通为度。绍兴刘驻云：魏明州病此，御医用此方治之，得效。（《圣惠方》）消渴烦乱：黄栝蒌一个，酒一盏，洗去皮子，取瓤煎成膏，入白矾末一两，丸梧子大。每米饮下十丸。（《圣惠方》）燥渴肠秘：九月、十月熟瓜蒌实，取瓤拌干葛粉，银石器中慢火炒熟，为末。食后、夜卧各以沸汤点服二钱。（寇宗奭《衍义》）吐血不止：栝蒌（泥固煅存性研）三钱，糯米饮服，日再服。（《圣济录》）肠风下血：栝蒌一个（烧灰），赤小豆半两，为末。每空心酒服一钱。（《普济方》）久痢五色：大熟瓜蒌一个。煅存性，出火毒，为末。作一服，温酒服之。胡大卿一仆，患痢半年，杭州一道人传此而愈。（《本事方》）大肠脱肛：生栝蒌捣汁，温服之。以猪肉汁洗手，挼之令暖，自入。（葛洪《肘后方》）小儿脱肛，唇白齿焦，久则两颊光，眉赤唇焦，啼哭：黄瓜蒌一个，入白矾五钱在内，固济煅存性，为末，糊丸梧子大。每米饮下二十丸。（《摘玄方》）牙齿疼痛：瓜蒌皮、露蜂房烧灰擦牙。以乌桕根、荆柴根、葱根煎汤嗽之。（危氏《得效方》）咽喉肿痛，语声不出：经进方用栝蒌皮、白僵蚕（炒）、甘草（炒）各二钱半，为末。每服三钱半，姜汤下。或以绵裹半钱，含咽。一日二服。名发声散。（《御药院方》）坚齿乌须：大栝蒌一个（开顶），入青盐二两，杏仁（去皮尖）三七粒，原顶合扎定，蚯蚓泥和盐固济，炭火煅存性，研末。每日揩牙三次，令热，百日有验。如先有白须，拔去以药投之，即生黑者。其治口齿之功，未易具陈。（《普济方》）面黑令白：栝蒌瓤三两，杏仁一两，猪胰一具。同研如膏。每夜涂之，令人光润，冬月不皲。（《圣济录》）胞衣不下：栝蒌实一个，取子细研，以酒与童子小便各半盏，煎七分，温服。无实，用根亦可。（陈良甫《妇人良方》）乳汁不下：瓜蒌子淘洗,控干炒香,瓦上拓令白色,为末。酒服一钱匕,合面卧,一夜流出。(姚僧垣《集验方》)乳痈初发:大熟栝蒌一枚熟捣,以白酒一斗,煮取四升,去滓,温服一升,日三服。(《子母秘录》)诸痈发背,初起微赤:栝蒌捣末,井华水服方寸匕。(《梅师方》)便毒初发:黄瓜蒌一个,黄连五钱,水煎。连服效。(李仲南《永类方》)风疮疥癞:生栝蒌一二个、打碎,酒浸一日夜。热饮。(臞仙《乾坤秘韫》)热游丹肿:栝蒌子仁末二大两,酽醋调涂。(杨氏《产乳集验方》)杨梅疮痘,小如指顶,遍身者:先服败毒散,后用此解皮肤风热,不过十服愈:用栝蒌皮为末。每服三钱,烧酒下,日三服。(《集简方》)

根

【修治】天花粉。

周定王曰:秋冬采根,去皮寸切,水浸,逐日换水,四五日取出,捣泥,以绢袋滤汁澄粉,晒干用。

【气味】苦,寒,无毒。

时珍曰:甘、微苦、酸、微寒。

之才曰:枸杞为之使。恶干姜,畏牛膝、干漆,反乌头。

【主治】消渴身热,烦满大热,补虚安中,续绝伤(《本经》)。除肠胃中痼热,八疸身面黄,唇干口燥短气,止小便利,通月水(《别录》)。治热狂时疾,通小肠,消肿毒,乳痈发背,痔瘘疮疖,排脓生肌长肉,消扑损瘀血(大明)。

【发明】恭曰:用根作粉,洁白美好,食之大宜虚热人。

杲曰:栝蒌根纯阴,解烦渴,行津液。心中枯涸者,非此不能除。与辛酸同用,导肿气。

成无己曰:津液不足则为渴。栝蒌根味苦微寒,润枯燥而通行津液,是为渴所宜也。

时珍曰:栝蒌根味甘微苦酸。其茎叶味酸。酸能生津,感召之理,故能止渴润枯。微苦降火,甘不伤胃。昔人只言其苦寒,似未深察。

【附方】旧十二,新十三。消渴饮水:《千金方》作粉法:取大栝蒌根去皮寸切,水浸五日,逐日易水,取出捣研,滤过澄粉晒干。每服方寸匕,水化下,日三服。亦可入粥及乳酪中食之。《肘后方》:用栝蒌根薄切炙,取五两,水五升,煮四升,随意饮之。《外台秘要》:用生栝蒌根三十斤,以水一石,煮取一斗半,去滓,以牛脂五合,煎至水尽。用暖酒先食服如鸡子大,日三服。最妙。《圣惠方》:用栝蒌根、黄连三两。为末,蜜丸梧子大。每服三十丸,日二服。又玉壶丸:用栝蒌根、人参等分,为末,蜜丸梧子大。每服三十丸,麦门冬汤下。伤寒烦渴思饮:栝蒌根三两。水五升,煮一升,分二服。先以淡竹沥一升,水二升,煮好银二两,减半去银,冷饮汁,然后服此。(《外台秘要》)百合病渴:栝蒌根、牡蛎(熬)等分。为散。饮服方寸匕。(《永类方》)黑疸危疾:瓜蒌根一斤,捣汁六合,顿服。随有黄水从小便出。如不出，再服。(杨起《简便方》)小儿发黄，皮肉面目皆黄：用生栝蒌根捣取汁二合，蜜二大匙和匀，暖服，日一服。(《广利方》)小儿热病，壮热烦渴：用栝蒌根末，乳汁调服半钱。(《圣惠方》)虚热咳嗽：天花粉一两，人参三钱。为末。每服一钱，米汤下。(《集简方》)偏疝痛极，劫之立住：用绵袋包暖阴囊。取天花粉五钱，以醇酒一碗浸之，自卯全午，微煎滚，露一夜。次早低凳坐定，两手按膝，饮下即愈。未效，再一服。(《本草蒙筌》)小儿囊肿：天花粉一两，炙甘草一钱半，水煎，入酒服。(《全幼心鉴》)耳卒烘烘：栝蒌根削尖，以腊猪脂煎三沸，取塞耳，三日即愈。(《肘后方》)耳聋未久：栝蒌根三十斤细切，以水煮汁，如常酿酒。久服甚良。(《肘后方》)产后吹乳，肿硬疼痛，轻则为妒乳，重则为乳痈：用栝蒌根末一两，乳香一钱。为末。温酒每服二钱。(李仲南《永类方》)乳汁不下：栝蒌根烧存性，研末。饮服方寸匕。或以五钱，酒水煎服。(杨氏《产乳》)痈肿初起：孟诜《食疗》：用栝蒌根苦酒熬燥，捣筛，以苦酒和，涂纸上，贴之。杨文蔚方：用栝蒌根、赤小豆等分。为末。醋调涂之。天泡湿疮：天花粉、滑石等分，为末，水调搽之。(《普济方》)杨梅天泡：天花粉、川芎䓖各四两，槐花一两，为末，米糊丸梧子大。每空心淡姜汤下七八十丸。(《简便方》)折伤肿痛：栝蒌根捣涂，重布裹之。热除，痛即止。(葛洪《肘后方》)箭镞不出：栝蒌根，捣敷之，日三易，自出。(崔元亮《海上方》)针刺入肉：方同上。痘后目障：天花粉、蛇蜕(洗焙)等分。为末。羊子肝批开，入药在内，米泔汁煮熟，切食。次女病此，服之旬余而愈。(周密《齐东野语》)

茎、叶

【气味】酸，寒，无毒。

【主治】中热伤暑(《别录》)。

王瓜(《本经》中品)

【释名】土瓜(《本经》)、钩䔖(郭璞)、老鸦瓜(《图经》)、马雹瓜(雹，音雹)、赤雹子(《衍义》)、野甜瓜(《纲目》)、师姑草(《土宿》)、公公须。

颂曰：《月令》：四月王瓜生。即此也。均、房间人呼为老鸦瓜，亦曰菟瓜。按《尔雅》云：黄，菟瓜。郭璞注云：似土瓜。而土瓜自谓之藈姑，又名钩䔖，则菟瓜别是一物也。

又曰：芴，菲。亦谓之土瓜。别是一物，非此土瓜也。异类同名甚多，不可不辨。

时珍曰：土瓜，其根作土气，其实似瓜也。或云根味如瓜，故名土瓜。王字不知何义？瓜似雹子，熟则色赤，鸦喜食之，故俗名赤雹、老鸦瓜。一叶之下一须，故俚人呼为公公须。与地黄苗名婆婆奶，可为属对。

【集解】《别录》曰：生鲁地平泽田野，及人家垣墙间。三月采根，阴干。

弘景曰：今土瓜生篱院间。子熟时赤如弹丸。其根不入大方，正单行小小尔。郑玄注《月令》：四月王瓜生，以为菝葜，殊谬矣。

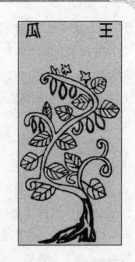

恭曰：四月生苗延蔓，叶似栝蒌叶，圆无叉缺，有毛刺。五月开黄花。花下结子如弹丸，生青熟赤。根似葛，细而多糁，谓之土瓜根。北间者，其实累累相连，大如枣，皮黄肉白。苗子相似，根状不同。若疗黄疸破血，南者大胜也。

宗奭曰：王瓜，其壳径寸，长二寸许，上微圆，下尖长，七、八月熟，红赤色。壳中子如螳螂头者，今人又谓之赤雹子。其根即土瓜根也。于细根上又生淡黄根，三五相连，如大指许。根与子两用。

时珍曰：王瓜三月生苗，其蔓多须，嫩时可茹。其叶圆如马蹄而有尖，面青背淡，涩而不光。六、七月开，五出小黄花成簇。结子累累，熟时有红、黄二色，皮亦粗涩。根不似葛，但如栝蒌根之小者，澄粉甚白腻，须深掘二三尺乃得正根。江西人栽之沃土，取根作蔬食，味如山药。

根

【气味】苦，寒。无毒。

权曰：平。

藏器曰：有小毒，能吐下人。取汁制雄、汞。

【主治】消渴内痹，瘀血月闭，寒热酸疼，益气愈聋（《本经》）。疗诸邪气，热结鼠瘘，散痈肿留血，妇人带下不通，下乳汁，止小便数不禁，逐四肢骨节中水，治马骨刺人疮（《别录》）。天行热疾，酒黄病，壮热心烦闷，热劳，排脓，消扑损瘀血，破癥癖，落胎（大明）。主蛊毒，小儿闪癖，痃满痰疟。并取根及叶捣汁，少少服，当吐下（藏器）。利大小便，治面黑面疮（时珍）。

【附方】旧五，新七。小儿发黄：土瓜根生捣汁三合与服，不过三次。（苏颂《图经》）黄疸变黑，医所不能治：用土瓜根汁，平旦温服一小升。午刻黄水当从小便出，不出再服。（《肘后方》）小便如泔，乃肾虚也：王瓜散：用王瓜根一两，白石脂二两，菟丝子（酒浸）二两，桂心一两，牡蛎粉二两。为末。每服二钱，大麦粥饮下。（《卫生宝鉴》）小便不通：土瓜根捣汁，入少水解之，筒吹入下部。（《肘后方》）大便不通：上方吹入肛门内。二便不通，前后吹之，取通。（《肘后方》）乳汁不下：土瓜根为末。酒服一钱，一日二服。（杨氏《产乳方》）经水不利，带下，少腹满，或经一月再见者，土瓜根散主之：土瓜根、芍药、桂枝、䗪虫各三两，为末。酒服方寸匕，日三服。（仲景《金匮方》）妇人阴癞：方同上。一切漏疾：土瓜根捣敷之，燥则易。(《千金方》)中诸蛊毒：土瓜根大如指，长三寸，切，以酒半升，渍一宿。服当吐下。(《外台秘要》)面上痱磊：土瓜根捣末，浆水和匀。入夜别以浆水洗面涂药，旦复洗之。百日光彩射人，夫妻不相识也。曾用有效。(《肘后方》)耳聋灸法：湿土瓜根，削半寸塞耳内，以艾灸七壮，每旬一灸，愈乃止。(《圣济录》)

子

【气味】酸、苦，平，无毒。

【主治】生用：润心肺，治黄病。炒用：治肺痿吐血，肠风泻血，赤白痢(大明)。主蛊毒(甄权)。反胃吐食(时珍)。

【附方】新八。消渴饮水：菴瓜去皮。每食后嚼二三两，五七度瘥。(《圣惠方》)传尸劳瘵：赤菴儿(俗名王瓜)，焙为末。每酒服一钱。(《十药神书》)反胃吐食：马菴儿(灯上烧存性)一钱，入好枣肉，平胃散末二钱，酒服，食即可下。即野甜瓜，北方多有之。(《丹溪纂要》)痰热头风：悬栝楼一个，赤菴儿七个(焙)，大力子(即牛蒡子，焙)四两。为末。每食后茶或酒服三钱。忌动风发热之物。筋骨痛挛：马菴儿子炒开口，为末。酒服一钱，日二服。(《集简方》)赤目痛涩，不可忍：小圆瓜蒌(篱上大如弹丸、红色、皮上有刺者，九月、十月采，日干)、槐花(炒)、赤芍药等分。为末。每服二钱，临卧温酒下。(《卫生家宝方》)瘀血作痛：赤菴儿烧存性，研末。无灰酒空心服二钱。(《集简方》)大肠下血：王瓜一两(烧存性)，地黄二两，黄连半两，为末，蜜丸梧子大。米饮下三十丸。(《指南方》)

葛(《本经》中品)

【校正】并入《开宝》葛粉。

【释名】鸡齐(《本经》)、鹿藿(《别录》)、黄斤(《别录》)。

时珍曰：葛从曷，谐声也。鹿食九草，此其一种，故曰鹿藿。黄斤未详。

【集解】《别录》曰：葛根生汶山川谷，五月采根，曝干。

弘景曰：即今之葛根，人皆蒸食之。当取入土深大者，破而日干之。南康、庐陵间最胜，多肉而少筋，甘美，但为药不及耳。

恭曰：葛虽除毒，其根入土五六寸以上者，名葛脰。脰者颈也。服之令人吐，以有微毒也。《本经》葛谷，即是其实也。

颂曰：今处处有之，江浙尤多。春生苗，引藤蔓，长一二丈，紫色。叶颇似楸叶而小，色青。七月着花，粉紫色，似豌豆花，不结实。根形大如手臂，紫黑色，五月五日午时采根，曝干，以入土深者为佳，今人多作粉食。

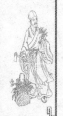
根 葛

宗奭曰：澧、鼎之间，冬月取生葛，捣烂入水中，揉出粉，澄成垛，入沸汤中良久，色如胶，其体甚韧，以蜜拌食，擦入生姜少许尤妙。又切入茶中待宾，虽甘而无益。又将生葛根煮熟，作果实卖，虔、吉州、南安军亦然。

时珍曰：葛有野生，有家种。其蔓延长。取治可作绤绤。其根外紫内白，长者七八尺。其叶有三尖，如枫叶而长，面青背淡。其花成穗，累累相缀，红紫色。其荚如小黄豆荚，亦有毛。其子绿色，扁扁如盐梅子核，生嚼腥气，八、九月采之，《本经》所谓葛谷是也。唐苏恭亦言葛谷是实，而宋苏颂谓葛花不结实，误矣。其花晒干亦可炸食。

葛根

【气味】甘、辛，平，无毒。

《别录》曰：生根汁，大寒。

好古曰：气平味甘，升也，阳也。阳明经行经的药也。

【主治】消渴，身大热，呕吐，诸痹，起阴气，解诸毒。（《本经》）。疗伤寒中风头痛，解肌发表出汗，开腠理，疗金疮，止胁风痛（《别录》）。治天行上气呕逆，开胃下食，解酒毒（甄权）。治胸膈烦热发狂，止血痢，通小肠，排脓破血。敷蛇虫啮，署毒箭伤（大明）。杀野葛、巴豆、百药毒（之才）。生者：堕胎。蒸食：消酒毒，可断谷不饥。作粉尤妙（藏器）。作粉：止渴，利大小便，解酒，去烦热，压丹石，敷小儿热疮。捣汁饮：治小儿热痞（《开宝》）。猘狗伤，捣汁饮，并末敷之（苏恭）。散郁火（时珍）。

【发明】弘景曰：生葛捣汁饮，解温病发热。五月五日日中时，取根为屑，疗金疮断血为要药，亦疗疟及疮，至良。

颂曰：张仲景治伤寒有葛根汤，以其主大热、解肌、发腠理故也。

元素曰：升阳生津。脾虚作渴者，非此不除。勿多用，恐伤胃气。张仲景治太阳阳明合病，桂枝汤内加麻黄、葛根，又有葛根黄芩黄连解肌汤，是用此以断太阳入阳明之路，非即太阳药也。头颅痛如破，乃阳明中风，可用葛根葱白汤，为阳明仙药。若太阳初病，未入阳明而头痛者，不可便服升麻、葛根发之，是反引邪气入阳明，为引贼破家也。

震亨曰：凡癍痘已见红点，不可用葛根升麻汤，恐表虚反增斑烂也。

杲曰：干葛其气轻浮，鼓舞胃气上行，生津液，又解肌热，治脾胃虚弱泄泻圣药也。

徐用诚曰：葛根气味俱薄，轻而上行，浮而微降，阳中阴也。其用有四：止渴，一也；解酒，二也；发散表邪，三也；发疮疹难出，四也。

时珍曰：本草十剂云：轻可去实，麻黄、葛根之属。盖麻黄乃太阳经药，兼入肺经，肺主皮毛；葛根乃阳明经药，兼入脾经，脾主肌肉。所以二味药皆轻扬发散，而所入迥然不同也。

【附方】旧十七，新四。数种伤寒，庸人不能分别，今取一药兼治。天行时气，初觉头痛，内热脉洪者：葛根四两。水二升，入豉一升，煮取半升服。捣生根汁尤佳。（《伤寒类要》）时气头痛壮热：生葛根洗净，捣汁一大盏，豉一合，煎六分，去滓分服，汗出即瘥。未汗再服。若心热，加栀子仁十枚。（《圣惠方》）伤寒头痛二、三日发热者：葛根五两，香豉一升，以童子小便八升，煎取二升，分三服。食葱豉粥取汗。（《梅师方》）妊娠热病：葛根汁二升，分三服。（《伤寒类要》）预防热病，急黄贼风：葛粉二升，生地黄一升，香豉半升。为散。每食后米饮服方寸匕，日三服。有病五服。（庞安常《伤寒论》）辟瘴不染：生葛捣汁一小盏服，去热毒气也。（《圣惠方》）烦躁热渴：葛粉四两，先以水浸粟米半升，一夜漉出，拌匀，煮粥食之。（《圣惠方》）小儿热渴久不止：葛根半两，水煎服。（《圣惠方》）干呕不息：葛根捣汁，服一升，瘥。（《肘后方》）小儿呕吐，壮热食痫：葛粉二钱。水二合，调匀，倾入锡锣中，重汤烫熟，以糜饮和食。（昝殷《食医心镜》）心热吐血不止：生葛捣汁半升，顿服，立瘥。（《广利方》）衄血不止：生葛根捣汁，服一小盏。三服即止。（《圣惠方》）热毒下血，因食热物发者：生葛根二斤，捣汁一升，入藕汁一升，和服。（《梅师方》）伤筋出血：葛根，捣汁饮。干者，煎服。仍熬屑敷之。（《外台秘要》）臂腰疼痛：生葛根嚼之咽汁，取效乃止。（《肘后方》）金创中风，痉强欲死：生葛根四大两，以水三升，煮取一升，去滓，分温四服。口噤者灌之。若干者，捣末调三指撮。仍以此及竹沥多服，取效。（《贞元广利方》）服药过剂苦烦：生葛汁饮之。干者煎汁服。（《肘后方》）酒醉不醒：生葛根汁，饮二升，便愈。（《千金方》）诸菜中毒，发狂烦闷，吐下欲死：葛根，煮汁服。（《肘后方》）解中鸩毒，气欲绝者：葛粉三合，水三盏，调服。口噤者灌之。（《圣惠方》）虎伤人疮：生葛根，煮浓汁洗之。仍捣末，水服方寸匕，日夜五、六服。（《梅师方》）

葛谷

【气味】甘，平，无毒。

【主治】下痢十岁以上（《本经》）。解酒毒（时珍）。

葛花

【气味】同谷。

【主治】消酒（《别录》）。弘景曰：同小豆花，干末，酒服，饮酒不醉也）。肠风下血（时珍）。

叶

【主治】金疮止血，挼敷之（《别录》）。

蔓

【主治】卒喉痹。烧研，水服方寸匕（苏恭）。消痈肿（时珍）。

【附方】新三。妇人吹乳：葛蔓烧灰。酒服二钱。三服效。（《卫生易简方》）疠子初起：葛蔓烧灰。水调敷之，即消。（《千金方》）小儿口噤，病在咽中，如麻豆许，令儿吐沫，不能乳食：葛蔓（烧灰）一字，和乳汁点之，即瘥。（《圣惠方》）

【附录】铁葛（《拾遗》）

藏器曰：根：味甘，温，无毒。主一切风，血气羸弱，令人壮健。久服，治风缓偏风。生山南峡中。叶似枸杞，根如葛，黑色。

黄环（《本经》下品）、狼跋子（《别录》下品）

【释名】凌泉（《本经》）、大就（《本经》）、就葛（《唐本》）、生刍（《吴普》）、根韭（《吴普》）、实名狼跋子（《别录》）、度谷（《唐本》）。

时珍曰：此物叶黄而圆，故名黄环，如萝藦呼白环之义。亦是葛类，故名就葛。跋乃狼足名，其荚似之，故曰狼跋子。

【集解】《别录》曰：黄环生蜀郡山谷。三月采根，阴干。

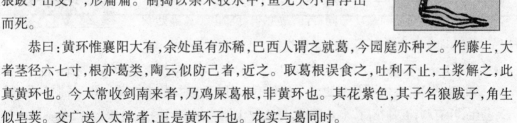

普曰：蜀黄环，一名生刍。二月生苗，正赤，高二尺。叶黄圆端大，经日叶有汁黄白。五月实圆。三月采根，黄色从理，如车辐解。

弘景曰：似防己，亦作车辐理解。《蜀都赋》云：青珠黄环，即此。或云是大戟花，定非矣。用甚稀，市人鲜有识者。又曰：狼跋子出交广，形扁扁。制捣以杂米投水中，鱼无大小皆浮出而死。

恭曰：黄环惟襄阳大有，余处虽有亦稀，巴西人谓之就葛，今园庭亦种之。作藤生，大者茎径六七寸，根亦葛类，陶云似防己者，近之。取葛根误食之，吐利不止，土浆解之，此真黄环也。今太常收剑南来者，乃鸡屎葛根，非黄环也。其花紫色，其子名狼跋子，角生似皂荚。交广送入太常者，正是黄环子也。花实与葛同时。

时珍曰：吴普所说甚详，而唐宋本草不收何也？《范子计然》云：黄环出魏郡，以黄色者为善。

黄环（根也）

【气味】苦，平，有毒。

普曰：神农、黄帝：有毒；桐君、扁鹊：苦。

权曰：大寒，有小毒。

之才曰：鸢尾为之使。恶茯苓、防己、干姜。

【主治】蛊毒鬼疰鬼魅，邪气在脏中，除咳逆寒热（《本经》）。治上气急及百邪（甄权）。治痰嗽，消水肿，利小便（时珍）。

【附方】新一。水肿：黄环根晒干。每服五钱，水煎服，小便利为效。（《儒门事亲》）

狼跋子

【气味】苦，寒，有小毒。

【主治】恶疮蜗疥。杀虫鱼（《别录》）。苦酒摩，涂疮疥效（弘景）。

天门冬（《本经》上品）

【释名】蘪冬（音门）、颠勒（《本经》）、颠棘（《尔雅》）、天棘（《纲目》）、万岁藤。

禹锡曰：按《尔雅》云：蔷蘼，蘪冬。注云：门冬也，一名满冬。《抱朴子》云：一名颠棘，或名地门冬，或名筵门冬。在东岳名淫羊藿；在中岳名天门冬；在西岳名管松；在北岳，名无不愈；在南岳名百部；在京陆山阜名颠棘；在越人名浣草。虽处处有之，其名不同，其实一也。别有百部草，其根有百许如一，而苗小异，其苗似菝葜，惟可治咳，不中服食，须分别之。

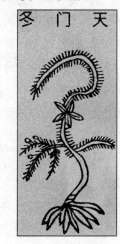

时珍曰：草之茂者为蘪，俗作门。此草蔓茂，而功同麦门冬，故曰天门冬，或曰天棘。《尔雅》云：髦，颠棘也。因其细叶如髦，有细棘也。颠、天，音相近也。按《救荒本草》云：俗名万岁藤，又名娑萝树。其形与治肺之功颇同百部，故亦名百部也。蔷蘼乃营实苗，而《尔雅》指为蘪冬，盖古书错简也。

【集解】《别录》曰：天门冬，生奉高山谷。二月、三月、七月、八月采根，曝干。

弘景曰：奉高，泰山下县名也。今处处有之，以高地大根味甘者为好。《桐君药录》云：蔓生，叶有刺，五月花白，十月实黑，根连数十枚。张华《博物志》云：天门冬茎间有逆刺。若叶滑者，名绤体，一名颠棘。授根入汤，可以浣缣，素白如绒，纻类也。今越人名为浣草，胜于用灰。此非门冬，乃相似尔。按此说与桐君之说相乱。今人所采皆是有刺者，本名颠勒，亦粗相似，用此浣衣则净，不复更有门冬。恐门冬自一种，或即是浣草耶？又有百部，根亦相类，但苗异尔。

恭曰：此有二种：一种苗有刺而涩，一种无刺而滑，皆是门冬。俗云颠棘、浣草者，形貌诣之。虽作数名，终是一物。二根浣垢俱净。门冬、浣草，互名也。诣，音命，目之也。

颂曰：处处有之。春生藤蔓，大如钗股，高至丈余。叶如茴香，极尖细而疏滑，有逆刺；亦有涩而无刺者，其叶如丝杉而细散，皆名天门冬。夏生细白花，亦有黄色及紫色者。

秋结黑子,在其根枝旁。入伏后无花,暗结子。其根白或黄紫色,大如手指,圆实而长二、三寸,大者为胜,一科一二十枚同撮,颇与百部根相类。洛中出者,大叶粗干,殊不相类。岭南者无花,余无他异。

禹锡曰:《抱朴子》言:生高地,根短味甜气香者为上;生水侧下地,叶细似蕴而微黄,根长而味多苦、气臭者,次之。若以服食,令人下气,为益又迟也。入山便可蒸煮,啖之断谷。或为散,仍取汁作酒以服散尤佳。

时珍曰:生苗时,亦可以沃地栽种。子亦堪种,但晚成。

根

【修治】弘景曰:门冬采得蒸,剥去皮食之,甚甘美,止饥。虽曝干,尤脂润难捣,必须曝于日中或火烘之。今人呼苗为棘刺,煮作饮宜人,而终非真棘刺也。

颂曰:二、三、七、八月采根,蒸剥去皮,四破去心,曝干用。

斅曰:采得去皮、心,用柳木甑及柳木柴蒸一伏时,洒酒令遍,更添火蒸。作小架去地二尺,摊于上,曝干用。

【气味】苦,平,无毒

《别录》曰:甘,大寒。

好古曰:气寒,味微苦而辛。气薄味厚,阳中之阴。入手太阴、足少阴经气分之药。

之才曰:垣衣、地黄、贝母为之使。畏曾青。

损之曰:服天门冬,禁食鲤鱼。误食中毒者,浮萍汁解之。捣汁,制雄黄、砒砂。

【主治】诸暴风湿偏痹,强骨髓。杀三虫,去伏尸。久服轻身益气延年,不饥(《本经》)。保定肺气,去寒热,养肌肤,利小便,冷而能补(《别录》)。肺气咳逆,喘息促急,肺痿生痈吐脓,除热,通肾气,止消渴,去热中风,治湿疥,宜久服。煮食之,令人肌体滑泽白净,除身上一切恶气不洁之疾(甄权)。镇心,润五脏,补五劳七伤,吐血,治嗽消痰,去风热烦闷(大明)。主心病,嗌干心痛,渴而欲饮,痿蹶嗜卧,足下热而痛(好古)。润燥滋阴,清金降火(时珍)。阳事不起,宜常服之(思邈)。

【发明】权曰:天门冬冷而能补,患人体虚而热者,宜加用之。和地黄为使,服之耐老头不白。

宗奭曰:治肺热之功为多。其味苦,专泄而不专收,寒多人禁服之。

元素曰:苦以泄滞血,甘以助元气,及治血妄行,此天门冬之功也。保定肺气,治血热侵肺,上气喘促,宜加人参、黄芪为主,用之神效。

嘉谟曰:天、麦门冬并入手太阴,祛烦解渴,止咳消痰。而麦门冬兼行手少阴,清心降火,使肺不犯邪,故止咳立效。天门冬复走足少阴,滋肾助元,全其母气,故消痰殊功。盖肾主津液,燥则凝而为痰,得润剂则化,所谓治痰之本也。

好古曰：入手太阴、足少阴经。营卫枯涸，宜以湿剂润之。二门冬、人参、五味、枸杞子同为生脉之剂，此上焦独取寸口之意。

赵继宗曰：五药虽为生脉之剂，然生地黄、贝母为天门冬之使；地黄、车前，为麦门冬之使；茯苓，为人参之使。若有君无使，是独行无功也。故张三丰与胡荥尚书长生不老方，用大门冬三斤，地黄一斤，乃有君而有使也。

禹锡曰：《抱朴子》言：入山便可以天门冬蒸煮，啖之，取足以断谷。若有力可饵之，或作散、酒服，或捣汁作液、膏服。至百日丁壮兼倍，快于术及黄精也。二百日强筋髓，驻颜色。与炼成松脂同蜜丸服，尤善。杜紫微服之，御八十妾，一百四十岁，日行三百里。

慎微曰：《列仙传》云：赤须子食天门冬，齿落更生，细发复出。太原甘始服天门冬，在人间三百余年。《圣化经》云：以天门冬、茯苓等分，为末，日服方寸匕。则不畏寒，大寒时单衣汗出也。

时珍曰：天门冬清金降火，益水之上源，故能下通肾气，入滋补方，合群药用之有效。若脾胃虚寒人，单饵既久，必病肠滑，反成痼疾。此物性寒而润，能利大肠故也。

【附方】旧三，新十五。服食法：孙真人《枕中记》云：八、九月采天门冬根，曝干为末。每服方寸匕，日三服。无问山中人间，久服补中益气，治虚劳绝伤，年老衰损，偏枯不随，风湿不仁，冷痹恶疮，痈疽癞疾。鼻柱败烂者，服之皮脱虫出。酿酒服，去癥瘕积聚，风痰颠狂，三虫伏尸，除湿痹，轻身益气，令人不饥，百日还年耐老。酿酒初熟微酸，久停则香美，诸酒不及也。忌鲤鱼。《臞仙神隐》云：用干天门冬十斤，杏仁一斤，捣末，蜜渍。每服方寸匕。名仙人粮。辟谷不饥：天门冬二斤，熟地黄一斤，为末，炼蜜丸弹子大。每温酒化三丸，日三服。居山远行，辟谷良。服至十日，身轻目明；二十日，百病愈，颜色如花；三十日，发白更黑，齿落重生；五十日，行及奔马；百日，延年。又法：天门冬捣汁，微火煎取五斗，入白蜜一斗，胡麻（炒末）二升，合煎至可丸，即止火。下大豆黄末，和作饼，径三寸，厚半寸。一服一饼，一日三服，百日以上有益。又法：天门冬末一升，松脂末一升，蜡、蜜一升和煎，丸如梧子大。每日早、午、晚各服三十丸。天门冬酒，补五脏，调六腑，令人无病：天门冬三十斤，去心捣碎，以水二石，煮汁一石，糯米一斗，细曲十斤，如常炊酿，酒熟，日饮三杯。天门冬膏，去积聚风痰，补肺，疗咳嗽失血，润五脏，杀三虫伏尸，除瘟疫，轻身益气，令人不饥：以天门冬流水泡过，去皮心，捣烂取汁，砂锅文武炭火煮，勿令大沸。以十斤为率，熬至三斤，却入蜜四两，熬至滴水不散，瓶盛埋土中一七，去火毒。每日早、晚白汤调服一匙。若动大便，以酒服之。（《医方摘要》）肺痿咳嗽吐涎沫，心中温温，咽燥而不渴：生天门冬（捣汁）一斗，酒一斗，饴一升，紫苑四合，铜器煎至可丸。每服杏仁大一丸，日三服。（《肘后方》）阴虚火动有痰，不堪用燥剂者：天门冬一斤（水浸洗去心，取肉十二两，石臼捣烂），五味子（水洗去核，取肉四两，晒干，不见火）。共捣丸梧子大。每服二十丸，茶下，日三服。（《简便方》）滋阴养血，温补下元：三才丸：用天门冬（去心）、生地黄二两（二昧用柳甑箅，以酒洒之，九蒸九晒，待干秤之）。人参一两为末，蒸枣肉捣和，丸梧子大。每服三十丸，食前温酒下，日三服。（洁古《活法机要》）虚劳体痛：天门冬末，酒服方寸匕，日三。忌鲤鱼。（《千金方》）肺劳风热，止渴去热：天门冬去皮心，煮食。或曝干为末，蜜丸服，尤佳。亦可洗面。（孟诜《食疗》）妇人骨蒸，烦热寝汗，口干引饮，气喘：天门冬十两，麦门冬八两（并去心为末）。以生地黄三斤，取汁熬膏，和丸梧子大。每服五十丸，以逍遥散去甘草，煎汤下。（《活法机要》）风颠发作则吐，耳如蝉鸣，引胁牵痛：天门冬去心皮，曝捣为末。酒服方寸匕，日三服，久服良。（《外台秘要》）小肠偏坠：天门冬三钱，乌药五钱，以水煎服。（吴球《活人心统》）面黑令白：天门冬曝干，同蜜捣作丸。日用洗面。（《圣济总录》）口疮连年不愈者：天门冬、麦门冬（并去心）、玄参等分。为末，炼蜜丸弹子大。每噙一丸，乃僧居寮所传方也。（齐德之《外科精义》）诸般痈肿：新掘天门冬三、五两，洗净，沙盆擂细，以好酒滤汁，顿服。未效，再服必愈。此祖传经验方也。（虞抟《医学正传》）

百部（《别录》中品）

【释名】婆妇草（《日华》）、野天门冬（《纲目》）。

时珍曰：其根多者百十连属，如部伍然，故以名之。

【集解】弘景曰：山野处处有之。其根数十相连，似天门冬而苦强，但苗异尔。《博物志》云：九真一种草似百部，但长大尔。悬火上令干，夜取四五寸切短，含咽汁，主暴嗽甚良，名为嗽药。疑此即百部也。其土肥润，是以长大也。

藏器曰：天门冬根有十余茎，根圆短，实润味甘；百部，多者五六十茎，根长尖内虚，味苦不同，苗蔓亦别。今人以门冬当百部，说不明也。

颂曰：今江、湖、淮、陕、齐、鲁州郡皆有之。春生苗，作藤蔓。叶大而尖长，颇似竹叶，面青色而光。根下一撮十五六枚，黄白色，二、三、八月采，曝干用。

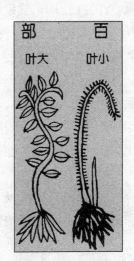

时珍曰：百部亦有细叶如茴香者，其茎青，肥嫩时亦可煮食。其根长者近尺，新时亦肥实，但干则虚瘦无脂润尔。生时擘开去心曝之。郑樵《通志》言叶如薯蓣者，谬矣。

根

【修治】敩曰：凡采得以竹刀劈，去心皮花，作数十条，悬檐下风干。却用酒浸一宿，漉出焙干，剉用。或一窠八十三条者，号曰地仙苗。若修事饵之，可千岁也。

【气味】甘，微温，无毒。

权曰：甘，无毒。

大明曰：苦，无毒。

恭曰：微寒，有小毒。

时珍曰：苦、微甘，无毒。

【主治】咳嗽上气。火炙酒渍饮之（《别录》）。治肺热，润肺（甄权）。治传尸骨蒸劳。治疳，杀蛔虫，寸白、蛲虫，及一切树木蛀虫，烬之即死。杀虱及蝇蠓（大明。弘景曰：作汤洗牛犬，去虱）。火炙酒浸空腹饮，治疥癣，去虫蚕咬毒（藏器）。

【发明】时珍曰：百部亦天门冬之类，故皆治肺病杀虫。但百部气温而不寒，寒嗽宜之；天门冬性寒而不热，热嗽宜之。此为异耳。

【附方】旧五，新五。暴咳嗽：张文仲方：用百部根渍酒。每温服一升，日三服。葛洪方：用百部、生姜各捣汁等分，煎服二合。《续十全方》：用百部藤根捣自然汁，和蜜等分，沸汤煎膏噙咽。《普济方》：治卒咳不止。用百部根悬火上炙干，每含咽汁，勿令人知。小儿寒嗽：百部丸：用百部（炒）、麻黄（去节）各七钱半（为末），杏仁（去皮尖炒，仍以水略煮三、五沸，研泥）。入熟蜜和丸皂子大。每服二三丸，温水下。（钱乙《小儿》方）三十年嗽：百部根二十斤，捣取汁，煎如饴。服方寸匕，日三服。深师加蜜二斤。《外台》加饴一斤。（《千金方》）遍身黄肿：掘新鲜百条根，洗捣，罨脐上。以糯米饭半升，拌水酒半合，揉软盖在药上，以帛包住。待一二日后，口内作酒气，则水从小便中出，肿自消也。百条根，一名野天门冬，一名百奶，状如葱头，其苗叶柔细，一根下有百余个数。（《杨氏经验方》）误吞铜钱：百部根四两，酒一升，渍一宿。温服一升，日再服。（《外台秘要》）百虫入耳：百部炒研，生油调一字于耳门上。（《圣济录》）熏衣去虱：百部、秦艽，为末。入竹笼烧烟熏之，自落。亦可煮汤洗衣。（《经验方》）

【附录】白并

《别录》曰：味苦，无毒。主肺咳上气，行五藏，令百病不起。一名玉箫，一名箭杆。生山陵，叶如小竹，根黄皮白。三月、四月采根，曝干。

时珍曰：此物气味、主治俱近百部，故附之。

何首乌（宋《开宝》）

【释名】交藤（《本传》）、夜合（《本传》）、地精（《本传》）、陈知白（《开宝》）、马肝石（《纲目》）、桃柳藤（《日华》）、九真藤（《纲目》）、赤葛（《斗门》），疮帚（《纲目》）、红内消。

大明曰：其药本草无名，因何首乌见藤夜交，便即采食有功，因以采人为名尔。

时珍曰：汉武时，有马肝石能乌人发，故后人隐此名，亦曰马肝石。赤者能消肿毒，外科呼为疮帚、红内消。《斗门方》云：取根若获九数者，服之乃仙。故名九真藤。

【集解】颂曰：何首乌，本出顺州南河县，今在处有之，岭外、江南诸州皆有，以西洛、嵩山及河南柘城县者为胜。春生苗，蔓延竹木墙壁间，茎紫色。叶叶相对如薯蓣，而不光泽。夏秋开黄白花，如葛勒花。结子有棱，似荞麦而细小，才如粟大。秋冬取根，大者如拳，各有五棱瓣，似小甜瓜。有赤、白二种：赤者雄，白者雌。一云：春采根，秋采花。九蒸九曝，乃可服。此药本名交藤，因何首乌服而得名也。唐元和七年，僧文象遇茅山老人，遂传此事。李翱乃著《何首乌传》云：何首乌者，顺州南河县人。祖名能嗣，父名延秀。能嗣本名田儿，生而阉弱，年五十八，无妻子，常慕道术，随师在山。

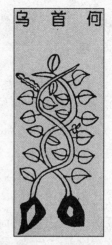

一日醉卧山野，忽见有藤二株，相去三尺余，苗蔓相交，久而方解，解了又交。田儿惊讶其异，至旦遂掘其根归。问诸人，无识者。后有山老忽来。示之。答曰：子既无嗣，其藤乃异，此恐是神仙之药，何不服之？遂杵为末，空心酒服一钱。七日而思人道，数月似强健，因此常服，又加至二钱。经年旧疾皆痊，发乌容少。十年之内，即生数男，乃改名能嗣。又与其子延秀服，皆寿百六十岁。延秀生首乌。首乌服药，亦生数子，年百三十岁，发犹黑。有李安期者，与首乌乡里亲善，窃得方服，其寿亦长，遂叙其事传之云。何首乌，味甘性温无毒，茯苓为使。治五痔腰膝之病，冷气心痛，积年劳瘦痰癖，风虚败劣，长筋力，益精髓，壮气驻颜，黑发延年，妇人恶血痿黄，产后诸疾，赤白带下，毒气入腹，久痢不止，其功不可具述。一名野苗，二名交藤，三名夜合，四名地精，五名何首乌。本出虔州，江南诸道皆有。苗如木藁，叶有光泽，形如桃柳，其背偏，皆单生不相对。有雌雄：雄者苗色黄白，雌者黄赤。根远不过三尺，夜则苗蔓相交，或隐化不见。春末、夏中、秋初三时，候晴明日兼雌雄采之。乘润以布帛拭去泥土，勿损皮，烈日曝干，密器贮之，每月再曝。用时去皮为末，酒下最良。遇有疾，即用茯苓汤下为使。凡服用偶日二、四、六、八日，服讫，以衣覆汗出，导引尤良。忌猪肉血、羊血、无鳞鱼，触药无力。其根形大如拳连珠，其有形如鸟兽山岳之状者，珍也。掘得去皮生吃，得味甘甜，可休粮。赞曰：神效助道，著在仙书。雌雄相交，夜合昼疏。服之去谷，日居月诸。返老还少，变安病躯。有缘者遇，最尔自如。明州刺史李远附录云：何首乌以出南河县及岭南恩州、韶州、潮州、贺州、广州四会县、潘州者为上，邕州晋兴县、桂州、康州、春州、高州、勤州、循州出者次之，真仙草也。五十年者如拳大，号山奴，服之一年，发髭青黑；一百年者，如碗大，号山哥，服之一年，颜色红悦；一百五十年者，如盆大，号山伯，服之一年，齿落更生；二百年者，如斗栲栳大，号山翁，服之一年，颜如童子，行及奔马；三百年者，如三斗栲栳大，号山精，纯阳之体，久服成地仙也。

时珍曰：凡诸名山、深山产者，即大而佳也。

根

【修治】志曰：春、夏、秋采其根，雌雄共用。乘湿以布拭去土，曝干。临时以苦竹刀切，米泔浸经宿，曝干，木杵臼捣之。忌铁器。

慎微曰：方用新采者，去皮，铜刀切薄片，入甑内，以瓷锅蒸之。旋以热水从上淋下，勿令满溢，直候无气味，乃取出曝干用。

时珍曰：近时治法：用何首乌、赤白各一斤，竹刀刮去粗皮，米泔浸一夜，切片。用黑豆三斗，每次用三升三合三勺，以水泡过。砂锅内铺豆一层，首乌一层，重重铺尽，蒸之。豆熟，取出去豆，将何首乌晒干，再以豆蒸。如此九蒸九晒，乃用。

【气味】苦、涩，微温，无毒。

时珍曰：茯苓为之使。忌诸血、无鳞鱼、萝卜、蒜、葱、铁器，同于地黄。能伏朱砂。

【主治】瘰疬，消痈肿，疗头面风疮，治五痔，止心痛，益血气，黑髭发，悦颜色。久服长筋骨，益精髓，延年不老。亦治妇人产后及带下诸疾（《开宝》）。久服令人有子，治腹脏一切宿疾，冷气肠风（大明）。泻肝风（好古）。

【发明】时珍曰：何首乌，足厥阴、少阴药也。白者入气分，赤者入血分。肾主闭藏，肝主疏泄。此物气温，味苦涩。苦补肾，温补肝，涩能收敛精气。所以能养血益肝，固精益肾，健筋骨，乌髭发，为滋补良药。不寒不燥，功在地黄、天门冬诸药之上。气血太和，则风虚痈肿瘰疬诸疾可知矣。此药流传虽久，服者尚寡。嘉靖初，邵应节真人，以七宝美髯丹方上进。世宗肃皇帝服饵有效，连生皇嗣。于是何首乌之方，天下大行矣。宋怀州知州李治，与一武臣同官。怪其年七十余而轻健，面如渥丹，能饮食。叩其术，则服何首乌丸也。乃传其方。后治得病，盛暑中半体无汗，已二年，窃自忧之。造丸服至年余，汗遂浃体。其活血治风之功，大有补益。其方用赤白何首乌各半斤，米泔浸三夜，竹刀刮去皮，切焙，石臼为末，炼蜜丸梧子大。每空心温酒下五十丸。亦可末服。

【附方】旧四，新十二。七宝美髯丹，乌须发，壮筋骨，固精气，续嗣延年：用赤白、何首乌各一斤（米泔水浸三四日，瓷片刮去皮，用淘净黑豆二升，以砂锅木甑，铺豆及首乌，重重铺盖蒸之。豆熟，取出去豆，曝干，换豆再蒸，如此九次，曝干为末），赤白茯苓各一斤（去皮研末，以水淘去筋膜及浮者，取沉者捻块，以人乳十碗浸匀，晒干研末），牛膝八两（去苗，酒浸一日，同何首乌第七次蒸之，至第九次止，晒干），当归八两（酒浸晒），枸杞子八两（酒浸晒），菟丝子八两（酒浸生芽，研烂晒），补骨脂四两（以黑脂麻炒香）。并忌铁器，石臼为末，炼蜜和丸弹子大，一百五十丸。每日三丸，侵晨温酒下，午时姜汤下，卧时盐汤下。其余并丸梧子大，每日空心酒服一百丸，久服极验。忌见前。(《积善堂方》)服食滋补:《和剂局方》:何首乌丸:专壮筋骨，长精髓，补血气。久服黑须发，坚阳道，令人多子，轻身延年。月计不足，岁计有余:用何首乌三斤(铜刀切片，干者以米泔水浸软切之)，牛膝(去苗)一斤(切)。以黑豆一斗，淘净。用木甑铺豆一层，铺药一层，重重铺尽，瓦锅蒸至豆熟。取出去豆曝干，换豆又蒸，如此三次。为末，蒸枣肉，和丸梧子大。每服三、五十丸，空心温酒下。忌见前。郑岩山中丞方:只用赤白何首乌各半斤，去粗皮阴干，石臼杵末。每旦无灰酒服二钱。《积善堂方》:用赤白何首乌各半(极大者，八月采)。以竹刀削去皮，切片，用米泔水浸一宿，晒干;以壮妇男儿乳汁拌晒三度，候干，木臼舂为末;以密云枣肉和杵，为丸如梧子大。每服二十丸，每十日加十丸，至百丸止，空心温酒、盐汤任下。一方不用人乳。笔峰《杂兴方》:用何首乌雌雄各半斤，分作四分:一分用当归汁浸，一分生地黄汁浸，一分旱莲汁浸，一分人乳浸。三日取出，各曝干，瓦焙，石臼为末，蒸枣肉，和丸梧子大。每服四十丸，空心百沸汤下。禁忌见前。骨软风疾，腰膝疼，行步不得，遍身瘙痒:用何首乌(大而有花纹者)，同牛膝各一斤，以好酒一升，浸七宿，曝干，木臼杵末，枣肉和丸梧子大。每一服三五十丸，空心酒下(《经验方》)宽筋治损:何首乌十斤，生黑豆半斤(同煎熟)，皂荚一斤(烧存性)，牵牛十两(炒取头末)，薄荷十两，木香、牛膝各五两，川乌头(炮)二两，为末，酒糊丸梧子大。每服三十丸，茶汤下。(《永类方》)皮里作痛，不问何处:用何首乌末，姜汁调成膏涂之，以帛裹住，火炙鞋底熨之。(《经验方》)自汗不止:何首乌末，津调，封脐中。(《集简方》)肠风脏毒，下血不止:何首乌二两，为末。食前米饮服二钱。(《圣惠方》)小儿龟背:龟尿调红内消，点背上骨节，久久自安。破伤血出:何首乌末，敷之，即止，神效。(笔峰《杂兴方》)瘰疬结核，或破、或不破，下至胸前者，皆治之:用九真藤，一名赤葛，即何首乌。其叶如杏，其根如鸡卵，亦类疬子。取根洗净，日日生嚼，并取叶捣涂之，数服即止。其药久服，延年黑发，用之神效。(《斗门方》)痈疽毒疮:红内消不限多少，瓶中文武火熬煎，临熟入好无灰酒相等，再煎数沸，时时饮之。其滓焙研为末，酒煮面糊丸梧子大。空心温酒下三十丸，疾退宜常服之。即赤何首乌也，建昌产者，良。(陈自明《外科精要》)大风疠疾:何首乌(大而有花纹者)一斤(米泔浸一七，九蒸九晒)，胡麻四两(九蒸九晒)。为末。每酒服二钱，日二服。(《圣惠方》)疥癣满身，不可治者:何首乌、艾叶等分。水煎浓汤洗浴。甚能解痛，生肌肉。(王衮《博济方》)

茎、叶

【主治】风疮疥癣作痒，煎汤洗浴，甚效(时珍)。

萆薢（《本经》中品）

【释名】赤节（《别录》）、百枝（《吴普》）、竹木（《炮炙论》）、白菝葜。

时珍曰：萆薢名义未详。《日华本草》言：时人呼为白菝葜，象形也。赤节、百枝，与狗脊同名。

【集解】《别录》曰：萆薢生真定山谷。二月、八月采根，曝干。

弘景曰：今处处有之。根似菝葜而小异，根大，不甚有角节，色小浅。

恭曰：此有二种：茎有刺者根白实；无刺者根虚软，软者为胜。蔓生，叶似薯蓣。

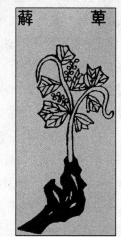

颂曰：今河、陕、汴东、荆、蜀诸郡皆有之。作蔓生，苗叶俱青。叶作三叉，似山薯，又似绿豆叶。花有黄、红、白数种，亦有无花结白子者。根黄白色，多节，三指许大。春秋采根，曝干。今成德军所产者，根亦如山薯而体硬，其苗引蔓，叶似荞麦，子三棱，不拘时月采根，利刀切片，曝干用。

时珍曰：萆薢蔓生，叶似菝葜而大如碗，其根长硬，大者如商陆而坚。今人皆以土茯苓为萆薢，误矣。茎、叶、根、苗皆不同。《吴普本草》又以萆薢为狗脊，亦误矣。详狗脊下。《宋史》以怀庆萆薢充贡。

根

【气味】苦，平，无毒

《别录》曰：甘。

之才曰：薏苡为之使。畏葵根、大黄、柴胡、前胡、牡蛎。

【主治】腰背痛强，骨节风寒湿周痹，恶疮不瘳，热气（《本经》）。伤中恚怒，阴痿失溺，老人五缓，关节老血（《别录》）。冷气瘰痹，腰脚瘫缓不遂，手足惊掣，男子臂腰痛，久冷，肾间有膀胱宿水（甄权）。头旋痫疾，补水脏，坚筋骨，益精明目，中风失音（大明）。补肝虚（好古）。治白浊茎中痛，痔瘘坏疮（时珍）。

【发明】时珍曰：萆薢，足阳明、厥阴经药也。厥阴主筋属风，阳明主肉属湿。萆薢之功，长于去风湿，所以能治缓弱瘰痹、遗浊恶疮诸病之属风湿者。萆薢、菝葜、土茯苓三物，形虽不同，而主治之功不相远，岂亦一类数种乎？雷敩《炮炙论》序云：囊皱溲多，夜煎竹木。竹木，萆薢也。溲多白浊，皆是湿气下流。萆薢能除阳明之湿而固下焦，故能去浊分清。杨倓《家藏方》，治真元不足，下焦虚寒，小便频数，白浊如膏，有萆薢分清饮，正此意也。又杨子建《万全护命方》云:凡人小便频数,不计度数,便时茎内痛不可忍者。此疾必先大腑秘热不通,水液只就小肠,大腑愈加干竭,甚则浑身热,心躁思凉水,如此即重证也。此疾本因贪酒色,积有热毒、腐物、瘀血之类,随虚水入于小肠,故便时作痛也。不饮酒者,必平生过食辛热荤腻之物,又因色伤而然。此乃小便频数而痛,与淋证涩而痛者不同也。宜用萆薢一两,水浸少时,以盐半两同炒,去盐为末。每服二钱,水一盏,煎八分,和滓服之,使水道转入大肠。仍以葱汤频洗谷道,令气得通,则小便数及痛自减也。

【附方】旧二,新三。腰脚痹软。行履不稳者:萆薢二十四分,杜仲八分。捣筛。每旦温酒服三钱匕。禁牛肉。(唐德宗《贞元广利方》)小便频数:川萆薢一斤。为末,酒糊丸梧子大。每盐酒下七十丸。(《集玄方》)白浊频数,漩面如油,澄下如膏,乃真元不足,下焦虚寒:萆薢分清饮:用萆薢、石菖蒲、益智仁、乌药等分。每服四钱,水一盏,入盐一捻,煎七分,食前温服,日一服,效乃止。肠风痔漏:如圣散:用萆薢、贯众(去土)等分。为末。每服三钱,温酒空心服之。(孙尚药《传家秘宝方》)头痛发汗:萆薢、旋覆花、虎头骨(酥炙)等分,为散。欲发时,以温酒服二钱,暖卧取汗,立瘥。(《圣济录》)

菝葜(上蒲八切,下弃八切。《别录》中品)

【释名】菝𦼪(同葜)、金刚根(《日华》)、铁菱角(《纲目》)、王瓜草(《日华》)。

时珍曰:菝𦼪,犹𦼪结也。菝结,短也。此草茎蔓强坚短小,故名菝𦼪。而江浙人谓之菝葜根,亦曰金刚根,楚人谓之铁菱角,皆状其坚而有尖刺也。郑樵《通志》云:其叶颇近王瓜,故名王瓜草。

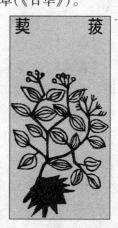

【集解】《别录》曰:生山野。二月、八月采根,曝干。

弘景曰:此有三种,大略根苗并相类。菝葜茎紫而短小,多细刺,小减萆薢而色深,人用作饮。

恭曰:陶云三种,乃狗脊、菝葜、萆薢相类,非也。萆薢有刺者,叶粗相类,根不相类;萆薢细长而白色,菝葜根作块结,黄赤色,殊非狗脊之流。

颂曰:今近道及江浙州郡多有之。苗茎成蔓,长二三尺,有刺。其叶如冬青、乌药叶而差大。秋生黄花,结黑子如樱桃大。其根作块,人呼金刚根。

时珍曰:菝葜山野中甚多。其茎似蔓而坚强,植生有刺。其叶团大,状如马蹄,光泽似柿叶,不类冬青。秋开黄花,结红子。其根甚硬,有硬须如刺。其叶煎饮酸涩。野人采其根叶,入染家用,名铁菱角。《吴普本草》以菝葜为狗脊,非矣。详见狗脊下。

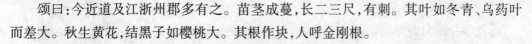

根

【气味】甘、酸,平、温,无毒。

【主治】腰背寒痛,风痹,益血气,止小便利(《别录》)。治时疾瘟瘴(大明)。补肝经风虚(好古)。治消渴,血崩,下痢(时珍)。

【发明】时珍曰:菝葜,足厥阴、少阴药。气温味酸,性涩而收,与草薢仿佛。孙真人元旦所饮辟邪屠苏酒中亦用之。

颂曰:取根浸赤汁,煮粉食,辟瘴。

【附方】新五。小便滑数:金刚骨为末。每服三钱,温酒下,睡时。(《儒门事亲》方)沙石淋疾重者,取去根本:用菝葜二两,为末。每米饮服二钱。后以地椒煎汤浴腰腹,须臾即通也。(《圣济录》)消渴不止:菝谷即菝葜,哎咀半两,水三盏,乌梅一个,煎一盏,温服。(《普济方》)下痢赤白:金刚根、蜡茶等分。为末,白梅肉捣丸芡子大。每服五七丸,小儿三丸,白痢甘草汤下;赤痢乌梅汤下。(《卫生易简方》)风毒脚弱,痹满上气,田舍贫家用此最良:菝葜(洗判)一斛。以水三斛,煮取九斗,渍曲去滓,取一斛渍饮,如常酿酒。任意日饮之。(《肘后方》)

土茯苓(《纲目》)

【校正】并入《拾遗》草禹余粮。

【释名】土草薢(《纲目》)、刺猪苓(《图经》)、山猪粪(《纲目》)、草禹余粮(《拾遗》)、仙遗粮(《纲目》)、冷饭团(《纲目》)、硬饭(《纲目》)、山地栗(《纲目》)。

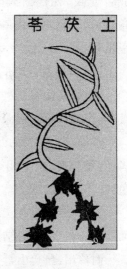

时珍曰:按陶弘景注石部禹余粮云:南中平泽有一种藤,叶如菝葜,根作块有节,似菝葜而色赤,味如薯蓣,亦名禹余粮。言昔禹行山乏食,采此充粮而弃其余,故有此名。观陶氏此说,即今土茯苓也。故今尚有仙遗粮、冷饭团之名,亦其遗意。陈藏器《本草》草禹余粮,苏颂《图经》猪苓下刺猪苓,皆此物也,今皆并之。茯苓、猪苓、山地栗,皆象形也。俗又名过冈龙,谬称也。

【集解】藏器曰:草禹余粮生海畔山谷。根如盏连缀,半在土上,皮如茯苓,肉赤味涩。人取以当谷食,不饥。

颂曰:施州一种刺猪苓,蔓生。春夏采根,削皮焙干。彼土人用敷疮毒,殊效。

时珍曰:土茯苓,楚、蜀山箐中甚多。蔓生如莼,茎有细点。其叶不对,状颇类大竹叶而质厚滑,如瑞香叶而长五六寸。其根状如菝葜而圆,其大若鸡鸭子,连缀而生,远者离尺许，近或数寸，其肉软，可生啖。有赤、白二种，入药用白者良。按《中山经》云：鼓镫之山有草焉，名曰荣草，其叶如柳，其本如鸡卵，食之已风。恐即此也。昔人不知用此。近时弘治、正德间，因杨梅疮盛行，率用轻粉药取效，毒留筋骨，溃烂终身，至人用此，遂为要药。诸医无从考证，往往指为草薢及菝葜。然其根苗迥然不同，宜参考之。但其功用亦颇相近，盖亦草薢、菝葜之类也。

根

【气味】甘、淡，平，无毒。

时珍曰：忌茶茗。

【主治】食之当谷不饥，调中止泄，健行不睡（藏器）。健脾胃，强筋骨，去风湿，利关节，止泄泻，治拘挛骨痛，恶疮痈肿。解汞粉、银朱毒（时珍）。

【发明】机曰：近有好淫之人，多病杨梅毒疮，药用轻粉，愈而复发，久则肢体拘挛，变为痈漏，延绵岁月，竟致废笃。惟剉土草薢三两，或加皂荚、牵牛各一钱，水六碗，煎三碗，分三服，不数剂，多瘥。盖此疾始由毒气干于阳明而发，加以轻粉燥烈，久而水衰，肝挟相火来凌脾土。土属湿，主肌肉，湿热郁蓄于肌腠，故发为痈肿，甚则拘挛，《内经》所谓湿气害人皮肉筋骨是也。土草薢甘淡而平，能去脾湿，湿去则营卫从而筋脉柔，肌肉实而拘挛痈漏愈矣。初病服之不效者，火盛而湿未郁也。此药长于去湿，不能去热，病久则热衰气耗而湿郁为多故也。

时珍曰：杨梅疮古方不载，亦无病者。近时起于岭表，传及四方。盖岭表风土卑炎，岚瘴熏蒸，饮啖辛热，男女淫猥。湿热之邪积蓄既深，发为毒疮，遂致互相传染，自南而北，遍及海宇，然皆淫邪之人病之。其类有数种，治之则一也。其证多属厥阴、阳明二经，而兼乎他经。邪之所在，则先发出，如兼少阴、太阴则发于咽喉；兼太阳、少阳则发于头耳之类。盖相火寄于厥阴，肌肉属于阳明故也。医用轻粉、银朱劫剂，五、七日即愈。盖水银性走而不守，加以盐、矾升为轻粉、银朱，其性燥烈，善逐痰涎。涎乃脾之液，此物入胃，气归阳明，故涎被劫，随火上升，从喉颊齿缝而出，故疮即干痿而愈。若服之过剂，及用不得法，则毒气窜入经络筋骨之间，莫之能出。痰涎既去，血液耗涸，筋失所养，营卫不从，变为筋骨挛痛，发为痈毒疳漏。久则生虫为癣，手足皲裂，遂成废痼。惟土茯苓气平味甘而淡，为阳明本药。能健脾胃，去风湿。脾胃健则营卫从，风湿去则筋骨利，故诸证多愈，此亦得古人未言之妙也。今医家有搜风解毒汤，治杨梅疮，不犯轻粉。病深者月余，浅者半月即愈。服轻粉药筋骨挛痛、瘫痪不能动履者，服之亦效。其方用土茯苓一两，薏苡仁、金银花、防风、木瓜、木通、白藓皮各五分，皂荚子四分，气虚加人参七分；血虚加当归七分。水二大碗煎饮，一日三服。惟忌饮茶及牛、羊、鸡、鹅、鱼肉、烧酒、法面、房劳。盖秘方也。

【附方】新六。杨梅毒疮:邓笔峰《杂兴方》:用冷饭团四两,皂角子七个。水煎代茶饮。浅者二七,深者四七,见效。一方:冷饭团一两,五加皮、皂角子、苦参各三钱,金银花一钱。用好酒煎,日一服。小儿杨梅疮,起于口内,延及遍身:以土萆薢末,乳汁调服。月余自愈。(《外科发挥》)骨挛痈漏:薛己《外科发挥》云:服轻粉致伤脾胃气血,筋骨疼痛,久而溃烂成痈,连年累月,至于终身成废疾者。土萆薢一两,有热加芩、连;气虚加四君子汤;血虚,加四物汤,水煎代茶。月余即安。《朱氏集验方》:用过山龙四两(即硬饭),加四物汤一两,皂角子七个,川椒四十九粒,灯心七根。水煎日饮。瘰疬溃烂:冷饭团切片或为末,水煎服或入粥内食之。须多食为妙。江西所出色白者良。忌铁器、发物。(《陆氏积德堂方》)

白蔹(《本经》下品)

【释名】白草(《本经》)、白根(《别录》)、兔核(《本经》)、猫儿卵(《纲目》)、昆仑(《别录》)。

宗奭曰:白蔹,服饵方少用,惟敛疮方多用之,故名白蔹。

时珍曰:兔核、猫儿卵,皆象形也。昆仑,言其皮黑也。

【集解】《别录》曰:白蔹生衡山山谷。二月、八月采根,曝干。

弘景曰:近道处处有之。作藤生,根如白芷,破片竹穿,日干。

恭曰:根似天门冬,一株下有十许根,皮赤黑,肉白,如芍药,不似白芷。

保升曰:蔓生,枝端有五叶,所在有之。

颂曰:今江淮及荆、襄、怀、孟、商、齐诸州皆有之。二月生苗,多在林中作蔓,赤茎,叶如小桑。五月开花,七月结实。根如鸡鸭卵而长,三五枚同一窠,皮黑肉白。一种赤蔹,花实功用皆同,但表里俱赤尔。

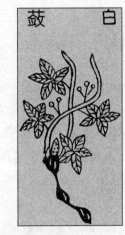

根

【气味】苦,平,无毒。

《别录》曰:甘,微寒。

权曰:有毒。

之才曰:代赭为之使。反乌头。

【主治】痈肿疽疮,散结气,止痛除热,目中赤,小儿惊痫温疟,女子阴中肿痛,带下赤白(《本经》)。杀火毒(《别录》)。治发背瘰疬,面上疱疮,肠风痔漏,血痢,刀箭疮,扑损,生肌止痛（火明）。解狼毒毒（时珍）。

【发明】弘景曰：生取根捣，敷痈肿，有效。

颂曰：今医治风及金疮、面药方多用之。往往与白芨相须而用。

【附方】旧四，新十。发背初起：水调白蔹末，涂之。（《肘后方》）疔疮初起：方同上。（《圣惠方》）一切痈肿：权曰：白蔹、赤小豆、莴草为末。鸡子白调，涂之。陶隐居方：用白蔹二分，藜芦一分，为末。酒和贴之。日三上。面鼻酒齄：白蔹、白石脂、杏仁各半两，为末，鸡子清调涂，旦洗。（《御药院方》）面生粉刺：白蔹二分，杏仁半分，鸡屎白一分，为末。蜜和杂水拭面。（《肘后方》）冻耳成疮：白蔹、黄柏等分。为末。生油调搽。（谈野翁方）汤火灼伤：白蔹末敷之。（《外台》方）诸物哽咽：白蔹、白芷等分。为末。水服二钱。（《圣惠方》）铁刺诸哽，及竹木哽在咽中：白蔹、半夏（泡）等分。为末。酒服半钱，日二服。（《圣惠方》）刺在肉中：方同上。胎孕不下：白蔹、生半夏等分。为末。滴水丸梧子大。每榆皮汤下五十丸。（《保命集》）风痹筋急肿痛，展转易常处：白蔹二分，熟附子一分。为末。每酒服半刀圭，日二服。以身中热行为候，十日便觉。忌猪肉、冷水。（《千金方》）

女萎（《李当之本草》）

【集解】恭曰：女萎叶似白蔹，蔓生，花白子细。荆襄之间名为女萎，亦名蔓楚。用苗不用根。与葳蕤全别。今太常谬以为白头翁者是也。

时珍曰：诸家误以女萎解葳蕤，正误见葳蕤下。

【修治】斅曰：凡采得阴干，去头并白蕊，于槐砧上剉，拌豆淋酒蒸之，从巳至未出，晒干。

【气味】辛，温，无毒。

【主治】止下痢，消食（当之）。风寒洒洒，霍乱泄痢肠鸣，游气上下无常，惊痫寒热百病，出汗（《唐本》）。

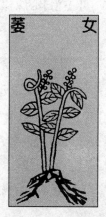

萎女

【附方】新三。久痢脱肛：女萎（切）一升，烧熏之。（杨氏《产乳方》）墨下不止：女萎、云实各一两，川乌头二两，桂心五钱。为末，蜜丸梧子大。每服五丸，水下，一日三服。（《肘后方》）身体瘭疡斑驳：女葳膏：用鲁国女葳、白芷各一分，附子一枚，鸡舌香、木香各二分。为末，腊猪脂七合，和煎，入麝香一钱。以浮石磨破，日擦之。（《古今录验》）

赭魁（《别录》下品）

【释名】时珍曰：其根如魁，有汁如赭，故名。魁乃酒器名。

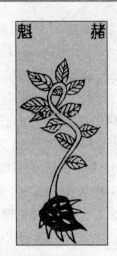

魁赭

【集解】《别录》曰:生山谷中。二月采。

弘景曰:状如小芋,肉白皮黄,近道亦有。

恭曰:赭魁大者如斗,小者如升。蔓生草木上,叶似杜衡。陶所说乃土卵也。土卵不堪药用。梁汉人蒸食之,名黄独,非赭魁也。

保升曰:苗蔓延生,叶似萝藦,根若菝葜,皮紫黑,肉黄赤,大者轮困如升,小者如拳,所在有之。

时珍曰:赭魁闽人用入染青缸中,云易上色。沈括《笔谈》云:本草所谓赭魁,皆未详审。今南中极多,肤黑肌赤,似何首乌。切破中有赤理如槟榔,有汁赤如赭,彼人以染皮制靴。闽人谓之余粮。本草石部禹余粮陶氏所引,乃此物也。谨按沈氏所说赭魁甚明,但谓是禹余粮者,非矣。禹余粮乃今之土茯苓,可食,故得粮名;赭魁不可食,岂得称粮耶? 土卵即土芋也,见菜部。

根

【气味】甘,平,无毒。

恭曰:有小毒。

【主治】心腹积聚,除三虫(《本经》)。

鹅抱(宋《图经》)

【集解】颂曰:生宜州山林中。附石而生,作蔓,叶似大豆。其根形似莱菔,大者如三升器,小者如拳。二月、八月采根,切片,阴干用。

【气味】苦,寒,无毒。

【主治】风热上壅,咽喉肿痛,及解蛮箭药毒,捣末酒服有效。亦消风热结毒赤肿。酒摩涂之,立愈(苏颂)。

伏鸡子根(《拾遗》)

【释名】承露仙。

【集解】藏器曰:生四明天台山。蔓延生,叶圆薄似钱,根似鸟形者良。

【气味】苦,寒,无毒。

【主治】解百药毒,诸热烦闷,急黄,天行黄疸,疟瘴中恶,寒热头痛,疽疮。马黄牛疫。

水磨服之,新者尤佳。亦敷痈肿,与陈家白药同功(藏器)。

【附录】仰盆(《拾遗》)

藏器曰:味辛,温,有小毒。水磨服少许,治蛊飞尸喉痹。亦磨敷皮肤恶肿。生东阳山谷。苗似承露仙,根圆如仰盆状,大如鸡卵。

人肝藤(《拾遗》)

藏器曰:主解诸药毒游风,手脚软痹。并生研服之,涂之。生岭南山石间。引蔓而生,叶有三丫,花紫色。与伏鸡子同名承露仙,而伏鸡子叶圆。

时珍曰:以根三两,磨汁或煎浓汁服。并解蛊毒。

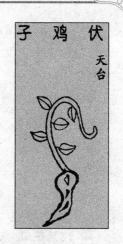

千金藤(宋《开宝》)

【校正】自木部移入此。

【集解】藏器曰:千金藤有数种,南北名模不同,大略主疗相似,或是皆近于藤也。生北地者,根大如指,色似漆;生南土者,黄赤如细辛。舒、庐间有一种藤似木蓼,又有乌虎藤,绕树生,冬青,亦名千金藤。江西林间有草生叶,头有瘿子,似鹤膝,叶如柳,亦名千金藤。又一种似荷叶,只大如钱许,亦呼为千金藤,又名古藤,主痢及小儿大腹。千金者,以贵为名。岂俱一物,亦状异而名同耶?若取的称,未知孰是?又岭南有陈思岌,亦名千金藤。

【气味】缺

【主治】一切血毒诸气,霍乱中恶,天行虚劳疟瘴,痰嗽不利,痈肿大毒,药石发,癫痫,悉主之(藏器)。

【附录】陈思岌(《拾遗》)

藏器曰:出岭南山野。蔓生如小豆,根及叶辛香。一名石黄香,一名千金藤。其根味辛,平,无毒。解诸药毒热毒,丹毒痈肿,天行壮热,喉痹蛊毒,并煮汁服之。亦磨涂疮肿。

珣曰:味苦,平。浸酒服,治风,补益轻身。

九仙子(《纲目》)

【释名】仙女娇

【集解】时珍曰:九仙子,出均州太和山。一根连缀九枚,大者如鸡子,小者如半夏,白色。二月生苗,蔓高六七尺,茎细而光。叶如乌桕叶,而短扁不团。每叶丫牛子枝,或一或二,袅袅下垂。六、七月开碎青黄色花,随即结实。碎子丛簇,如谷精草子状。九月采根。

【气味】苦,凉,无毒。

【主治】咽痛喉痹,散血。以新汲水或醋磨汁含咽,甚良(时珍)。

山豆根(宋《开宝》)

【释名】解毒(《纲目》)、黄结(《纲目》)、中药。

颂曰:其蔓如大豆,因以为名。

【集解】颂曰:山豆根,生剑南及宜州、果州山谷,今广西亦有,以忠州、万州者为佳。苗蔓如豆,叶青,经冬不凋,八月采根。广南者如小槐,高尺余,石鼠食其根。故岭南人捕鼠,取肠胃曝干,解毒攻热效。

【气味】甘,寒,无毒。

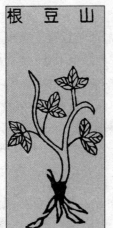

时珍曰:按沈括《笔谈》云:山豆根味极苦,本草言味甘,大误矣。

【主治】解诸药毒,止痛,消疮肿毒,发热咳嗽,治人及马急黄,杀小虫(《开宝》)。含之咽汁,解咽喉肿毒,极妙(苏颂)。研末汤服五分,治腹胀喘满。酒服三钱,治女人血气腹胀,又下寸白诸虫。丸服,止下痢。磨汁服,止卒患热厥心腹痛,五种痔痛。研汁涂诸热肿秃疮,蛇狗蜘蛛伤(时珍)。

【附方】旧十,新三。解中蛊毒:密取山豆根和水研,服少许,未定再服。已禁声者,亦愈。五般急黄:山豆根末,水服二钱。若带蛊气,以酒下。霍乱吐利:山豆根末,橘皮汤下三钱。赤白下痢:山豆根末,蜜丸梧子大。每服二十丸,空腹白汤下,三服自止。(以上并《备急方》)水蛊腹大有声,而皮色黑者:山豆根末,酒服二钱。(《圣惠方》)卒患腹痛:山豆根,水研半盏服,入口即定。头风热痛:山豆根末,油调,涂两太阳。头上白屑:山豆根末,浸油,日涂之。牙龈肿痛:山豆根一片,含于痛处。(以上并《备急方》)喉中发痈:山豆根,磨醋噙之,追涎即愈。势重不能言者,频以鸡翎扫入喉中,引涎出,就能言语。(《永类方》)麸豆诸疮,烦热甚者:水研山豆根汁,服少许。(《经验方》)疥癣虫疮:山豆根末,腊猪脂调涂。(《备急方》)喉风急证,牙关紧闭,水谷不下:山豆根、白药等分,水煎噙之,咽下,二、三口即愈。(杨清叟《外科》)

黄药子（宋《开宝》）

【校正】自木部移入此。

【释名】木药子（《纲目》）、大苦（《纲目》）、赤药（《图经》）、红药子。

时珍曰：按沈括《笔谈》云：本草甘草注，引郭璞注《尔雅》云：蕌，大苦者，云即甘草也。蔓生，叶似薄荷而色青黄，茎赤有节，节有枝相当。此乃黄药也，其味极苦，故曰大苦，非甘草也。

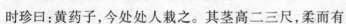

【集解】颂曰：黄药原出岭南，今夔、峡州郡及明、越、秦、陇山中亦有之，以忠州、万州者为胜。藤生，高三四尺，根及茎似小桑，十月采根。秦州出者谓之红药子；施州谓之赤药，叶似荞麦，枝梗赤色，七月开白花。其根湿时红赤色，曝干即黄。《本经》有药实根，云生蜀郡山谷。苏恭云：即药子也，用其核仁。疑即黄药之实。但言叶似杏，其花红白色，子肉味酸，此为不同。

时珍曰：黄药子，今处处人栽之。其茎高二三尺，柔而有节，似藤，实非藤也。叶大如拳，长三寸许，亦不似桑。其根长者尺许，大者围二、三寸，外褐内黄，亦有黄赤色者，肉色颇似羊蹄根。人皆捣其根入染蓝缸中，云易变色也。唐苏恭言，药实根即药子，宋苏颂遂以为黄药之实。然今黄药冬枯春生，开碎花无实。苏恭所谓药子，亦不专指黄药。则苏颂所以言，亦未可凭信也。

根

【气味】苦，平，无毒

大明曰：凉。治马心肺热疾。

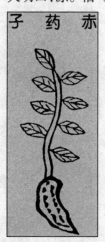

【主治】诸恶肿疮瘘喉痹，蛇犬咬毒。研水服之，亦含亦涂（《开宝》）。凉血降火，消瘿解毒（时珍）。

【发明】颂曰：孙思邈《千金月令方》：疗忽生瘿疾一二年者。以万州黄药子半斤，须紧重者为上。如轻虚，即是他州者，力慢，须用加倍。取无灰酒一斗，投药入中，固济瓶口。以糠火烧一复时，待酒冷乃开。时时饮一杯，不令绝酒气。经三五日后，常把镜自照，觉消即停饮，不尔便令人项细也。刘禹锡《传信方》亦著其效，云得之邕州从事张岧。岧目击有效，复试其验如神。其方并同，惟小有异处，是烧酒候香出外，瓶头有津出即止，不待一宿，火不可过猛耳。

【附方】旧二,新五。项下瘿气:黄药子一斤洗剉,酒一斗浸之。每日早晚常服一盏。忌一切毒物,及戒怒。仍以线逐日度之,乃知其效也。(《斗门方》)吐血不止:药子一两,水煎服。(《圣惠方》)咯血吐血:《百一选方》:用蒲黄、黄药子等分,为末,掌中舐之。王衮《博济方》:用黄药子、汉防己各一两。为末。每服一钱,小麦汤食后调服,一日二服。鼻衄不止:黄药子为末。每服二钱,煎淡胶汤下。良久,以新水调面一匙头服之。《兵部手集方》只以新汲水磨汁一碗,顿服。(《简要济众方》)产后血晕,恶物冲心,四肢冰冷,唇青腹胀,昏迷:红药子一两,头红花一钱,水二盏。妇人油钗二只,同煎一盏服。大小便俱利,血自下也。(《禹讲师经验方》)天泡水疮:黄药子末,搽之。(《集简方》)

解毒子(《唐本草》)

【释名】地不容(《唐本》)、苦药子(《图经》)。

【集解】恭曰:地不容生川西山谷,采无时,乡人呼为解毒子也。

颂曰:出戎州。蔓生,叶青如杏叶而大,厚硬,凌冬不凋,无花实。根黄白色,外皮微粗褐,累累相连,如药实而圆大,采无时。又开州、兴元府出苦药子,大抵与黄药相类,春采根,曝干。亦入马药用。

时珍曰:《四川志》云:苦药子出忠州。性寒,解一切毒。川蜀诸处皆有。即解毒子也。或云:邛州苦药子即黄药子,方言称呼不同耳。理亦近之。

根

【气味】苦,大寒,无毒。

【主治】解蛊毒,止烦热,辟瘴疠,利喉闭及痰毒(《唐本》)。治五脏邪气,清肺压热(苏颂)。消痰降火,利咽喉,退目赤(时珍)。

【附方】新二。咽喉肿痛,水浆不下:苦药、山豆根、甘草、硝石各一分,射干、柑皮、升麻各半两。为末。蜜丸。噙之。(《圣惠方》)眉棱骨痛,热毒攻眼,头痛眉痛,壮热不止:解毒子、木香、川大黄各三分。为末,浆水调膏摊贴,干即易之。(《普济方》)

【附录】奴会子(《海药》)

珣曰:味辛,平,无毒。主小儿无辜冷疳,虚渴脱肛,骨立瘦损,脾胃不磨。刘五娘方,用为煎服。生西国诸戎。大小如苦药子。

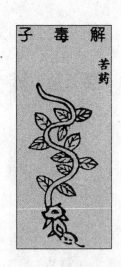

解毒子　苦药

药实根

《本经》曰：味辛，温，无毒。主邪气诸痹疼酸，续绝伤，补骨髓。一名连木。

《别录》曰：生蜀郡山谷。采无时。

恭曰：此药子也，当今盛用，胡名那疏，出通州、渝州。其子味辛，平，无毒。主破血止痢消肿，除蛊疰蛇毒。树生，叶似杏，花红白色，子肉味酸，止用其仁，《本经》误载根字。

时珍曰：此药子虽似黄药、苦药子，而稍有不同。二药子不结子，此则树之子也。葛洪《肘后方》云：婆罗门名那疏树子，中国人名药子。去皮取中仁，细研服，治诸病也。

白药子（《唐本草》）

【集解】恭曰：白药子出原州。三月生苗，叶似苦苣。四月抽赤茎，长似壶卢蔓。六月开白花。八月结子，亦名栝蒌。九月叶落枝折，采根洗切，日干，根皮黄色，名白药子。

颂曰：今夔、施、合州、江西、岭南亦有之。江西出者，叶似乌柏，子如绿豆，至八月变成赤色，治马热方用之。

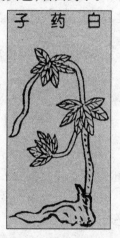

根

【气味】辛，温，无毒。

权曰：苦，冷。

【主治】金疮生肌（《唐本》）。消肿毒喉痹，消痰止嗽，治渴并吐血（大明）。治喉中热塞不通，咽中常痛肿（甄权）。解野葛、生金、巴豆、药毒。刀斧折伤，干末敷之，能止血、痛（马志）。散血降火，消痰解毒（时珍）。

【附方】旧三，新九。天行热病：白药为末，浆水一盏，冷调二钱服，仰卧少顷，心闷或腹鸣疼痛，当吐利数行。如不止，吃冷粥一碗止之。（崔元亮《海上方》）心痛解热：白药根、野猪尾（二味，洗去粗皮，焙干）等分。捣筛。酒服一钱。甚效。黔人用之。（苏颂《图经》）风热上壅，咽喉不利：白药三两，黑牵牛半两（同炒香），去牵牛一半，为末，防风末三两。和匀。每茶服一钱。（《圣惠方》）喉中热塞肿痛，散血消痰：白药、朴硝等分。为末。吹之，日四五次。（《直指方》）咽喉肿痛：白药末一两，龙脑一分，蜜和丸芡子大。每含咽一丸。（《圣惠方》）吐血不止：白药烧存性糯米饮服三钱。（《圣惠方》）衄血不止：红枣、白药各（烧存性）等分。为末。糯米饮服。或煎汤洗鼻，频频缩药令入。（《经验良方》）胎热不安：铁罩散：用白药子一两，白芷半两，为末。每服二钱，紫苏汤下。心烦热，入砂糖少许。（《圣惠方》）一切疳眼，赤烂生翳：白药子一两，甘草半两。为末。猪肝一具，批开掺末五钱,煮熟食之。(《直指方》)小儿疳泻吐利:方同上。诸骨哽咽:白药,煎米醋细咽。在上即吐出,在下即下出。(《普济方》)痈肿不散:生白药根捣贴,干则易之。无生者,研末水和贴。(《图经》)

【附录】陈家白药(《拾遗》)

藏器曰:味苦,寒,无毒。主解诸药毒,水研服之。入腹与毒相攻,必吐出。未尽更服。亦去心胸烦热,天行瘟瘴。出苍梧陈家,故有陈家之号。明山有之。蔓及根并似土瓜,叶如钱,根似防己,紧小者良,人亦采食之。与婆罗门白药及赤药,功用并相似。

时珍曰:按刘恂《岭表录》异云:陈家白药善解毒,诸药皆不及之,救人甚多。封州、康州有种之者。广府每岁充土贡。按此药当时充贡,今无复有。或有之,古今名谓不同耳。

甘家白药(《拾遗》)

藏器曰:味苦,大寒,有小毒。解诸药毒,水研服,即吐出。未尽再吐。与陈家白药功相似。二物性冷,与霍乱下利人相反。出龚州以南,生阴处,叶似车前,根如半夏,其汁饮之如蜜。甘家亦因人而名。岭南多毒物,亦多解毒物,岂天资之乎?

会州白药(《拾遗》)

藏器曰:主金疮,生肤止血,碎末敷之。出会州,叶如白蔹。

冲洞根(《拾遗》)

藏器曰:味苦,平,无毒。主热毒,蛇、犬、虫、痈疮等毒。出岭南恩州。取根阴干。功用同陈家白药,而苗蔓不相似。

珣曰:苗蔓如土瓜,根亦相似。味辛,温。主一切毒气及蛇伤。取根磨水服之,诸毒悉皆吐出也。

突厥白(宋《开宝》)

藏器曰:味苦。主金疮,生肉止血,补腰续筋。出突厥。色白如灰,乃云石灰共诸药合成者。

志曰:今所用者,出潞州。其根黄白色,状似茯苓而虚软。苗高三、四尺,春夏叶如薄荷,花似牵牛而紫,上有白棱。二月、八月采根,曝干。

威灵仙(宋《开宝》)

【释名】时珍曰:威,言其性猛也。灵仙,言其功神也。

【集解】志曰:出商州上洛山及华山并平泽,以不闻水声者良。生先于众草,方茎,数

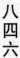

叶相对。冬月丙、丁、戊、己日采根用。

保升曰：九月末至十二月，采根阴干。余月并不堪采。

颂曰：今陕西及河东、河北、汴东、江湖州郡皆有之。初生作蔓，茎如钗股，四棱。叶似柳叶，作层，每层六七叶，如车轮，有六层至七层者。七月内生花六出，浅紫或碧白色。作穗似莆台子，亦有似菊花头者。实青色。根稠密多须似谷，每年朽败，九月采根。

时珍曰：其根每年旁引，年深转茂。一根丛须数百条，长者二尺许。初时黄黑色，干则深黑，俗称铁脚威灵仙以此。别有数种，根须一样，但色或黄或白，皆不可用。

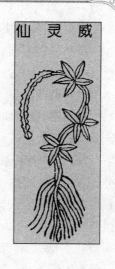

仙灵威

根

【气味】苦，温，无毒。

元素曰：味甘纯阳，入太阳经。

杲曰：可升可降，阴中阳也。

时珍曰：味微辛、咸，不苦。忌茗、面汤。

【主治】诸风，宣通五脏，去腹内冷滞，心膈痰水，久积癥瘕，痃癖气块，膀胱宿脓恶水，腰膝冷疼，疗折伤。久服无有温疫疟（《开宝》）。推新旧积滞，消胸中痰唾，散皮肤大肠风邪（李杲）。

【发明】颂曰：唐贞元中，嵩阳子周君巢作《威灵仙传》云：威灵仙去众风，通十二经脉，朝服暮效。疏宣五脏冷脓宿水变病，微利，不泻人。服此四肢轻健，手足微暖，并得清凉。先时，商州有人病手足不遂，不履地者数十年。良医弹技莫能疗。所亲置之道旁，以求救者。遇一新罗僧见之，告曰：此疾一药可活，但不知此土有否？因为之入山求索，果得，乃威灵仙也。使服之，数日能步履。其后山人邓思齐知之，遂传其事。此药治丈夫、妇人中风不语，手足不遂，口眼㖞斜，言语謇滞，筋骨节风，绕脐风，胎风头风，暗风心风，风狂大风，皮肤风痒，白癜风，热毒风疮，头旋目眩，手足顽痹，腰膝疼痛，久立不得，曾经损坠，臂腰痛，肾脏风壅，伤寒瘴气，憎寒壮热，头痛流涕，黄疸黑疸，头面浮肿，腹内宿滞，心头痰水，膀胱宿脓，口中涎水，冷热气壅，肚腹胀满，好吃茶滓，心痛，注气膈气，冷气攻冲，脾肺诸气，痰热咳嗽气急，坐卧不安，气冲眼赤，攻耳成脓，阴汗盗汗，大小肠秘，服此立通，气痢痔疾，瘰疬疥癣，妇人月水不来，动经多日，气血冲心，产后秘涩，孩子无辜，并皆治之。其法：采得根，阴干月余，捣末。温酒调一钱匕，空腹服之。如人本性杀药，可加及六钱。利过两行则减之，病除乃停服。其性甚善，不触诸药，但恶茶及面汤，以甘草、栀子代饮可也。又以一味洗焙为末，以好酒和令微湿，入在竹筒内紧塞，九蒸九曝。如干，添酒洒之。以白蜜和丸梧子大。每服二十至三十丸，温酒下。崔元亮《海上集验方》著其详如此。

恭曰：腰肾脚膝积聚，肠内诸冷病，积年不瘥者，服之无不立效。

宗奭曰：其性快，多服疏人五脏真气。

震亨曰：威灵仙属木，治痛风之要药也，在上下者皆宜，服之尤效。其性好走，亦可横行，故崔元亮言其去众风，通十二经脉，朝服暮效。凡采得闻流水声者，知其性好走也，须不闻水声者乃佳。

时珍曰：威灵仙气温，味微辛、咸，辛泄气，咸泄水。故风湿痰饮之病，气壮者服之有捷效。其性大抵疏利，久服恐损真气，气弱者亦不可服之。

【附方】旧四，新一十五。脚气入腹，胀闷喘急：用威灵仙末，每服二钱，酒下。痛减一分，则药亦减一分。（《简便方》）腰脚诸痛：《千金方》：用威灵仙末，空心温酒服一钱。逐日以微利为度。《经验方》：用威灵仙一斤。洗干，好酒浸七日，为末，面糊丸梧子大。以浸药酒，每服二十九。肾脏风壅，腰膝沉重：威灵仙末，蜜丸梧子大。温酒服八十丸。平明微利恶物，如青脓胶，即是风毒积滞。如未利，夜再服一百丸。取下后，食粥补之。一月仍常服温补药。孙兆方名放杖丸。（《集验》）筋骨毒痛，因患杨梅疮，服轻粉毒药，年久不愈者：威灵仙三斤，水酒十瓶，封煮一炷香。出火毒。逐日饮之，以愈为度。（《集简方》）破伤风病：威灵仙半两，独头蒜一个，香油一钱。同捣烂，热酒冲服。汗出即愈。（《卫生易简方》）手足麻痹，时发疼痛，或打扑伤损，痛不可忍，或瘫痪等证：威灵仙（炒）五两，生川乌头、五灵脂各四两。为末，醋糊丸梧子大。每服七丸，用盐汤下。忌茶。（《普济方》）男妇气痛，不拘久近：威灵仙五两，生韭根二钱半，乌药五分。好酒一盏，鸡子一个，灰火煨一宿，五更视鸡子壳软为度。去渣温服，以干物压之，侧睡向块边。渣再煎，次日服，觉块刺痛，是其验也。（《摘玄方》）噎塞膈气：威灵仙一把，醋、蜜各半碗，煎五分，服之。吐出宿痰，愈。（唐瑶《经验方》）停痰宿饮，喘咳呕逆，全不入食：威灵仙（焙）、半夏（姜汁浸焙）。为末，用皂角水熬膏，丸绿豆大。每服七丸至十丸，姜汤下，一日三服，一月为验。忌茶、面。腹中痞积：威灵仙、楮桃儿各一两，为末。每温酒服三钱。名化铁丸。（《普济》）大肠冷积：威灵仙末，蜜丸梧子大。一更时，生姜汤下十丸至二十丸。（《经验良方》）肠风泻血久者：威灵仙、鸡冠花各二两。米醋二升，煮干，炒为末，以鸡子白和作小饼，炙干再研。每服二钱，陈米饮下，日二服。（《圣济》）痔疮肿痛：威灵仙三两，水一斗，煎汤。先熏后洗，冷再温之。（《外科精义》）诸骨哽咽：威灵仙一两二钱，砂仁一两，沙糖一盏，水二盅，煎一盅。温服。《乾坤生意》：用威灵仙米醋浸二日，晒研末，醋糊丸梧子大。每服二三丸，半茶半汤下。如欲吐，以铜青末半匙，入油一二点，茶服，探吐。《圣济录》：治鸡鹅骨哽。赤茎威灵仙五钱。井华水煎服，即软如绵吞下也，甚效。飞丝缠阴，肿痛欲断：以威灵仙捣汁，浸洗。一人病此得效。（李楼《怪证方》）痘疮黑陷：铁脚威灵仙（炒研）一钱，脑子一分。温水调服，取下疮痂为效。意同百祥丸。（《儒门事亲》）

茜草（《本经》上品）

【校正】并入有名未用《别录》苗根。

【释名】蒨(音茜)、茅蒐(音搜)、茹藘(音如闾)、地血(《别录》)、染绯草(《蜀本》)、血见愁(《土宿》)、风车草(《土宿》)、过山龙(《补遗》)、牛蔓。

时珍曰：按陆佃云：许氏《说文》言蒐乃人血所化，则草鬼为蒐，以此也。陶隐居《本草》言东方有而少，不如西方多，则西草为茜，又以此也。陆玑云：齐人谓之茜，徐人谓之牛蔓。又草之盛者为蒨，牵引为茹，连覆为藘，则蒨、茹、藘之名，又取此义也。人血所化之说，恐亦俗传耳。《土宿真君本草》云：四补草，其根茜草也。一名西天王草，一名四岳近阳草，一名铁塔草、风车儿草。

藏器曰：有名未用，苗根，即茜根也。茜、苗二字相似，传写之误尔。宜并之。

【集解】《别录》曰：茜根生乔山川谷。二月、三月采根曝干。

又曰：苗根生山阴谷中。蔓草木上。茎有刺，实如椒。

弘景曰：此即今染绛茜草也。东间诸处乃有而少，不如西多。《诗》云茹藘在阪者是也。

保升曰：染绯草，叶似枣叶，头尖下阔，茎叶俱涩，四、五叶对生节间，蔓延草木上。根紫赤色，所在皆有，八月采。

颂曰：今圃人亦作畦种莳。故《史记》云：千亩栀、茜，其人与千户侯等，言其利厚也。

时珍曰：茜草，十二月生苗，蔓延数尺。方茎中空有筋，外有细刺，数寸一节。每节五叶，叶如乌药叶而糙涩，面青背绿。七、八月开花，结实如小椒大，中有细子。

根

【修治】敩曰：凡使，用铜刀于槐砧上锉，日干，勿犯铅铁器。勿用赤柳草根，真相似，只是味酸涩。误服令人患内障眼，速服甘草水解之，即毒气散。

【气味】苦，寒，无毒。

权曰：甘。

大明曰：酸。入药炒用。

震亨曰：热。

元素曰：微酸、咸，温。阴中之阴。

《别录》曰：苗根：咸，平，无毒。

之才曰：畏鼠姑。汁，制雄黄。

【主治】寒湿风痹，黄疸，补中(《本经》)。止血，内崩下血，膀胱不足，踒跌蛊毒。久服益精气，轻身。可以染绛。又苗根：主痹及热中伤跌折(《别录》)。治六极伤心肺，吐血泻血(甄权)。止鼻洪尿血,产后血晕,月经不止,带下,扑损淤血,泄精,痔瘘疮疖排脓。酒煎服(大明)。通经脉,治骨节风痛,活血行血(时珍)。

【发明】藏器曰:茜草主蛊毒,煮汁服。《周礼》:庶氏掌除蛊毒,以嘉草攻之。嘉草者,襄荷与茜也,主蛊为最。

震亨曰:俗人治痛风,用草药取速效。如石丝为君,过山龙等佐之。皆性热而燥,不能养阴,却能燥湿病之浅者。湿痰得燥而开,淤血得热而行,故亦暂效。若病深而血少者,则愈劫愈虚而病愈深矣。

时珍曰:茜根赤色而气温,味微酸而带咸。色赤入营,气温行滞,味酸入肝而咸走血,手足厥阴血分之药也,专于行血活血。俗方用治女子经水不通,以一两煎酒服之,一日即通,甚效。《名医别录》言其久服益精气轻身,《日华子》言其泄精,殊不相合,恐未可凭。

【附方】旧三,新八。吐血不定:茜根一两,捣末。每服二钱,水煎冷服。亦可水和二钱服。(周应《简要济众方》)吐血燥渴及解毒:用茜根、雄黑豆(去皮)、甘草(炙)等分。为末,井水丸弹子大。每温水化服一丸。(《圣济录》)鼻血不止:茜根、艾叶各一两,乌梅肉二钱半。为末,炼蜜丸梧子大。每乌梅汤下五十丸。(《本事方》)五旬行经,妇人五十后,经水不止者,作败血论:用茜根(一名过山姜)一两,阿胶、侧柏叶、炙黄芩各五钱,生地黄一两,小儿胎发一枚(烧灰)。分作六帖。每帖水一盏半,煎七分,入发灰服之。(唐瑶《经验方》)女子经闭:方见前发明。心瘅心烦内热:茜根,煮汁服。(《伤寒类要》)解中蛊毒,吐、下血如烂肝:茜草根、襄荷叶各三两。水四升,煮二升,服即愈。自当呼蛊主姓名也。(陈延之《小品方》)黑髭乌发:茜草一斤,生地黄三斤(取汁)。以水五大碗,煎茜绞汁,将滓再煎三度。以汁同地黄汁,微火煎如膏,以瓶盛之。每日空心温酒服半匙,一月髭发如漆也。忌萝卜、五辛。(《圣济录》)蟏蛸漏疮:茜根(烧灰)、千年石灰等分。为末。油调敷之。(《儒门事亲》方)脱肛不收:茜根、石榴皮各一握。酒一盏,煎七分,温服。(《圣惠方》)预解疮疹,时行疮疹正发,服此则可无患:茜根煎汁,入少酒饮之。(《奇效良方》)

【附录】血藤(宋《图经》)

颂曰:生信州。叶如蘡薁叶,根如大拇指,其色黄。彼人五月采用,攻血治气块。

时珍曰:按虞抟云:血藤,即过山龙,理亦相近,未知的否?姑附之。

剪草(《日华》)

【集解】藏器曰:剪草生山泽间,叶如茗而细,江东用之。

颂曰:生润州。二月、三月采,曝干用。

时珍曰:按许叔微《本事方》言:剪草状如茜草,又如细辛。婺、台二州皆有之,惟婺州者可用。其说殊详,今遍询访无识者。或云即茜草也,未有的据。

根

【气味】苦,凉,无毒。

颂曰:平。

【主治】诸恶疮、疥癣、风瘙,瘘蚀有虫,浸酒服(大明)。主一切失血(时珍)。

【发明】元素曰:上部血,须用剪草、牡丹皮、天门冬、麦门冬。

时珍曰:许学士《本事方》云:剪草治劳瘵吐血损肺及血妄行,名曰神传膏。其法:每用一斤净洗,晒为末,入生蜜二斤,和为膏,以器盛之,不得犯铁器,一日一蒸,九蒸九曝乃止。病人五更起,面东坐,不得语言,以匙抄药四匙食之,良久以稀粟米饮压之。药只冷服,米饮亦勿大热,或吐或下不妨。如久病肺损咯血,只一服愈。寻常嗽血妄行,每服一匙可也。有一贵妇病瘵,得此方,九日药成。前一夕,病者梦人戒令翌日勿乱服药。次日将服药,屋上土坠器中,不可用。再合成,将服,为猫覆器,又不得食。再合未就,而夫人卒矣。此药之异有如此。若小小血妄行,只一啜而愈也。此药绝妙若此,而世失传,惜哉!

【附方】新二。风虫牙痛:剪草、细辛、藁本等分,煎水热漱,少顷自止。(《中藏经》)风疮瘙痒:滑肌散:治风邪客于肌中,浑身瘙痒,致生疮疥,及脾肺风毒攻冲,生疮干湿,日久不瘥:用剪草七两(不见火),轻粉一钱。为末。掺之。干者,麻油调掺。(《和剂局方》)

防己(《本经》中品)

【释名】解离(《本经》)、石解。

时珍曰:按东垣李杲云:防己如险健之人,幸灾乐祸,能首为乱阶,若善用之,亦可御敌。其名或取此义。解离,因其纹解也。

【集解】《别录》曰:防己生汉中川谷。二月、八月采根,阴干。

当之曰:其茎如葛蔓延。其根外白内黄,如桔梗,内有黑纹如车辐解者,良。

弘景曰:今出宜都、建平。大而青白色、虚软者好,黑点木强者不佳。服食亦须之。

颂曰:今黔中亦有之。但汉中出者,破之纹作车辐解,黄实而香,茎梗甚嫩,苗叶小类牵牛。折其茎,一头吹之,气从中贯,如木通然。他处者青白虚软,又有腥气,皮皱,上有丁足子,名木防己。苏恭言木防己不任用。而古方张仲景治伤寒有增减木防己汤,及防己地黄汤、五物防己汤、黄芪六物等汤。孙思邈治遗尿小便涩,亦有三物木防己汤。

藏器曰:如陶所说,汉、木二防己,即是根苗为名。

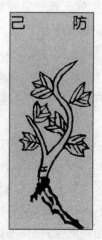

己 防

【修治】斅曰:凡使勿用木条,色黄、腥、皮皱、上有丁足子,不堪用。惟要心有花纹黄色者,细剉,以车前草根相对蒸半日,晒干取用。

时珍曰:今人多去皮剉,酒洗晒干用。

【气味】辛,平,无毒。

《别录》曰:苦,温。

普曰:神农:辛;黄帝、岐伯、桐君:苦,无毒;李当之:大寒。

权曰:苦,有小毒。

元素曰:大苦、辛,寒。阴也,泄也。

之才曰:殷蘖为之使。杀雄黄毒。恶细辛。畏草薢、女菀、卤碱。伏硝石。

【主治】风寒温疟,热气诸痫,除邪,利大小便(《本经》)。疗水肿风肿,去膀胱热,伤寒寒热邪气,中风手脚挛急,通腠理,利九窍,止泄,散痈肿恶结,诸瘑疥癣虫疮(《别录》)。治湿风,口面㖞斜,手足拘痛,散留痰,肺气喘嗽(甄权)。治中下湿热肿,泄脚气,行十二经(元素)。木防己:主治男子肢节中风,毒风不语,散结气痈肿,温疟风水肿,治膀胱(甄权)。

【发明】弘景曰:防己,是疗风水要药。

藏器曰:治风用木防己;治水,用汉防己。

元素曰:去下焦湿肿及痛,并泄膀胱火邪,必用汉防己、草龙胆为君,黄柏、知母、甘草佐之,防己乃太阳本经药也。

杲曰:本草十剂云:通可去滞,通草、防己之属是也。夫防己大苦寒,能泻血中湿热,通其滞塞,亦能泻大便,补阴泻阳,助秋冬、泻春夏之药也。比之于人,则险而健者也。幸灾乐祸,能首为乱阶。然善用之,亦可敌凶突险。此瞑眩之药也,故圣人存而不废。大抵闻其臭则可恶,下咽则令人身心烦乱,饮食减少。至于十二经有湿热壅塞不通,及下注脚气,除膀胱积热而庇其基本,非此药不可,真行经之仙药,无可代之者。若夫饮食劳倦,阴虚生内热,元气谷食已亏,以防己泄大便,则重亡其血,此不可用一也。如人大渴引饮,是热在上焦肺经气分,宜渗泄,而防己乃下焦血分药,此不可用二也。外伤风寒,邪传肺经,气分湿热,而小便黄赤,乃至不通,此上焦气病,禁用血药,此不可用三也。大抵上焦湿热者皆不可用。下焦湿热流入十二经,致二阴不通者,然后审而用之。

【附方】旧三,新九。皮水胕肿,按之没指,不恶风,水气在皮肤中,四肢聂聂动者,防己茯苓汤主之:防己、黄芪、桂枝各三两,茯苓六两,甘草二两。每服一两,水一升,煎半升服,日二服。(张仲景方)风水恶风,汗出身重,脉浮,防己黄芪汤主之:防己一两,黄芪一两二钱半,白术七钱半,炙甘草半两。剉散。每服五钱,生姜四片,枣一枚,水一盏半,煎八分,温服。良久再服。腹痛加芍药。(仲景方)风湿相搏,关节沉痛,微肿恶风:方同上。小便淋涩:三物木防己汤:用木防己、防风、葵子各二两。㕮咀。水五升,煮二升半,分三服。(《千金方》)膈间支饮,其人喘满,心下痞坚,面鳌黑,其脉沉紧,得之数十日,医吐、下之不愈,木防己汤主之:虚者即愈;实者,三日复发,复与之,不愈,去石膏,加茯苓芒硝主之:用木防己三两,人参四两,桂枝二两,石膏(鸡子大)十二枚。水六升,煮二升,分温再服。(张仲景方)伤寒喘急:防己、人参等分。为末。桑白汤服二钱,不拘老小。肺痿喘嗽:汉防己末二钱。浆水一盏,煎七分,细呷。(《儒门事亲》)肺痿咯血多痰者:汉防己、葶苈等分。为末。糯米饮每服一钱。(《古今录验》)鼻衄不止:生防己末,新汲水服二钱,仍以少许搐之。(《圣惠方》)霍乱吐利:防己、白芷等分。为末。新汲水服二钱。(《圣惠方》)目睛暴痛:防己酒浸三次,为末。每一服二钱,温酒下。(《摘玄方》)解雄黄毒:防己,煎汁服之。(《肘后方》)

实

【主治】脱肛。焙研,煎饮代茶(《肘后》)。

通草(《本经》中品)

【释名】木通(士良)、附支(《本经》)、丁翁(《吴普》)、万年藤(甄权),子名燕覆。

时珍曰:有细细孔,两头皆通,故名通草,即今所谓木通也。今之通草,乃古之通脱木也。宋本草混注为一,名实相乱,今分出之。

【集解】《别录》曰:通草,生石城山谷及山阳。正月、二月采枝,阴干。

弘景曰:今出近道。绕树藤生,汁白。茎有细孔,两头皆通。含一头吹之,则气出彼头者良。或云即䕡藤茎也。

恭曰:此物大者径三寸,每节有二三枝,枝头有五叶。子长三四寸,核黑瓤白,食之甘美。南人谓为燕覆子,或名乌覆子。遇七、八月采之。

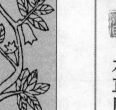

通木即草通

藏器曰:江东人呼为蓄葍子,江西人呼为拏子,如箬袋,瓤黄子黑,食之去皮。苏云色白者,乃猴菖也。

颂曰:今泽、潞、汉中、江淮、湖南州郡亦有之。藤生,蔓大如指,其茎干大者径三寸。一枝五叶,颇类石韦,又似芍药,三叶相对。夏秋开紫花,亦有白花者。结实如小木瓜,食之甘美,即陈士良本草所谓桴棪子也。其枝,今人谓之木通,而俗间所谓通草,乃通脱木也。古方所用通草,皆今之木通,其通脱木稀有用者。或以木通为葡萄苗者,非矣。按张氏《燕吴行纪》载:扬州甘泉东院两廊前有通草,其形如椿,少叶,子垂梢际,如苦楝。与今所说不同,或别一物也。

时珍曰:今之木通,有紫、白二色:紫者皮厚味辛;白者皮薄味淡。《本经》言味辛,《别录》言味甘,是二者皆能通利也。

【气味】辛,平,无毒。

《别录》曰:甘。

权曰:微寒。

普曰:神农、黄帝:辛;雷公:苦。

杲曰:味甘而淡,气平味薄。降也,阳中阴也。

【主治】除脾胃寒热,通利九窍血脉关节,令人不忘,去恶虫(《本经》)。疗脾疸,常欲眠,心烦哕,出音声,治耳聋,散痈肿诸结不消,及金疮恶疮,鼠瘘踒折,齆鼻息肉,堕胎,去三虫(《别录》)。治五淋,利小便,开关格,治人多睡,主水肿浮大(甄权)。利诸经脉寒热不通之气(孟诜)。理风热,小便数急疼,小腹虚满,宜煎汤并葱食之,有效(士良)。安心除烦,止渴退热,明耳目,治鼻塞,通小肠,下水,破积聚血块,排脓;治疮疖,止痛,催生下胞,女人血闭,月候不匀,天行时疾,头痛目眩,羸劣乳结,及下乳(大明)。利大小便,令人心宽,下气(藏器)。主诸瘘疮,喉痹咽痛,浓煎含咽(珣)。通经利窍,导小肠火(杲)。

【发明】杲曰:本草十剂,通可去滞,通草、防己之属是也。夫防己大苦寒,能泻血中湿热之滞,又通大便。通草甘淡,能助西方秋气下降,利小便,专泻气滞也。肺受热邪,津液气化之原绝,则寒水断流,膀胱受湿热,癃闭约缩,小便不通,宜此治之。其癥胸中烦热,口燥舌干,咽干,大渴引饮,小便淋沥,或闭塞不通,胫酸脚热,并宜通草主之。凡气味与之同者,茯苓、泽泻、灯草、猪苓、琥珀、瞿麦、车前子之类,皆可以渗湿利小便,泄其滞气也。又曰:木通下行,泄小肠火,利小便,与琥珀同功,无他药可比。

时珍曰:木通手厥阴心包络、手足太阳小肠、膀胱之药也。故上能通心清肺,治头痛,利九窍;下能泄湿热,利小便,通大肠,治遍身拘痛。《本经》及《别录》皆不言及利小便治淋之功,甄权、日华子辈始发扬之。盖其能泄丙丁之火,则肺不受邪,能通水道。水源既清,则津液自化,而诸经之湿与热,皆由小便泄去。故古方导赤散用之,亦泻南补北、扶西抑东之意。杨仁斋《直指方》言:人遍身胸腹隐热,疼痛拘急,足冷,皆是伏热伤血。血属于心,宜木通以通心窍,则经络流行也。

【附方】旧三,新一。心热尿赤,面赤唇干,咬牙口渴:导赤散:用木通、生地黄、炙甘草等分,为末。每服三钱,入竹叶七片,水煎服。(钱氏方)妇人血气:木通浓煎三五盏,饮之即通。(孟诜《本草》)金疮踒折:通草煮汁酿酒,日饮。鼠瘘不消:方同上。

根

【主治】项下瘿瘤(甄权)。

子

【气味】甘,寒,无毒。

诜曰:平,南人多食之,北人不知其功。

【主治】厚肠胃,令人能食,下三焦恶气,续五脏断绝气,使语声足气,通十二经脉。和核食之(孟诜)。除三焦客热,胃口热闭,反胃不下食(士良)。止渴,利小便(时珍)。

通脱木(《法象》)

【释名】通草(《纲目》)、活莌(音夺)、离南。

颂曰:《尔雅》:离南、活莌,即通脱也。《山海经》名寇脱。又名倚商。

杲曰:阴窍涩而不利,水肿闭而不行,用之立通,因有通草之名。与木通同功。

嘉谟曰:白瓤中藏,脱木得之,故名通脱。

【集解】藏器曰:通脱木生山侧。叶似蓖麻。其茎空心,中有白瓤,轻白可爱,女人取以饰物,俗名通草。

颂曰:郭璞言:生江南,高丈许,大叶似荷而肥,茎中瓤正白。今园圃亦有种莳者,或作蜜煎充果,食之甘美。

时珍曰:蔓生山中。茎大者围数寸。

【气味】甘、淡,寒,无毒。

杲曰:甘、平。降也。阳中阴也。

【主治】利阴窍,治五淋,除水肿癃闭,泻肺(李杲)。解诸毒虫痛(苏颂)。明目退热,下乳催生(汪机)。

【发明】杲曰:通草泻肺利小便,甘平以缓阴血也。与灯草同功。宜生用之。

时珍曰:通草色白而气寒,味淡而体轻,故入太阴肺经,引热下降而利小便;入阳明胃经,通气上达而下乳汁。其气寒,降也;其味淡,升也。

【附方】新一。洗头风痛:新通草瓦上烧存性,研末二钱,热酒下。牙关紧者,斡口灌之。(王璆《百一选方》)

花上粉

【主治】诸虫瘘恶疮痔疾,纳之(藏器)。疗瘰疬,及胸中伏气攻胃咽(苏颂)。

【附录】天寿根(《图经》)

颂曰:出台州,每岁土贡。其性凉,治胸膈烦热,土人常用有效。

钩藤(《别录》下品)

【校正】自木部移入此。

【释名】弘景曰:出建平。亦作吊藤。疗小儿,不入余方。

时珍曰：其刺曲如钓钩，故名。或作吊，从简耳。

【集解】恭曰：钩藤出梁州。叶细长，其茎间有刺，若钓钩。

颂曰：今秦中兴元府有之。三月采。

宗奭曰：湖南、湖北、江南、江西山中皆有之。藤长八九尺或一二丈，大如拇指，其中空。小人用致酒瓮中，盗取酒，以气吸之，涓涓不断。

时珍曰：状如葡萄藤而有钩，紫色。古方多用皮，后世多用钩，取其力锐尔。

【气味】甘，微寒，无毒。

保升曰：苦。

权曰：甘，平。

时珍曰：初微甘，后微苦，平。

【主治】小儿寒热，十二惊痫（《别录》）。小儿惊啼，瘛疭热拥，客忤胎风（甄权）。大人头旋目眩，平肝风，除心热，小儿内钓腹痛，发斑疹（时珍）。

【发明】时珍曰：钩藤，手足厥阴药也。足厥阴主风，手厥阴主火。惊痫眩晕，皆肝风相火之病。钩藤通心包于肝木，风静火息，则诸证自除。或云：入数寸于小麦中蒸熟，喂马易肥。

【附方】新三。小儿惊热：钩藤一两，硝石半两，甘草（炙）一分。为散。每服半钱，温水服，日三服。名延龄散。（《圣济录》）卒得痫疾：钩藤、甘草（炙）各二钱。水五合，煎二合。每服枣许，日五、夜三度。（《圣惠方》）斑疹不快：钩藤钩子、紫草茸等分。为末。每服一字或半钱，温酒服。（钱氏方）

【附录】倒挂藤（《拾遗》）

藏器曰：味苦，无毒。主一切老血，及产后诸疾，结痛，血上欲死，煮汁服之。生深山，有逆刺如悬钩，倒挂于树，叶尖而长。

黄藤（《纲目》）

【集解】时珍曰：黄藤生岭南，状若防己。俚人常服此藤，纵饮食有毒，亦自然不发。席辩刺史云：甚有效。

【气味】甘、苦，平，无毒。

【主治】饮食中毒，利小便，煮汁频服即解（时珍）。

白菟藿（《本经》上品）

【释名】白葛（《本经》）。

【集解】《别录》曰：生交州山谷。

弘景曰:此药解毒,莫之与敌,而人不复用,不闻识者。

恭曰:荆襄山谷大有之。蔓生,山南人谓之白葛。苗似萝藦,叶圆厚,茎有白毛,与众草异,用霍疗毒有效。而交广又有白花藤,亦解毒,用根不用苗。

保升曰:蔓生,叶圆若莼。今襄州北、汝州南冈上有。五月、六月采苗,日干。

【气味】苦,平,无毒。

【主治】蛇虺蜂蛊猘狗、菜肉、蛊毒,鬼疰(《本经》)。风疰。诸大毒不可入口者,皆消除之。又去血,可末着痛上,立消。毒入腹者,煮汁饮即解(《别录》)。风邪热极,煮汁饮。捣末,敷诸毒,妙(李珣)。

白花藤(《唐本草》)

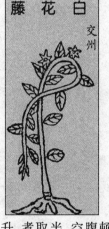

藤花白 交州

【集解】恭曰:生岭南、交州、广州平泽。苗似野葛。叶似女贞,茎叶俱无毛而白花。其根似葛而骨柔,皮厚肉白,大疗毒,用根不用苗。

保升曰:蔓生白花,叶有细毛,根似牡丹,骨柔皮白而厚,凌冬不凋。

敩曰:凡使勿用菜花藤,真相似,只是味酸涩。白花藤味甘香,采得去根细剉,阴干用。

【气味】苦,寒,无毒。

【主治】解诸药、菜、肉中毒。渍酒,主虚劳风热(《唐本》)。

【发明】时珍曰:苏言用根,雷言用苗,都可用尔。按葛洪《肘后方》云:席辨刺史在岭南日久,言俚人皆因饮食入毒,多不即觉,渐不能食,或心中渐胀,先寒似瘴。急含白银,一宿变色者即是也。银青是蓝药,银黄赤是菌药。菌,音混,草名也。但取白花藤四两,出禺州者为上,不得取近野葛生者,洗切,同干蓝实四两,水七升,煮取半,空腹顿服。少闷勿怪,其毒即解。

白英(《本经》上品)

【校正】并入《别录》鬼目。

【释名】縠菜(《本经》)、白草(别录)、白幕(《拾遗》)、排风(同上),子名鬼目。

时珍曰:白英,谓其花色;縠菜,象其叶文;排风,言其功用;鬼目,象其子形。《别录》有名未用,复出鬼目,虽苗子不同,实一物也。故并之。

【集解】《别录》曰:白英生益州山谷。春采叶,夏采茎,秋采花,冬采根。

又曰:鬼目,一名来甘。实赤如五味,十月采。

弘景曰：鬼目，俗人呼为白草子，是矣。又曰：白英，方药不复用。此有斛菜，生水中，可蒸食，非是此类。有白草，作羹饮，甚疗劳，而不用根花。益州乃有苦菜，土人专食之，充健无病，疑或是此。

恭曰：白英，鬼目草也。蔓生，叶似王瓜，小长而五丫。实圆，若龙葵子，生青，熟紫黑。东人谓之白草。陶云白草，似识之，而不的辨。

藏器曰：白英，鬼目菜也。蔓生，三月延长。《尔雅》名苻。郭璞云：似葛，叶有毛，子赤色如耳珰珠。若云子熟黑，误矣。江东夏月取其茎叶，煮粥食，极解热毒。

时珍曰：此俗名排风子是也。正月生苗，白色，可食。秋开小白花。子如龙葵子，熟时紫赤色。《吴志》云：孙皓时有鬼目菜，缘枣树，长丈余，叶广四寸，厚三分，人皆异之。即此物也。又羊蹄草一名鬼目。岭南有木果，亦名鬼目，叶似楮，子大如鸭子，七、八月熟。黄色，味酸，可食。皆与此同名异物也。

根、苗

【气味】甘，寒，无毒。

【主治】寒热八疸，消渴，补中益气。久服轻身延年（《本经》）。叶：作羹饮，甚疗劳（弘景）。烦热，风疹丹毒，瘰疬寒热，小儿结热，煮汁饮之（藏器）。

鬼目（子也）

【气味】酸，平，无毒。

【主治】明目（《别录》）。

【附方】新一。目赤头旋，眼花面肿，风热上攻：用排风子（焙）、甘草（炙）、菊花（焙）各一两。为末。每服二钱，卧时温水下。（《圣济录》）

萝藦（《唐本草》）

【校正】并入《拾遗》斫合子。

【释名】藋（音贯），芄兰（《诗疏》），白环藤（《拾遗》），实名雀瓢（陆玑）、斫合子（《拾遗》）、羊婆奶（《纲目》）、婆婆针线包。

藏器曰：汉高帝用子敷军士金疮，故名斫合子。

时珍曰：白环，即芄字之讹也。其实嫩时有浆，裂时如瓢，故有雀瓢、羊婆奶之称。其中一子有一条白绒，长二寸许，故俗呼婆婆针线包，又名婆婆针袋儿也。

【集解】弘景曰：萝藦作藤生，摘之有白乳汁，人家多种之，叶厚而大，可生啖，亦蒸煮食之。谚云：去家千里，勿食萝藦、枸杞。言其补益精气，强盛阴道，与枸杞叶同也。

恭曰：按陆玑《诗疏》云：萝藦，一名芄兰，幽州谓之雀瓢。然雀瓢，是女青别名也。萝摩叶似女青,故亦名雀瓢。女青叶似萝摩,两叶相对。子似瓢形,大如枣许,故名雀瓢。根似白薇,茎叶并臭,生平泽。《别录》云:叶嫩时似萝摩,圆端,大茎,实黑。

藏器曰:萝摩,东人呼为白环,藤生篱落间,折之有白汁,一名雀瓢。其女青终非白环,二物相似,不能分别。

又曰:斫合子作藤生,蔓延篱落间。至秋霜,子如柳絮。一名鸡肠,一名薰桑。

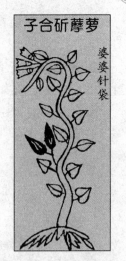

时珍曰:斫合子,即萝摩子也。三月生苗,蔓延篱垣,极易繁衍。其根白软。其叶长而后大前尖。根与茎叶,断之皆有白乳如构汁。六、七月开小长花,如铃状,紫白色。结实长二三寸,大如马兜铃,一头尖。其壳青软,中有白绒及浆。霜后枯裂则子飞,其子轻薄,亦如兜铃子。商人取其绒作坐褥代绵,云甚轻暖。《诗》云:芄兰之支,童子佩觿。芄兰之叶,童子佩韘。觿,(音畦),解结角锥也。此物实尖,垂于支间似之。韘,音涉,张弓指彄也。此叶后弯似之。故以比兴也。一种茎叶及花皆似萝摩,但气臭根紫,结子圆大如豆,生青熟赤为异。此则苏恭所谓女青似萝摩,陈藏器所谓二物相似者也。苏恭言其根似白薇,子似瓢形,则误矣。当从陈说。此乃藤生女青,与蛇衔根之女青,名同物异,宜互考之。

子(叶同)

【气味】甘、辛,温,无毒。

时珍曰:甘、微辛。

【主治】虚劳,补益精气,强阴道。叶,煮食,功同子(《唐本》)。捣子,敷金疮,生肤止血。捣叶,敷肿毒(藏器)。取汁,敷丹毒赤肿,及蛇虫毒,即消。蜘蛛伤,频治不愈者,捣封二、三度,能烂丝毒,即化作脓也(时珍)。

【附方】新二。补益虚损,极益房劳:用萝摩四两,枸杞根皮、五味子、柏子仁、酸枣仁、干地黄各三两。为末。每服方寸匕,酒下,日三服。(《千金方》)损伤血出,痛不可忍:用篱上婆婆针袋儿,擂水服,渣罨疮口,立效。(《袖珍》)

赤地利(《唐本草》)

【校正】并入《拾遗》五毒草。

【释名】赤薜荔(《纲目》)、五毒草(《拾遗》)、五蕺(《拾遗》)、蛇罔(《拾遗》)、山荞麦(《图经》)。

时珍曰:并未详。

【集解】恭曰:所在山谷有之。蔓生,叶似萝摩。根皮赤黑,肉黄赤。二月、八月采根,日干。

颂曰:云所在皆有,今惟华山有之。春夏生苗,作蔓绕草木上,茎赤。叶青,似荞麦叶。七月开白花,亦如荞麦。结子青色。根若菝葜,皮紫赤,肉黄赤,八月采根,晒干收。

藏器曰:五毒草生江东平地。花叶并如荞麦。根紧硬似狗脊。亦名蛇芮,名同物异。

时珍曰:五毒草,即赤地利,今并为一。

根

【修治】敩曰:凡采得细剉,用蓝叶并根,同入生绢袋盛之,蒸一伏时,去蓝,晒用。

【气味】苦,平,无毒

藏器曰:酸,平。伏丹砂。

【主治】赤白冷热诸痢,断血破血,带下赤白,生肌肉(《唐本》)。主痈疽恶疮毒肿,赤白游疹,虫蚕蛇犬咬,并醋摩敷之,亦捣茎叶敷之。恐毒入腹,煮汁饮(藏器)。

【发明】时珍曰:唐张文仲《备急方》,治青赤黄白等痢,鹿茸丸方中用之。则其功长于凉血解毒,可知矣。

【附方】旧二。小儿热疮,身面皆有,如火烧者:赤地利末,粉之。(《外台》)火疮灭瘢:赤地利末,油调涂。(《圣惠》)

紫葛(《唐本草》)

【集解】恭曰:生山谷中。苗似葡萄,长丈许。根紫色,大者径二三寸。

保升曰:所在皆有,今出雍州。叶似蘡薁。其根、皮、肉俱紫色。三、八月采根皮,日干。

大明曰:紫葛有二种,此是藤生者。

颂曰:今惟江宁府及台州有之。春生冬枯,似葡萄而紫色。

根、皮

【气味】甘、苦,寒,无毒。

大明曰:苦、滑,冷。烧灰,制硝石。

【主治】痈肿恶疮,捣末醋和封之(苏恭)。主瘫缓挛急,并热毒风,通小肠(大明)。生肌散血(时珍)。

【附方】旧二。产后烦渴,血气上冲也:紫葛三两。水二升,煎一升,去滓呷之。金疮伤损,生肌破血:用紫葛二两。顺流水三盏,煎一盏半,分三服。酒煎亦妙。(并《经验方》)

葛 紫

乌蔹莓(《唐本草》)

【释名】五叶莓(弘景)、茏草(保升)、拔(《尔雅》)、茏葛(同)、赤葛(《纲目》)、五爪龙(同)、赤泼藤。

时珍曰:五叶如白蔹,故曰乌蔹,俗名五爪龙。江东呼龙尾,亦曰虎葛。曰龙、曰葛,并取蔓形。赤泼与赤葛及拔音相近。

【集解】弘景曰:五叶莓生篱墙间,作藤。捣根敷痈疖有效。

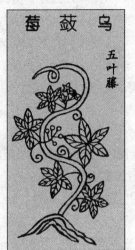

恭曰:蔓生平泽,叶似白蔹,四月、五月采之。

保升曰:茎端五叶,开花青白色,所在有之,夏采苗用。

时珍曰:塍堑间甚多。其藤柔而有棱,一枝一须,凡五叶。叶长而光,有疏齿,面青背淡。七、八月结苞成簇,青白色。花大如粟,黄色四出。结实大如龙葵子,生青熟紫,内有细子。其根白色,大者如指,长一二尺,捣之多涎滑。傅滋《医学集成》谓即紫葛,杨起《简便方》谓即老鸦眼睛草,《斗门方》谓即何首乌,并误矣。

【气味】酸、苦,寒,无毒。

【主治】痈疖疮肿虫咬,捣根敷之(弘景)。风毒热肿游丹,捣敷并饮汁(恭)。凉血解毒,利小便。根擂酒服,消疖肿,神效(时珍)。

【附方】新五。小便尿血:五叶藤阴干为末。每服二钱,白汤下。(《卫生易简方》)喉痹肿痛:五爪龙草、车前草、马兰菊各一握。捣汁,徐咽。祖传方也。(《医学正传》)项下热肿,俗名虾蟆瘟:五叶藤捣,敷之。(《丹溪纂要》)一切肿毒,发背乳痈,便毒恶疮,初起者:并用五叶藤(或根)一握,生姜一块。捣烂,入好酒一碗绞汁。热服取汗,以渣敷之,即散。一用大蒜代姜,亦可。(《寿域神方》)跌扑损伤:五爪龙捣汁,和童尿、热酒服之,取汗。(《简便方》)

葎草(《唐本草》)

【校正】并入有名未用勒草。

【释名】勒草(《别录》)、葛勒蔓(《蜀图经》)、来莓草(《别本》)。

时珍曰:此草茎有细刺,善勒人肤,故名勒草。讹为葎草,又讹为来莓,皆方音也。《别录》勒草即此,今并为一。

【集解】恭曰:葎草生故墟道旁。叶似蓖麻而小且薄,蔓生,有细刺。亦名葛葎蔓。古方亦时用之。

保升曰:野处多有之。叶似大麻,花黄白色,子若大麻子。俗名葛勒蔓。夏采茎叶,曝干用。

《别录》曰:勒草生山谷,如栝蒌。

时珍曰:二月生苗,茎有细刺。叶对节生,一叶五尖,微似蓖麻而有细齿。八、九月开细紫花成簇。结子状如黄麻子。

【气味】甘、苦,寒,无毒。

【主治】勒草:主瘀血,止精溢盛气(《别录》)。葎草:主五淋,利小便,止水痢,除疟虚热渴。煮汁或生捣汁服(恭)。生汁一合服,治伤寒汗后虚热(宗奭)。疗膏淋,久痢,疥癞(颂)。润三焦,消五谷,益五脏,除九虫,辟温疫。敷蛇蝎伤(时珍)。

【附方】旧三,新六。小便石淋:葛葎掘出根,挽断,以杯于坎中承取汁。服一升。石当出。不出更服。(《范汪方》)小便膏淋:葎草,捣生汁三升,酢二合,合和顿服,当尿下白汁。尿血淋沥:同上。产妇汗血,污衣赤色:方同上。久痢成疳:葛勒蔓末,以管吹入肛门中,不过数次,如神。新久疟疾:用葛葎草一握(一名勒蔓,去两头,秋冬用干者)、恒山末等分。以淡浆水二大盏,浸药,星月下露一宿,五更煎一盏,分二服。当吐痰愈。遍体癞疮:葎草一担。以水二石,煮取一石,渍之。不过三作愈。(并韦宙《独行方》)乌癞风疮:葛葎草三秤(切洗),益母草一秤(切)。以水二石五斗,煮取一石五斗,去滓入瓮中,浸浴一时方出,坐密室中,又暖汤浴一时,乃出,暖卧取汗,勿令见风。明日又浴。如浴时瘙痒不可忍,切勿搔动,少顷渐定。后隔三日一作,以愈为度。(《圣济录》)

羊桃(《本经》下品)

【释名】鬼桃(《本经》)、羊肠(同)、苌楚(《尔雅》)、铫弋(音姚弋。或作御弋)、细子(并未详)。

【集解】《别录》曰:羊桃生山林川谷及田野。二月采,阴干。

弘景曰:山野多有。甚似家桃,又非山桃。花甚赤。子小细而苦,不堪食。《诗》云:隰有苌楚,即此。方药不复用。

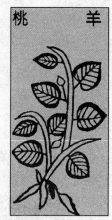

保升曰:生平泽中,处处有之。苗长而弱,不能为树。叶花皆似桃,子细如枣核,今人呼为细子,其根似牡丹。郭璞云:羊桃,叶似桃,其花白色,子如小麦,亦似桃形。陆玑《诗疏》云:叶长而狭,花紫赤色。其枝茎弱,过一尺引蔓于草上。今人以为汲灌,重而善没,不如杨柳也。近下根,刀切其皮,着热灰中脱之,可韬笔管也。

时珍曰:羊桃,茎大如指,似树而弱如蔓,春长嫩条柔软。叶大如掌,上绿下白,有毛,状似苎麻而团。其条浸水有涎滑。

茎根

【气味】苦,寒,有毒。

藏器曰:甘,无毒。

【主治】燥热,身暴赤色,除小儿热,风水积聚,恶疡(《本经》)。去五脏五水,大腹,利小便,益气,可作浴汤(《别录》)。煮汁,洗风痒及诸疮肿,极效(恭)。根:浸酒服,治风热赢老(藏器)。

【附方】旧一,新三。伤寒变匮,四肢烦疼,不食多睡:羊桃十斤捣熟,浸热汤三斗,日正午时,人坐一炊久。不过三次愈。(《千金》)伤寒毒攻,手足肿痛:羊桃煮汁,入少盐豉渍之。(《肘后》)水气鼓胀,大小便涩:羊桃根、桑白皮、木通、大戟(炒)各半斤(剉)。水一斗,煮五升,熬如稀饧。每空心茶服一匙。二便利,食粥补之。(《圣惠方》)蜘蛛咬毒:羊桃叶捣敷之,立愈。(《备急方》)

络石(《本经》上品)

【释名】石鲮(《本经》吴普作鲮石)、石龙藤(《别录》)、悬石(同)、耐冬(恭)、云花(《普》)、云英(《普》)、云丹(《普》)、石血(恭)、云珠(《普》)。别录又名略石、领石、明石、石磋)。

恭曰:俗名耐冬。以其包络石木而生,故名络石。山南人谓之石血,疗产后血结,大良也。

【集解】《别录》曰:络石生太山川谷,或石山之阴,或高山岩石上,或生人间。五月采。

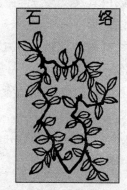

弘景曰:不识此药,方法无用者。或云是石类,既生人间,则非石,犹如石斛等系石为名耳。

恭曰:此物生阴湿处,冬夏常青,实黑而圆,其茎蔓延绕树石侧。若在石间者,叶细厚而圆短;绕树生者,叶大而薄。人家亦种之为饰。

保升曰:所在有之,生木石间,凌冬不凋,叶似细橘叶。茎节着处,即生根须,包络石旁。花白子黑。六月、七月采茎叶,日干。

藏器曰:在石者良,在木者随木性有功,与薜荔相似。更有石血、地锦等十余种藤,并是其类。大略皆主风血,暖腰脚,变白不老。苏恭言石血即络石,殊误矣。络石叶圆正青;石血叶尖,一头赤色。

时珍曰:络石贴石而生。其蔓折之有白汁。其叶小于指头,厚实木强,面青背淡,涩而不光。有尖叶、圆叶二种,功用相同,盖一物也。苏恭所说不误,但欠详耳。

茎叶

【修治】雷曰:凡采得,用粗布揩去毛了,以熟甘草水浸一伏时,切晒用。

【气味】苦,温,无毒。

《别录》曰:微寒。

普曰:神农:苦,小温;雷公:苦,平,无毒;扁鹊、桐君:甘,无毒。

当之曰:大寒。药中君也。采无时。

时珍曰:味甘、微酸、不苦。

之才曰:杜仲、牡丹为之使。恶铁落,畏贝母、菖蒲。杀殷蘖毒。

【主治】风热死肌痈伤,口干舌焦,痈肿不消,喉舌肿闭,水浆不下(《本经》)。大惊入腹,除邪气,养肾,主腰髋痛,坚筋骨,利关节。久服轻身明目,润泽好颜色,不老延年。通神(《别录》)。主一切风,变白宜老(藏器)。蝮蛇疮毒,心闷,服汁并洗之。刀斧伤疮,敷之立瘥(恭)。

【发明】时珍曰:络石性质耐久,气味平和。神农列之上品,李当之称为药中之君。其功主筋骨关节风热痈肿,变白耐老。即医家鲜知用者,岂以其近贱而忽之耶?服之当浸酒耳。《仁存堂方》云:小便白浊,缘心肾不济,或由酒色,遂至已甚,谓之上淫。盖有虚热而肾不足,故土邪干水。史载之言:夏则土燥水浊,冬则土坚水清,即此理也。医者往往峻补,其疾反甚。惟服博金散,则水火既济,源洁而流清矣。用络石、人参、茯苓各二两,龙骨(煅)一两。为末。每服二钱,空心米饮下,日二服。

【附方】旧一,新二。小便白浊:方同上。喉痹肿塞,喘息不通,须臾欲绝,神验方:用络石草一两。水一升,煎一大盏。细细呷之,少顷即通。(《外台秘要》)痈疽焮痛,止痛:灵宝散:用鬼系腰(生竹篱阴湿石岸间,络石而生者,好;络木者,无用。其藤柔细,两叶相对,形生三角,用茎叶)一两(洗晒,勿见火),皂荚刺一两(新瓦炒黄),甘草节半两,大栝蒌一个(取仁炒香),乳香、没药各三钱。每服二钱,水一盏,酒半盏,慢火煎至一盏,温服。(《外科精要》)

木莲(《拾遗》)

【释名】薜荔(《拾遗》)、木馒头(《纲目》)、鬼馒头。

时珍曰:木莲、馒头,象其实形也。薜荔(音壁利),未详。《山海经》作草荔。

【集解】藏器曰:薜荔赍缘树木,三五十年渐大,枝叶繁茂。叶圆,长二三寸,厚若石苇。生子似莲房,打破有白汁,停久如漆。中有细子,一年一熟,子亦入药,采无时。

颂曰:薜荔、络石极相类,茎叶粗大如藤状。木莲更大于络石,其实若莲房。

时珍曰：木莲，延树木垣墙而生，四时不凋，厚叶坚强，大于络石。不花而实，实大如杯，微似莲蓬而稍长，正如无花果之生者。六、七月，实内空而红；八月后，则满腹细子，大如稗子，一子一须。其味微涩，其壳虚轻，乌、鸟、童儿皆食之。

叶

【气味】酸，平，无毒。

【主治】背痈，干末服之，下利即愈（颂）。主风血，暖腰脚，变白不衰（藏器）。治血淋痛涩。藤叶一握，甘草（炙）一分，日煎服之（时珍）。

【发明】艾晟曰：《图经》言薛荔治背疮。近见宜兴县一老举人，年七十余，患发背。村中无医药，急取薛荔叶烂研绞汁，和蜜饮数升，以滓敷之，后用他药敷贴遂愈。其功实在薛荔，乃知《图经》之言不妄。

藤汁

【主治】白癜风，疬疡风，恶疮疥癣，涂之（大明）。

木莲

【气味】甘，平，涩，无毒。

时珍曰：岭南人言：食之发瘴。

【主治】壮阳道，尤胜（颂）。固精消肿，散毒止血，下乳，治久痢肠痔，心痛阴癞（时珍）。

【附方】新八。惊悸遗精：木馒头（炒）、白牵牛等分，为末。每服二钱，用米饮调下。（《乾坤秘韫》）阴癞囊肿：木莲（即木馒头），烧研，酒服二钱。又方：木馒头子、小茴香等分。为末。每空心酒服二钱，取效。（《集简》）酒痢肠风：黑散子：治风入脏，或食毒积热，大便鲜血，疼痛肛出，或久患酒痢：木馒头（烧存性）、棕榈皮（烧存性）、乌梅（去核）、粉草（炙）等分。为末。每服二钱，水一盏，煎服。（《惠民和剂局方》）肠风下血，大便更涩：木馒头（烧）、枳壳（炒）等分。为末。每服二钱，槐花酒下。（杨倓《家藏方》）大肠脱下：木馒头（连皮子切炒）、茯苓、猪苓等分，为末。每服二钱，米饮下。亦治梦遗，名锁阳丹。（《普济方》）一切痈疽初起，不问发于何处：用木莲四十九个。揩去毛，研细，酒解开，温服。功与忍冬草相上下。（陈自明《外科精要》）乳汁不通：木莲二个，猪前蹄一个。烂煮食之，并饮汁尽，一日即通。无子妇人食之，亦有乳也。（《集简方》）

【附录】地锦（《拾遗》）

藏器曰：味甘，温，无毒。主破老血，产后血结，妇人瘦损，不能饮食，腹中有块，淋沥不尽，赤白带下，天行心闷。并煎服之，亦浸酒。生淮南林下，叶如鸭掌，藤蔓着地，节处有根，亦缘树石，冬月不死。山人产后用之。一名地噤。

时珍曰：别有地锦草，与此不同，见草之六。

扶芳藤（《拾遗》）

【释名】滂藤。

【集解】藏器曰：生吴郡。藤苗小时如络石，蔓延树木。山人取枫树上者用，亦如桑上寄生之意。忌采冢墓间者。隋朝稠禅师作青饮进炀帝止渴者，即此。

茎、叶

【气味】苦，小温，无毒。

【主治】一切血，一切气，一切冷，大主风血腰脚，去百病。久服延年，变白不老。剉细，浸酒饮（藏器）。

常春藤（《拾遗》）

【释名】土鼓藤（《拾遗》）、龙鳞薜荔（《日华》）。

藏器曰：小儿取其藤，于地打作鼓声，故名土鼓。李邕改为常春藤。

【集解】藏器曰：生林薄间，作蔓绕草木上。其叶头尖。结子正圆，熟时如珠，碧色。

【气味】茎叶：苦；子：甘，温，无毒。

【主治】风血赢老，腹内诸冷血闭，强腰脚，变白。煮服、浸酒皆宜（藏器）。凡一切痈疽肿毒初起，取茎叶一握，研汁和酒温服，利下恶物，去其根本（时珍。《外科精要》）。

【附方】新二。疗疮黑凹：用发绳扎住，将尖叶薜荔捣汁，和蜜一盏服之。外以葱、蜜捣敷四围。（《圣惠方》）衄血不止：龙鳞薜荔，研水饮之。（《圣济录》）

千岁藟（《别录》上品）

【校正】并入有名未用《别录》藟根。

【释名】藟芜（《别录》）、苣瓜（《拾遗》）。

藏器曰：此藤冬只凋叶，大者盘薄，故曰千岁藟。

【集解】《别录》曰：千岁藟生太山川谷。

弘景曰：藤生如葡萄，叶似鬼桃，蔓延木上，汁白。今俗人方药都不识用，《仙经》数处须之。

藏器曰：蔓似葛，叶下白，其子赤，条中有白汁。陆玑《草木疏》云：一名苣瓜。连蔓而生，蔓白，子赤可食，酢而不美。幽州人谓之推藟。《毛诗》云葛藟，注云似葛之草。苏恭谓为蘡薁，深是妄言。

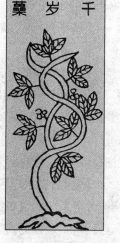

颂曰:处处有之。藤生,蔓延木上,叶如葡萄而小。四月摘其茎,汁白而味甘。五月开花,七月结实,八月采子,青黑微赤。冬惟凋叶。春、夏间取汁用。陶、陈二氏所说得之。

宗奭曰:唐开元末,访隐民姜抚,年几百岁。召至集贤院,言服常春藤使白发还黑,长生可致。藤生太湖、终南。帝遣使多取,以赐老臣。诏天下使自求之。擢抚银青光禄大夫,号冲和先生。又言终南山有旱藕,饵之延年,状类葛粉。帝取之作汤饼,赐大臣。右骁骑将军甘守诚云:常春藤乃千岁藟也。旱藕乃牡蒙也。方家久不用,故抚易名以神之。民以酒渍藤饮之,多暴死,乃止。抚内惭,乃请求药牢山,遂逃去。今书此以备世疑。

时珍曰:按千岁藟,原无常春之名。惟陈藏器《本草》土鼓藤下言李邕名为常春藤,浸酒服,羸老变白。则抚所用乃土鼓藤也。其叶与千岁藟不同,或名同耳。

【正误】见果部蘡薁下。

【气味】甘,平,无毒。

【主治】补五脏,益气,续筋骨,长肌肉,去诸痹。久服,轻身不饥耐老,通神明(《别录》)。

藟根

【主治】缓筋,令不痛(《别录》)。

忍冬(《别录》上品)

【释名】金银藤(《纲目》)、鸳鸯藤(《纲目》)、鹭鸶藤(《纲目》)、老翁须(《纲目》)、左缠藤(《纲目》)、金钗股(《纲目》)、通灵草(《土宿》)、蜜桶藤。

弘景曰:处处有之。藤生,凌冬不凋,故名忍冬。

时珍曰:其花长瓣垂须,黄、白相半,而藤左缠,故有金银、鸳鸯以下诸名。金钗股,贵其功也。土宿真君云:蜜桶藤,阴草也。取汁能伏硫制汞,故有通灵之称。

【集解】《别录》曰:忍冬,十二月采,阴干。

恭曰:藤生,绕覆草木上。茎苗紫赤色,宿蔓有薄皮膜之,其嫩蔓有毛。叶似胡豆,亦上下有毛。花白蕊紫。今人或以络石当之,非矣。

时珍曰:忍冬在处有之。附树延蔓,茎微紫色,对节生叶。叶似薜荔而青,有涩毛。三、四月开花,长寸许,一蒂两花二瓣,一大一小,如半边状。长蕊。花初开者,蕊瓣俱色白;经二三日,则色变黄。新旧相参,黄白相映,故呼金银花,气甚芬芳。四月采花,阴干,藤叶不拘时采,阴干。

【气味】甘,温,无毒。

权曰:辛。

藏器曰:小寒。云温者,非也。

【主治】寒热身肿。久服轻身长年益寿(《别录》)。治腹胀满,能止气下游(甄权)。热毒血痢水痢,浓煎服(藏器)。治飞尸遁尸,风尸沉尸,尸注鬼击,一切风湿气,及诸肿毒。痈疽疥癣,杨梅诸恶疮,散热解毒(时珍)。

【发明】弘景曰:忍冬,煮汁酿酒饮,补虚疗风。此既长年益寿,可常采服,而《仙经》少用。凡易得之草,人多不肯为之,更求难得者,贵远贱近,庸人之情也。

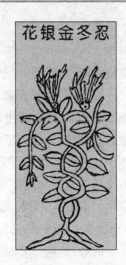

花银金冬忍

时珍曰:忍冬,茎叶及花,功用皆同。昔人称其治风除胀,解痢逐尸为要药,而后世不复知用,后世称其消肿散毒治疮为要药,而昔人并未言及。乃知古今之理,万变不同,未可一辙论也。按陈自明《外科精要》云:忍冬酒,治痈疽发背,初发便当服此,其效甚奇,胜于红内消。洪内翰迈、沈内翰括诸方,所载甚详。如疡医丹阳僧、江西僧鉴清、金陵王琪、王尉子骏、海州刘秀才纯臣等,所载疗痈疽发背经效奇方,皆是此物。故张相公云:谁知至贱之中,乃有殊常之效,正此类也。

【附方】旧一,新十七。忍冬酒:治痈疽发背,不问发在何处,发眉发颐,或头或项,或背或腰,或胁或乳,或手足,皆有奇效。乡落之间,僻陋之所,贫乏之中,药材难得,但虔心服之,俟其疽破,仍以神异膏贴之,其效甚妙:用忍冬藤(生取)一把,以叶入砂盆研烂,入生饼子酒少许,稀稠得所,涂于四围,中留一口泄气。其藤只用五两(木槌槌损,不可犯铁),大甘草节(生用)一两。同入沙瓶内,以水二碗,文武火慢煎至一碗,入无灰好酒一大碗,再煎十数沸,去滓分为三服,一日一夜吃尽。病势重者,一日二剂。服至大小肠通利,则药力到。沈内翰云:如无生者,只用干者,然力终不及生者效速。(陈自明《外科精要》)忍冬圆:治消渴愈后,预防发痈疽,先宜服此:用忍冬草根、茎、花、叶皆可,不拘多少。入瓶内,以无灰好酒浸,以糠火煨一宿,取出晒干,入甘草少许,碾为细末,以浸药酒打面糊,丸梧子大。每服五十丸至百丸,汤酒任下。此药不特治痈疽,大能止渴。(《外科精要》)五痔诸瘘:方同上。一切肿毒,不问已溃未溃,或初起发热:用金银花(俗名甜藤,采花连茎叶)自然汁半碗。煎八分,服之,以滓敷上。败毒托里,散气和血,其功独胜。(万表《积善堂方》)疗疮便毒:方同上。喉痹乳蛾:方同上。敷肿拔毒:金银藤(大者,烧存性)、叶(焙干为末)各三钱,大黄(焙为末)四钱。凡肿毒初发,以水酒调搽四围,留心泄气。(杨诚《经验方》)痈疽托里,治痈疽发背,肠痈奶痈,无名肿毒,焮痛寒热,状类伤寒,不问老幼虚实服之,未成者内消,已成者即溃:忍冬叶、黄芪各五两,当归一两,甘草八钱。为细末。每服二钱,酒一盏半,煎一盏,随病上下服,日再服,以渣敷之。(《和剂局方》)恶疮不愈:

左缠藤一把(捣烂),入雄黄五分。水二升,瓦罐煎之,以纸封七重,穿一孔,待气出,以疮对孔熏之三时久,大出黄水后,用生肌药取效。(《选奇方》)轻粉毒痈:方同上。疮久成漏:忍冬草浸酒,日日常饮之。(戴原礼《要诀》)热毒血痢:忍冬藤浓煎饮。(《圣惠方》)五种尸注:飞尸者,游走皮肤,洞穿脏腑,每发刺痛,变动不常也。遁尸者,附骨入肉,攻凿血脉,每发不可见死尸,闻哀哭便作也。风尸者,淫跃四末,不知痛之所在,每发恍惚,得风雪便作也。沉尸者,缠结脏腑,冲引心胁,每发绞切,遇寒冷便作也。尸注者,举身沉重,精神错杂,常觉昏废,每节气至则大作也。并是身中尸鬼,引接外邪:宜用忍冬(茎叶,判)数斛,煮取浓汁煎稠。每服鸡子大许,温酒化下,一日二三服。(《肘后方》)鬼击身青作痛:用金银花一两。水煎饮之。(李楼《怪病奇方》)脚气作痛,筋骨引痛:鹭鸶藤(即金银花)为末。每服二钱,热酒调下。(《卫生易简方》)中野菌毒:急采鸳鸯藤啖之,即今忍冬草也。(洪迈《夷坚志》)口舌生疮:赤梗蜜桶藤、高脚地铜盘、马蹄香等分,以酒捣汁,鸡毛刷上,取涎出即愈。(《普济方》)忍冬膏,治诸般肿痛,金刃伤疮恶疮:用金银藤四两,吸铁石三钱。香油一斤,熬枯去滓,入黄丹八两,待熬至滴水不散,如常摊用。(《乾坤秘韫》)

甘藤(宋《嘉祐》)

【校正】自木部移入此。

【释名】甜藤(《嘉祐》)、感藤。

时珍曰:甘、感音相近也。又有甜藤、甘露藤,皆此类,并附之。忍冬一名甜藤,与此不同。

【集解】藏器曰:生江南山谷。其藤大如鸡卵,状如木防己。斫断吹之,气出一头。其汁甘美如蜜。

汁

【气味】甘,平,无毒。

【主治】调中益气,通血气,解诸热,止渴(藏器)。除烦闷,利五脏,治肾钓气。其叶研敷蛇虫咬(大明)。解热痢及膝肿(时珍)。

【附录】甘露藤(《嘉祐》)

藏器曰:生岭南。藤蔓如箸。人服之得肥,一名肥藤。味甘,温,无毒。主风血气诸病。久服,调中温补,令人肥健,好颜色。

大明曰:止消渴,润五脏,除腹内诸冷。

甜藤(《拾遗》)

藏器曰:生江南山林下,蔓如葛。味甘,寒,无毒。主去热烦解毒,调中气,令人肥健。

捣汁和米粉,作糗饵食,甜美,止泄。又治剥马血毒入肉,及狂犬、牛、马热黄。敷蛇咬疮。又有小叶尖长,气辛臭者,捣敷小儿腹,除痞满闪癖。

含水藤(《海药》)

【校正】自木部移入此。并入《拾遗》大瓠藤。

【释名】大瓠藤

【集解】珣曰:按刘欣期《交州记》云:含水藤生岭南及诸海边山谷。状若葛,叶似枸杞。多在路旁,行人乏水处便吃此藤,故以为名。

藏器曰:越南、朱压、儋耳无水处,皆种大瓠藤,取汁用之。藤状如瓠,断之水出,饮之清美。

时珍曰:顾微《广州记》云:水藤,去地一丈,断之更生,根至地水不绝。山行口渴,断取汁饮之。陈氏所谓大瓠藤,盖即此物也。

藤中水

【气味】甘,平,无毒。

藏器曰:寒。

【主治】解烦渴心燥,瘴疠丹石发动,亦宜服之(李珣)。止渴,润五脏,去湿痹,天行时气,利小便。其叶捣,敷中水烂疮皮鞭(藏器)。治人体有损痛,沐发令长(时珍。《广州记》)。

【附录】鼠藤(《拾遗》)

珣曰:顾微《广州记》云:鼠爱食此藤,故名。其咬处人取为药。

藏器曰:生南海海畔山谷。作藤绕树,茎叶滑净似枸杞,花白,有节心虚,苗头有毛。彼人食之如甘蔗。味甘,温,无毒。主丈夫五劳七伤,阴痿,益阳道,小便数白,腰脚痛冷,除风气,壮筋骨,补衰老,好颜色。浓煮服之,取微汗。亦浸酒服。性温,稍令人闷,无苦也。

天仙藤(宋《图经》)

【集解】颂曰:生江淮及浙东山中。春生苗蔓,延作藤。叶似葛叶,圆而小,有白毛,四时不凋。根有须。夏月采取根苗。南人多用之。

【气味】苦,温,无毒。

【主治】解风劳。同麻黄,治伤寒,发汗。同大黄,堕胎气(苏颂)。流气活血.治心腹痛(时珍)。

【附方】新六。疝气作痛：天仙藤一两，好酒一碗，煮至半碗，服之神效。（孙天仁《集效方》）痰注臂痛：天仙藤、白术、羌活、白芷梢各三钱，片子姜黄六钱，半夏（制）五钱。每服五钱，姜五片，水煎服。仍间服千金五套丸。（杨仁斋《直指方》）妊娠水肿，始自两足，渐至喘闷，似水，足趾出水，谓之子气。乃妇人素有风气，或冲任有血风，不可作水妄投汤药，宜天仙藤散主之：天仙藤（洗微炒）、香附子（炒）、陈皮、甘草、乌药等分，为末。每服三钱，水一大盏，姜三片，木瓜三片，紫苏三叶，煎至七分，空心服，一日三服。小便利，气脉通，肿渐消，不须多服。此乃淮南名医陈景初秘方也，得于李伯时家。（陈自明《妇人良方》）产后腹痛儿枕痛：天仙藤五两，炒焦为末。每服二钱，炒生姜汁、童子小便和细酒调服。（《经验妇人方》）一切血气腹痛：即上方，用温酒调服。肺热鼻衄：桐油入黄连末，用天仙藤烧热油敷之。（《摘玄方》）

紫金藤（宋《图经》）

【释名】山甘草

【集解】颂曰：生福州山中。春初单生叶青色，至冬凋落。其藤似枯条，采皮晒干。

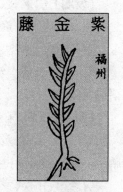

【气味】缺

【主治】丈夫肾气（苏颂）。消损伤瘀血。捣敷恶疮肿毒（时珍）。

【附方】新二。紫金藤丸，补肾脏，暖丹田，兴阳道，减小便，填精髓，驻颜色，润肌肉，治元气虚惫，面目黧黑，口干舌涩，梦想虚惊，耳鸣目泪。腰胯沉重，百节酸疼，项筋紧急，背胛劳倦，阴汗盗汗，及妇人子宫久冷，月水不调，或多或少，赤白带下，并宜服之：用紫金藤十六两、巴戟天（去心）三两，吴茱萸、高良姜、肉桂、青盐各二两。为末。酒糊丸梧子大。每温酒下二十丸，日三服。（《和剂方》）死胎不下：紫金藤、葵根各七钱，土牛膝三两，土当归四钱，肉桂二钱，麝香三分。为末。米糊丸梧子大，朱砂为衣。每服五十丸，乳香汤下，极验。（葛静观方）

南藤（宋《开宝》）

【校正】自木部移入此。并入有名未用《别录》丁公寄、《图经》石南藤。

【释名】石南藤（《图经》）、丁公藤（《开宝》）、丁公寄（《别录》）、丁父（《别录》）、风藤。

志曰：生依南树，故号南藤。

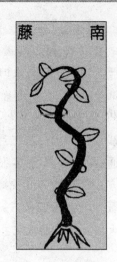

藏器曰:丁公寄,即丁公藤也。始因丁公用有效,因以得名。

【集解】《别录》曰:丁公寄生石间,蔓延木上。叶细,大枝赤茎,母大如碔黄有汁。七月七日采。

颂曰:南藤,即丁公藤也。生南山山谷,今泉州、荣州有之。生依南木,茎如马鞭,有节紫褐色,叶如杏叶而尖。采无时。

又曰:天台石南藤,四时不凋。土人采叶,治腰痛。

时珍曰:今江南、湖南诸大山有之。细藤圆腻,紫绿色,一节一叶。叶深绿色,似杏叶而微短厚。其茎贴树处,有小紫瘤疣,中有小孔。四时不凋,茎叶皆臭而极辣。白花蛇食其叶。

【气味】辛,温,无毒。

《别录》曰:甘。

【主治】金疮痛。延年(《别录》)。主风血,补衰老,起阳,强腰脚,除痹,变白,逐冷气,排风邪。煮汁服,冬月浸酒服(藏器)。煮汁服,治上气咳嗽(时珍)。

【发明】志曰:按《南史》云:解叔谦,雁门人。母有疾,夜祷,闻空中语云:得丁公藤治之即瘥。访医及本草皆无此药。至宜都山中,见一翁伐木,云是丁公藤,疗风。乃拜泣求。翁并示以渍酒法。受毕,失翁所在。母服之遂愈也。

时珍曰:近俗医治诸风,以南藤和诸药熬膏市之,号南藤膏。白花蛇喜食其叶,故治诸风尤捷。

【附录】烈节(宋《图经》)

颂曰:生荣州,多在林箐中。春生蔓苗,茎叶俱似丁公藤,而纤细无花实。九月采茎,晒干。味辛,温,无毒。主肢节风冷,筋脉急痛。作汤浴之佳。

时珍曰:杨倓《家藏经验方》有烈节酒,治历节风痛。用烈节、松节、牛膝、熟地黄、当归各一两。为粗末,绢袋盛之,以无灰酒二百盏,浸三日。每用一盏,入生酒一盏,温服。表弟武东叔,年二十余,患此痛不可忍。涪城马东之,以此治之而安。

清风藤(宋《图经》)

【释名】青藤(《纲目》)、寻风藤(《纲目》)。

【集解】颂曰:生台州天台山中。其苗蔓延木上,四时常青。土人采茎用。

【气味】缺

【主治】风疾(苏颂)。治风湿流注,历节鹤膝,麻痹瘙痒,损伤疮肿。入酒药中用(时珍)。

【附方】新二。风湿痹痛:青藤根三两,防己一两,㕮咀。入酒一瓶煮饮。(《普济方》)一切诸风:青藤膏:用青藤,出太平获港上者,二、三月采之,不拘多少,入釜内,微火熬七日夜成膏,收入瓷器内。用时先备梳三、五把,量人虚实,以酒服一茶匙毕,将患人身上拍一掌,其后遍身发痒,不可当,急以梳梳之。要痒止,即饮冷水一口便解,风病皆愈也。避风数日良。(《集简方》)

百棱藤(宋《图经》)

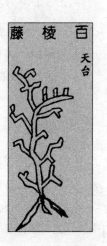

百棱藤　天台

【释名】百灵藤(《纲目》)

【集解】颂曰:生台州山中。春生苗蔓,延木上,无花叶。冬采皮入药,土人用。

【气味】缺

【主治】盗汗(苏颂)。治一切风痛风疮。以五斤剉,水三斗,煮汁五升,熬膏。每酒服一匙,日三服(时珍)。

【附方】新三。头风脑痛:百灵藤十斤,水一石,煎汁三斗,入糯米三斗作饭。候冷,拌神曲炒末九两,同入瓮中,如常酿酒。经三、五日,看沫尽,更炊一斗糯米饭冷投之,待熟澄清。每温饮一小盏,服后浑身汗出为效。(《圣惠方》)一切风痹,不拘久近:百灵藤五斤,水三斗,煎一斗,滤汁再煎至三升,入牛膝、附子、仙灵脾、赤箭、何首乌、乳香、鹿角胶各二两。为末,同煎,别入白蜜五合,熬如饧状,瓷瓶收之。每服一匙,温酒下,一日二服。忌毒物、滑物。(《圣惠方》)大风疮疾:百灵藤四两。水一斗,煮三升,去滓,入粳米四合煮粥。于密室中浴毕乃食,暖卧取汗。汗后,皮肤起如麸片。每隔日一作,五、六十日后渐愈,毛发即生。(《圣惠方》)

省藤(《拾遗》)

【校正】自木部移入此。

【释名】赤藤(《纲目》)、红藤(《纲目》)

【集解】藏器曰:生南地深山。皮赤,大如指,堪缚物,片片自解也。

【气味】苦,平,无毒。

【主治】蛔虫,煮汁服之。齿痛,打碎含之。煮粥饲狗,去病(藏器)。治诸风,通五淋,杀虫(时珍)。

【发明】时珍曰:赤藤,善杀虫,利小便。洪迈《夷坚志》云:赵子山苦寸白虫病。医令戒酒,而素性耽之。一日寓居邵武天王寺,夜半醉归,口渴甚。见虎间瓮水,映月莹然,即连酌饮之,其甘如饴。追晓虫出盈席,心腹顿宽,宿疾遂愈。皆惊异之,视所饮水,乃寺仆织草履,浸红藤根水也。

【附方】新一。五淋涩痛：赤藤（即做草鞋者）、白茯苓、苎麻根等分。为末。百沸汤下，每服一钱，如神。（究原方）

紫藤（宋《开宝》）

【集解】藏器曰：藤皮着树，从心重重有皮。四月生紫花可爱，长安人亦种之以饰庭池，江东呼为招豆藤。其子作角，角中仁，熬香着酒中，令酒不败。败酒中用之，亦正。其花揉碎，拭酒醋白腐坏。

【气味】甘，微温，有小毒。

【主治】作煎如糖服，下水。主水癥病（藏器）。

落雁木（《海药》）

【校正】自木部移入此。

【释名】珣曰：藤萝高丈余，雁过皆缀其中，或云雁衔至代州雁门而生，以此为名。

【集解】珣曰：按徐表《南州记》云：落雁木生南海山野中。蔓生，四边如刀削。代州雁门亦有之，蜀中雅州亦有。

颂曰：雅州出者，苗作蔓缠绕大木，苗叶形色大都似茶，无花实。彼人四月采苗，入药用。

茎叶

【气味】甘，平、温，无毒。

【主治】风痛伤折，脚气肿，腹满虚胀。以枌木皮同煮汁洗之，立效。又妇人阴疮浮泡，以椿木皮同煮汁洗之（李珣）。产后血气痛，并折伤内损诸疾，煮汁服（苏颂）。

【附录】折伤木（《唐本草》）

恭曰：生资州山谷。藤绕树木上，叶似莽草叶而光厚。八月、九月采茎，日干。味甘、咸，平，无毒。主伤折，筋骨疼痛，散血补血，产后血闷，止痛。酒水各半，煮浓汁饮。

每始王木（《唐本草》）

恭曰：生资州。藤绕树木上，叶似萝藦叶。二月、八月采茎，阴干。味苦，平，无毒。主伤折跌筋骨，生肌破血止痛。以酒水各半，煮浓汁饮之。

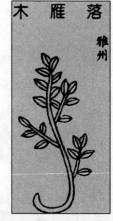

落 雁 木

雅州

风延母（《拾遗》）

藏器曰：生南海山野中，他处无有也。蔓绕草木上，细叶。《南都赋》云风衍蔓延于衡皋是也。味苦，寒，无毒。主小儿发热发强，惊痫寒热，热淋，利小便，解烦明目，并煮服之。

珣曰：主三消五淋，下痰，小儿赤白毒痢，蛇毒瘴溪毒，一切疮肿，并宜煎服。

千里及（《拾遗》）

【校正】并入《图经》千里光。

【集解】藏器曰：千里及，藤生道旁篱落间，叶细而厚。宣湖间有之。

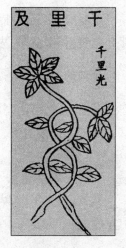

颂曰：千里急，生天台山中。春生苗，秋有花。土人采花叶入眼药。又筠州有千里光，生浅山及路旁。叶似菊叶而长，背有毛。枝干圆而青。春生苗，秋有黄花，不结实。采茎叶入眼药，名黄花演。盖一物也。

【气味】苦，平，有小毒。

颂曰：苦、甘，寒，无毒。

【主治】天下疫气结黄，瘴疟蛊毒，煮汁服，取吐下。亦捣敷蛇犬咬（藏器）。同甘草煮汁饮，退热明目，不入众药（苏颂）。同小青煎服，治赤痢腹痛（时珍）。

【附方】新一。烂弦风眼：千里光草，以笋壳叶包煨熟，捻汁滴入目中。（《经验良方》）

藤黄（《海药》）

【校正】自木部移入此。

【释名】树名海藤。

珣曰：按郭义恭《广志》云：出岳、鄂等州诸山崖。树名海藤。花有蕊，散落石上，彼人收之，谓之沙黄。就树采者轻妙，谓之腊黄。今人讹为铜黄，铜、藤音谬也。此与石泪采之无异。画家及丹灶家时用之。

时珍曰：今画家所用藤黄，皆经煎炼成者，舐之麻人。按周达观《真腊记》云：国有画黄，乃树脂。番人以刀斫树枝滴下，次年收之。似与郭氏说微不同，不知即一物否？

【气味】酸、涩，有毒。

【主治】䘌牙蛀齿,点之便落(李珣)。

附录诸藤(一十九种)

地龙藤(《拾遗》)

藏器曰:生天目山。绕树蟠屈如龙,故名。吴中亦有,而小异。味苦,无毒。主风血羸老,腹内腰脚诸冷,食不调,不作肌肤。浸酒服之。

龙手藤

藏器曰:出安荔浦石上向阳者。叶如龙手。采无时。味甘。温,无毒。主偏风口㖞,手足瘫缓,补虚益阳,去冷气风痹。以醇酒浸,近火令温,空心服之,取微汗。

牛领藤

藏器曰:生岭南高山。形褊如牛领。取之阴干。味甘,温,无毒。主腹内冷,腰膝痛弱,小便白数,阳道乏。煮汁或浸酒服。

牛奶藤

藏器曰:生深山,大如树,牛好食之,其中有粉。味甘,温,无毒。主救荒,令人不饥。其根食之,令人发落。

鬼膊藤

藏器曰:生江南林涧边。叶如梨叶,子如楂子。藤:味苦,温,无毒。浸酒服,去风血。同叶捣,敷痈肿。

斑珠藤

藏器曰:生山谷中,不凋。子如珠而斑,冬月取之。味甘,温,无毒。浸酒服,主风血羸瘦,妇人诸疾。

息王藤

藏器曰:生岭南山谷。冬月不凋。味苦,温,无毒。主产后腹痛,血露不尽。浓煮汁服。

万一藤

藏器曰:生岭南。蔓如小豆。一名万吉。主蛇咬,杵末,水和敷之。

曼游藤

藏器曰：生犍为牙门山谷。状如寄生，着大树。叶如柳，春花色紫。蜀人谓之沉荫藤。味甘，温，无毒。久服长生延年，去久嗽，治癣。

百丈青

藏器曰：生江南林泽。藤蔓紧硬。叶如薯蓣，对生。味苦，寒，平，无毒。解诸毒物，天行瘴疟疫毒。并煮汁服，亦生捣汁服。其根令人下痢。

温藤

藏器曰：生江南山谷。着树不凋。茎叶：味甘，温，无毒。浸酒服，主风血积冷。

蓝藤

藏器曰：生新罗国。根如细辛。味辛，温，无毒。主冷气咳嗽。煮汁服。

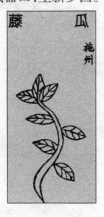
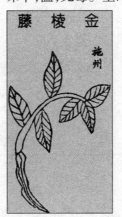
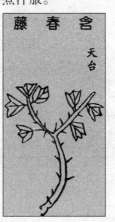

瓜藤（宋《图经》）

颂曰：生施州。四时有叶无花。采皮无时。味甘，凉，无毒。主诸热毒恶疮。同刺猪苓（洗，去粗皮，焙干）等分，捣罗，用甘草水调贴之。

金棱藤

颂曰：生施州。四时有叶无花。采无时。味辛，温，无毒。主筋骨疼痛。与续筋根、马接脚（同洗，去粗皮，焙干）等分为末。酒服二钱。无所忌。

含春藤

颂曰：生台州。其苗延木，冬夏常青。采叶，治诸风有效。

独用藤

颂曰:生施州。四时有叶无花,叶上有倒刺。采皮无时。味苦、辛,热,无毒。主心气痛。和小赤药头(焙)等分。研末。酒服一钱。

祁婆藤

颂曰:生天台山中。蔓延木上。四时常有。土人采叶,治诸风有效。

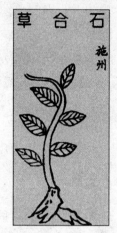

草 合 石

施州

野猪尾

颂曰:生施州。藤缠大木,四时有叶无花。味苦、涩,凉,无毒。主心气痛,解热毒。同白药头等分,焙研为末。每酒服二钱。

石合草

颂曰:生施州。藤缠木上,四时有叶无花。土人采叶。味甘,凉,无毒。主一切恶疮,敛疮口。焙研,温水调贴。